湖湘地产中草药鉴别与应用

主　审：刘绍贵

主　编：欧阳荣　张裕民

副主编：廖建萍　李　珊　胡盛松　任卫琼　刘红宇　张志国　王月爱
　　　　林丽美

编　委（按姓氏笔画排列）：

　　　　万艳群　王　芳　王作平　王月爱　王　智　邓桂明　任卫琼

　　　　刘绍贵　刘红宇　刘　浩　李　珊　肖望重　汪　甜　陈仕恒

　　　　陈文明　张炎兵　张志国　张思敏　张蕊萍　欧阳林旗　欧阳荣

　　　　周新蓓　胡铁骊　胡盛松　胡新华　贺喜果　郭宇鸽　黄开颜

　　　　黄　莉　曹　艺　廖建萍　谭树慧

摄　影：胡盛松

CNS K 湖南科学技术出版社

图书在版编目（CIP）数据

　　湖湘地产中草药鉴别与应用 / 欧阳荣，张裕民主编. -- 长沙:湖南科学技术出版社，2019.8（2020.2重印）
　　ISBN 978-7-5710-0087-5

　　Ⅰ．①湖… Ⅱ．①欧… ②张… Ⅲ．①中药材－鉴别－湖南②中药材－应用－湖南 Ⅳ．①R282.5

　　中国版本图书馆 CIP 数据核字(2019)第 007812 号

HUXIANG DICHAN ZHONGCAOYAO JIANBIE YU YINGYONG
湖湘地产中草药鉴别与应用

主　　审：刘绍贵
主　　编：欧阳荣　张裕民
责任编辑：曹　鹈
文字编辑：唐艳辉
出版发行：湖南科学技术出版社
社　　址：长沙市湘雅路 276 号
　　　　　http://www.hnstp.com
印　　刷：长沙德三印刷有限公司
　　　　　（印装质量问题请直接与本厂联系）
厂　　址：宁乡市城郊乡东沩社区东沩北路192号
邮　　编：4410600
版　　次：2019 年 8 月第 1 版
印　　次：2020 年 2 月第 2 次印刷
开　　本：889mm×1194mm　1/16
印　　张：25.75
字　　数：600000
书　　号：ISBN 978-7-5710-0087-5
定　　价：296.00 元

欧阳荣 主任药师

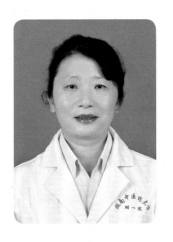

欧阳荣，主任药师，教授，硕士生导师，兼任中华中医药学会医院药学分会副主任委员，中国中医药信息研究会中药材和中药饮片质量分会副会长，湖南省中医药和中西医结合学会中药专业委员会主任委员，湖南省第十届科协委员等。2016年被中国药学会评为优秀药师。

长期从事中药质量控制、中药制剂、中药炮制、中药合理应用等专业技术工作，并兼顾教学和相关领域的科研工作。先后主持和参与国家省部级课题等30多项；获中华中医药学会科学技术三等奖1项；湖南省科学技术进步一等奖1项；湖南省中医药科学技术进步奖一等奖2项。发表专业论文60多篇；主编和参编学术专著29部。

张裕民 主任药师

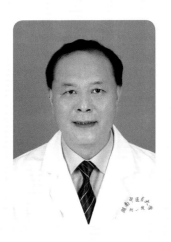

张裕民，主任药师，全国第三批名老中医药专家刘绍贵主任药师学术经验继承人，中华中医药学会制剂分会委员，湖南省中医药和中西医结合学会中药专业委员会副主任委员、秘书，湖南省中医药科技奖评审专家，湖南省卫生系列高级职称评委专家库成员。

对中药材、饮片的质量鉴定、制剂工艺、质量标准以及中药中毒原因分析等方面有较深入的研究。曾先后参加省厅级课题2项，发表专业论文15篇，会议交流论文30多篇；主编及参编学术专著16部，参编国家级规划教材1部。在《健康报》等报刊上发表医学科普文章30多篇。

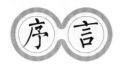

湖湘大地，雄处中南，淌长江，拥洞庭，三面环山。湘东有幕阜、连云及罗霄山脉；湘西北与湘西南则有武陵和雪峰山系；湘南有南岭屏障；境内有八面、阳明和莽山、九嶷山、大围山等，以及五岳中的南岳衡山。三湘四水，云梦四泽，峡谷平川，江湖平原，天然形成。气候相宜，寒暑分明。景色秀美，物产丰富。人杰地灵，人文厚重。名人志士，代有辈出。尤其是医药发展，凸显杏林春满，橘井泉香。神农尝百草，教化农耕，而殉九嶷。马王堆出土最早医药文献《五十二病方》，医圣张仲景在湘坐堂行医。唐、宋以来先后成为医药繁荣之地，医药传承之作琳琅满目，明代湘人滕弘著《神农本经会通》，收药958种；清代何本立撰《务中药性》，载药700余味；吴其濬著《植物名实图考》，收入湘地药用植物267种；近代郑守谦撰《国药体用笺》，亦有较多湘药论述。据记载：自唐至清的五个朝代中，先后钦定进贡的湘药品种有50余种，被多种本草著作收载的地产品种多达200余种，在全国认定的48个"南药"品种中几乎全部在列。从20世纪70~90年代，省有关部门多次组织了较大规模的资源普查，证实湖南为药材资源大省，拥有药用价值品种4000余种，矿物药的保有量达91亿吨以上，药用植物的储备量为每年1250万吨，在全国常用的360余种重点药材中，湖湘进列240余种，并编著有《湖南省药物资源调查报告》《湖南药物志》《湖南省地方习用药材标准》等著作，为促进湖湘地产药材的开发利用做出了重要贡献。但无论古代还是近现代的各类著作，均未突出湖湘道地药材和主产重点品种的记述，更无专论，对生态环境、主产属地记载不详，性状特征突出描述不够，效用概括简略。加之，未摄植物、药材图谱，既影响准确寻觅采集，也不利于临床有效应用。

近年来，业界几位有志有识专家，为传承创新中医药事业，适应时代发展和健康中国建设的需要，促进湖湘主产和道地药材的繁育和开发，彰显地域特色，利用三年有余的时间，在搜罗百氏，广泛搜集文献资料、旁征博引和充分调查研究、深入实地考察的基础上，组织编撰成《湖湘地产中草药鉴别与应用》

一书。全书收湖湘主产和道地药材 380 余种，彩图近 1000 幅，体例新颖，章节、栏目、编排科学合理，文字简洁、明了，生态环境、产地、采收述而详要，药材性状特征描述精准突出，并附有"现代研究"和"炮制与成品质量"要求，且每个品种均配摄原植物和药材或饮片精美彩色图片。本书可谓为当代地方本草的珍品之作，填补了近百年以来湖湘书市医药类书籍的缺如，能指导药材的种植、采收、加工、经营和使用。故愿应约为序，敬奉读者诸君。

湖湘著名中药专家　刘绍贵

2019 年 3 月

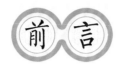

　　湖湘之地，不仅历史、人文厚重，辖三湘四水以怀洞庭，而且农耕、医药源远流长，资源、物产丰富，具有万物生长得天独厚的条件，真是"石蕴玉而山辉，水怀珠而川媚"，有药材资源4000余种，其种类和蕴藏量名列全国前茅。古有澧州澧阳郡的犀角、蜀漆，岳州巴陵郡的鳖甲，潭州长沙郡的木瓜，永州零陵郡的零陵香、石蜜、石燕，辰州芦溪郡的光明砂、水银、黄连，沅江枳壳，邵东玉竹，湘产杜仲等一度成为贡品；还有湘潭及洞庭湖区盛产的湘莲，石门所产的雄黄和雌黄，祁东牡丹皮，靖州茯苓，新晃吴茱萸，道县厚朴，衡州乌药等多已誉满国内外，在长沙马王堆汉墓出土文物中，有高良姜、杜衡、桂皮、佩兰、干姜、花椒、辛夷等9种药材，足见其湘产药物应用的历史十分久远。

　　为了进一步促进湘产药材的繁殖发展和开发应用研究，适应时代发展和健康中国建设的需要，促进药材生产，彰显地域特色，保证人民用药安全有效，我们在充分调查研究、文献收集、实地考察的基础上，组织编写了《湖湘地产中草药鉴别与应用》一书，书中涉及湖湘主产、名产和临床用之尤多的药材386种，按植物、动物、矿物及菌藻归类。植物药材则按入药部位根及根茎、全草、花、叶、果实种子、茎木、皮类列之，共分十章。每药下，首列来源品种、主产地，次列【采收加工】【药材性状】【现代研究】【炮制与成品质量】【性味归经】【功能主治】【用法用量】【毒副作用与使用注意】及【常见易混品】9个栏目，并将鉴别特征予以放大标注，以便于采收、产地加工和形、色、气、味与质量特征的把握，更便于临床应用研究。每味药下还配摄了药材图和原植物图。

　　全书介绍了各药的主产地和采收时节，并重点突出对其性状特征的描述，图文并茂，既适宜于药材种植、采收和产地加工者使用，也适宜于药材经营、临床医务工作者和教学、科研人员参阅。

编　者

2019年2月

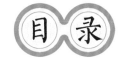

目 录

第二章　全草类

第三章 花 类

第四章　叶　类

第五章　果实种子类

第六章　茎木类

第十章 菌藻及其他类

第一章

根及根茎类

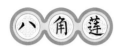

载《本草纲目拾遗》。为小檗科植物八角莲 *Dysosma versipellis*（Hance）M. Cheng ex T. S.Ying 的干燥根茎。全省山区散见，主产于桑植、石门、芷江、沅陵、永顺、新宁、武冈、新化、浏阳（图 1-1）。国内主要分布于浙江、江西、河南、湖北等地。

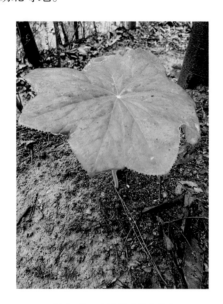

图 1-1　八角莲（原植物）

【采收加工】秋、冬两季采挖，洗净，晒干。

【药材性状】呈扁长的结节状，长 6～15 cm，直径 2～4 cm。表面黄棕色至棕褐色，上面有凹陷的茎基痕，陷窝略重叠，连珠状排列，茎基痕边缘有环状皱纹，底部可见筋脉点突起；下面略平坦，残留须根痕。质硬而脆，结节处易折断，断面淡红棕色或黄白色。气微，味苦（图 1-2）。

【现代研究】主含鬼臼毒素和脱氧鬼臼毒素。此外，尚分离出黄芪苷、金丝桃苷、槲皮素、山奈酚和 β-谷甾醇。具有抗肿瘤、抗病毒及舒张心血管平滑肌作用。

【炮制与成品质量】取原药材，除去杂质，洗净，润透，切片，干燥。成品多为圆形或椭圆形厚片，切面平坦，角质样，浅黄红色，可见维管束

小点环列。气微，味苦（图 1-3）。以根茎粗壮、坚实，断面灰白色，味苦者为佳。

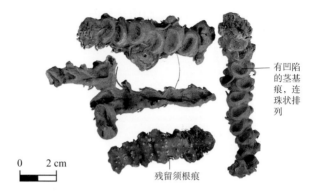

有凹陷的茎基痕，连珠状排列

残留须根痕

图 1-2　八角莲（药材）

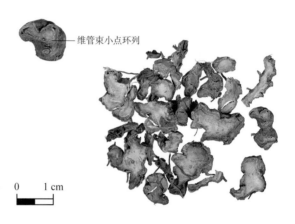

维管束小点环列

图 1-3　八角莲（饮片）

【性味归经】味辛、苦，性凉。有小毒。归肺、肝经。

【功能主治】清热解毒，化痰散结，祛瘀消肿。用于肺热痰咳、咽喉肿痛、痈肿疔疮、瘰疬、跌打损伤、毒蛇咬伤。

【用法用量】入汤剂 5～12 g；磨汁，或入丸、散。外用：磨汁或浸醋、酒涂搽；捣烂敷或研末调敷。

【毒副作用与使用注意】①本品有毒，不宜超量使用。②孕妇禁用，儿童忌用。③阳盛热极或体质虚弱者慎用。

载《名医别录》。为百合科植物菝葜 *Smilax*

china L. 的根状茎。全省广布，主产于桑植、石门、慈利、桃源、永顺等地（图1-4）。国内分布于华中、华东、华南、西南及台湾。

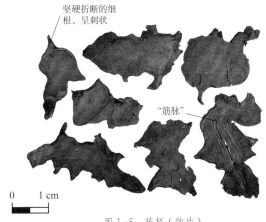

图1-5　菝葜（饮片）

【性味归经】味甘、酸，性平。归肝、肾经。

【功能主治】利湿去浊，祛风除痹，解毒散瘀。用于小便淋浊、带下量多、风湿痹痛、跌打损伤、疔疮痈肿等症。有报道用于感冒发热、扁桃体炎、消化不良、尿路感染、肾炎、银屑病、直肠脱垂及鼻咽癌、胃癌、直肠癌、宫颈癌。

【用法用量】入汤剂 10～30 g，或浸酒；或入丸、散。

【毒副作用与使用注意】①脾胃虚寒者慎用。②孕妇忌用，儿童慎用。③忌饮茶及醋。

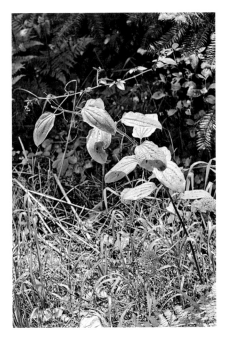

图1-4　菝葜（原植物）

【采收加工】全年可采，洗净，切片晒干，或用盐水浸泡数小时后蒸熟，晒干。

【药材性状】呈扁柱形或不规则形，略弯曲，长10～20 cm，直径2～4 cm。表面黄棕色或紫棕色，结节膨大处有圆锥状突起的茎痕、芽痕及细根断痕，或留有坚硬折断的细根，呈刺状，节上有鳞叶；有时先端残留地上茎。质坚硬，断面棕黄色或红棕色，粗纤维性。气微，味微苦。

【现代研究】主含菝葜素、异内杞苷、齐墩果酸、山奈素、二氢山奈素、β-谷甾醇及其苷、薯蓣皂苷的原皂苷元A、薯蓣皂苷、纤细薯蓣皂苷等。有利尿、解毒、抗菌、抗锥虫等作用。

【炮制与成品质量】取原药材，用清水浸洗，润透，切厚片，干燥。成品表面黄棕色或紫棕色，有的可见圆锥状突起的茎痕、芽痕及细根断痕，或留有坚硬折断的细根，呈刺状。切面棕黄色或红棕色，粗纤维性。气微，味微苦（图1-5）。以根茎粗壮、断面色红者为佳。

白及

载《神农本草经》。为兰科植物白及 *Bletilla striata*（Thunb.）Reichb.f. 的干燥块茎。全省山地散见，主产于桑植、慈利、石门、张家界、龙山、保靖，多地有栽培（图1-6）。国内分布于华中、华东、华南、西南及河北、山西等地。

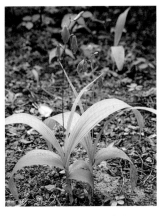

图1-6　白及（原植物）

【采收加工】多在 8 ~ 10 月采挖，除去残茎、须根，洗净，立即加工，否则易变黑。分拣大小，投入沸水中煮（或蒸）3 ~ 5 分钟至内无白心时取出，晒至半干，去外皮后再晒至全干。

【药材性状】块茎扁圆形。有 2 ~ 3 个分叉，略似掌状，长 1.5 ~ 4.5 cm，厚 0.5 ~ 1.5 cm，分叉扁圆锥形。表面黄白色，有细密纵皱纹，上面有微凸起的茎痕，周围有较紧密的同心性环纹 2 ~ 3 圈和点状细根痕，下面有连接另一块茎的断裂残基，周围有稀疏环纹 1 ~ 2 圈，分叉上亦有稀疏环节纹 1 ~ 3 圈，环纹呈棕色或褐色。质坚硬，不易折断。断面角质样，黄白色半透明，并有散在的细维管束小点。气微，味微苦，嚼之产生黏液（图 1-7）。

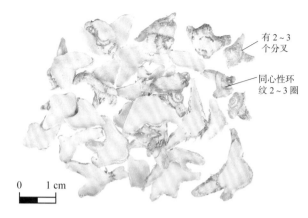

有 2 ~ 3 个分叉

同心性环纹 2 ~ 3 圈

图 1-8　白及（饮片）

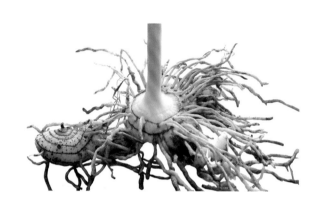

图 1-7　白及（鲜药材）

【现代研究】主含联苄类、二氢菲类、双菲醚类、蒽醌类成分，另含胶质和淀粉等。具有止血、促进伤口愈合、抗胃溃疡、抑菌、抗菌等作用。

【炮制与成品质量】白及：取原药材，拣净杂质，用水浸泡 2 ~ 3 日，捞起，晾至湿度适宜，切 0.3 cm 厚横片或顺片，晒干。成品为不规则的横切片或纵切片。切面类白色，角质，微显筋脉小点，周边黄白色。质坚硬。气微，味苦，嚼之有黏性（图 1-8）。以根茎个大坚实、色白明亮、光洁者为佳。

白及粉：取净白及片，晒干，研细粉，过筛。成品为灰白色粉末，水湿润即产生黏性。

【性味归经】味苦、甘、涩，性微寒。归肺、胃、肝经。

【功能主治】收敛止血，消肿生肌，杀虫敛疮。用于咯血、吐血、衄血、外伤出血、疮疡肿毒、烫火灼伤、手足皮肤皲裂、肛裂等症。本品以治疗肺、胃出血证为主。现代常用于肺结核、支气管扩张咯血、胃及十二指肠溃疡出血；并用于百日咳、硅沉着病（矽肺）、慢性溃疡性结肠炎、食管－气管瘘、口腔黏膜病、手足癣等。

【用法用量】入汤剂 3 ~ 10 g；研粉吞服 1.5 ~ 3 g。外用适量，研粉撒或调涂。

【毒副作用与使用注意】①少数病人用药后，可出现恶心、呕吐。大剂量用药可致肝脏轻度病变、肾盂肾炎，部分肾小管腔内有蛋白管型。②孕妇慎用。③外感咳血、肺痈初起及肺胃有实热者忌用。④不宜超量用药。⑤不宜与乌头类药物同用，并畏郁李仁、苦杏仁。不宜与苦寒药同服。

【常见易混品】①黄花白及，《甘肃省中药材标准》（2009 年版）以小白及之名收载。为兰科植物黄花白及 *Bletilla ochracea* Schltr. 的干燥块茎。药材多呈不规则的扁三角形，有的有分枝。表面棕褐色或暗棕红色，极皱缩。残留的茎基或茎基痕较细小，其周围的环纹不明显，常偏斜。质坚硬，不易折断。断面黄白色至黄棕色，角质样，纤维性较强。气弱，味微苦，嚼之有黏性（图 1-9）。

②水白及，为兰科独蒜兰属植物二叶独蒜兰 *Pleione scopulorum* W. W.Smith 等多种植物及美冠兰属植物紫花美冠兰 *Eulophia spectabilis* (Dennst.) Suresh 等的干燥假鳞茎。药材呈不规则圆块状，不分叉。表面灰黄白色至棕黄色，皱缩，可见 1 ~ 2 个不甚明显的环节，偏斜。质坚硬或坚韧，不易折断。断面灰白色至黄棕色，角质样，可见众多筋脉纹及筋脉小点。气微，味淡，嚼之有黏性（图1-9）。

③小白及，为兰科植物小白及 *Bletilla formosana*（Hayata）Schltr. 的干燥块茎（图1-9）。呈扁平分叉状，有 2 ~ 3 个分叉，长 1.5 ~ 3.5 cm，厚 0.3 ~ 0.5 cm。表面黄白色至黄棕色，有细皱纹及不规则斜向环纹，环纹上有的有细根残痕。上面有凸起的茎痕，下面亦有连接另一块茎的痕迹。质坚硬，不易折断。横切面呈半透明角质状，并有分散的维管束点。气无，味淡而微苦，并有黏性（图1-9）。

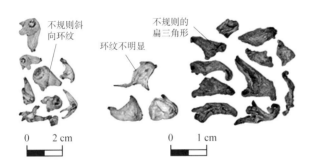

图 1-9 白及易混品（左：小白及，中：水白及，右：黄花白及）

载《神农本草经》。为葡萄科植物白蔹 *Ampelopsis japonica*（Thunb.）Makino 的干燥块根。省内主产于张家界、江华、新宁等地（图 1-10）。国内分布于东北、华北、华中、华东及陕西、福建、贵州、四川等地。

【采收加工】春、秋两季采挖，除去泥沙及细根，切成纵瓣或斜片，晒干。

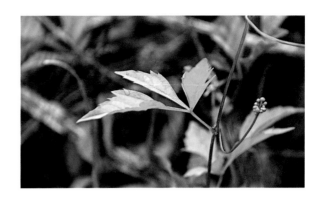

图 1-10 白蔹（原植物）

【药材性状】纵瓣呈长圆形或近纺锤形，长 4 ~ 10 cm，直径 1 ~ 2 cm；切面周边常向内卷曲，中部有一凸起的棱线；外皮红棕色或红褐色，有纵皱纹、细横纹及横长皮孔，易层层脱落，脱落处呈淡红棕色。斜片呈卵圆形，长 2.5 ~ 5 cm，宽 2 ~ 3 cm，断面类白色或浅红棕色，可见放射状纹理，周边较厚，微翘起或略弯曲。体轻，质硬脆，易折断，折断时有粉尘飞出。气微，味甘（图 1-11）。

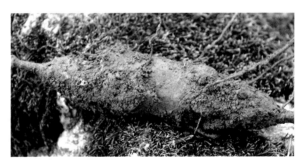

图 1-11 白蔹（鲜药材）

【现代研究】主含黏液质和淀粉、酒石酸、β-谷甾醇、延胡索酸、胡萝卜苷。具有抗病原微生物作用，并有辅助镇静作用和抗肿瘤作用。

【炮制与成品质量】取原药材，除去杂质，洗净，润透，切厚片，晒干。成品为不规则形横切片或纵切片，直径 1 ~ 2 cm。表面红棕色至红褐色，具纵皱纹，有的可见细横皱纹及横长皮孔，外皮可层层剥落。切面类白色至淡红棕色，有的可见深色环纹导管及放射状纹理。周边较厚，微翘起或略弯曲，质坚脆，易折断，折断时有粉尘飞出。气微，味甘（图1-12）。以断面色粉红、肥大、粉性足者为佳。

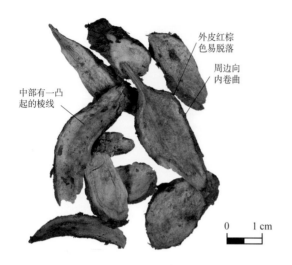

图1-12 白蔹（饮片）

【性味归经】味苦，性微寒。归心、胃经。

【功能主治】清热解毒，散结止痛，敛疮生肌。用于疮疡肿毒、瘰疬、烫伤、湿疮、温疟、惊痫、血痢、肠风痔瘘、白带、跌打损伤、外伤出血，以及吐血、咳血、诸物哽咽、胎死不下、风痹肿痛、泄泻、痢疾、手足皲裂等症。急性或慢性细菌性痢疾、急性淋巴结炎、扭挫伤、皮肤真菌感染等可配伍使用。

【用法用量】入汤剂5~10g，亦可入丸、散。外用适量，研粉撒或调涂，或鲜品捣敷。

【毒副作用与使用注意】①有个别病人服后出现畏寒肢冷症状。②孕妇慎用。③脾胃虚寒及无实火者忌用。阴疽色淡平塌及已溃者不宜用。④本品不宜与乌头类药物同用。⑤本品最大用量不宜超过10g。

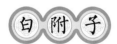

载《中国药用植物志》。为天南星科植物独角莲 *Typhonium giganteum* Engl. 的干燥块茎。本省主产于芷江、桑植、慈利、石门、张家界、凤凰、保靖，多地有栽培（图1-13）。国内主要分布于河北、山东、吉林、辽宁、河南、湖北、陕西、甘肃、四川至西藏南部等地。

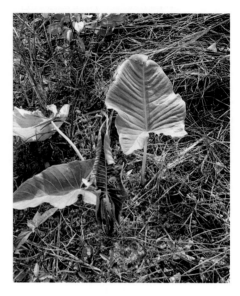

图1-13 独角莲（原植物）

【采收加工】秋季或冬季倒苗后，挖取块茎，小的作种，大的加工成药材。将块茎堆积发酵，使外皮皱缩易脱，装在箩筐里，放在流水中踩去粗皮，晒干。

【药材性状】呈椭圆形或卵圆形，长2~5cm，直径1~3cm。表面白色至黄白色，略粗糙，有环纹及须根痕，顶端有茎痕或芽痕。质坚硬，断面白色，粉性。气微，味淡、麻辣刺舌（图1-14）。

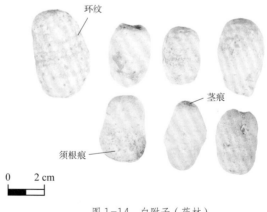

图1-14 白附子（药材）

【现代研究】含β-谷甾醇、β-谷甾醇-D-葡萄糖苷、肉消旋肌醇、胆碱、尿嘧啶、琥珀酸、酪氨酸、缬氨酸、棕榈酸、亚油酸、油酸、三亚油酸甘油酯、二棕榈酸甘油酯。并含白附子凝集素。具有抗结核、抗破伤风、祛痰、镇痛等作用。

【炮制与成品质量】制白附子：取净白附子，分开大小个，浸泡，每日换水 2 ~ 3 次，数日后如起黏沫，换水后加白矾（每白附子 100 kg，用白矾 2 kg），泡 1 日后再进行换水，至口尝微有麻舌感为度，取出。将生姜片、白矾粉置锅内加适量水，煮沸后，倒入白附子共煮至无白心，捞出，除去生姜片，晾至六七成干，切厚片，干燥。每白附子 100 kg，用生姜、白矾各 12.5 kg。为类圆形或椭圆形厚片，表面淡棕色，切面黄白色，角质。味淡，微有麻舌感（图 1-15）。以个大、质坚实、色白、粉性足者为佳。

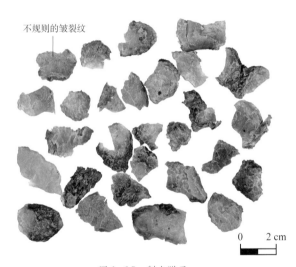

不规则的皱裂纹

0   2 cm

图 1-15　制白附子

【性味归经】味辛，性温。有毒。归胃、肝经。

【功能主治】祛风痰，定惊搐，解毒散结止痛。用于中风痰壅、口眼㖞斜、语言謇涩、痰厥头痛、偏正头痛、喉痹咽痛、破伤风；外治瘰疬痰核、毒蛇咬伤。

【用法用量】入汤剂 3 ~ 6 g；研末服 0.5 ~ 1 g，宜炮制后用。外用适量，捣烂敷；或研末调敷。

【毒副作用与使用注意】①孕妇慎用。②血虚生风、内热生惊者禁服。③生品内服宜慎。

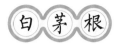

载《神农本草经》。为禾本科植物白茅 *Imperata cylindrica* Beauv. var. *major*（Nees）C. E. Hubb. 的干燥根茎。全省多地均产（图 1-16）。国内分布于东北、华北、华东、中南、西南等地。

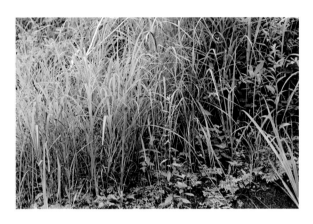

图 1-16　白茅（原植物）

【采收加工】春、秋两季采挖，除去地上部分及须根、膜质叶鞘，洗净，鲜用或捆成小把晒干。

【药材性状】呈细长圆柱形，有时有分枝，长短不一，通常长 30 ~ 60 cm，直径约 1.5 mm，表面乳白色或黄白色，有浅棕黄色微隆起的节，节间长短不一，通常长 1.5 ~ 3 cm。质轻而韧，不易折断。断面纤维性，中心黄白色，并有一小孔，外圈色白，充实，或有无数空隙如车轮状，外圈与中心极易剥离。气微，味微甘（图 1-17）。

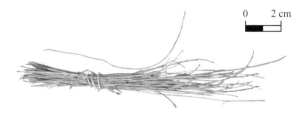

0   2 cm

图 1-17　白茅根（药材）

【现代研究】主含芦竹素、印白茅素、薏苡素、羊齿烯醇、西米杜鹃醇、异山柑子萜醇、白头翁素，另含甾醇类、糖类、简单酸类等成分。具有利尿、止血、抑菌和增强免疫力等作用。

【炮制与成品质量】白茅根：取原药材，拣净杂质，洗净，微润切段，晒干，簸净碎屑。成品为类圆形细条状小段，长1~2 cm。表面黄白色或淡黄色，微具光泽，具纵皱纹。节明显，稍突起。体轻，质略脆，切面皮部白色，具裂隙，放射状排列，中柱淡黄色或中空，易与皮部剥离，气微，味微甜（图1-18）。以条粗、色白、味甜者为佳。

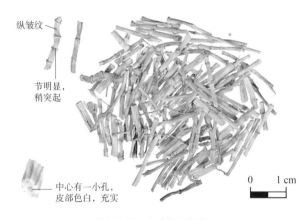

纵皱纹

节明显，
稍突起

中心有一小孔，
皮部色白，充实

0   1 cm

图1-18　白茅根（饮片）

白茅根炭：①取净白茅根段，置锅内用武火炒至表面焦褐色，内部棕褐色，喷淋清水少许，灭尽火星，取出，晾干，凉透。②取净白茅根段，置煅锅内，上面覆盖一碗，两锅结合处用黄泥封闭，上压重物，用火煅烧至贴在锅底上的白纸显黄色，放凉，取出。形同白茅根，表面焦黑色至焦褐色，折断面棕褐色或黑褐色，具焦香气，味苦。

【性味归经】味甘，性寒。归肺、胃、膀胱经。

【功能主治】白茅根：凉血止血，清热利尿。用于血热吐血、衄血、尿血；热病烦渴、黄疸、水肿、热淋涩痛及胃热呕哕、肺热咳嗽等症。现代常用于急性肾炎、急性传染性肝炎、上消化道出血、泌尿系感染、流行性出血热等。尤多用于鼻衄、吐血、咯血、尿血。

白茅根炭：专用于衄血、尿血等多种出血证。

【用法用量】入汤剂10~30 g，鲜品30~60 g，

或捣汁。外用鲜品捣汁涂。

【毒副作用与使用注意】①孕妇忌用。②虚寒出血、呕吐、小便多而不渴者忌用。③本品用于麻疹、急性肾炎可水煎代茶饮。

白前

载《名医别录》。为萝藦科植物柳叶白前 *Cynanchum stauntonii*（Decne.）Schltr. ex Levl. 或芫花叶白前 *Cynanchum glaucescens*（Decne.）Hand.-Mazz. 的干燥根茎及根。省内主产柳叶白前。产地主要分布在怀化、洞口、衡阳等地（图1-19）。国内分布于浙江、江苏、安徽、江西、湖北、广西、广东、贵州、云南、四川等地。

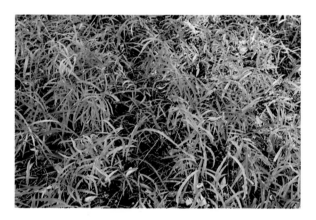

图1-19　柳叶白前（原植物）

【采收加工】栽后第2年秋季或第3年发芽前选晴天挖取全株，取根及根茎，晒干或烘干。

【药材性状】柳叶白前：根茎呈细长圆柱形，有分枝，稍弯曲，长4~15 cm，直径1.5~4 mm。表面黄白色或黄棕色，节明显，节间长1.5~4.5 cm，顶端有残茎。质脆，断面中空。节处簇生纤细弯曲的根，长可达10 cm，直径不及1 mm，有多次分枝呈毛须状，常盘曲成团。气微，味微甜（图1-20）。

芫花叶白前：根茎较短小或略呈块状；表面灰绿色或灰黄色，节间长1~2 cm。质较硬。根稍弯曲，直径约1 mm，分枝少。

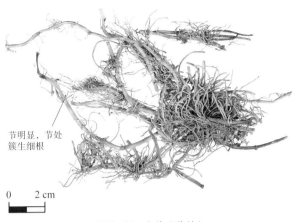

节明显、节处
簇生细根

0   2 cm

图 1-20　白前（药材）

【现代研究】主含三萜皂苷、海罂粟苷元 A、海罂粟苷元 B、海罂粟苷 A 及海罂粟苷元 C- 黄花夹竹桃单糖苷等成分。具有祛痰、镇咳作用。

【炮制与成品质量】白前：取原药材，除去杂质，洗净泥土，稍浸泡后捞出，润透，切段，晒干。成品为细圆形小段，直径 1.5 ～ 4 mm，表面黄棕色或淡黄色，节明显。切面灰黄色或灰白色，中空。质脆易断。气微，味微甘（图 1-21）。以根茎粗、色黄、有甜味者为佳。

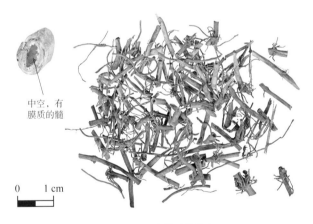

中空、有
膜质的髓

0   1 cm

图 1-21　白前（饮片）

　　蜜白前：取炼蜜用适量开水稀释，加入白前段拌匀，闷润后置锅内，用文火加热炒至蜜汁全部吸干，表面深黄色不黏手为度，取出放凉。每白前 100 kg，用炼蜜 25 kg。形如白前，表面深黄色，微有光泽，略带黏性，味甜。

【性味归经】味辛、苦，性微温。归肺经。

【功能主治】降气，祛痰，止咳。用于肺气壅实

之咳嗽痰多、胸满喘急及外感风寒证。为治痰气壅实、肺热咳喘的常用药。临床证实无论寒热均可用。现代尚用于治疗胃脘痛、跌打损伤。

【用法用量】入汤剂 3 ～ 10 g。润肺止咳可蜜炙用。

【毒副作用与使用注意】①用量过大时可出现胃脘不适、恶心、呕吐等消化道反应。②孕妇慎用。③本品对胃黏膜有刺激性，故胃病或有出血倾向者应慎用。凡咳逆上气、咳嗽气急，由于气虚而引起的气不归元者不宜用。④用量不宜超过10 g。

白 芍

　　载《神农本草经》。为毛茛科植物芍药 Paeonia lactiflora Pall. 的干燥根。全省多地有栽培（图 1-22）；国内浙江、安徽、四川等省亦产。

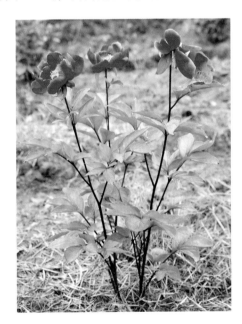

图 1-22　芍药（原植物）

【采收加工】8 月采挖栽培 3 ～ 4 年生的根，除去地上茎及头尾细根，洗净泥土，置沸水中煮5 ～ 15 分钟至无硬心，迅速捞起放入冷水里浸泡，随即取出，用竹刀刮去外皮，晒干或切片晒干。

【药材性状】呈圆柱形，平直或稍弯曲，两端平

截，长 5～18 cm，直径 1～2.5 cm。表面类白色或淡红棕色，光洁或有纵皱纹及细根痕，偶有残存的棕褐色外皮。质坚实，不易折断，断面较平坦，类白色或微带棕红色，形成层环明显，射线放射状。气微，味微苦、酸（图1-23）。

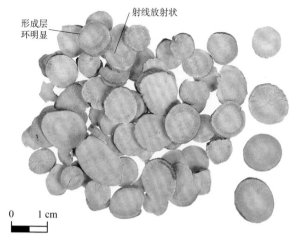

图1-24　白芍（饮片）

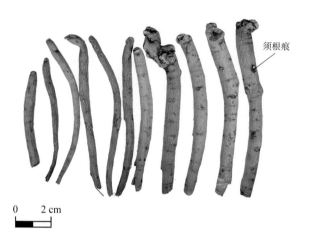

图1-23　白芍（药材）

【现代研究】主含芍药苷、牡丹酚、芍药花苷，亦含有苯甲酰芍药苷、芍药内酯苷、氧化芍药苷、芍药吉酮及苯甲酸、β-谷甾醇、没食子鞣质等成分。此外，还含有挥发油、树脂、糖、淀粉、黏液质、蛋白质和三萜类成分。具有抗肾损伤、抗肝损伤、镇静、抗抑郁、调节胃肠功能、抗脑缺血、调节免疫力、抗炎等作用。

【炮制与成品质量】白芍：取原药材，除去杂质，分开大小个，用水浸泡至六七成透，润至内外湿度均匀，切薄片，干燥。成品为类圆形横切片或斜切片，厚0.1～0.2 cm，切面较平坦，类白色或微带棕红色。形成层环明显，射线放射状，周边淡棕红色或粉白色。质坚脆。气微，味微苦、酸（图1-24）。以根粗长匀直、皮色光洁、质坚实、断面粉白色、粉性大、无白心或裂断痕者为佳。

　　酒白芍：取净白芍片，加入定量黄酒拌匀，稍闷润，待酒被吸尽后，置锅内，用文火加热，炒干，取出晾凉，筛去碎屑。每白芍片100 kg，用黄酒10 kg。形如白芍，表面微黄色或淡黄棕色，有的可见焦斑。微有酒香气。

【性味归经】味苦、酸，性微寒。归肝、脾经。

【功能主治】白芍：养血调经，柔肝止痛，敛阴止汗，平抑肝阳。用于血虚萎黄、月经不调、自汗、盗汗、胁痛、腹痛、四肢挛痛、头痛眩晕。现代多用于慢性肝炎、高血压、动脉硬化、痢疾、腹痛、习惯性便秘、溃疡病、腓肠肌痉挛、胃肠痉挛、各种痛证及骨质增生症、百日咳、哮喘、糖尿病等。

　　酒白芍：降低酸寒之性，善于和中缓急、止痛。

【用法用量】入汤剂6～15 g。抑肝阳宜用生白芍，养血益阴宜用酒白芍。

【毒副作用与使用注意】①偶见麻疹样药疹及发热。②脾胃虚寒者、麻疹初期兼有表证或麻疹透发不畅者不宜用。③不宜与藜芦同用。④不宜与磺胺类、氨基苷类、氢氧化铝及其制剂同用。

　　载《神农本草经》。为菊科植物白术 *Atractylodes macrocephala* Koidz. 的干燥根茎。省内主产于桑植、新晃、新宁、平江等地（图1-25）。国内浙江、湖北、河北、江西、四川等省区有栽培。

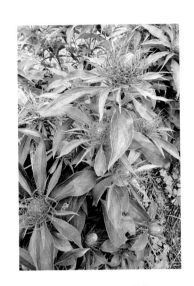

图 1-25 白术（原植物）

【采收加工】10 月下旬至 11 月上旬，待地上部分枯萎后，选晴天挖掘根部，剪去茎秆，将根茎烘干。烘温开始用 100 ℃，使老皮发热时温度减至 60 ~ 70 ℃，4 ~ 6 小时上下翻动一遍，搓去须根，再烘至八成干，取出，堆放 5 ~ 6 日，使表皮变软，再烘至全干。亦可晒干。

【药材性状】为不规则的肥厚团块，长 3 ~ 13 cm，直径 1.5 ~ 7 cm。表面灰黄色或灰棕色，有瘤状突起（习称"如意头"）及断续的纵皱和沟纹，并有须根痕；顶端有的有残留茎基，俗称"白术腿"。质坚硬不易折断，断面不平坦，黄白色至淡棕色，有棕黄色的点状油室散在；烘干者断面角质样，色较深或有裂隙。气清香，味甘，微辛，嚼之略带黏性（图 1-26）。

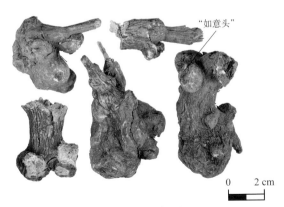

"如意头"

图 1-26 白术（药材）

【现代研究】主含挥发油，主要成分为苍术醇、

苍术酮等，并含有维生素 A、含氧香豆素类、糖类及树脂等。具有促进胃肠运动、增强免疫力、抑制子宫平滑肌收缩、利尿等作用。

【炮制与成品质量】白术：取原药材，拣净杂质，用水浸泡，浸泡时间应根据季节、气候变化及白术大小适当掌握，泡后捞出，润透，切片，干燥。成品为不规则横切或纵切厚片。表面黄白色或淡黄棕色，粗糙不平；切面中间色较深，有放射状纹理和棕黄色的点状油室散在，周边灰棕色或灰黄色。质坚实，烘干者断面角质样，色较深或有裂隙。气清香，味甘，微辛，嚼之略带黏性（图 1-27）。以质坚实、断面色黄白、香气浓者为佳。

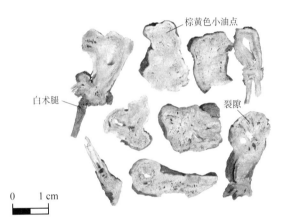

棕黄色小油点

白术腿

裂隙

0　1 cm

图 1-27 白术（饮片）

麸炒白术：先将麸皮撒于热锅内，中火加热至烟冒出时，将白术片倒入拌炒至深黄色，有香气逸出时，取出，筛去麸皮后放凉。每白术片 100 kg，用麸皮 10 kg。形如白术，表面橘黄色或棕褐色，偶见焦斑，有焦香气。

土炒白术：取伏龙肝细粉置锅内中火炒热，加入白术片，炒至表面挂有土色、有香气逸出时取出，筛去泥土，放凉。每白术片 100 kg，用伏龙肝粉 20 kg。形如白术，表面土黄色，附有细土粉，略具香气。

【性味归经】味苦、甘，性温。归脾、胃经。

【功能主治】白术：补中益气，健脾和胃，燥湿利水，止汗，安胎。用于中气虚弱、脾运不健引起的消化不良、水肿胀满、痰饮、呕吐泻痢、气虚自汗、胎动不安等症。现代用于治疗慢性消化不良、慢性非特异性结肠炎、白细胞减少症、肾性水肿、营养不良性水肿及妊娠水肿等。有报道用于肝病、小儿流涎与腹泻、内耳眩晕、慢性腰腿痛、便秘等症。

土炒白术：健脾，和胃，安胎。用于脾虚食少、泄泻便溏、胎动不安。

麸炒白术：缓和燥性，增强健脾作用。

【用法用量】入汤剂 5～15 g，亦可入丸、散剂或熬膏。燥湿利水宜生用；补气健脾、止汗安胎宜炒用，健脾止泻宜炒焦用。

【毒副作用与使用注意】①剂量不可过大。过量服用可致吐血、衄血、便血、恶寒发热、烦躁不安、肌肤发斑等中毒反应。②阴虚内热、津伤燥渴、气滞胀闷者忌用。③生用、炒用、炒焦用选择应合理。④不宜与西药中的抗菌药物、降糖药、汞剂、碘剂、抗组胺药、氢氯噻嗪等同用。

【常见易混品】菊三七：为菊科植物菊叶三七 Gynura japonica（Thunb.）Juel. 的根。根呈拳形肥厚的圆块状，长 3～6 cm，直径约 3 cm，表面灰棕色或棕黄色，全体多有瘤状突起及断续的弧状沟纹，在突起物顶端常有茎基或芽痕，下部有须根或已折断。质坚实，不易折断，断面不平，新鲜时白色，干燥者呈淡黄色，有菊花心。气微，味甘淡后微苦（图 1-28）。

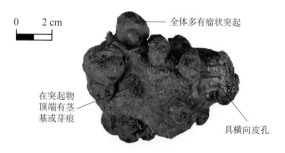

图 1-28　白术易混品（菊三七）

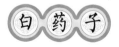

载《新修本草》。为防己科植物金线吊乌龟

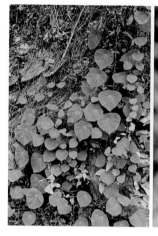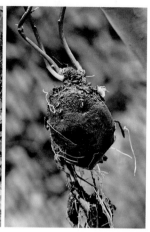

图 1-29　金线吊乌龟（左：原植物，右：块根）

Stephania cepharantha Hayata 的干燥块根。全省各地均有分布（图 1-29）。国内江苏、浙江、江西、广东、广西等地亦产。

【采收加工】全年或秋末冬初采挖，除去须根、泥土，洗净，切片，晒干。

【药材性状】呈不规则团块或短圆柱形，直径 2～9 cm，其下常有几个略呈短圆柱形的根相连，稍弯曲，有缢缩的横沟，根的远端有时纤细，其后膨大成椭圆形，并常数个相连成念珠状；根的顶端有根茎残基。市售品多为横切或纵切的不规则块片，厚 0.2～1.5 cm。表面棕色或暗褐色，有皱纹及须根痕。断面粉性足，类白色或灰白色，可见筋脉纹（三生维管束），呈点状或条纹状排列。质硬脆，易折断，断面粉性。气微，味苦（图 1-30）。

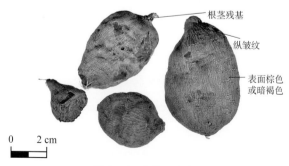

图 1-30　白药子（药材）

【现代研究】主含酚性生物碱及非酚性生物碱，包括头花千金藤碱、异粉防己碱、轮环藤碱、头花千金藤酚碱、头花千金藤胺碱等。具有抗炎、解热、镇痛及扩张血管、促进血液循环等作用。

【炮制与成品质量】取原药材，用水浸泡，捞出，润透，切片，晒干。成品多为横切片，切面类白色，粉质，较粗糙，有环形轮纹，有时见有偏心性车轮状木心；质脆，气微，味苦（图1-31）。以片大、断面色白、粉性足者为佳。

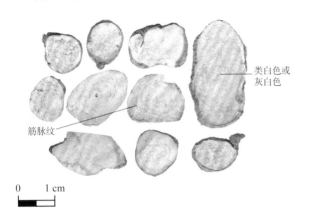

图1-31 白药子（饮片）

【性味归经】味苦、辛，性凉。有小毒。归肺、胃经。

【功能主治】清热解毒，祛风止痛，凉血止血。用于热毒疮疡、咽喉肿痛、牙龈肿痛、疟腮、瘰疬、毒蛇咬伤、风湿痹痛、腹痛、泻痢及咳嗽、吐血、衄血、外伤出血等症。现临床多用于急性咽炎、腮腺炎、疖肿、毒蛇咬伤、风湿性关节炎、神经性皮炎等。

【用法用量】入汤剂5～10 g，亦可入丸、散、酒剂。外用适量，研粉调敷或鲜品捣敷。

【毒副作用与使用注意】①本品有小毒，用量不可过大。过量使用，可致头晕、呕吐等反应。②孕妇不宜用。③脾胃虚弱、大便溏泻者禁用。

百部

载《名医别录》。为百部科植物直立百部 *Stemona sessilifolia*（Miq.）Miq.、蔓生百部 *Stemona japonica*（Bl.）Miq. 或对叶百部 *Stemona*

tuberosa Lour. 的干燥块根。对叶百部全省各地散见，但以石门、慈利、沅陵、永顺、保靖、临武、宜章等地产之较多（图1-32）。国内华东地区及陕西、湖北、四川等省有分布。

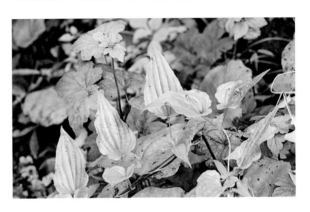

图1-32 对叶百部（原植物）

【采收加工】定植2～3年后，于秋后地上部分枯萎或春季萌芽前挖出块根，洗净后在沸水中烫至无白心，取出，晒干或烘干。

【药材性状】直立百部：呈纺锤形，上端较细长，皱缩弯曲，长5～12 cm，直径0.5～1 cm。表面黄白色或淡棕黄色，有不规则深纵沟，间或有横皱纹。质脆，易折断，断面平坦，角质样，淡黄棕色或黄白色，皮部较宽，中柱扁缩。气微，味甘、苦。

蔓生百部：两端稍狭细，表面多不规则皱褶及横皱纹。

对叶百部：呈长纺锤形或长条形，长8～24 cm，直径0.8～2 cm。表面浅黄棕色至灰棕色，具浅纵皱纹或不规则纵槽。质坚实，断面黄白色至暗棕色，中柱较大，髓部类白色（图1-33）。

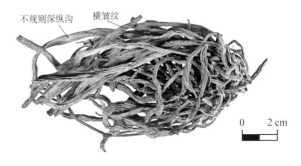

图1-33 百部（药材）

【现代研究】主含百部碱、对叶百部碱、异对叶百部碱等多种生物碱，尚含糖类、脂类、蛋白质和有机酸等成分。具有抗菌、杀虫、镇咳等作用。

【炮制与成品质量】百部：取原药材，除去残留根茎及杂质，洗净，润软，切咀段，干燥。成品表面灰白色或棕黄色，有深纵皱纹，切面灰白色、淡黄棕色或黄白色，角质样；皮部较厚，中柱扁缩。质韧软或坚硬。气微，味甘，苦（图1-34）。以粗壮、肥润、坚实、色白者为佳。

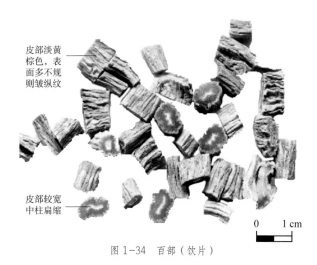

皮部淡黄棕色，表面多不规则皱纵纹

皮部较宽中柱扁缩

0   1 cm

图 1-34　百部（饮片）

蜜炙百部：取炼蜜加适量开水稀释，加入净百部片拌匀，闷润，置锅内，用文火加热，炒至表面呈黄色不黏手时，取出晾凉。每百部100 kg，用炼蜜 12.5 kg。形如百部，色泽较深呈黄色，滋润，带黏性，偶有粘连块。味甜。

【性味归经】味甘、苦，性微温。归肺经。

【功能主治】百部：润肺止咳，杀虫灭虱。用于风寒咳嗽、风热咳嗽、肺痨咳嗽、百日咳及其他暴咳久嗽。外用可治头虱、体虱、阴虱、阴痒、疥癣等症。为治疗肺痨咳嗽的要药。对新久咳嗽、寒热咳嗽均宜，但以久咳虚咳为良。现代常用于蛲虫病、滴虫性阴道炎、阿米巴痢疾、湿疹、荨麻疹、皮炎、酒渣鼻等。

蜜炙百部：长于润肺止咳。用于阴虚劳嗽。

【用法用量】入汤剂 5～10 g，宜后下。治肺结核用量可稍大。肺虚久咳宜蜜炙用。亦可入丸、散或浸酒内服。外用适量，煎水洗或浸酒搽，亦可研粉调敷。

【毒副作用与使用注意】①本品可抑制呼吸中枢，降低呼吸中枢兴奋性，过量可引起胸闷、灼热感、口鼻咽发干、头晕、气急，中毒症状为恶心、呕吐、头痛、面色苍白、呼吸困难，严重者可致呼吸中枢麻痹而死。②脾虚食少、大便溏泻、阴虚火旺者忌用。③不宜过量使用。④润肺止咳宜蜜炙用。

【常见易混品】山文竹，为百合科植物山文竹 Asparagus acicularis Wang et S. L. Chen 的干燥根。呈细长圆锥形或长柱形，多扭曲，长 8～25 cm，直径 0.4～1 cm。表面淡灰黄色至淡黄棕色，具深浅不等的纵皱纹，上端略膨大，少数残留茎基。质硬脆。断面淡棕色，角质样，中柱类白色。味微苦（图1-35）。

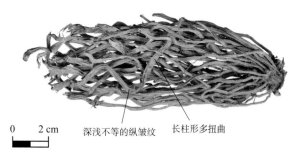

0   2 cm   深浅不等的纵皱纹   长柱形多扭曲

图 1-35　百部易混品（山文竹）

百　合

载《神农本草经》。为百合科植物卷丹 Lilium lancifolium Thunb.、百合 Lilium brownii F.E.Brown var. viridulum Baker 或细叶百合 Lilium pumilum DC. 的干燥肉质鳞叶。省内以卷丹为主，多为栽培，以龙山、隆回、石门、慈利、桑植、永顺、花垣、新晃等地产之较多（图1-36）；国内河北、山西、陕西、安徽、浙江、江西等地有分布。

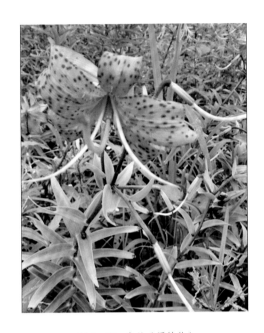

图1-36 卷丹（原植物）

【采收加工】定植后第2年9~10月茎叶枯萎后，选晴天采挖，洗净，剥取鳞叶，置沸水中略烫，干燥。

【药材性状】百合：鳞叶呈长椭圆形，顶端尖，基部较宽，微波状，向内卷曲，长1.5~3 cm，宽0.5~1 cm，厚约4 mm，有脉纹3~5条，有的不明显。表面白色或淡黄色，光滑半透明，质硬而脆，易折断，断面平坦，角质样，气微，味微苦（图1-37）。

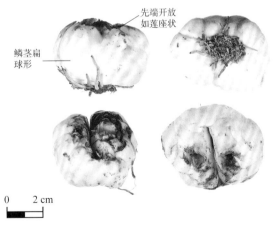

先端开放如莲座状

鳞茎扁球形

图1-37 百合（鲜药材）

卷丹：鳞叶长2~3.5 cm，宽1.5~3 cm，厚1~3 mm，表面乳白色或淡黄棕色，有纵直的脉纹3~8条，质硬而脆；易折断，断面平坦，角

质样。气微，味微苦。

【现代研究】主含秋水仙碱等多种生物碱及淀粉、蛋白质、脂肪等成分。具有镇咳祛痰、镇静、增强免疫力、抗疲劳、抗氧化等作用。

【炮制与成品质量】百合：取原药材，除去杂质及黑瓣，簸除灰屑。形如药材（图1-38）。以瓣匀肉厚、色黄白、质坚、筋少者为佳。

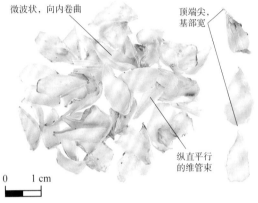

微波状，向内卷曲

顶端尖，基部宽

纵直平行的维管束

0 1 cm

图1-38 百合饮片（卷丹）

蜜百合：取净百合置锅内，用文火加热，炒至颜色加深时，加入用适量开水稀释过的炼蜜，迅速翻炒均匀，并继续用文火炒至微黄色不黏手时，取出，晾凉。每百合100 kg，用炼蜜5 kg。形如百合，表面微黄色，略带焦斑，稍有黏性。味甜。

【性味归经】味甘，性寒。归心、肺经。

【功能主治】养阴润肺，止咳，清心安神，利尿。用于阴虚久咳干咳、肺虚劳嗽、痰中带血、虚烦惊悸、失眠多梦、精神恍惚、小便不利等症。本品以治肺失润泽兼有虚热者及心肺阴虚、累及百脉、影响神明而致恍惚等症更宜。有报道可治疮肿，外用止血并治萎缩性鼻炎等。尚可治肺结核、支气管扩张咯血、神经衰弱等。

【用法用量】入汤剂6~12 g，大剂量可用至30 g。亦可蒸食或煮粥食。外用鲜品适量捣敷；润肺止咳多蜜炙用，清心安神多生用。

【毒副作用与使用注意】①偶有过敏反应报道，症见心烦心悸、面色潮红、坐卧不宁、全身有蚁行感，以头部为甚。②风寒咳嗽、脾胃虚寒、大便溏泻者忌用。③本品虽为药食皆宜之品，但用量亦不可过大。

【常见易混品】①龙牙百合，为百合科植物白花百合 *Lilium brownii* var. *viridulum* 的干燥鳞茎，商品名"龙牙百合"，俗称"菜百合"。主产于江西永丰，湖南隆回、安化。其形状与卷丹较为相似，但一般较卷丹略窄而长且厚。主要区别，一是表面的纵直脉纹十分明显，个别甚至略为凸出表面，指腹触摸有凸起感；二是卷丹口尝微有苦味，而龙牙百合无苦味（图 1-39）。

②兰州百合，为百合科植物兰州百合 *Lilium davidi* var. *unicdor* cotton 的干燥鳞茎。兰州百合是百合科百合属川百合的一个变种，俗称"甜百合"。主产于甘肃兰州，其形状与卷丹略有相似，但鳞叶较卷丹略宽而更薄，对光透视，筋脉明显，口尝味甜（图 1-39）。

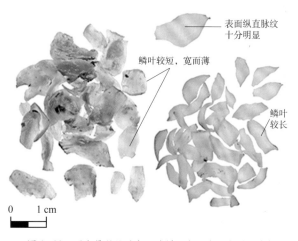

表面纵直脉纹十分明显

鳞叶较短，宽而薄

鳞叶较长

0   1 cm

图 1-39　百合易混品（左：兰州百合，右：龙牙百合）

载《神农本草经》。为天南星科植物半夏 *Pinellia ternata*（Thunb.）Breit. 的干燥块茎。省内湘潭、桑植、石门、慈利、沅陵、永顺、龙山、怀化等地均产（图 1-40）；全国大部分地区有分布。

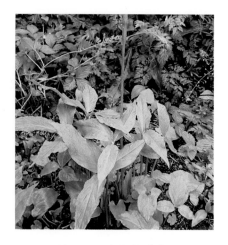

图 1-40　半夏（原植物）

【采收加工】以 9 月下旬采挖为宜。采挖后大、中、小分开，设法除去外皮及须根，晒干或烘干。

【药材性状】呈类圆球形，有的稍扁斜，直径 0.6～1.5 cm。表面白色或浅黄白色，顶端具凹陷的茎痕，周围密布棕色凹点状的根痕；下面钝圆，较光滑。质坚实，断面白色，富粉性。气微，味辛辣、麻舌而刺喉。有毒，尝时应注意（图 1-41）。

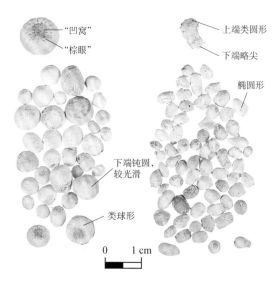

"凹窝"

"棕眼"

上端类圆形

下端略尖

椭圆形

下端钝圆，较光滑

类球形

0   1 cm

图 1-41　左：半夏，右：半夏易混品（水半夏）

【现代研究】主含挥发油、少量脂肪、淀粉、生物碱、黏液质、氨基酸、β-谷甾醇、胆碱、二羟基苯甲醛。具有镇咳、抑制腺体分泌、镇吐和催吐等作用。

【炮制与成品质量】生半夏：取原药材，除去杂质，筛去灰屑，洗净，干燥。成品呈扁圆形、类圆形、偏斜形或类圆形厚片，大小不一，表面黄白色或浅黄色，质坚实，切面洁白，富粉性，气微，味辛辣，麻舌而刺喉（图1-42）。以个大、色白、颗粒均匀圆整、质坚实、粉性足者为佳。

清半夏：取净半夏，照上述法半夏项下的方法浸泡至口尝稍有麻辣感后，加白矾与水共煮透，取出，晾至六成干，闷润后切片，晾干。每半夏100 kg，用白矾20 kg。成品为椭圆形、类圆形或不规则片状。切面淡灰色至灰白色，可见灰白色点状或短线状维管束迹，有的残留栓皮处下方显淡紫红色斑纹。质脆，易折断，断面略呈角质样。气微，味微涩，微有麻舌感（图1-42）。

姜半夏：取净半夏，照上述法半夏项下的方法浸泡至口尝稍有麻辣感后，另取生姜切片入汤剂，加白矾与半夏共煮透，取出，晾至六成干，闷润后切片，晾干。每半夏100 kg，用生姜25 kg、白矾12.5 kg。成品呈片状、不规则颗粒状或类球形。表面棕色至棕褐色。质硬脆，切面淡黄棕色，常具角质样光泽。气微香，味淡，微有麻舌感，嚼之略黏牙（图1-42）。

法半夏：取净半夏，大、小分档，用凉水浸漂，避免日晒，根据其产地质量及其颗粒大小，斟酌调整浸泡日数。泡至10日后，如起白沫时，每半夏100 kg加白矾2 kg，泡1日后再行换水，至口尝稍有麻辣感为度，取出略晾。另取甘草碾成粗粉，加水煎汤，用甘草汤泡石灰块，再加水混合，除去石灰渣，倒入半夏缸中浸泡，每日搅拌，使其颜色均匀，至黄色已浸透，内无白心为度。捞出，阴干。每半夏100 kg，用白矾2 kg、甘草16 kg、石灰块20 kg。成品呈类球形或为类圆形或椭圆形厚片，粉性足，质较松或硬脆。表面、折断面均呈淡黄白色或黄色，气微，味淡略甘，微有麻舌感（图1-42）。

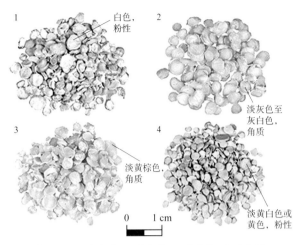

图1-42　1.生半夏　2.清半夏　3.姜半夏　4.法半夏

【性味归经】味辛，性温。有毒。归肺、脾、胃经。

【功能主治】半夏：燥湿化痰，降逆止呕，消痞散结。用于痰多咳喘、痰饮眩悸、风痰眩晕、痰厥头痛、呕吐反胃、胸脘痞闷、梅核气；外治痈肿痰核。

法半夏：偏于祛寒痰，降逆止呕。

清半夏：长于燥湿化痰。

姜半夏：长于温中化痰，止呕。

【用法用量】入汤剂多用炮制品3～9 g，不用生半夏。生半夏只作外用，多以适量捣烂涂敷。

【毒副作用与使用注意】①用药剂量过大、生品内服或误服，均可引起中毒。主要表现为对口腔、咽喉、胃肠道黏膜及对神经系统的毒性。如口干舌麻、胃部不适、口腔、喉咽及舌部烧灼疼痛、肿胀、流涎、味觉消失、恶心及胸前压迫感、音嘶或失音、血压下降、肝肾功能损害、呼吸困难、痉挛甚至窒息，最终因呼吸麻痹而死。救治：除常规处理外，可配合中药治疗。常用中药为：生姜汁5 mL、白矾粉9 g，调匀即服；或姜汁5 mL，醋30～60 mL，顿服；或生姜、绿豆各30 g，防风60 g，甘草15 g，水煎，先含漱一半，再内服另一半；或绿豆衣、生姜各15 g，金银花、连翘各30 g，甘草9 g，水煎服。②孕妇慎用。③阴虚燥咳、津伤口渴、血证、燥痰咯而不爽者忌用。咯痰和吐逆不因寒湿而起者不宜用。④生半夏为国家规定的毒性中药管理品种，毒性很强，故内服时一般不用生半夏，只供外用。⑤本品与乌头类药物属"十八反"内容，不应同用。同时，忌与羊血、鳖甲、皂荚、海藻、雄黄、饴糖同用。⑥半夏曲系清半夏、生姜汁、白矾、六神曲、白面等加工制成。味苦、辛，性平。功能化痰止咳、消食积。入汤剂6~9g，须布包入煎。

【常见易混品】①虎掌，《江苏省中药材标准》（1989年版）、《山东省中药材标准》（2012年版）有收载。为天南星科植物掌叶半夏 *Pinellia pedatisecta* Schott 的干燥块茎。块茎扁球形，上下两面均较平坦，大小不一。表面黄白色或淡黄棕色，顶端中央有凹陷的茎痕，其周围密布细小须根痕凹点。周边通常生有数个侧块茎或有侧芽，侧生块茎呈半球形，基本上都处于同一个平面，形如虎掌。质坚实而重。口尝有麻舌感。由于半夏目前的栽培多采用块茎繁殖，繁殖时块茎若有受伤，受伤部位即会长出侧芽。这就是栽培半夏商品出现或多或少不规则小块茎的原因。细小的虎掌与栽培半夏十分相似，容易混淆，因此市场常见用虎掌冒充半夏的现象。主要鉴别点：半夏类球形而稍偏斜，虎掌呈扁平的类圆形；半夏的小侧芽无序着生，虎掌的侧芽与主块茎多在一个平面，且排列有一定规律（图1-43）。

②水半夏，同科植物戟叶犁头尖 *Typhonium flagelliforme*（Lodd.）Blume 的干燥块茎。呈椭圆形、圆锥形或半圆形，直径0.5~1.5 cm，高0.8~3 cm。表面类白色或淡黄色，不平滑，有多数隐约可见的点状根痕。上端类圆形，有常呈偏斜而凸起的叶痕或芽痕，黄棕色。有的下端略尖（图1-44）。

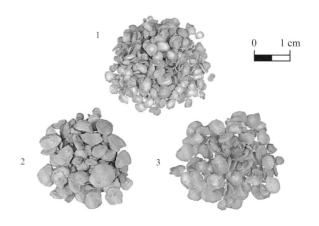

图1-44 半夏易混品（1.清水半夏 2.法水半夏 3.姜水半夏）

重楼

载《神农本草经》。为百合科植物云南重楼 *Paris polyphylla* Smith var. *yunnanensis*（Franch.）Hand.-Mazz. 或七叶一枝花 *Paris polyphylla* Smith var. *chinensis*（Franch.）Hara 的干燥根茎。省内主产于石门、安仁、桑植、沅陵、永顺、新宁等地，野生或栽培（图1-45）。国内云南、四川、贵州、广西等地亦多产。

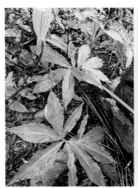
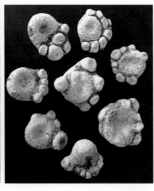

图1-43 半夏易混品掌叶半夏（左：原植物，右：块茎）

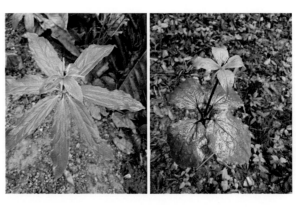

图1-45 左：七叶一枝花（原植物），右：云南重楼（原植物）

【采收加工】9～10月倒苗时采挖，除去须根，洗净，晒干。

【药材性状】呈结节状扁圆柱形，常弯曲。长5～12 cm，直径1～4.5 cm。表面黄棕色或灰棕色，密具层状突起的粗环纹。一面结节明显，上具椭圆形凹陷茎痕，另一面有疏生的须根或疣状须根痕。顶端有的有鳞叶或茎残基。质较坚实，易折断，断面平坦，白色或浅棕色，粉性或胶质。气微，味微苦、麻（图1-46）。

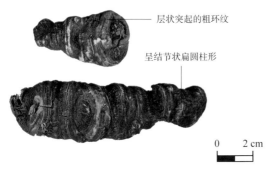

图1-46 重楼（药材）

【现代研究】主含甾体皂苷类及甾酮、脱皮激素、黄酮类等成分。具有抗病原微生物、抗炎、镇痛、抗肿瘤、止血等作用。

【炮制与成品质量】取原药材，除去杂质，洗净，润透，切薄片，晒干。成品为类圆形、类椭圆形或不规则薄片，表面淡黄棕色或黄棕色，可见斜向环节。切面类白色至浅棕色，粉性或胶质。气微，味微苦、麻（图1-47）。以粗壮、质坚实、断面粉性、味苦者为佳。

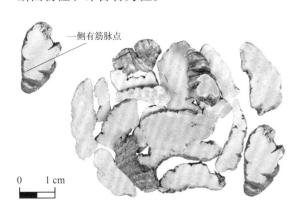

图1-47 重楼（饮片）

【性味归经】味苦，性微寒。有小毒。归肝经。

【功能主治】清热解毒，消肿止痛，凉肝定惊。用于痈肿疮毒、咽喉肿痛、乳痈、蛇虫咬伤、跌打损伤、瘀肿疼痛，以及肝热生风、惊风、癫痫、脱肛、肺痨咳嗽等症。

【用法用量】入汤剂3～10 g；研粉内服1～3 g。外用适量，可研粉或用酒、醋磨汁涂或敷患处。

【毒副作用与使用注意】①本品有小毒，过量可致中毒，出现烦躁不安、恶心、呕吐、头痛头晕、腹痛、腹泻，严重者可见痉挛抽搐、面色苍白、呼吸困难、发绀等症状。故不宜超量、久服。②体虚或无实火热毒者、阴证疮疡者均忌用。孕妇忌用。儿童慎用。

【常见易混品】头顶一颗珠，《陕西省药材标准》（2015年版）以芋儿七之名收载。为百合科植物白花延龄草 *Trillium kamtschaticum* Pall. 或头顶一颗珠 *Trillium tschonoskii* Maxim. 的干燥根茎。药材呈卵圆形或椭圆形，长3～5 cm，直径2～3 cm。表面棕褐色，外皮去除干净处呈黄白色，无明显环节。上端有茎基痕，其下散生众多灰白色圆孔状凹陷的根痕或有根残留。残留根细柱状，表面环状横纹密集。质坚，断面角质样，少数粉性。横断面的边缘可见众多的筋脉小点。气微，味苦、麻（图1-48）。

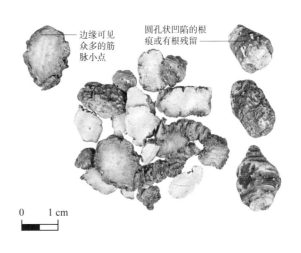

图1-48 重楼易混品（头顶一颗珠）

载《汤液本草》。为伞形科植物川芎 *Ligusticum chuanxiong* Hort. 的干燥根茎。省内主产于张家界、龙山、保靖、永顺、花垣等地，均为栽培（图1-49）。国内四川、云南、贵州等地为主产地。

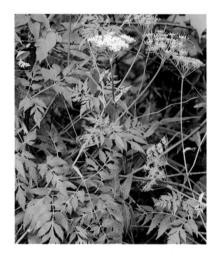

图1-49　川芎（原植物）

【采收加工】夏季当茎上的节盘显著突出，并略带紫色时采挖，除去泥沙，晒后烘干，再去须根。

【药材性状】为不规则结节状拳形团块，直径2～7 cm。表面黄褐色，粗糙皱缩，有多数平行隆起的轮节，顶端有凹陷的类圆形茎痕，下侧及轮节上有多数小瘤状根痕。质坚实，不易折断，断面黄白色或灰黄色，散有黄棕色的油室，形成层环呈波状。气浓香，味苦、辛，稍有麻舌感，微回甜（图1-50）。

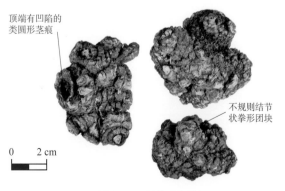

顶端有凹陷的类圆形茎痕

不规则结节状拳形团块

图1-50　川芎（药材）

【现代研究】主含川芎嗪、藁本内酯、川芎萘呋内酯、3-亚丁基苯酞、3-亚丁基-7-羟基苯酞、丁基苯酞、洋川芎内酯、香草酸、咖啡酸、原儿茶酸、阿魏酸、大黄酚等成分。具有强心、镇静、扩张血管、降压、抗凝、解痉、抗菌、利尿等作用。

【炮制与成品质量】取原药材，除去杂质，分开大小，洗净，润透，切厚片，干燥。成品为不规则厚片，表面黄褐色，有皱缩纹。切面黄白色或灰黄色，具有明显波状环纹或多角形纹理，散生黄棕色油点。质坚实。气浓香，味苦、辛，微甜（图1-51）。以个大饱满、质坚实、断面色黄白、油性大、香气浓者为佳。

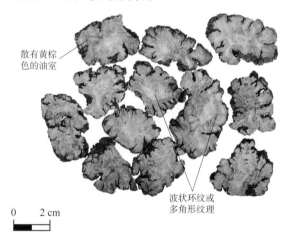

散有黄棕色的油室

波状环纹或多角形纹理

图1-51　川芎（饮片）

【性味归经】味辛，性温。归肝、胆、心包经。

【功能主治】活血行气，祛风止痛。用于胸痹心痛、胸胁刺痛、跌扑肿痛、月经不调、经闭痛经、癥瘕腹痛、头痛、风湿痹痛。

【用法用量】入汤剂3～10 g；研末，每次1～1.5 g，或入丸、散。外用适量，研末撒；或煎汤漱口。

【毒副作用与使用注意】①可见过敏反应，表现有心中难受、烦躁、头昏、恶心欲吐、胸闷憋气、呼吸困难、全身皮肤瘙痒、丘疹或弥漫性红斑、肿胀等。②阴虚火旺、阴虚阳亢、热盛及无瘀之出血证慎用。③孕妇忌用。月经过多者慎用。儿童慎用。

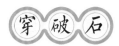

载《岭南采药录》。为桑科植物构棘 *Maclura cochinchinensis*（Loureiro）Corner 或柘 *M.tricuspidata* Carriere 的干燥根。省内主产于嘉禾、临武、蓝山、江永、江华等地（图1-52）。国内湖北、安徽、浙江、福建、广东、广西等地亦产。

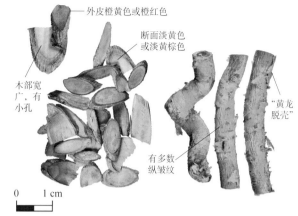

图1-53 穿破石（左：饮片，右：药材）

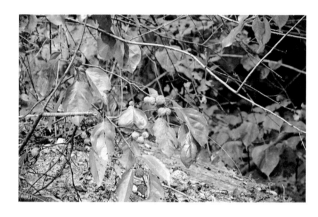

图1-52 构棘（原植物）

【采收加工】全年均可采挖，除去须根，洗净，切片或段，晒干。

【药材性状】呈不规则的块状，大小厚薄不一。外皮橙黄色或橙红色，具多数纵皱纹，有的密布细小类白色点状或横长的疤痕，栓皮菲薄，多呈层状，极易脱落，脱落处显灰黄色或棕褐色（习称"黄龙脱壳"）。质坚硬，不易折断，断面淡黄色或淡黄棕色，皮部薄，纤维性；木部宽广，有小孔。气微，味淡。

【现代研究】主含柘树异黄酮A、3'-O-甲基香豌豆苷元、去氢木香内酯、亚油酸甲酯、β-谷甾醇。具有抗菌、抗炎、镇咳、镇痛及抗溃疡等作用。

【炮制与成品质量】取原药材，洗净，或润透斜切厚片，晒干。成品性状同药材（图1-53）。以皮色黄、根条匀、无须根者为佳。

【性味归经】味微苦，性凉。归心、肝经。

【功能主治】祛风通络，清热除湿，解毒消肿。用于风湿痹痛、跌打损伤、黄疸、腮腺炎、肺结核、胃和十二指肠溃疡、淋浊、臌胀、闭经、劳

伤咳血、疔疮痈肿。现代用于风湿性关节炎、腰肌劳损、肺结核、急慢性肝炎、流行性腮腺炎、疖肿等。

【用法用量】入汤剂9~30 g。亦可浸酒服。外用捣敷。

【毒副作用与使用注意】①孕妇忌用。②脾胃虚寒者慎用。③不宜超量使用。

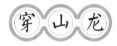

载《东北药用植物志》。为薯蓣科植物穿龙薯蓣 *Dioscorea nipponica* Makino 的干燥根茎。全省及全国大部分地区均有分布（图1-54）。

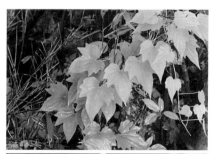

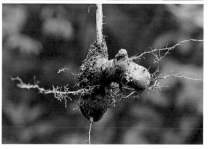

图1-54 穿龙薯蓣（上：原植物，下：根茎）

【采收加工】播种的培育4～5年，根茎繁殖的第3年春进行采挖，去掉外皮及须根，晒干或切片后晒干。

【药材性状】呈类圆柱形，稍弯曲，有分枝，长10～15 cm，直径0.3～1.5 cm。表面黄白色或棕黄色，有不规则纵沟，具点状根痕及偏于一侧的突起茎痕，偶有膜状浅棕色外皮和细根。质坚硬，断面平坦，白色或黄白色，散有淡棕色维管束小点。气微，味苦涩。

【现代研究】主含甾体皂苷类成分，如薯蓣皂苷、纤细皂苷等；尚含多糖类成分。具有抗炎、镇痛、镇咳、祛痰、平喘及调节免疫等作用。

【炮制与成品质量】取原药材，洗净，润透，斜切厚片，晒干。成品为类圆柱形斜切厚片。表面黄白色或棕黄色，有纵沟，有的可见点状根痕或突起的茎痕；切面白色或黄白色，散有淡棕色维管束小点。气微，味苦涩（图1-55）。以根茎粗壮、外皮及须根去除干净、断面色白者为佳。

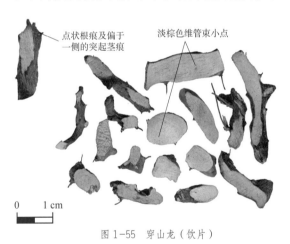

点状根痕及偏于一侧的突起茎痕

淡棕色维管束小点

0   1 cm

图1-55 穿山龙（饮片）

【性味归经】味甘、苦，性温。归肝、肺、肾经。

【功能主治】祛风除湿，活血消肿，化痰止咳。用于风湿痹痛、肢体麻木、胸痹、心痛、腹痛、跌打损伤、瘀血肿痛、痈肿恶疮、痰湿咳嗽、疟疾等。临床多用于风湿性关节炎、急性化脓性骨关节炎、慢性支气管炎、支气管哮喘、冠心病、脑血管硬化性疾病、甲状腺瘤、甲状腺功能亢进症。

【用法用量】入汤剂6～9 g（鲜品20～30 g）；亦可浸酒服。外用适量，鲜品捣敷或熬膏涂。

【毒副作用与使用注意】①可见轻度腹泻或便秘、胃部不适、恶心呕吐、口腔炎、头晕、视物模糊，个别病例有氨基转移酶暂时升高等反应，一般停药后可自行消失。②孕妇忌用。③脾胃虚弱者及过敏体质者应慎用。④应与过山龙分别使用。

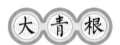

载《福建民间草药》。为马鞭草科植物大青Clerodendrum cyrtophyllum Turczaninow 的干燥根。省内主产于石门、沅陵、新晃、芷江、城步、江永、炎陵、宜章、浏阳、衡阳等地（图1-56）。国内华东地区及湖北、广东、广西、贵州、福建等省有分布。

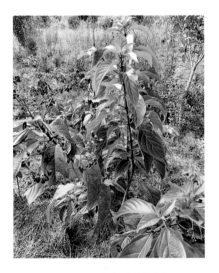

图1-56 大青（原植物）

【采收加工】7～9月采挖，除去茎、须根及泥沙，切片，干燥。

【药材性状】呈圆柱形，弯曲，有的有分枝，长22～30 cm，直径0.3～4 cm。表面淡棕色至暗棕色，具纵皱纹、纵沟、须根或须根痕；外皮脱落处显棕褐色；皮部窄，脱落后露出类白色木部。质坚硬，不易折断，折断面不整齐，类白色；横切面可见木部特别发达，约占直径的 9/10。细根中心无髓，较粗的根中心有小髓，有的中空，髓部略呈偏心性。气微，味淡。

【现代研究】主含大青苷、鞣质及黄酮类。具有抗病毒、抗内毒素、解热、抗炎等作用。

【炮制与成品质量】取原药材，拣去杂质，洗净，大小分开，浸泡 1～2 日，捞出润透，切 1～2 mm 斜片，干燥。成品为类圆形斜切薄片。表面淡棕色至暗棕色，切面类白色，木部特别发达，约占直径的 9/10。细根中心无髓，较粗的根中心有小髓，有的中空，髓部略呈偏心性。气微，味淡（图 1-57）。以根粗壮、不空心、皮层厚者为佳。

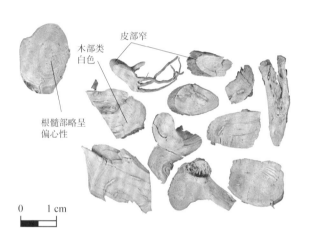

图 1-57 大青根（饮片）

【性味归经】味苦，性寒。归心、肝经。

【功能主治】清热解毒，凉血止血。用于高热头痛、黄疸、齿痛、鼻衄、咽喉肿痛、肠炎、痢疾、乙型脑膜炎、流行性脑脊髓膜炎、衄血、血淋、外伤出血。

【用法用量】入汤剂 10～15 g，鲜品可用 30～60 g。外用适量，煎水洗或鲜品捣烂敷。

【毒副作用与使用注意】①脾胃虚寒者慎用。②入汤剂时应适当久煎。

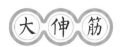

载《救荒本草》。为百合科植物牛尾菜

Smilax riparia A. de Candolle 的干燥根及根茎。省内主产于安化、桃江、桑植、石门、沅陵、溆浦、新晃、芷江、怀化、新宁、绥宁等地（图 1-58）。湖北等省区亦有分布。

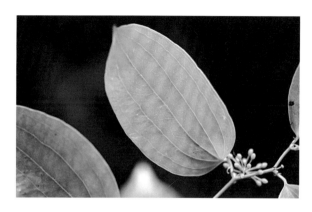

图 1-58 牛尾菜（原植物）

【采收加工】7～10 月采挖，除去泥沙，干燥。

【药材性状】根茎呈不规则的结节状，表面灰黄色或灰棕色，每节上面有一个圆盘状的茎残痕，下面着生多数大小相仿的根。根呈圆柱形，波状弯曲，长 10～50 cm，直径 0.5～3 mm。表面黄白色或棕黄色，具纵纹和细小根。质韧，不易折断，折断时皮部与木部易分离，皮部白色，木部淡黄色。气微，味微咸（图 1-59）。

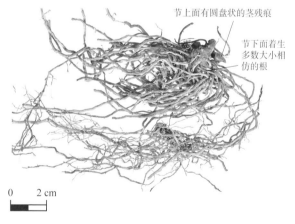

图 1-59 大伸筋（药材）

【现代研究】主含甾体皂苷类等多种成分。具有抗炎、镇痛等作用。

【炮制与成品质量】取原药材，除去杂质，洗净泥沙，润透，切咀段，干燥，筛去灰屑。成品为不规则的咀段，表面淡黄色至淡黄棕色，有细纵纹，有的可见深陷的横纹，皮部横裂处露出木心。根上有多数须根。质韧，不易折断，切面木部黄白色，有 1～2 圈针眼样小孔环列。气微，味淡（图 1-60）。以根粗壮、黄白色、无杂质者为佳。

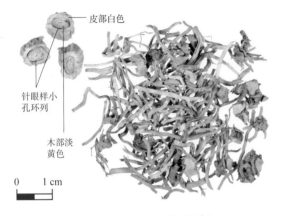

图 1-60　大伸筋（饮片）

【性味归经】味甘、微苦，性平。归肝、脾、肾经。

【功能主治】祛风活血，舒筋通络，健胃利湿。用于风湿腰痛、关节疼痛、血滞闭经。

【用法用量】入汤剂 9～15 g，大剂量可用至 30 g。

【毒副作用与使用注意】①孕妇慎用。②气滞、食滞者不宜用。③大伸筋之名使用有地域性，《湖南省中药材标准》（2009 年版）、《湖北省中药材标准》（2009 年版）收载的均为牛尾菜。

载《神农本草经》。为蔷薇科植物地榆 *Sanguisorba officinalis* L. 或长叶地榆 *Sanguisorba officinalis* L.var.*longifolia*（Bert.）Yu et Li 的干燥根。我省主产地榆，全省各地均有分布（图 1-61）。国内华东、华北、东北、西南等地区有分布。

【采收加工】春季将发芽时或秋季植株枯萎后采挖，除去须根，洗净，干燥，或趁鲜切片，干燥。

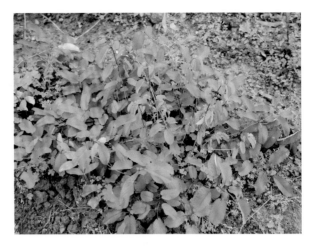

图 1-61　地榆（原植物）

【药材性状】呈不规则纺锤形或圆柱形，稍弯曲或扭曲，长 5～25 cm，直径 0.5～2 cm。表面灰褐色、棕褐色或暗紫色，粗糙，有纵皱纹、横裂纹及支根痕。质硬，断面较平坦或皮部有众多的黄白色至黄棕色绵状纤维，木部黄色或黄褐色，略呈放射状排列。切面紫红色或棕褐色。气微，味微苦涩（图 1-62）。

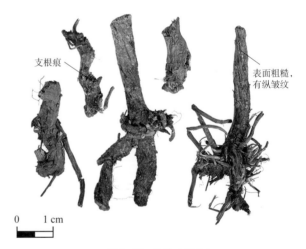

图 1-62　地榆（药材）

【现代研究】主含地榆苷Ⅰ、Ⅱ、A、B、E 等，酚酸类化合物，尚含少量维生素 A、鞣质等。具有止血、镇吐、抑菌等作用。

【炮制与成品质量】地榆：取原药材，除去杂质，洗净，除去残茎，润透，切厚片，干燥。成品为类圆形横切片或长条形斜片，直径 0.5～2 cm，厚 0.3～0.5 cm。周边灰褐色至暗棕色，粗糙，具纵皱纹。质硬，切面较平坦，粉红色或淡黄色，木部略呈放射状排列。气微，味微苦涩（图1-63）。以质硬、断面粉红色者为佳。

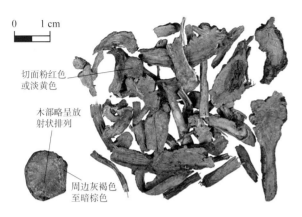

图 1-63　地榆（饮片）

地榆炭：取净地榆片置锅内，用武火加热，炒至表面焦黑色，内部棕褐色，喷淋少许清水，灭尽火星，取出，晾凉。形如成品，表面焦黑色，内部棕褐色。

【性味归经】味苦、酸、涩，性微寒。归肝、大肠经。

【功能主治】凉血止血，止痢，解毒敛疮。用于血热所致的吐血、咯血、衄血、便血、痔血、崩漏，以及血痢、热痢、水火烫伤、痈肿疮毒、湿疹、皮肤溃烂等症，为治疗下焦血热之便血、痔血、崩漏及烧烫伤的常用药。生品清热凉血之力较强，地榆炭长于收敛止血。

【用法用量】入汤剂 9～15 g，亦可入丸、散；或研粉吞服，每次 1.5～3 g。外用煎水或捣汁外涂；也可研末外掺或捣烂外敷。

【毒副作用与使用注意】①地榆注射液可引起过敏反应。②孕妇慎用。虚寒性便血、下痢、崩漏及出血有瘀者应慎用。③对大面积烧伤，不宜使用地榆制剂外涂，以免其所含鞣质被大量吸收而引起中毒性肝炎。④热痢初起者不宜单独用。⑤应根据用途，注明炒炭或生用。⑥本品含鞣质，不能与灰黄霉素、制霉菌素、林可霉素等同用。

载《神农本草经》。为伞形科植物重齿毛当归 *Angelica pubescens* Maxim. f. *biserrata* Shan et Yuan 的干燥根。本省主产于新化、永顺、慈利、石门、吉首等地，多为栽培（图 1-64）。国内分布于安徽、浙江、江西、湖北、四川等地。

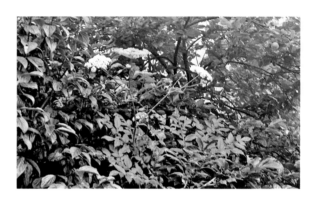

图 1-64　重齿毛当归（原植物）

【采收加工】春初苗刚发芽或秋末茎叶枯萎时采挖，除去须根及泥沙，烘至半干，堆置 2～3 日，发软后再烘至全干。

【药材性状】略呈圆柱形，下部 2～3 分枝或更多，长 10～30 cm。根头部膨大，圆锥状，多横皱纹，直径 1.5～3 cm，顶端有茎、叶的残基或凹陷，表面灰褐色或棕褐色，具纵皱纹，有隆起的横长皮孔及稍突起的细根痕。质较硬，受潮则变软，断面皮部灰白色，有多数散在的棕色油室，木部灰黄色至黄棕色，形成层环棕色。有特异香气。味苦辛、微麻舌（图 1-65）。

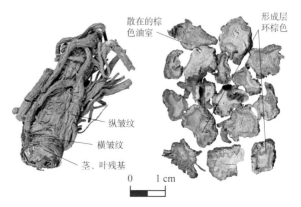

图 1-65　独活（左：药材，右：饮片）

【现代研究】含当归醇、当归素、佛手柑内酯、欧芹酚甲醚、伞形花内酯、东莨菪素、当归酸和少量挥发油。具有镇静、催眠、镇痛、解痉、抗炎、降压、抗菌等作用。

【炮制与成品质量】取原药材，除去杂质，洗净，润透，切薄片，晒干或低温干燥。成品为类圆形薄片。表面灰褐色或棕褐色，具皱纹。切面皮部灰白色至灰褐色，有多数散在棕色油点，木部灰黄色至黄棕色，形成层环棕色。有特异香气。味苦、辛、微麻舌（图1-65）。以条粗壮、油润、香气浓者为佳。

【性味归经】味辛、苦，性微温。归肾、膀胱经。

【功能主治】祛风除湿，通痹止痛。用于风寒湿痹、腰膝疼痛、少阴伏风头痛、风寒挟湿头痛。

【用法用量】入汤剂3~10g，或浸酒；或入丸、散。外用适量，煎汤洗。

【毒副作用与使用注意】①少数病人服药后可出现恶心、呕吐、胃部不适，或心悸、心慌、胸闷、心律失常。大剂量用药可引起头昏、头痛、舌麻、烦躁不安，严重者可出现幻觉、谵妄、瞳孔散大、膝反射亢进、全身强直性痉挛、抽搐、昏迷、全身麻痹死亡。②气血虚而遍身痛及阴虚下肢痿弱者禁用。虚风内动证忌用。阴虚血燥者慎用。孕妇、儿童慎用。③不宜超量、久服。

载《峨眉山药用植物调查报告》。为伞形科植物峨参 *Anthriscus sylvestris*（Linnaeus）Hoffmann 的干燥根。省内主产于安化、慈利、凤凰、涟源、邵东等地（图1-66）。国内主要分布于四川、辽宁、河北、内蒙古、甘肃、新疆、山西等地。

【采收加工】春、秋两季采挖，刮去粗皮，剪去须尾，置沸水中略烫，晒干或微火烘干。

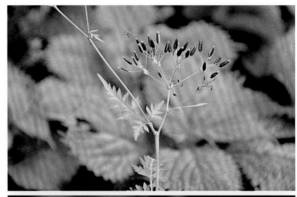

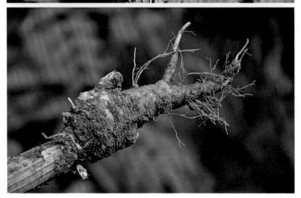

图1-66　峨参（上：原植物，下：根）

【药材性状】呈圆锥形，略弯曲，有的有分叉。长3~12cm，中部直径1~2cm。顶端有茎痕，侧面偶有疔疤，尾端渐细。表面黄棕色或灰褐色，有不规则纵皱纹，上部有环纹，下部可见突起的横长皮孔。质坚实，断面黄白色或黄棕色，角质样。气微，味微辛，微麻。栽培品较粗壮，长2~5cm，直径1~3cm，部分有2~5个分叉或瘤状突起，环纹不甚明显，表面多呈灰黄色，半透明状。体重（图1-67）。

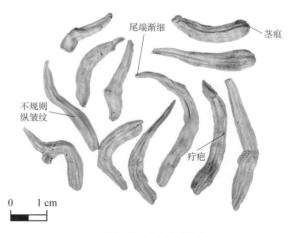

图1-67　峨参（药材）

【现代研究】主含峨参内酯、异峨参内酯、紫花前胡苷、芹菜素、槲皮素、靶香苷及 α - 蒎烯、β - 月桂烯、d- 柠檬烯、对 - 聚伞花素等成分。具有抗肿瘤、抗病毒、抗炎、抗过敏、抗氧化、抗哮喘、增强机体免疫力、抗衰老等作用。

【炮制与成品质量】取原药材，除去杂质，洗净，润透，切薄片，干燥。成品为类圆形或椭圆形薄片，厚 1 ~ 2 mm。表面淡黄棕色至灰褐色，可见纵纹。切面黄白色，角质样。气微，味微辛、麻。以个大、质坚实、表面淡黄棕色、半透明者为佳。

【性味归经】味辛、甘，性微温。归脾、胃、肺经。

【功能主治】益气健脾，活血止痛。用于脾虚腹胀、乏力食少、肺虚咳喘、体虚自汗、老人夜尿频数、气虚水肿、劳伤腰痛、头痛、痛经、跌打瘀肿。

【用法用量】入汤剂 9 ~ 15 g。外用适量。

【毒副作用与使用注意】①孕妇慎服。②邪实而正气未虚者忌用。③其叶名峨参叶，多外用止血，消肿。

防己

载《神农本草经》。为防己科植物粉防己 *Stephania tetrandra* S. Moore 的干燥根。全省各地均产，以慈利、石门、凤凰、新晃、通道、宜章等地多产（图1-68）。国内安徽、浙江、江西、福建、台湾等地有分布。

【采收加工】9 ~ 11 月采挖，修去芦梢，洗净，除去粗皮，晒至半干，切段，个大者再纵切，干燥。

【药材性状】呈不规则圆柱形、半圆柱形或块状，多弯曲，长 5 ~ 10 cm，直径 1 ~ 5 cm。表面淡灰黄色，在弯曲处常有深陷横沟而成结节状的瘤块样，形如"猪大肠"。体重，质坚实，断面平坦，

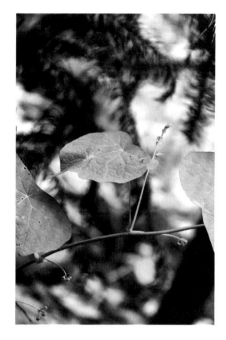

图1-68　粉防己（原植物）

灰白色，富粉性，有排列较稀疏的放射状纹理。气微，味苦（图1-69）。

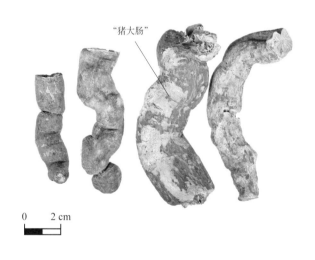

"猪大肠"

0   2 cm

图1-69　防己（药材）

【现代研究】主含生物碱类成分，如粉防己碱、防己诺林碱、轮环藤酚碱等。具有抗炎、抑制免疫、抗心肌缺血、抗心律失常及降压作用。

【炮制与成品质量】取原药材，除去杂质，稍浸，洗净，润透切厚片，干燥。成品为类圆形或破碎的厚片，周边色较深，切面灰白色，粉性，有稀疏的放射状纹理，习称"车轮纹"。气微，味苦（图1-70）。以质坚实、粉性足者为佳。

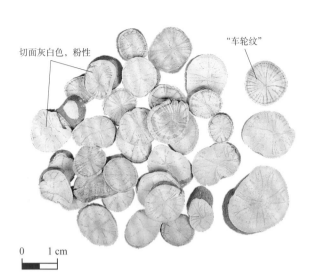

切面灰白色，粉性

"车轮纹"

图 1-70　防己（饮片）

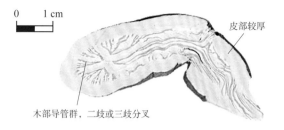

皮部较厚

木部导管群，二歧或三歧分叉

图 1-71　防己易混品（汉中防己）

【性味归经】味苦，性寒。归膀胱、肺经。

【功能主治】利水消肿，祛风除湿。用于水肿、脚气、小便不利、关节痛风、风寒湿痹、湿疹疮毒等症。风湿性关节炎、原发性高血压常配伍使用。

【用法用量】入汤剂 5 ~ 10 g，亦可入丸、散用。

【毒副作用与使用注意】①口服可见恶心、呕吐，腹泻，上腹不适及皮肤色素沉着等反应；静脉注射可引起局部疼痛、静脉炎，或见头昏、头痛、视物模糊、嗜睡及血红蛋白尿、急性肾小球坏死。②孕妇忌用。③肝肾功能不全者忌用。④脾胃虚寒、食欲不振、阴虚而无湿热者慎用。⑤应坚持"中病即止"的原则，避免超量、久服，以防产生蓄积性中毒。

【常见易混品】①汉中防己，《四川省中药材标准》（1987 年版）以防己之名收载。为马兜铃科植物异叶马兜铃 Aristolochia heterophylla Hemsl 的干燥根。呈圆柱形而弯曲。长 8 ~ 15 cm，直径 2 ~ 3 cm。通常均已除去外皮而呈浅棕黄色，残留的栓皮呈灰褐色，较平滑。质坚实，不易折断。断面黄白色，粉性，皮部较厚，木部可见放射状的导管群，导管群在中央方向多联合成一束，向外方二歧或三歧分叉。气微，味苦（图 1-71）。

②木防己，《陕西省药材标准》（2015 年版）有收载。为防己科植物木防己 Cocculus oebiculatus（L.）DC. 的干燥根。呈圆柱形，弯曲不直。长约 15 cm，直径 1 ~ 2.5 cm。表面黑褐色，有深陷而扭曲的沟纹，可见横长的皮孔状物及除去支根的痕迹。质较坚硬，呈木质性，不易折断。断面黄白色，无粉质，皮部极薄，木质部木化，可见放射状狭窄的导管群穿过。气微、味微苦（图 1-72、图 1-73）。

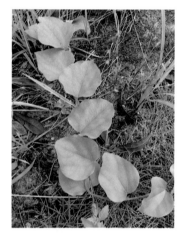

图 1-72　木防己（原植物）

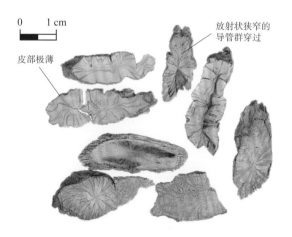

放射状狭窄的导管群穿过

皮部极薄

图 1-73　防己易混品（木防己）

岗 梅

载《生草药性备要》。为冬青科植物秤星树 *Ilex asprella*（Hooker et Amott）Champion ex Bentham 的干燥根及茎。省内主产通道、江永、永兴等地（图1-74）；国内浙江、江西、福建、台湾、广东、广西等省区亦产。

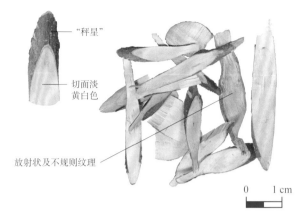

图1-75 岗梅（饮片）

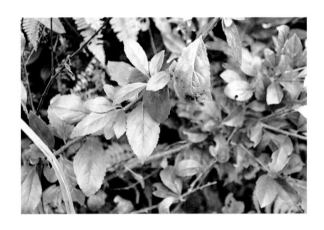

图1-74 秤星树（原植物）

【采收加工】全年均可采收，除去嫩枝及叶，洗净，趁鲜时切或劈成片、块或段，晒干。

【药材性状】为类圆形或不规则片、段，厚0.5～1.2 cm，宽1.5～5 cm。根表面浅棕褐色、灰黄棕色或灰黄白色，稍粗糙，有的有不规则的纵皱纹或龟裂纹。茎表面灰棕色或棕褐色，散有多数灰白色的类圆形点状皮孔，似秤星。外皮稍薄，可剥落，剥去外皮处显灰白色或灰黄色，可见较密的点状或短条状突起。质坚硬，不易折断，断面黄白色或淡黄白色，有的略显淡蓝色，有放射状及不规则纹理。气微，味微苦后甘。

【现代研究】主含生物碱和皂苷类成分。具有抗炎、抗心血管的作用。

【炮制与成品质量】取原药材，去枝、叶及杂质，整理洁净，大块者劈成小片段（图1-75）。形如药材。以大小均匀、切面淡黄白色、无杂质者为佳。

【性味归经】味苦、微甘，性凉。归肺、脾、胃经。

【功能主治】清热解毒，生津止渴，利咽消肿，散瘀止痛。用于感冒发热、肺热咳嗽、津伤口渴、咽喉肿痛、跌打瘀痛。感冒发热、扁桃体炎、咽喉炎、支气管炎、肠炎、痢疾、传染性肝炎等常配伍使用。

【用法用量】入汤剂15～30 g。外用适量，鲜品捣敷。

【毒副作用与使用注意】①本品口服不良反应少见。但注射剂用后可见局部疼痛、畏寒、呼吸困难等过敏反应。②脾胃虚寒者慎用。

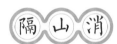

隔 山 消

载《救荒本草》。为萝藦科植物牛皮消 *Fallopia Cynanchoides*（Hemsley）Haraldson 的干燥块根。省内石门、桑植、永顺、怀化等地多产（图1-76）。国内辽宁、山西、陕西、甘肃、新疆、山东、江苏、安徽、河南、湖北、四川等省区有分布。

【采收加工】9～11月采挖，洗净，切片，晒干。

【药材性状】呈圆柱形或纺锤形，微弯曲，长10～20 cm，直径2～3 cm。表面类白色或黄白色，有明显纵横皱纹，皮孔横长突起，栓皮破裂处露出黄白色的木质部。质坚硬，折断面不平坦，

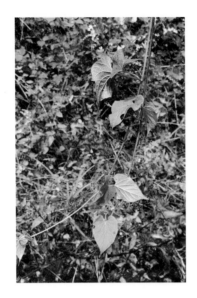

图 1-76 牛皮消（原植物）

灰白色，微带粉质。气微，味微苦后甘。

【现代研究】主含白薇素、白首乌二苯酮及磷脂类成分等。具有助消化、提高记忆力、抗菌作用。

【炮制与成品质量】取原药材，除去杂质，筛去灰沙，洗净，润透，切薄片，干燥。成品为类圆形薄片，边缘内卷。表面白色或黄白色，切面灰白色，略显粉性，有放射状略突起的筋脉纹或散在的筋脉点。周边黄褐色或浅黄色。质脆，气微，味先微苦后略甜（图 1-77）。以根粗壮、断面色白、粉性足者为佳。

散在的筋脉点

放射状略突起的筋脉纹

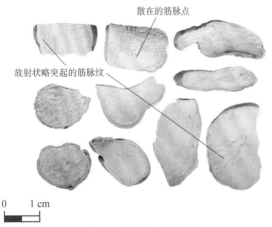

0   1 cm

图 1-77 隔山消（饮片）

【性味归经】味甘、微苦，性平。归脾、胃、肝经。

【功能主治】健脾消食，理气止痛。用于脾虚食少、消化不良、脾胃气滞、脘腹胀痛、泄泻痢疾等。还可祛风利水。

【用法用量】入汤剂 9 ~ 15 g；鲜品可用至 30 g。但本品减量研粉吞服比煎服效果好。外用适量，鲜品捣敷。

【毒副作用与使用注意】①本品有小毒，过量服用会产生明显中毒反应。临床表现为流涎、呕吐、癫痫性痉挛、强烈抽搐、心搏缓慢等症状。救治：如症状处于痉挛之前，可催吐、洗胃、导泻；内服蛋清、牛奶或活性炭，并服镇静药预防痉挛。如已发生痉挛，可针刺人中、合谷、涌泉等穴位，注射苯巴比妥或氯丙嗪，用水合氯醛灌肠，同时静脉输液，必要时给氧和对症治疗。本品毒性成分不明，有人认为可能是萝藦毒素，有人认为可能是强心苷，尚需深入研究。②孕妇忌用。③脾胃虚寒见无气滞食积者慎用。

 葛 根

载《神农本草经》。为豆科植物野葛 *Pueraria lobata*（Willd.）Ohwi 的干燥根。全省各地均有分布（图 1-78）。全国除新疆、西藏外亦有分布。

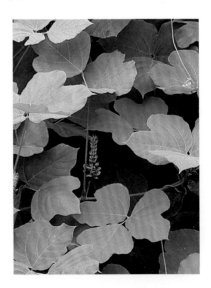

图 1-78 野葛（原植物）

【采收加工】11 月下旬采挖，刮去粗皮，切成厚片或块片，干燥。

【药材性状】呈长圆柱形，药材多纵切或斜切成板状厚片，长短不等，长约 20 cm，直径 5～10 cm，厚 0.7～1.3 cm。表面白色或淡棕色，有时可见残存的棕色外皮，断面粗糙，纤维性强。质硬而重，富粉性，并含大量纤维，横断面可见由纤维所形成的同心性环层，纵切片可见纤维性与粉质相间，形成纵纹。气微，味甘（图 1-79）。

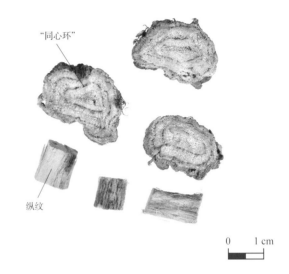

图 1-80　葛根（饮片）

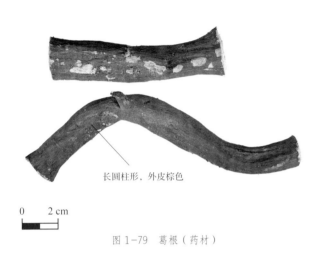

图 1-79　葛根（药材）

【现代研究】含多种黄酮类成分，主要活性成分为大豆素、大豆苷、葛根素、葛根素 -7- 木糖苷等。具有解热、改善心肌缺血、抗动脉硬化、抗氧化、降血糖、抗肿瘤及保肝等作用。

【炮制与成品质量】葛根：取原药材，除去杂质，洗净，润透，切厚片，晒干。成品为纵切的厚片、骨牌状或小方块状。类白色或淡棕色，切面粗糙，纤维性强。质硬而重，具粉性，横断面可见由纤维所形成的同心性环层，纵切面可见纤维与粉质相间的纵纹。气微，味微甘（图 1-80）。以质坚实、色白、粉性足、纤维性少者为佳。

　　煨葛根：取原药材照煨制法《湖南省中药饮片炮制规范》（附录 1）煨至药材表面呈焦黄色。成品形同葛根，表面焦黄色。

【性味归经】味甘、辛，性凉。归脾、胃、肺经。

【功能主治】解肌发表，生津止渴，升阳止泻。

用于外感表证发热、头项强痛、麻疹初起、疹出不畅、热病烦渴、消渴病，以及湿热泻痢、脾虚泄泻、解酒。感冒、冠心病、颈椎病、高血脂、眼底病、内脏下垂、糖尿病等可辨证使用。

【用法用量】入汤剂 10～15 g，大剂量可用至 30 g。升阳止泻多煨用，清热生津多用鲜葛根，其用量可稍大，并可用鲜品捣汁服。外用捣敷。

【毒副作用与使用注意】①大剂量葛根可引起急性中毒反应，出现心悸口干欲饮、烦躁不安、神志不清、面色潮红，甚至精神异常、语言不清等近似莨菪类药物中毒的症状。尚有致腹泻水样便、药物性肝炎、过敏反应等个案报道。葛根提取药物制成的葛根注射液，用于临床后，尚有溶血等严重不良反应报道。②脾胃虚寒者应慎用。③本品解肌发汗力较强，夏日表虚多汗者忌用。④虚阳上亢引起的头痛、头晕不宜用。

【常见易混品】粉葛：为豆科植物甘葛藤 *P. thomsonii* Benth 的根。呈圆柱形、类纺锤形或半圆柱形。有的切成纵切片或斜切厚片，现多切成长宽高约 1 cm 的立方小块，可见残存的外皮，淡棕色。横切面可见由纤维形成的同心形环纹，质硬色白，粉性足。气味同葛根（图 1-81）。

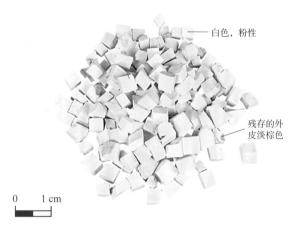

图 1-81 葛根易混品（粉葛）

白色，粉性

残存的外皮淡棕色

0   1 cm

载《神农本草经》。为蚌壳蕨科植物金毛狗脊 *Cibotium barometz*（L.）J.Sm. 的干燥根茎。全省均有分布（图 1-82）。国内四川、福建、浙江、广西、广东、贵州、江西、湖北等省区亦产。

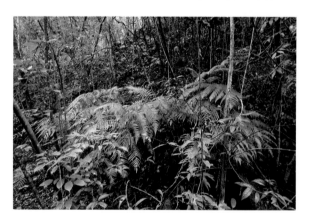

图 1-82 金毛狗脊（原植物）

【采收加工】8～11 月采挖，除去泥沙，干燥；或去硬根，叶柄及金黄色茸毛，切厚片，干燥，为"生狗脊片"；水煮或蒸后，晒至六七成干，切厚片，干燥，为"熟狗脊片"。

【药材性状】呈不规则的长块状，长 10～30 cm，直径 2～10 cm。表面深棕色，密被光亮的金黄色茸毛，上部有数个棕红色叶柄残基，下部丛生多数棕黑色细根。质坚硬，难折断。气微，味微涩（图 1-83）。

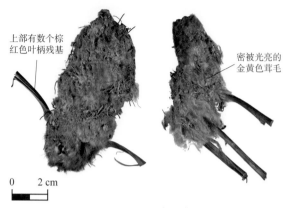

上部有数个棕红色叶柄残基

密被光亮的金黄色茸毛

0   2 cm

图 1-83 狗脊（药材）

【现代研究】主含蕨素、金粉蕨素、金粉蕨素 -2'-O- 葡萄糖苷、金粉蕨素 -2'-O- 阿洛糖苷、欧蕨伊鲁苷、蕨素。具有抗炎、镇痛、止血及增加心肌血流量等作用。

【炮制与成品质量】狗脊：取原药材，除去杂质，洗净，润透，切厚片，干燥。成品呈不规则长条形或圆形纵片，长 5～20 cm，宽 2～8 cm，厚 1.5～5 mm；周边不整齐，表面深棕色，偶有未去尽的金黄色茸毛；切面浅棕色，近外皮 2～5 mm 处有 1 条凸起的棕黄色木质部环纹或条纹。质坚硬，易折断（图 1-84）。以个大、质坚实、不空心者为佳。

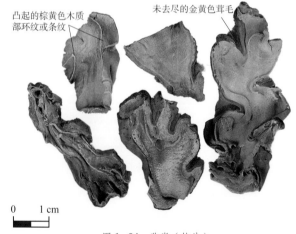

凸起的棕黄色木质部环纹或条纹

未去尽的金黄色茸毛

0   1 cm

图 1-84 狗脊（饮片）

烫狗脊：将砂置热锅内，用武火加热至砂呈灵活状态时，投入狗脊片，不断翻动，炒至狗脊片鼓起，鳞片呈焦褐色时，取出，筛去砂，放凉，除去残存茸毛。形如狗脊，稍鼓起，表面棕褐色，无茸毛。质酥脆。

【性味归经】味苦、甘，性温。归肝、肾经。

【功能主治】祛风湿，补肝肾，强腰膝，利关节，温补固涩。用于肝肾亏虚、兼有风寒湿邪所致的腰膝酸软、下肢无力、风湿痹痛、关节不利，以及肾气不固、封藏失职所致的小便频数、遗尿、遗精、白带过多、月经过多和病后足肿。

【用法用量】入汤剂 6～15 g，亦可浸酒、熬膏或入丸、散服。外用适量，研粉撒，鲜品捣敷，狗脊上的茸毛可外敷止血。

【毒副作用与使用注意】①实热或阴虚有热的病人用药后会"上火"，出现咽干、口渴或大便秘结等反应。②肾虚有热、小便不利或短涩青黄、口苦咽干，或肝虚有郁火者均忌用。③本品不宜与西药中的酶制剂、硫酸锌、硫酸亚铁、强心苷、氨基比林、维生素 B$_6$ 等配伍。④本品不宜与四环素、利福平、氯霉素、红霉素、磺胺类药同时服用。

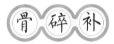

载《药性论》。为水龙骨科植物槲蕨 Drynaria fortunei（Kunze）J.Sm. 的干燥根茎。全省大部分地区均产（图 1-85）。国内浙江、湖北、广东、广西、四川、福建等省区亦有分布。

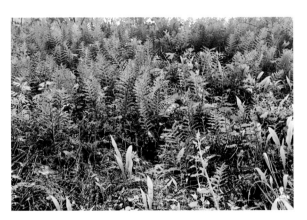

图 1 85 槲蕨（原植物）

【采收加工】全年均可采挖，除去泥沙，干燥，

或再燎去茸毛（鳞片）。

【药材性状】呈扁平长条状，多弯曲，有分枝，长 5～15 cm，宽 1～1.5 cm，厚 0.2～0.5 cm。表面密被深棕色至暗棕色的小鳞片，柔软如毛，经火燎者呈棕褐色或暗褐色，两侧及上表面均具凸起或凹下的圆形叶痕，少数有叶柄残基及须根残留。体轻，质脆，易折断，断面红棕色，维管束呈黄色点状，排列成环。气微，味淡，微涩。

【现代研究】主含柚皮苷、甲基丁香酚、骨碎补双氢黄酮苷、骨碎补酸、谷甾醇、原儿茶酸等。具有降血脂、抗动脉硬化、促进钙的吸收以及镇静、镇痛作用。

【炮制与成品质量】骨碎补：取原药材，除去杂质，洗净，润透，切厚片，干燥。成品为不规则形的纵切厚片或筒段。表面密被深棕色至暗棕色的小鳞片，有的表面可见凸起或凹下的圆形叶痕或须根残留。经火燎去毛茸者，表面棕褐色或暗褐色。体轻，质脆，易折断，切面红棕色，维管束呈黄色点状，排列成环。气微，味淡，微涩。以粗壮、色棕、毛茸少者为佳。

烫骨碎补：将砂置热锅内，用武火加热至砂呈灵活状态时，投入净骨碎补片，不断翻动，炒至骨碎补片鼓起，取出，筛出砂，放凉，撞去毛。成品为扁圆形片状或筒段状，无毛，炒后鼓起，表面棕褐色或焦黄色，有焦斑，断面淡棕褐色或淡棕色。质轻脆，气微，味微苦、涩（图 1-86）。

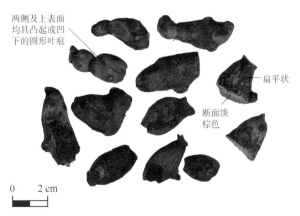

两侧及上表面均具凸起或凹下的圆形叶痕

扁平状

断面淡棕色

0   2 cm

图 1-86　烫骨碎补

【性味归经】味苦，性温。归肝、肾经。

【功能主治】骨碎补：续筋接骨，疗伤止痛，补肾强骨。用于跌仆闪挫、筋骨折伤及肾虚腰痛、耳鸣、耳聋、牙齿松动及肾虚久泻；外用消风祛斑，用于斑秃、白癜风。有经验认为本品治跌打损伤，尤适于肌肉、韧带损伤和闭合性骨折（主要取其活血镇痛作用）。有报道可用于链霉素毒副反应、鸡眼、传染性软疣、寻常疣、遗精、慢性肠炎、慢性细菌性痢疾、牙周病等。

砂炒骨碎补：以补肾强骨、续伤止痛为主。

【用法用量】入汤剂 9~15 g，亦可浸酒或入丸、散剂。外用鲜品适量，捣敷。

【毒副作用与使用注意】①近代有报道用本品 100 g 煎服治腰痛引起中毒，病人服药后出现口干、多语、有恐惧感、心悸胸闷，继而出现神志恍惚、胡言乱语、时而欣快、时而悲泣等精神失常等症状。②孕妇慎用。③阴虚内热及无瘀血者不宜用。④不宜超剂量用药。

【常见易混品】崖姜，为槲蕨科植物崖姜蕨 *Pseudodrynaria coronans*（Wall.）Ching 的干燥根茎。药材呈圆柱形，粗大，略弯曲而扭曲，不分枝，表面棕黑色或灰褐色，有不规则的纵沟纹和皱纹，在沟纹、皱纹及叶基处可见黄棕色细密的鳞片，上面有凸起的圆形叶痕，直径约 1 cm。质坚硬，不易折断，断面不平坦，呈红棕色，可见众多的黄色点状维管束，排列成"凹"形。气微弱，味微涩。在广东等地作骨碎补使用（图 1-87）。

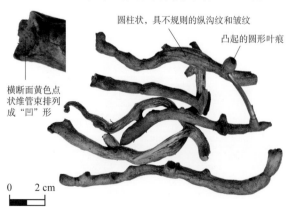

圆柱状，具不规则的纵沟纹和皱纹

凸起的圆形叶痕

横断面黄色点状维管束排列成"凹"形

0　2 cm

图 1-87　骨碎补易混品（崖姜）

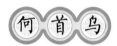

载《开宝本草》。为蓼科植物何首乌 *Polygonum multiflorum* Thunb. 的干燥块根。全省均有分布，主产龙山、慈利、永顺、花垣等县市（图 1-88）。河南、湖北、贵州、四川、江苏、广西、浙江、安徽、广东、山东、江西等省区亦产。

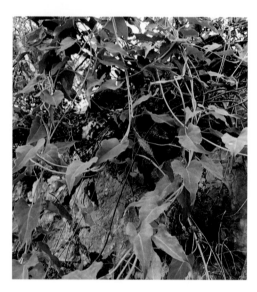

图 1-88　何首乌（原植物）

【采收加工】在秋季落叶后或早春萌发前采挖，除去茎藤，将根挖出，削去两端，洗净，个大的切成厚片，干燥。

【药材性状】呈团块状或不规则纺锤形，长 6~15 cm，直径 4~12 cm。表面红棕色或红褐色，皱缩不平，有浅沟，并有横长皮孔及细根痕。体重，质坚实，不易折断，断面浅黄棕色或浅红棕色，显粉性，皮部有 4~11 个类圆形异型维管束环列，形成云锦状花纹，中央木部较大，有的呈木心。气微，味微苦而甘涩（图 1-89）。

【现代研究】生何首乌主含蒽醌类化合物、二苯乙烯苷类成分等。具有抑制疟原虫、促进肠蠕动等作用。制何首乌主含游离蒽醌类成分及丁二酸、5-羟甲基糠醛、多糖等成分。具有抗骨质疏松、延缓衰老、改善肾阳虚证等作用。

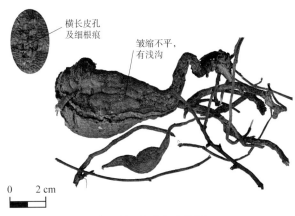

图 1-89 何首乌（药材）

【炮制与成品质量】生何首乌：取原药材，拣去杂质，大小分开，洗净，用水泡至八成透，捞出，润至内外湿度均匀，切厚片或小块片，干燥。成品呈不规则的厚片或块，表面红棕色或红褐色，皱缩不平，有浅沟，并有横长皮孔样突起及细根痕。切面浅黄棕色或浅红棕色，显粉性；横切面有的皮部可见云锦状花纹，中央木部较大，有的呈木心。气微，味微苦而甘涩（图1-90）。以质重、坚实、显粉性者为佳。

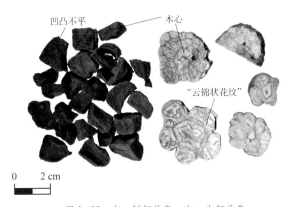

图 1-90 左：制何首乌，右：生何首乌

制何首乌：取净何首乌片或块倒入盆内，用黑豆汁与黄酒拌匀，置罐内或适宜容器内，密闭，坐水锅中，隔水炖至汁液吸尽，取出，晒干。每何首乌块 100 kg，用黑豆 20 kg，黄酒50 kg（黑豆汁制法：取黑豆 5 kg，加水煮约 4 小时，熬汁约 7.5 kg，豆渣再加水煮约 3 小时，熬汁约 5 kg，两次共熬汁约 12.5 kg）。成品呈不规则皱缩状的块片，厚约 1 cm。表面黑褐色或棕褐色，凹凸不平。质坚硬，断面角质样，棕褐色或黑色。气微，味微甘而苦涩（图1-90）。成品以质硬、色黑、断面角质样者为佳。

【性味归经】味甘、苦、涩，性温。归肝、心、肾经。

【功能主治】生何首乌：解毒，消痈，截疟，润肠通便。用于瘰疬疮痈、风疹瘙痒、久疟、肠燥便秘及高脂血症等。

制何首乌：补肝肾，益精血，乌须发，强筋骨。用于血虚萎黄、眩晕耳鸣、须发早白、腰膝酸软、肢体麻木、崩漏带下、久疟体虚等。现代配伍用于动脉硬化、高血压病、高脂血症、冠心病、肾虚型糖尿病、神经衰弱、精神分裂症、百日咳、疟疾、子宫脱垂、胃下垂、皮肤赘疣、带状疱疹、外阴白斑等。

【用法用量】入汤剂生品 3 ~ 6 g；制品 6 ~ 12 g，大剂量可用至 30 g；熬膏、浸酒或入丸、散剂。外用煎水洗、研粉撒或调敷患处。

【毒副作用与使用注意】①少数病人服用后有轻微腹痛和恶心、呕吐，个别病人服药后可引起药物热，出现畏寒、高热、出汗、乏力等类似疟疾样发作症状。应予注意。②孕妇慎用生品。③大便溏泻、湿痰较重者不宜用。④本品不宜与葱、蒜同用。⑤制何首乌与生何首乌作用重点不同，应分别使用。

【常见易混品】① 假何首乌，一般是将山薯类的植物块茎经人工制造雕刻成男女形状，再用稠泥浆加青苔拌好敷黏在雕刻品上。另有人将山薯类植物幼根或根茎放在预先刻有男女之分的模子里，再埋入阴湿土壤中，让其生长，经过一段时间，慢慢就会长成"人形何首乌"。

② 伪制何首乌，为旋花科植物番薯 Ipomoea bata（L）Lam. 的块根或同科其他植物的块根。这种伪制与制何首乌十分相似，但观察其外观性状亦有区别，番薯伪制品其横切面无云锦状花纹，质地硬脆，口尝味甘无苦涩感（图1-91）。

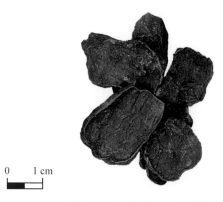

图 1-91 制何首乌易混品（番薯）

 红药子

载《新修本草》。为薯蓣科植物薯莨 *Dioscorea cirrhosa* Lour.（*Dioscorea rhipogonoides* Oliv.）的干燥块茎。省内主产于江永、蓝山、新田、张家界、桑植、慈利、龙山、保靖等地（图 1-92）。国内分布于浙江、江西、福建、台湾、广东、广西、贵州、四川、云南及西藏等地。

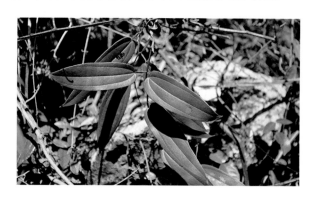

图 1-92 薯莨（原植物）

【采收加工】5~8月采挖，洗净，捣碎鲜用或切片晒干。

【药材性状】呈长圆形、卵圆形、球形或结节块状，长 10~15 cm，直径 5~10 cm。表面深褐色，粗裂，有瘤状突起和凹纹，有时具须根或点状须根痕。常纵切或斜切成块片，多数呈长卵形，长 3~12 cm，厚 0.2~0.7 cm。外皮皱缩，切面暗红色或红黄色。质硬而坚实，切面颗粒状，有明显的或隐约可见红黄相间的花纹。气

微，味涩、苦（图 1-93）。

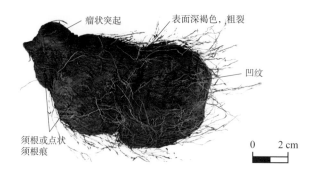

图 1-93 红药子（药材）

【现代研究】主含缩合鞣质及苷类等。具有止血、抗菌、兴奋子宫等作用。

【炮制与成品质量】取原药材，洗净，润透，切厚片，干燥。成品为类圆形、卵圆形或不规则形厚片。表面深褐色，皱缩，可见点状须根痕或有须根残留。切面暗红色或红黄色，密布颗粒状凸起。气微，味涩、苦（图 1-94）。以个大坚实、断面色红者为佳。

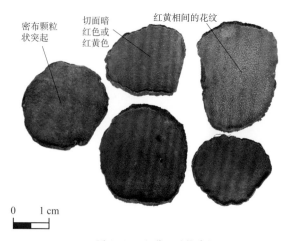

图 1-94 红药子（饮片）

【性味归经】味苦、微酸、涩，性凉。有小毒。归胃、脾、肝、大肠经。

【功能主治】清热凉血，活血补血，收敛固涩。用于功能性子宫出血、产后出血、咯血、吐血、便血、尿血、腹泻。外用治烧伤。

【用法用量】入汤剂 6~10 g；绞汁或研末。外用适量，研末敷或磨汁涂。

【毒副作用与使用注意】①服药后间有胃部不适、

腹部胀满、头昏头胀等反应。②脾胃虚寒、内无瘀滞者慎用。③孕妇忌用。儿童忌用。

虎杖

载《名医别录》。为蓼科植物虎杖 *Polygonum cuspidatum* Sieb. et Zucc. 的干燥根茎和根。省内主产于张家界、保靖、永顺、新晃、芷江、怀化、通道等地（图 1-95）。国内华东、中南、西南及河北、陕西、甘肃等地区亦有分布。

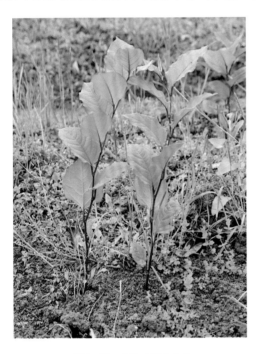

图 1-95 虎杖（原植物）

【采收加工】春、秋两季采挖，除去须根，洗净，趁鲜切短段或厚片，晒干。

【药材性状】多为圆柱形短段或不规则厚片，长 1~7 cm，直径 0.5~2.5 cm。外皮棕褐色，有纵皱纹及须根痕，断面皮部较薄，木部宽广，棕黄色，射线放射状，皮部与木部较易分离。根茎髓中有隔或呈空洞状。质坚硬。气微，味微苦、涩。

【现代研究】主含游离蒽醌及蒽醌苷，主要为大黄素、大黄素甲醚、大黄酚等。具有抗肝损伤、调脂、抗氧化、抗病原微生物、抗肿瘤、降糖等作用。

【炮制与成品质量】取原药材，除去杂质，洗净，润透，切厚片，干燥。成品为圆柱形短段或不规则厚片，长 1~7 cm，直径 0.5~2.5 cm。外皮棕褐色，有纵皱纹及须根痕，切面皮部较薄，木部宽广，棕黄色，射线放射状，皮部与木部较易分离。根茎髓中有隔或呈空洞状。质坚硬。气微，味微苦、涩（图 1-96）。以粗壮坚实、外皮棕褐色、无须根、切面色棕黄者为佳。

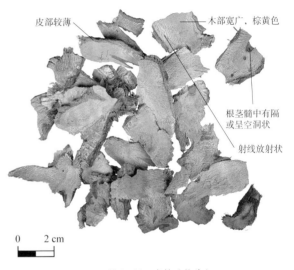

皮部较薄　　木部宽广，棕黄色
根茎髓中有隔或呈空洞状
射线放射状

0　2 cm

图 1-96 虎杖（饮片）

【性味归经】味微苦，性微寒。归肝、胆、肺经。

【功能主治】清热利湿，利胆退黄，活血化瘀，化痰止咳，解毒止痛。用于湿热黄疸、热淋尿浊、赤白带下、血瘀经闭、癥瘕、风湿痹痛、跌打损伤及肺热咳嗽、咽喉肿痛、疮痈、烫火伤、毒蛇咬伤、热结便秘、痔疮下血等症。现代多用于胆道感染、黄疸肝炎、慢性肝炎、扁桃体炎、银屑病、上消化道出血、胆石症、高脂血症、烧烫伤、宫颈糜烂、急性胰腺炎等。

【用法用量】入汤剂 9~15 g，大剂量可用至 30 g，亦可浸酒或入丸散。外用适量，制成煎液或油膏涂敷，或研粉撒。

【毒副作用与使用注意】①偶见皮肤瘙痒、口干、口苦、恶心、呕吐、腹痛、腹泻或肝功能异常等不良反应。尚可引起白细胞减少。②所含鞣质可与维生素 B$_1$ 永久结合，故长期大量服用虎杖时，应酌情补充维生素 B$_1$。③孕妇忌用。脾胃虚寒及内无湿热、瘀阻者慎用。④不宜与四环素、红霉素、利福平等抗生素，麻黄碱、阿托品、颠茄酊及强心苷类药物洋地黄、地高辛，去痛片、维生素等同服，以免使后者失去活性或产生沉淀，影响吸收。亦不宜与大黄苏打片、健胃散、小儿消食片等同服。⑤不宜超量、久服。

载《名医别录》。为百合科植物滇黄精 *Polygonatum kingianum* Coll.et Hemsl.、黄精 *Polygonatum sibiricum* Red. 或多花黄精 *Polygonatum cyrtonema* Hua 的干燥根茎。滇黄精省内产于湘西北及桑植，多花黄精以凤凰、永顺、安化、衡山、资兴、新化、浏阳等地多产（图1-97）。国内华中、华东、华南地区及陕西、甘肃、青海、四川、云南、西藏等省区亦产。药材按形状不同，习称"大黄精""鸡头黄精""姜形黄精"。

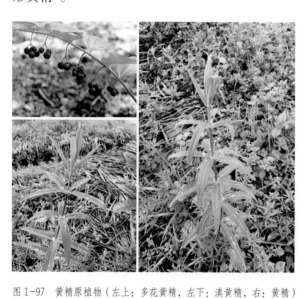

图1-97　黄精原植物（左上：多花黄精，左下：滇黄精，右：黄精）

【采收加工】9～10月挖取根茎，除去地上部分及须根，洗去泥土，置蒸笼内蒸至呈现油润时，取出晒干或烘干。或置水中煮沸后，捞出晒干或烘干。

【药材性状】大黄精：呈肥厚肉质的结节块状，结节长可达 10 cm 以上，宽 3～6 cm，厚 2～3 cm。表面淡黄色至黄棕色，具环节，有皱纹及须根痕，结节上侧茎痕呈圆盘状，圆周凹入，中部突出。质硬而韧，不易折断，断面角质，淡黄色至黄棕色。气微，味甜，嚼之有黏性（图1-98）。

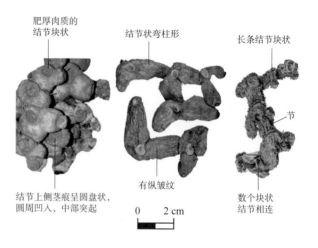

肥厚肉质的结节块状

结节状弯柱形

长条结节块状

节

结节上侧茎痕呈圆盘状，圆周凹入，中部突起

有纵皱纹

数个块状结节相连

0　　2 cm

图1-98　黄精药材（左：大黄精，中：鸡头黄精，右：姜形黄精）

鸡头黄精：呈结节状弯柱形，长 3～10 cm，直径 0.5～1.5 cm。结节长 2～4 cm，略呈圆锥形，常有分枝。表面黄白色或灰黄色，半透明，有纵皱纹，茎痕圆形，直径 5～8 mm。

姜形黄精：呈长条结节块状，长短不等，常数个块状结节相连。表面灰黄色或黄褐色，粗糙，结节上侧有突出的圆盘状茎痕，直径 0.8～1.5 cm。

【现代研究】主含黄精多糖、黄精皂苷、薯蓣皂苷、毛地黄糖苷、菠葜皂苷、积雪草苷、滇黄精皂苷、黄酮等成分。具有抗病原微生物、增强免疫力、抗疲劳、提高记忆、抗氧化等作用。

【炮制与成品质量】黄精：取原药材，除去杂质，洗净，略润，切厚片，干燥。成品为不规则厚片或段块，大黄精表面淡黄色或棕黄色，鸡头黄精表面黄白色或赤黄色，姜形黄精表面灰黄色或黄褐色。有的可见圆盘状茎痕。切面半透明，略呈角质样。周边黄白色或淡黄白色。质稍硬而韧，有黏性，味甜。以块大、肥润、色黄白、断面透明者为佳。

酒黄精：取净黄精用黄酒拌匀，置炖药罐内，密闭，隔水加热或用蒸汽加热，炖至黄酒被吸尽；或置适宜容器内，蒸至内外滋润，色黑，取出，晒至外皮稍干，切厚片，干燥。每黄精 100 kg，用黄酒 20 kg。形如黄精，表面黑色，有光泽，中心深黑色，质柔软，味甜，微具酒气（图 1-99）。

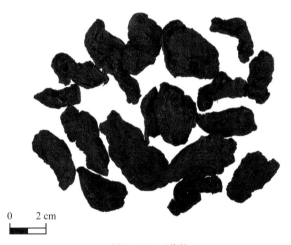

图 1-99　酒黄精

【性味归经】味甘，性平。归脾、肺、肾经。

【功能主治】养阴润肺，补脾益气，益肾填精。用于脾胃虚弱、体虚乏力、口干食少、肺虚燥咳、阴虚劳嗽、精血不足、腰膝酸软、头晕耳鸣、须发早白、视物昏花、内热消渴等病症。

【用法用量】入汤剂 9 ~ 15 g，大剂量可用至 30 g，亦可入丸、散剂，熬膏。外用适量，煎汤洗，熬膏涂或浸酒搽。

【毒副作用与使用注意】①脾虚有湿、咳嗽痰多、中寒便溏及痞满气滞者不宜服。②本品须经反复蒸制后才能入药，一般不用生品。

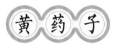

载《滇南本草》。为薯蓣科植物黄独 *Dioscorea bulbifera* L. 的干燥块茎。全省山地散见，主产桑植、石门、吉首、新宁、道县、永兴、宜章等地（图 1-100）。国内湖北、江苏、河北、山东、浙江、安徽、四川、云南、贵州、福建等地亦产。

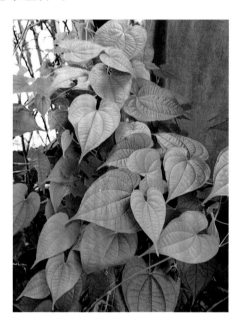

图 1-100　黄独（原植物）

【采收加工】冬季采挖块茎，洗净，切片晒干。

【药材性状】为圆形或类圆形的厚片，横径 2.5 ~ 6 cm，长径 4 ~ 7 cm，厚 0.5 ~ 1.5 cm。表面棕黑色，有皱纹，密布短小的支根及黄白色圆形的支根痕，微突起，直径约 2 mm。一部分栓皮脱落，脱落后显露淡黄色而光滑的中心柱。断面淡黄色至黄棕色，平滑或呈颗粒状的凹凸不平。质坚脆，易折断，断面平坦或呈颗粒状。气微，味苦。

【现代研究】主含黄独萜酯 A、薯蓣皂苷元、薯蓣皂苷、薯蓣毒皂苷及鞣质等成分。具有抗菌、抑瘤、抗病毒等作用。

【炮制与成品质量】取原药材，除去杂质，润透后切片，晾干。成品为方块形或类圆形厚片，表面棕黑色，有皱纹；切面淡黄色至黄棕色，散生多数颗粒状橙色斑点。质硬脆，折断面颗粒状，带粉性。气微，味苦（图 1-101）。以身干、片大、外皮灰黑色、断面黄白色者为佳。

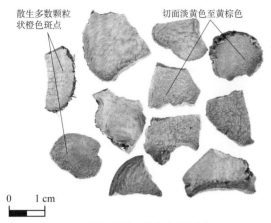

散生多数颗粒状橙色斑点

切面淡黄色至黄棕色

0　1 cm

图 1-101　黄药子（饮片）

【性味归经】味苦、辛、咸，性凉。有毒。归肺、肝经。

【功能主治】散结消瘿，清热解毒，凉血止血。用于瘿瘤疔肿、疮疡肿毒、咽喉肿痛、毒蛇咬伤、肿瘤、吐血、衄血、咯血、百日咳、肺热咳喘等。食管癌、胃癌、肝癌、直肠癌、甲状腺肿瘤、颈淋巴结结核、咽喉炎、子宫颈炎，以及急性支气管炎、支气管哮喘等可辨证使用。

【用法用量】入汤剂 3～10 g；研粉服，1 次 1～2 g，亦可浸酒服。外用适量，研粉调敷，或磨汁涂，或用鲜品捣敷。

【毒副作用与使用注意】①本品含有毒成分薯蓣皂苷及黄药子萜等，对中枢神经系统及心、肝、肾有毒害作用，不可过量、久服。中毒早期可见口腔、舌和咽喉有烧灼感、流涎、恶心、呕吐、腹痛、腹泻、瞳孔缩小，严重者可见心悸、惊厥、昏迷、呼吸困难及心脏麻痹；对肝脏的损害在短时间内即可表现出来，组织形态学改变为脂肪样变、嗜酸样变性、小灶性坏死，片状小灶性坏死或片状坏死。病人从开始服药到出现黄疸等中毒症状的时间从 8～120 日不等，多数在 20～90 日。主要表现为口干、纳差、恶心、黄疸、肝功能异常、肝大、腹水等，类似于中毒性肝炎的体征；对肾脏的损害需要较长时间才能表现出来，其组织形态学改变为肾血管扩张充血、肾小管上皮细胞肿胀，在肾小囊内可见到红细胞

等。救治除常规处理外，可内服蛋清或葛根糊、药用炭，静脉滴注葡萄糖氯化钠注射液，给予大量维生素 C、维生素 B_6 和 ATP、辅酶 A。②孕妇忌用。③脾胃虚弱及肝、肾功能损害者忌用或慎用。

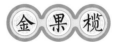

金果榄

载《百草镜》。为防己科植物青牛胆 *Tinospora sagittata*（Oliv.）Gagnep. 或金果榄 *Tinospora capillipes* Gagnep. 的干燥块根。省内主产于石门、慈利、沅陵、芷江等地（图 1-102）。国内陕西、湖北、江西、广东等地亦有分布。

【采收加工】9～11 月间采挖，除去须根，洗净，晒干。

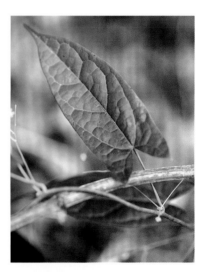

图 1-102　青牛胆（原植物）

【药材性状】呈不规则圆块状，长 5～10 cm，直径 3～6 cm。表面棕黄色或淡褐色，粗糙不平，有深皱纹。质坚硬，不易击碎，横断面淡黄白色，导管束略呈放射状排列，色较深。气微，味苦（图 1-103）。

【现代研究】主含掌叶防己碱、防己内酯、异防己内酯、药根碱、金果榄苷等；尚含萜类、甾醇类等成分。具有抗菌、抗炎等作用。

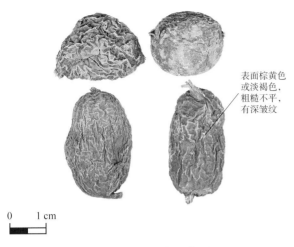

表面棕黄色
或淡褐色，
粗糙不平，
有深皱纹

0 1 cm

图 1-103　金果榄（药材）

【炮制与成品质量】取原药材，去净杂质，用水浸泡，约七成透，取出，待润至内外湿度均匀，切片或切成小块，晒干。成品为不规则或类圆形厚片，表面棕黄色或淡褐色，粗糙。切面淡黄白色，导管束略呈放射状排列，色泽较深。气微，味苦（图 1-104）。以个大、质坚实、断面黄白色者为佳。

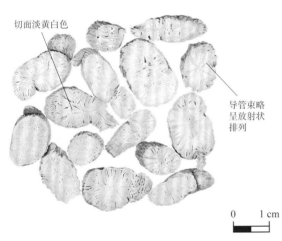

切面淡黄白色

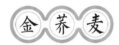

导管束略
呈放射状
排列

0 1 cm

图 1-104　金果榄（饮片）

【性味归经】味苦，性寒。归肺、大肠经。

【功能主治】清热解毒，利咽，消痈，止痛。用于咽喉肿痛、白喉、口舌糜烂、热毒下痢、疳腮、乳痈、痈疽疔毒及肺热咳嗽等症。急性或慢性扁桃体炎、咽喉炎、口腔炎、腮腺炎、乳腺炎、阑尾炎、肠炎、痢疾及痈肿疔疮常配伍使用。

【用法用量】入汤剂 3~9 g；研粉服，1 次 1~2 g，

亦可磨汁服。外用适量，鲜品捣敷；亦可研粉吹喉，或切片含服。

【毒副作用与使用注意】①本品中毒症状与防己中毒症状基本相同。有过量服用引起肝功能损害者，表现为面额色黄暗晦、巩膜深黄、全身肤色严重黄滞、小便深黄、大便灰白、黄疸指数及转氨酶升高、锌浊及麝浊正常、尿三胆试验示胆红素强阳性等。出现此类反应，应即时停药，处以维生素、联苯双酯、肌苷等护肝药，并处以清热化湿、导滞化瘀、利胆退黄的中药治疗。②孕妇慎用。③脾胃虚寒者忌用。④本品来源较复杂，应正品入药。⑤用量不可过大。

金荞麦

载《新修本草》。为蓼科植物金荞麦 *Fagopyrum dibotrys*（D.Don）Hara 的干燥根茎。全省多地均有野生或栽培（图 1-105）。国内江苏、浙江等省区亦有分布。

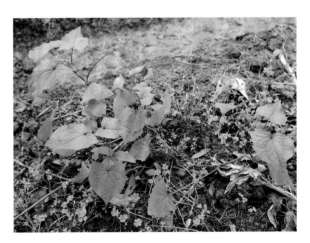

图 1-105　金荞麦（原植物）

【采收加工】8~10 月采挖，除去茎及须根，洗净，晒干或 50 ℃内烘干。

【药材性状】呈不规则团块或圆柱状，常有瘤状分枝，顶端有的有茎残基，长 3~15 cm，直径 1~4 cm。表面棕褐色，有横向环节及纵皱纹，密布点状皮孔，并有凹陷的圆形根痕及残存须

根。质坚硬，不易折断，断面淡黄白色或淡棕红色，有放射状纹理，中央髓部色较深。气微，味微涩。

【现代研究】主含黄烷醇衍生物、黄酮类及有机酸类成分。具有抗病原微生物、抗肿瘤、解热、抗炎等作用。

【炮制与成品质量】取原药材，除去杂质，洗净，润透，切厚片，晒干。成品为不规则厚片，表面棕褐色，切面淡黄白色或淡棕红色，有放射状纹理，中央髓部色较深。气微，味微涩（图1-106）。以质坚硬、切面淡棕红色者为佳。

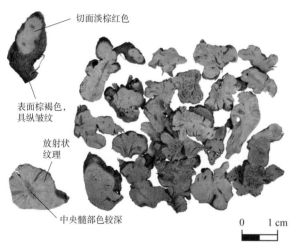

图 1-106　金荞麦（饮片）

【性味归经】味微辛、涩，性凉。归肺经。

【功能主治】清热解毒，排脓祛瘀。用于肺脓肿、麻疹肺炎、扁桃体周围脓肿。尤善治肺痈咳吐浓稠腥臭之痰的病症。肺脓肿、乳腺炎、扁桃体炎、咽喉炎、蛇虫咬伤等常配伍使用。

【用法用量】入汤剂 15～45 g。外用适量，磨汁涂或鲜品捣敷。

【毒副作用与使用注意】非实热、火毒证不宜用。

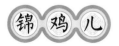
锦鸡儿

载《本草纲目拾遗》。为豆科植物锦鸡儿 *Caragana sinica*（Buchoz.）Rehd. 的干燥根。省内主产于长沙、浏阳、衡山、双峰、江华、凤凰、宁乡（图1-107）。国内分布于河北、陕西、江苏、江西、浙江、福建、河南、湖北、广西北部、四川、贵州、云南、新疆东北部。

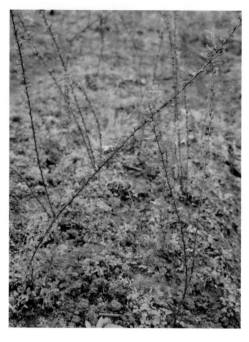

图 1-107　锦鸡儿（原植物）

【采收加工】全年可采挖，洗净泥沙，除去须根及黑褐色栓皮，鲜用或晒干用。

【药材性状】呈圆柱形，未去栓皮时褐色，有纵皱纹，并有稀疏不规则的凸出横纹。已去栓皮者多为淡黄色，间有横裂痕。质坚韧，不易折断，断面白色至淡黄白色，皮部厚，木部类圆形，色泽稍深。味苦。

【现代研究】主含生物碱、苷类、皂苷和淀粉等。具有降压、镇痛等作用。

【炮制与成品质量】取原药材，除去杂质，洗净，润透，切厚片，干燥。成品为类圆形厚片。表面棕褐色，可见明显纵皱纹。切面白色至淡黄白色，皮部厚，木部色泽稍深。味苦（图1-108）。以根粗大、断面色白、皮部厚者为佳。

【性味归经】味甘、辛，性平。归肺、脾经。

【功能主治】清肺益脾，活血通脉。用于虚损劳热、咳嗽、高血压、妇女白带、血崩、关节痛、跌打损伤。

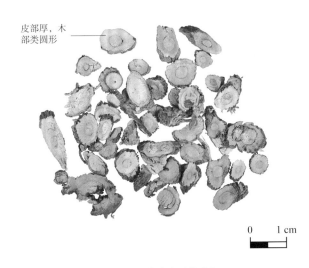

皮部厚，木部类圆形

图 1-108　锦鸡儿（饮片）

【用法用量】入汤剂 30 ~ 60 g，或入丸、散。

【毒副作用与使用注意】有服药后出现皮肤瘙痒、荨麻疹和过敏性皮炎等不良反应的报道。

 苦 参

载《神农本草经》。为豆科植物苦参 *Sophora flavescens* Ait. 的干燥根。全省多地有分布，主产桑植、慈利、石门、永顺、城步、新宁等地（图 1-109）。全国大部分地区有分布。

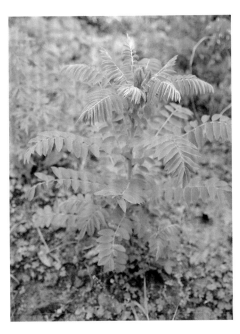

图 1-109　苦参（原植物）

【采收加工】9 ~ 10 月采挖，除去根头及小支根，洗净，干燥，或趁鲜切片，干燥。

【药材性状】呈长圆柱形，下部常有分枝。长 10 ~ 30 cm，直径 1 ~ 2 cm。表面灰棕色或棕黄色，具纵皱纹及横长皮孔。外皮薄，多破裂反卷，易剥落，剥落处显黄色，光滑。切面黄白色，具放射状纹理及裂隙，有的可见同心性环纹。质硬，不易折断，断面纤维性强。气微，味极苦。多趁鲜横切成厚片入药。但栽培苦参的根粗大，根头部多保留或切片，异型维管束明显，与野生品性状差异较大。

【现代研究】主含生物碱类成分，如苦参碱、氧化苦参碱等；尚含黄酮类成分，如苦参素等。具有抗病原微生物、解热、抗炎、抗变态反应、抗肿瘤、抗心律失常等作用。

【炮制与成品质量】取原药材，拣净杂质，除去残茎，洗净泥土，用水浸泡，捞出，润透，切片，晒干。成品为类圆形或不规则形厚片，直径 1 ~ 2 cm。表面灰褐色至灰棕色，常见菲薄的外皮反卷或脱落。切面黄白色，具放射状纹理和裂隙，有的具异型维管束呈同心性环纹或不规则散在。质坚，气微，味极苦（图 1-110）。以整齐、色黄白、味苦者为佳。

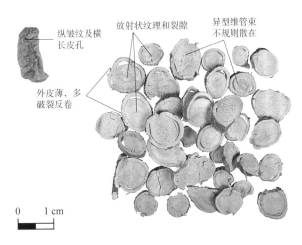

纵皱纹及横长皮孔

放射状纹理和裂隙

异型维管束不规则散在

外皮薄，多破裂反卷

图 1-110　苦参（饮片）

【性味归经】味苦，性寒。归心、肝、胃、大肠、膀胱经。

【功能主治】清热燥湿，祛风杀虫，利尿止血，止痢。用于湿热所致的泄泻、痢疾、黄疸、便血、带下、小便不利、灼热涩痛；更多用于皮肤湿疹、女阴瘙痒、疥癣、脓疱疮、疮疖等。其特点是善治下焦湿热所致之证。细菌性痢疾、急性胃肠炎、肝炎、急性结膜炎、滴虫性阴道炎、阴部湿疹、神经性皮炎等常配伍使用。

【用法用量】入汤剂 3 ~ 10 g，但一般不内服。多煎汤外洗，或研粉调敷，或浸酒搽。

【毒副作用与使用注意】①偶见胃痛、胃烧灼感、恶心、呕吐、便秘和食欲下降等反应。对中枢神经有麻痹作用，中毒的初始阶段呈中枢兴奋状态，出现头昏、头痛、烦躁不安、肢体麻木、小便增多、呼吸急促、心跳加快，并有共济失调表现，继而转入麻痹而死亡。个别病人使用本品注射剂后，出现过敏性皮炎、荨麻疹，并可见头晕、恶心等。②孕妇忌用。③肝肾阴虚而无热者、脾胃虚寒者忌内服。④尿多而清者不宜用。⑤本品反藜芦，恶贝母、漏芦、菟丝子。

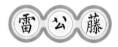

载《本草纲目拾遗》。为卫矛科植物雷公藤 *Tripterygium wilfordii* J. D. Hooker 的干燥根及根茎。全省广为分布，主产于绥宁、隆回、洞口、攸县、茶陵、炎陵等地（图 1-111）。国内华东地区及湖北、广西、台湾等地亦产。

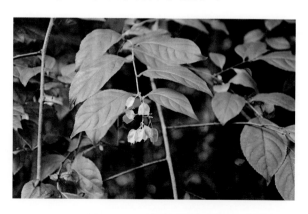

图 1-111　雷公藤（原植物）

【采收加工】秋末冬初或春初采挖，除去杂质，切段，干燥或除去外皮（包括形成层以外部分），切段，干燥。

【药材性状】根圆柱形，扭曲，常具茎残基。直径 0.5 ~ 3 cm，商品常切成长短不一的段块。表面土黄色至黄棕色，粗糙，具细密纵向沟纹及环状或半环状裂隙；栓皮层常脱落，脱落处显橙黄色。皮部易剥离，露出黄白色的木部。质坚硬，折断时有粉尘飞扬，断面纤维性；横切面木栓层橙黄色，显层状；韧皮部棕紫色或棕褐色；木部黄白色，密布针眼状孔洞，射线较明显。根茎性状与根相似，上部常见茎残基，多平直，横切面有白色或浅红色髓部。气微，味涩、苦。

【现代研究】主含生物碱类成分，如雷公藤碱、雷公藤次碱、雷公藤戊碱、雷公藤新碱等；尚含二萜类、三萜类及脂肪油、挥发油、蒽醌、多糖等成分。具有免疫抑制、抗炎、改善血液流变学、抗肿瘤及抗生育等作用。

【炮制与成品质量】①取原药材，除去杂质，洗净，稍闷，切片或短段，干燥。成品为类圆形薄片或短段，表面土黄色至黄棕色，栓皮脱落处显橙黄色。皮部易剥离。质坚硬，横切面皮部棕紫色；木部黄白色，密布针眼状孔洞，射线较明显。根茎表面粗糙，多呈灰褐色，有白色或浅红色髓部。气微，味涩、苦（图 1-112）。以根条粗壮均匀、切面皮部棕紫色、木部黄白色者为佳。②取原药材，除去根皮，稍润，切段或劈成碎块。成品为不规则或碎片状。段状者圆柱形，常扭曲，表面黄白色，具纵向沟槽，纹理细腻。切面密布针眼状小孔。气微，味微苦。水浸液振摇可产生大量泡沫，经久不散。

【性味归经】味苦、辛，性凉。有大毒。归肝、心、脾经。

【功能主治】祛风除湿，活血通络，消肿止痛，解毒，杀虫。用于风湿痹痛、跌打损伤、疔疮肿毒、皮肤瘙痒等症。现临床多用于风湿性关节

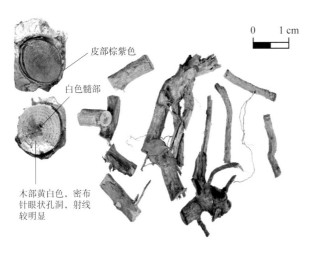

皮部棕紫色

白色髓部

木部黄白色，密布
针眼状孔洞，射线
较明显

0   1 cm

图1-112　雷公藤（饮片）

炎、类风湿关节炎、坐骨神经痛、肾小球肾炎、肾病综合征、红斑狼疮、口眼干燥综合征、白塞病、湿疹、银屑病、麻风病、疥疮、顽癣、带状疱疹、神经性皮炎以及强直性脊椎炎的早、中期，并能缓解癌症疼痛。

【用法用量】入汤剂1～3 g（已除去根皮的木质部分可用10～15 g），须先煎，久煎2小时，过滤取汁，然后再将药渣煎煮1次，合并2次药液，分3～4次口服。亦可入片剂，胶囊服。外用适量，鲜品捣敷，或研粉调敷，外敷不可超过半小时，以免起疱。

【毒副作用与使用注意】①雷公藤根皮毒性极大，使用时多刮净两层根皮，以木质部分入药。其毒性成分主要为生物碱。对胃肠与肝胆、生殖与泌尿系统、心血管系统、呼吸系统、神经系统及皮肤黏膜等均可造成损害。如对胃肠与肝胆系统，可见食欲不振、上腹不适、恶心、呕吐、腹痛、腹泻，并见疮疡性出血性结肠炎、急性胃肠炎、顽固性呕吐，腹痛伴有上消化道出血、黄疸、肝功能损害；对生殖与泌尿系统，女性可见月经不调、闭经，伴性欲减退、潮热、出汗，严重者可出现卵巢早衰、功能性子宫出血。男子可见精子减少、睾丸病变、生殖能力降低。有的出现腰痛、尿少、面部水肿、尿潴留、肾功能损害；对心血管系统，可导致进行性贫血、白细胞减少、

弥散性血管内凝血、急性再生障碍性贫血，并见心悸、气短、唇甲发绀、血压升高或下降、心律失常、房室传导阻滞、心动过速、变应性血管炎等；对呼吸系统，可见气紧、胸闷、渗出性胸膜炎、肺炎；对中枢神经系统，可致视丘、中脑、延脑、小脑及脊髓严重营养不良性改变，出现乏力、眩晕、四肢麻木、抽搐等症状；对皮肤黏膜的损害可见接触性皮炎、过敏性荨麻疹、多形性红斑、口唇及口腔黏膜糜烂、皮肤色素加深或脱发。中毒严重时可导致死亡。解救措施：目前尚无特殊的解毒药物，及早治疗是抢救成功的关键。②孕妇禁用。女性病人、儿童、年老体弱者应慎用。③凡是心、肝、肾有器质性损害或功能异常者，有严重心律失常、严重贫血、胃和十二指肠溃疡活动期、肺结核、糖尿病、哺乳期妇女、过敏体质、感染性疾病未愈者，其他难以耐受治疗、可能发生严重毒副反应的病人，均应忌用。④用药前后，应检查血常规、肝肾功能及心电图，并进行严密观察。⑤应严格控制用药量，一般应取下限用量，因雷公藤的有效量与中毒量较接近，中毒常与剂量过大有关，亦可因蓄积而中毒，且不同剂型其毒性亦不同，雷公藤的毒副反应以根皮、醇制剂、粗制品为大。因本品有效成分易溶于有机溶剂，难溶于水，故酒剂、酊剂等用量应缩小。初用者应从偏小剂量开始，服用3～5日逐渐适应后，渐加至常用量，宜饭后服用以减少对胃的刺激。⑥汤剂煎煮时间应在1小时以上，2小时以内，过短毒性大，过长疗效降低。⑦本品可抑制男性生育力，使精子减少，活力下降；可使女性月经不调、月经减少，甚至闭经，应予注意。⑧忌与茶同服。忌与细胞毒性药物联合用药。

藜芦

载《本草纲目》。为百合科植物藜芦

Veratrum nigrum L. 的干燥根及根茎。省内主产于吉首、桑植、慈利、张家界、龙山、保靖（图1-113）。国内分布于东北、华北及陕西、甘肃、山东、河南、湖北、四川、贵州等地。

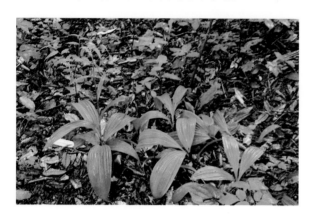

图 1-113　藜芦（原植物）

木质部，易与皮部分离。气微，味辛、苦（图1-114）。以根茎粗大、断面色白、洁净无杂质者为佳。

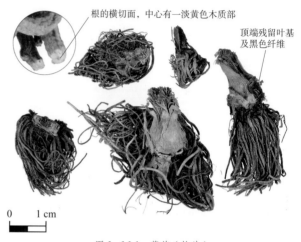

根的横切面，中心有一淡黄色木质部

顶端残留叶基及黑色纤维

图 1-114　藜芦（饮片）

【采收加工】5～6月未抽花葶前采挖，除去茎叶，晒干或烘干。

【药材性状】根茎圆柱形或圆锥形，长 2～4 cm，直径 0.5～1.5 cm；表面棕黄色或土黄色，顶端残留叶基及黑色纤维，形如蓑衣，有的可见斜方形的网眼，下部着生 10～30 条细根。根细长略弯曲，长 10～20 cm，直径 0.1～0.4 cm；黄白色或黄褐色，具细密的横皱纹。体轻，质坚脆，断面类白色，中心有淡黄色细木心，易与皮部分离。气微，味苦、辛，有刺喉感。粉末有强烈的催嚏性。

【现代研究】主含去乙酰基原藜芦碱A、计默任碱、原藜芦碱A、藜芦马林碱、计米定碱、双去乙酰基原藜芦碱A、藜芦嗪、新计布定碱、芥芬胺、藜芦酰棋盘花碱、玉红芥芬胺、异玉红芥芬胺、藜芦胺等。具有降压、杀虫、催吐、祛痰等作用。

【炮制与成品质量】取原药材，除去杂质，洗净，润透，切中段，干燥，筛去碎屑。成品为圆柱形或不规则的中段，被残留棕色叶基维管束，形如蓑衣。须根细圆柱形，表面褐色，可见细密的横环纹，切面白色，粉性，中心有一淡黄色

【性味归经】味苦、辛，性寒。有毒。归肺、胃、肝经。

【功能主治】涌吐风痰，杀虫。用于中风痰壅、癫痫、疟疾、疥癣、恶疮。

【用法用量】内服入丸、散，0.3～0.6 g。外用适量，研末，用油或水调涂。

【毒副作用与使用注意】①本品的治疗量与中毒量很小，使用不当或过量易发生中毒，一般可见舌及咽喉部有针刺样感觉，上腹部及胸骨后有烧灼感，以及流涎、恶心、呕吐、腹泻、血性大便、呃逆、头痛、眩晕、出汗等，也可出现口周麻、口及手指刺痛，或头、颈、肩部温热感，严重者可见便血、血压下降、呼吸抑制、心搏停止而死亡。外用中毒可致皮肤及黏膜灼痛、喷嚏及流泪等。②体虚气弱者忌用。③低血压、主动脉狭窄、嗜铬细胞瘤、洋地黄中毒及非由高血压继发的颅内压升高病人禁用。④尿毒症、心绞痛、严重脑血管疾病及服用奎尼丁的病人慎用。⑤孕妇、儿童禁用。⑥本品毒性猛烈，内服宜慎。⑦本品反细辛、芍药、人参、丹参、玄参、苦参。⑧使用本品及其制剂应忌食羊肉、羊脂、羊血等物。

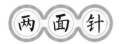

两面针

载《神农本草经》。为芸香科植物两面针 *Zanthoxylum nitidum*（Roxb.）DC. 的干燥根。全省广为分布，主产于衡山、永兴、江华及湘西各地（图1-115）。国内华中、华东地区及陕西、甘肃、台湾、广西、云南等省区亦有分布。

【采收加工】全年可采，洗净，切片，干燥。

【药材性状】呈圆柱形，上粗下细，有的扭曲，直径0.5～4 cm；表面淡棕黄色或淡黄色，有细纵纹及鲜黄色或黄褐色类圆形皮孔样疤痕。栓皮易刮落，皮部浅棕色，厚1～5 mm，易与木部分离；质坚硬，难折断，木质部淡黄色，可见同心性环纹及密集的小孔。气微香，味辛辣麻舌而苦。

【现代研究】主含生物碱，如光叶花椒碱、光叶花椒酮碱等。具有显著的解痉、镇痛作用。

【炮制与成品质量】取原药材，除去杂质，洗净，切厚片，干燥。成品为椭圆形厚片，表面淡棕黄色或淡黄色，有细纵纹及鲜黄色或黄褐色类圆形皮孔样疤痕。切面较光滑，皮部淡棕色，木质部淡黄色，可见同心性环纹及密集的小孔。气微香，味辛辣麻舌而苦（图1-115）。以根皮厚、气味浓者为佳。

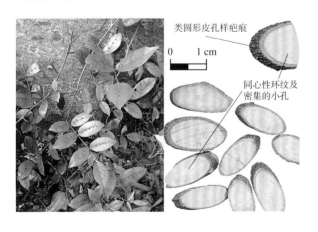

图1-115 两面针（左：原植物，右：饮片）

【性味归经】味苦、辛，性平。有小毒。归胃、肝经。

【功能主治】祛风散寒，温中理气，活血止痛。用于风湿痹痛、胃脘冷痛、泄泻、痢疾、感冒头痛、牙痛、跌打损伤、痛经、刀伤出血、顽癣、毒蛇咬伤。急性扁桃体炎、腰肌劳损、神经痛、风湿性关节炎、头痛、胃肠绞痛等常配伍使用。

【用法用量】入汤剂5～10 g，研粉冲服3～5 g，亦可浸酒服。外用适量，煎水洗，或捣敷，或用酒磨汁涂搽，或研粉撒。

【毒副作用与使用注意】①可引起腹痛、下痢，误食其果会产生头晕、眼花、呕吐等中毒症状。两面针注射液肌内注射可引起过敏反应，见全身皮肤发痒发红、脸颊及发际尤甚、轻度烦躁、呼吸急促，并伴恶心、呕吐、血压升高等症状。救治可采取催吐、洗胃、导泻，服糖水或注射葡萄糖注射液及对症治疗。②孕妇忌用。③阴虚血热者忌用。④忌与酸味食物同服。⑤处方用量应控制在10 g以内，不宜大剂量使用。

芦根

载《名医别录》。为禾本科植物芦苇 *Phragmites communis* Trin. 的新鲜或干燥根茎。全省多地有分布，尤以洞庭湖区为集中产地（图1-116）。全国大部分地区均有分布。

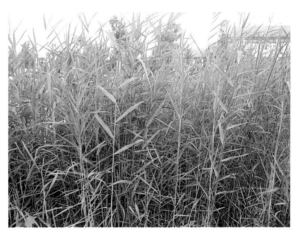

图1-116 芦苇（原植物）

【采收加工】一般在7～10月挖取地下茎，除掉泥土，剪除须根，切段，鲜用或晒干。

【药材性状】鲜芦根：呈长圆柱形，有的略扁，长短不一，直径 1 ~ 2 cm。表面黄白色，有光泽，外皮疏松可剥离，节呈环状，有残根及芽痕。体轻，质韧，不易折断。断面黄白色，中空，壁厚 1 ~ 2 mm，有小孔排列成环。气微，味甘。

干芦根：呈扁圆柱形。节处较硬，节间有纵皱纹（图 1-117）。

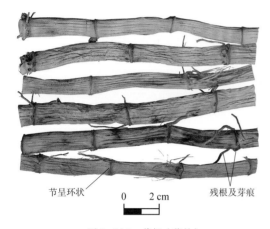

节呈环状　　0　　2 cm　　残根及芽痕

图 1-117　芦根（药材）

【现代研究】根茎含多量的维生素 B$_1$、维生素 B$_2$、维生素 C 以及蛋白质、脂肪、糖类、天冬酰胺，另含氨基酸、脂肪酸、甾醇、生育酚、多元酚等。具有保肝、解热、镇静、镇痛等作用。

【炮制与成品质量】取原药材，除去杂质，洗净，切段后晒干。成品为扁圆柱形中段，表面黄白色，节处较硬而圆，节间有纵皱纹（图 1-118）。以条粗壮、黄白色、有光泽、无须根、质嫩者为佳。

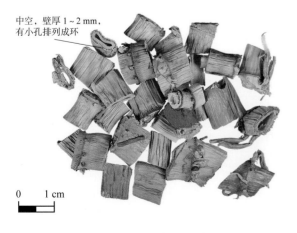

中空，壁厚 1 ~ 2 mm，有小孔排列成环

0　　1 cm

图 1-118　芦根（饮片）

【性味归经】味甘，性寒。归肺、胃经。

【功能主治】清热泻火，生津止渴，除烦，止呕，利尿。用于热病伤津、烦热口渴、内热消渴、胃热呕哕、肺热咳嗽与肺痈，并可用于热淋尿少和黄疸、麻疹、药物和食物中毒等。上呼吸道感染、急性支气管炎、肺炎、肺脓肿、急性胃炎等可辨证使用。

【用法用量】入汤剂 10 ~ 30 g。鲜芦根用量可加倍，可捣汁服。

【毒副作用与使用注意】①长期大剂量服用易伤阳气，可出现倦怠乏力、胃口欠佳、大便溏泻等反应。②脾胃虚寒、大便溏泻者忌用。③有的地方把芦竹根与芦根混用。"芦竹根"为禾本科植物芦竹的根茎，味苦，性寒，归肺、胃经。功能清热利水，用于热病发狂、虚劳骨蒸、头昏、目赤。用量入汤剂 15 ~ 30 g，亦可熬膏服。体虚无热者应慎用。二者功用有差异，应注意区别。

【常见易混品】苇茎：为同种植物的嫩茎。又称嫩芦梗、苇茎。形态似芦根，表面光滑或皱缩，淡黄白色，有光泽。外皮不易剥离，节呈环状，有芽及芽痕。体轻、质柔、易折断。断面中空，壁厚约 1 mm。气微，味甘（图 1-119）。

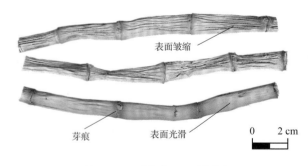

表面皱缩

芽痕　　表面光滑　　0　　2 cm

图 1-119　芦根易混品（苇茎）

载《神农本草经》。为百合科植物麦冬 *Ophiopogon japonicus*（L.f）Ker-Gawl. 的干燥块根。全省山地散见，主产于张家界、桑植、南

县、保靖、津市，均为栽培（图1-120）。国内主产浙江、四川，江苏、贵州、云南、广西、安徽、湖北等地亦产。

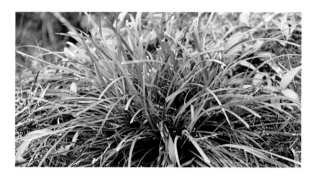

图1-120 麦冬（原植物）

【采收加工】夏季采挖，洗净，反复暴晒、堆置，至七八成干，除去须根，干燥。

【药材性状】呈纺锤形，两端略尖，长1.5～3 cm，直径0.3～0.6 cm。表面黄白色或淡黄色，有细纵纹。质柔韧，断面黄白色，半透明，中柱细小。气微香，味甘、微苦。

【现代研究】含多种甾体皂苷，其苷元为罗斯考皂苷元；还含β-谷甾醇、豆甾醇、β-谷甾醇-β-D-葡萄糖苷。具有镇静、加强心肌收缩力、抗心律失常、抗心肌梗死、增强耐缺氧能力、增强免疫力、抗疲劳等作用。

【炮制与成品质量】取原药材，除去杂质，洗净，干燥。形如药材（图1-121）。以表面淡黄白色、肥大、质柔、气香、味甜、嚼之发黏者为佳。瘦小、色棕黄、嚼之黏性小者为次。

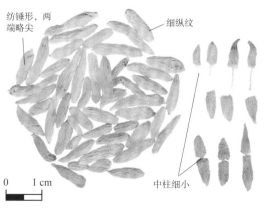

纺锤形，两端略尖　　　　细纵纹

中柱细小

图1-121 麦冬（饮片）

【性味归经】味甘、微苦，性微寒。归心、肺、胃经。

【功能主治】养阴生津，润肺清心。用于肺燥干咳、阴虚劳嗽、喉痹咽痛、津伤口渴、内热消渴、心烦失眠、肠燥便秘。

【用法用量】入汤剂，6～12 g，或入丸、散、膏。外用适量，研末调敷；煎汤涂；或鲜品捣汁搽。

【毒副作用与使用注意】①脾胃虚寒泄泻，胃有痰饮湿浊及暴感风寒咳嗽者均忌服。②本品恶款冬，畏苦参、木耳，不宜同用。

【常见易混品】①淡竹叶根，为禾本科植物淡竹叶 *Lophatherum gracile* Brongn. 的干燥根。呈细长条形或线形，略弯曲，两端细长，丝状开裂。长1～3 cm，直径0.2～0.5 cm。表面黄白色，有不规则的纵皱纹，稍肉质。质坚硬，断面黄白色，无木心。气微，味微甘（图1-122）。

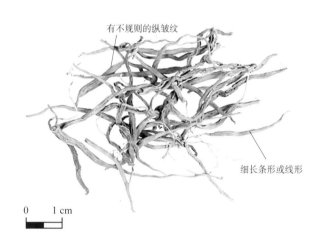

有不规则的纵皱纹

细长条形或线形

图1-122 麦冬易混品（淡竹叶根）

②山麦冬（湖北麦冬），《中华人民共和国药典》2015年版有收载。为百合科植物湖北麦冬 *Liriope spicata* (Thunb.) Lour. var. *prolifera* Y. T. Ma 的干燥块根。呈纺锤形，两端略尖，长1.2～3 cm，直径0.4～0.7 cm。表面淡黄色至棕黄色，具不规则纵皱纹。质柔韧，干后质硬脆，易折断，断面淡黄色至棕黄色，角质样，中柱细小。气微，味甜，嚼之发黏（图1-123、图1-124）。

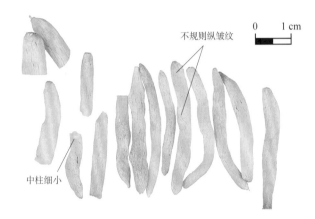

图 1-123　湖北麦冬（原植物）

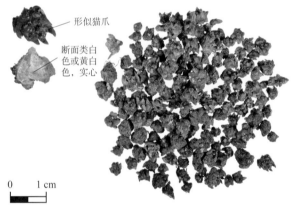

不规则纵皱纹

中柱细小

0　　1 cm

图 1-124　麦冬易混品（山麦冬）

猫爪草

载《中药材手册》。本品为毛茛科植物小毛茛 *Ranunculus ternatus* Thunb. 的干燥块根。省内主要分布于怀化、宜章、长沙（图 1-125）。国内河南、湖北、江苏、浙江、广西等省区亦产。

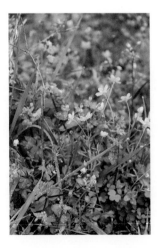

图 1-125　小毛茛（原植物）

【采收加工】秋末或早春采挖，除去须根及泥沙，晒干。

【药材性状】呈纺锤形，多 5～6 个簇生，形似猫爪，长 3～10 mm，直径 2～3 mm，顶端有黄褐色残茎或茎痕。表面黄褐色或灰黄色，久存色泽变深，微有纵皱纹，并有点状须根痕和残留须根。质坚实，断面类白色或黄白色，空心或实心，粉性。气微，味微甘。栽培品个大肥实，味甜。

【现代研究】主含小毛茛内酯、原白头翁素、二十烷酸、肉豆蔻酸十八烷基酯、豆甾醇、β-谷甾醇、糖类及植物碱。具有抗肿瘤、抗结核等作用。

【炮制与成品质量】取原药材，除去杂质，洗净，晒干。形如药材（图 1-126）。以身干、色黄褐、质坚实饱满者为佳。

形似猫爪

断面类白色或黄白色，实心

0　　1 cm

图 1-126　猫爪草（饮片）

【性味归经】味甘、辛，性温。归肝、肺经。

【功能主治】解毒散结，消肿截疟。用于瘰疬、痰核、疟疾等。现临床多用于颈淋巴结炎、颈淋巴结结核、肺结核及癌瘤等病变。

【用法用量】入汤剂 15～30 g。外用适量，研粉或熬膏贴患处。

【毒副作用与使用注意】①孕妇应慎用。②虚寒证慎用。③本品有小毒，不宜超量、久服。

【常见易混品】肉根毛茛，为毛茛科植物肉根毛茛的根，为圆柱形肉质须根，稍弯曲，通常 5～6 个簇生，顶端具黄褐色残茎或茎痕，根尾稍膨大。簇生根不具猫爪状，长 1.5～5 cm，直径 1～3.5 mm。表面黑色，具纵皱，质稍韧，断面灰白色至黄白色，实心，粉状。

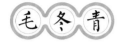

毛冬青

载《广西中草药》。为冬青科植物毛冬青 *Ilex pubescens* Hooker & Arnott 的干燥根。省内主产于洞口、城步、通道、道县、江华、江永等地（图 1-127）。国内华南地区及安徽、浙江、江西、贵州、台湾等省区有分布。

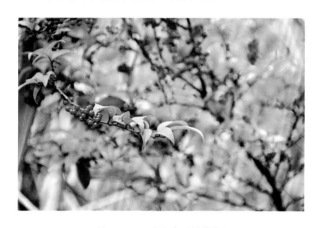

图 1-127　毛冬青（原植物）

【采收加工】夏、秋两季可采挖，洗净，切片，晒干。

【药材性状】呈圆柱形，有的有分枝，长短不一，直径 1～4 cm。表面灰褐色至棕褐色，根头部具茎枝及茎残基；外皮稍粗糙，有纵向细皱纹及横向皮孔。质坚实，不易折断，断面皮部菲薄，木部发达，土黄色至灰白色，有致密的纹理及环纹。气微，味苦、涩而后甜。

【现代研究】主含 3，4-二羟基苯乙酮、氢醌、东莨菪素、马栗树皮素、高香草酸和秃毛冬青素、毛冬青皂苷 A_1、毛冬青皂苷元 A、毛冬青酸等。具有增加冠状动脉血流量、抗菌、镇咳、祛痰作用。

【炮制与成品质量】取原药材，除去杂质，洗净，润透，切片，晒干。成品呈块片状，大小不

等，厚 0.5～1 cm。外皮灰褐色或棕褐色，稍粗糙，有细皱纹和横向皮孔。切面皮部薄，老根稍厚，木部黄白色或淡黄棕色，有致密的纹理。质坚实，不易折断。气微，味苦，涩而后甘（图 1-128）。以皮厚，切面黄白色者为佳。

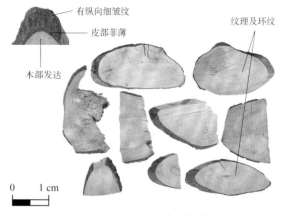

有纵向细皱纹
皮部菲薄
木部发达
纹理及环纹

0　　1 cm

图 1-128　毛冬青（饮片）

【性味归经】味微苦、甘，性平。归心、肺经。

【功能主治】清热解毒，活血通络。用于风热感冒、肺热喘咳、咽痛、乳蛾、痢疾、牙龈肿痛、胸痹心痛、中风偏瘫、血栓闭塞性脉管炎、中心性视网膜炎、丹毒、痈疽；外用治疗烧烫伤。

【用法用量】入汤剂 15～30 g，大剂量可用至 60 g。外用适量，捣汁涂或浸泡。

【毒副作用与使用注意】①少数病人口服后有口干、上腹部不适、隐痛、食欲不振、恶心、呕吐、腹胀、便干、全身疲乏无力等症状。若剂量过大，对肝脏有一定影响，可引起肝大、黄疸。或见上肢皮下出血点、小块瘀斑等。②孕妇忌用。③证属虚寒者不宜用。有出血倾向者忌用。

猕猴桃根

载《开宝本草》。为猕猴桃科植物中华猕猴桃 *Actinidia chinensis* Planchon 的干燥根。省内湘西自治州、张家界、石门等多地有栽培（图 1-129）。国内中南地区及陕西、江苏、安徽、浙江、江西、四川、贵州、云南等省区有分布。

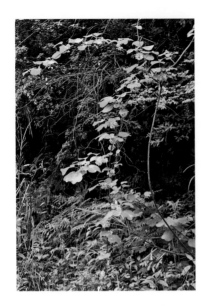

图 1-129 中华猕猴桃（原植物）

【采收加工】全年均可采挖，洗净，切片或切段，鲜用或晒干。

【药材性状】呈圆柱形，直径 1~5 cm，稍弯曲，有少数分枝。表面棕褐色或黑褐色，粗糙，具不规则纵沟纹和横裂纹，老根栓皮易剥落。质硬，难折断，断面不平坦，皮部黄棕色，散布多数灰白色小点。木部棕黄色，密布细小的导管孔。老根有髓，髓心呈膜质片层状，淡棕白色。气微，味淡。

【现代研究】主含猕猴桃苷、维生素 C 等。具有抗肿瘤、免疫调节及解热、利尿等作用。

【炮制与成品质量】取原药材，除去杂质，洗净，润透，切厚片。成品为类圆形厚片，外皮棕褐色或灰棕色，粗糙，具不规则纵沟纹。切面皮部暗红棕色，略呈颗粒性，易折碎成小块状，布有白色胶丝样物（黏液质），尤以皮部内侧为甚；木部淡棕色，质坚硬，强木化，密布小孔（导管），有的有髓。气微，味淡，微涩（图 1-130）。以皮厚、色红棕者为佳。

【性味归经】味微甘、涩，性凉。有小毒。归肾、胃经。

【功能主治】清热解毒，祛风利湿，活血消肿。用于肝炎、痢疾、消化不良、淋浊、带下、风湿

关节痛、跌打损伤、疮疖、瘰疬。

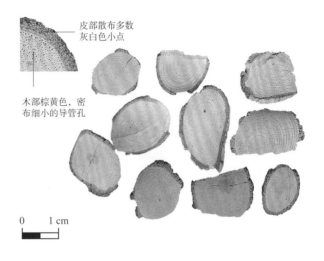

皮部散布多数灰白色小点

木部棕黄色，密布细小的导管孔

图 1-130 猕猴桃根（饮片）

【用法用量】入汤剂 15~30 g。外用适量，鲜品捣敷。

【毒副作用与使用注意】①孕妇忌用。②脾胃虚寒者慎用。③猕猴桃藤及枝叶亦可入药，但藤主要用于尿道结石、消化不良，枝叶多用于乳痈、烫伤、外伤出血。

木 香

载《神农本草经》。为菊科植物木香 *Aucklandia lappa* Decne. 的干燥根。省内主产于会同、靖州、通道、城步、武冈等地，多为栽培（图 1-131）。国内云南、湖北、四川、广西、广东等省区亦有栽培。

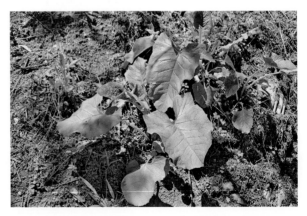

图 1-131 木香（原植物）

【采收加工】秋、冬两季采挖，除去泥沙及须根，切段，大的再纵剖成瓣，干燥后撞去粗皮。

【药材性状】呈圆柱形或半圆柱形或枯骨形，形如烹调好的鳝鱼段，习称"鳝鱼筒"，长 5～10 cm，直径 0.5～5 cm。表面黄棕色至灰褐色，有明显的皱纹、纵沟及侧根痕。质坚，不易折断，断面灰褐色至暗褐色，周边灰黄色或浅棕黄色，形成层环棕色，有放射状纹理及散在的褐色点状油室。气香特异，味微苦（图 1-132）。

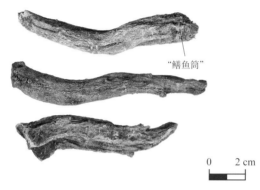

图 1-132　木香（药材）

【现代研究】主含挥发油，油中成分为紫杉烯、α-紫罗兰酮、木香烯内酯、α 及 β 木香烃、木香内酯、木香醇、水芹烯等；以及棕榈酸、天台乌药酸和 20 种氨基酸、胆胺、木香碱等成分。具有调节胃肠功能、抗消化性溃疡、促进胆囊收缩等作用。

【炮制与成品质量】木香：取原药材，除去杂质，洗净，稍泡，闷透，切厚片，晾干。成品为类圆形厚片或长椭圆形斜片，表面显灰褐色或棕黄色，中部有明显菊花心状的放射状纹理，间有暗褐色或灰褐色环纹，油点（油室）褐色散在（习称"朱砂点"），周边外皮显棕黄色至灰褐色，有纵皱纹，质坚，有特异香气，味苦（图 1-133）。以质坚实，香气浓，油性大者为佳。

煨木香：取未干燥的木香片，在铁丝匾中，用一层草纸，一层木香片，间隔平铺数层，置炉火旁或烘干室内，烘煨至木香中所含的挥发油渗至纸上，取出。形如木香，棕黄色，气微香。

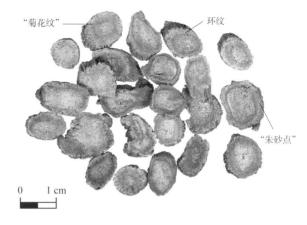

图 1-133　木香（饮片）

【性味归经】味辛、苦，性温。归脾、胃、大肠、三焦、胆经。

【功能主治】木香：行气止痛，健脾消食，调中导滞。用于胃肠气滞、腹痛泻痢、里急后重及脾运失常之消化不良、食欲不振等症，亦多用于胁痛口苦、疝气疼痛、癥瘕积聚、小儿疳积、痛经等症。以行肠胃之结气、止腹痛泻痢为特点。现代常用于治疗急性胃肠炎、细菌性痢疾、慢性浅表性胃炎、胃肠气胀、胆绞痛、溃疡病等。

煨木香：增强止泻痢腹痛的作用。

【用法用量】入汤剂 3～6 g，宜后下。入丸、散时用量可减半。生用行气力强，煨用行气力缓而多用于止泻。

【毒副作用与使用注意】①有过敏反应报道，表现为全身皮肤瘙痒、丘疹，并伴见腹痛、烦躁不安、胸闷憋气、腹泻稀水便等；近年内有报道，对消化系统表现为恶心、呕吐、食欲不振、腹胀、腹泻或便秘等；长时间服用可导致肝损害；对泌尿系统的影响，可见全身水肿、少尿、无尿、腹水、血尿素氮或血肌酐升高，并出现蛋白尿、血尿等；神经系统症状可见头晕、全身痉挛、瞳孔先大后小、肌肉松弛，严重时可致呼吸抑制、心搏停止。解救：早期可催吐，用鞣酸洗胃，静脉输液，同时给予维生素 B₁ 或大量饮浓茶，口服食醋等。中药可以甘草、绿豆等水煎服。②孕妇慎用。脏腑燥热、阴虚血热、阴虚津亏者忌用。③本品行气力较强，不宜超量、久服。用本品行气导滞，止痛止泻以磨兑为好。④本品不宜与降血压药合用，可致降压过快。

【常见易混品】①川木香，为菊科植物川木香 *Vladimiria souliei*（Franch.）Ling 或灰毛川木香 *Vladimiria souliei*（Franch.）Ling var. *cinerea* Ling 的干燥根。呈圆柱形或纵槽的类半圆柱形。圆形的习称"铁杆木香"，有纵槽的类半圆柱形的习称"槽子木香"。表面黄褐色或棕褐色，具纵皱纹，外皮脱落处可见丝瓜络状细筋脉。体轻，质硬脆，断面黄白色或黄色，有深黄色稀疏油点及裂隙，木部宽广，有放射状纹理，有的中心枯朽状。气微香，味苦，嚼之黏牙（图1-134）。

②越西木香，《四川省中药材标准》（1987年版）有收载。为菊科植物越西木香 *Vladimiria denticulate* Ling 的干燥根。呈圆柱形或半圆柱形，略似鸡骨，长5~25 cm，直径0.5~2 cm。表面黄褐色或灰褐色，有纵皱纹及纵裂沟，并有突起的须根痕。质坚硬。断面棕黄色，多有偏心性放射状纹理及油室，皮部较薄，形成层颜色较深。油质较重。气浊，味微甜而苦辣，嚼之黏牙（图1-134）。

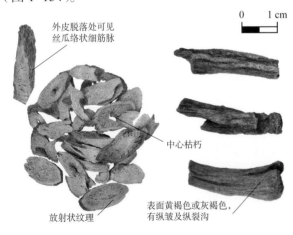

图 1-134 木香易混品（左：川木香，右：越西木香）

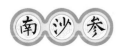

载《本经逢原》。为桔梗科植物轮叶沙参

Adenophora tetraphylla（Thunb.）Fisch. 或沙参 *Adenophora stricta* Miq. 的干燥根。省内主产于邵东、邵阳县、武冈、道县、蓝山、龙山、保靖等地（图1-135）。国内安徽、江苏、浙江、贵州、四川、云南、湖北、江西等地亦产。

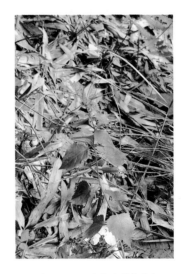

图 1-135 沙参（原植物）

【采收加工】春、秋两季采挖，除去须根，洗后趁鲜刮去粗皮，洗净，干燥。

【药材性状】呈圆锥形或圆柱形，略弯曲，长7~27 cm，直径0.8~3 cm。表面黄白色或淡棕黄色，凹陷处常有残留粗皮，上部多有深陷横纹，呈断续的环状，下部有纵纹及纵沟。顶端具1或2个根茎及茎痕。体轻，质松泡，易折断，断面不平坦，黄白色，多裂隙。气微，味微甘（图1-136）。

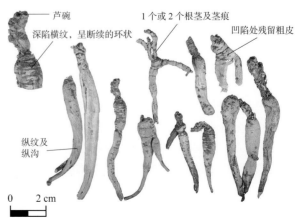

图 1-136 南沙参（药材）

【现代研究】主含 β-谷甾醇、β-谷甾醇-β-D-吡喃葡萄糖苷、蒲公英赛酮及二十八碳酸等。具有祛痰、强心、抗真菌、调节免疫平衡等作用。

【炮制与成品质量】取原药材，去根茎，洗净，润透，切厚片，干燥。成品为类圆形厚片，体轻，质松泡，切面黄白色，多裂隙。气微，味微甘（图1-137）。以根粗大，饱满、无外皮、色黄白者为佳。

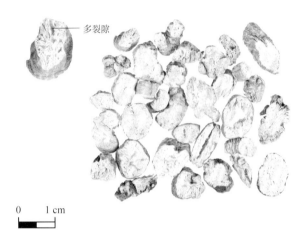

图 1-137　南沙参（饮片）

【性味归经】味甘，性微寒。归肺、胃经。

【功能主治】养阴清肺，益胃生津，化痰，益气。用于肺热燥咳、阴虚劳嗽、干咳痰黏、气阴不足、烦热口干。

【用法用量】入汤剂 9 ~ 15 g，鲜品 15 ~ 30 g，或入丸、散。

【毒副作用与使用注意】①不宜与藜芦同用。②风寒作嗽者忌服。

南蛇藤

载《植物名实图考》。为卫矛科植物南蛇藤 *Celastrus orbiculatus* Thunberg 的干燥藤茎和根。湖南大部分地区均有分布（图1-138）。东北、华北、华东地区及陕西、甘肃、湖北等省区亦产。

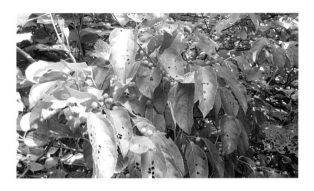

图 1-138　南蛇藤（原植物）

【采收加工】春、秋两季采收，除去枝叶，洗净，趁鲜切片，干燥。

【药材性状】为椭圆形、类圆形或不规则的斜切片，直径 1 ~ 4 cm。藤茎表面灰褐色或灰黄色，粗糙，具不规则纵皱纹及横长的皮孔或裂纹，栓皮呈层片状，易剥落，剥落面呈橙黄色。质硬，断面皮部黄棕色，木部黄白色。射线类白色，放射状。髓细小，灰白色或红棕色。根表面红棕色至棕褐色，外皮粗糙，有的可见色略浅、微凸起的横向环纹，或断续凸起呈横长皮孔状。切面皮部红棕色，略呈颗粒性；木部色略浅，放射状射线略凹陷，红棕色。气特异，味涩。

【现代研究】含南蛇藤醇、5 种黄酮苷等成分。具有抗炎、抗菌、抗病毒、抗生育等作用。

【炮制与成品质量】取原药材，除去杂质，洗净，趁鲜切片，干燥。形如药材（图1-139）。以栓皮厚、切面黄白色者为佳。

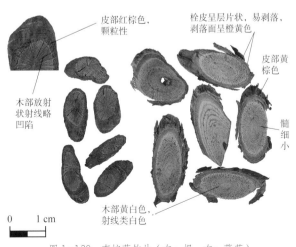

图 1-139　南蛇藤饮片（左：根，右：藤茎）

【性味归经】味苦、辛，性温。归肝、脾、大肠经。

【功能主治】活血祛瘀，祛风除湿。用于跌打损伤、筋骨疼痛、四肢麻木、经闭、瘫痪。风湿性关节炎、牙龈疼痛、细菌性痢疾、痔疮出血、带状疱疹、皮肤溃疡等常配伍使用。

【用法用量】入汤剂 9～15 g。

【毒副作用与使用注意】孕妇慎用。体质虚弱者慎用。

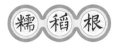

载《本草再新》。为禾本科植物糯稻 *Oryza sativa* L. var. *glutinosa* Matsum. 的干燥根及茎基。全省及全国各地均有栽培（图1-140）。

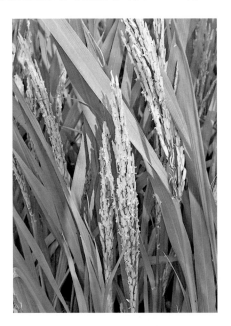

图 1-140　稻（原植物）

【采收加工】糯稻收割后，挖取根茎和须根，除去残茎，洗净，干燥。

【药材性状】呈集结疏散的团状，上端有多数分离残茎。茎圆柱形，中空，长 2.5～6.5 cm，具数层黄白色叶鞘。下端簇生细长弯曲的须根，须根直径约 0.1 cm，黄白色至黄棕色，略具纵皱纹。体轻，质软。气微，味淡。

【现代研究】主含多种氨基酸、糖类和黄酮类成分。具有滋阴、护肝等多种作用。

【炮制与成品质量】取原药材，除去杂质及残茎，洗净，捞出沥干水，切段，干燥。成品为不规则的段片或集结成疏松团状。根茎段呈圆柱形，黄棕色，直径 3～6 mm，中空。根段表面棕黄色或黄白色。体轻，气微，味淡（图1-141）。以干燥、根长、黄棕色、无茎叶者为佳。

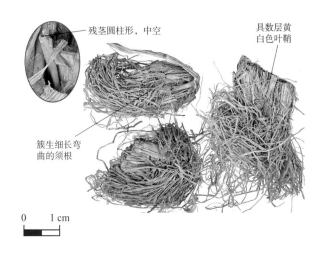

残茎圆柱形，中空
具数层黄白色叶鞘
簇生细长弯曲的须根

0　　1 cm

图 1-141　糯稻根（饮片）

【性味归经】味甘，性平。归心、肝经。

【功能主治】益胃生津，退虚热，止盗汗。用于阴虚发热、自汗、盗汗、口渴咽干。

【用法用量】入汤剂 9～15 g，大剂量可用至 30 g。

【毒副作用与使用注意】实热证及虚脱汗出者忌用。

载《药性论》。为睡莲科植物莲 *Nelumbo nucifera* Gaertn. 的干燥根茎节部。全省广为分布，以洞庭湖区、湘潭等地区为主产（图1-142）。国内湖北、福建、安徽、江西、江苏等省区亦产。

【采收加工】秋、冬或春初采挖根茎（藕），切取节部，洗净，晒干，除去须根。

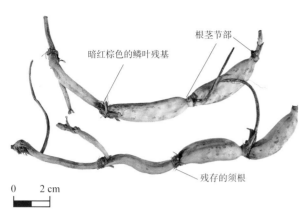

暗红棕色的鳞叶残基
根茎节部
残存的须根

0 2 cm

图 1-142　藕节（原植物根茎）

【药材性状】呈短圆柱形，中部稍膨大，长 2～4 cm，直径约 2 cm。表面灰黄色至灰棕色，有残存的须根或须根痕，偶见暗红棕色的鳞叶残基。两端有残留的藕，表面皱缩有纵纹。质硬，断面有多数类圆形的孔。气微，味微甘、涩。

【现代研究】主含鞣质、天门冬素。具有止血、抗菌、抗炎作用。

【炮制与成品质量】藕节：取原药材，除去杂质，洗净，干燥。形如药材（图 1-143）。以节部黑褐色、两头白色、干燥、无须根泥土者为佳。

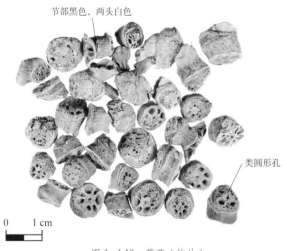

节部黑色，两头白色

类圆形孔

0 1 cm

图 1-143　藕节（饮片）

藕节炭：取净藕节置锅内，用武火加热，炒至表面焦黑色，内部黄褐色。喷淋清水少许，灭尽火星，取出干燥。形如藕节，表面黑褐色或焦黑色，内部黄褐色或棕褐色。

【性味归经】味甘、涩，性平。归肝、肺、胃经。

【功能主治】收敛止血，化瘀。用于吐血、咯血、衄血、尿血、崩漏。

【用法用量】入汤剂 9～15 g，大剂量可用 30～60 g，鲜品可捣汁饮用。亦可研粉入丸、散。

【毒副作用与使用注意】①孕妇慎用。②虚寒性出血慎用。③本品多用于咳血、吐血、衄血等上部出血证。

前　胡

载《雷公炮炙论》。为伞形科植物白花前胡 *Peucedanum praeruptorum* Dunn 的干燥根。省内主产于平江、湘阴、长沙、桃源、辰溪等地（图 1-144）。国内山东、陕西、安徽、江苏、浙江、福建、广西、江西、湖北、四川等地有分布。

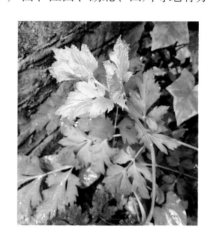

图 1-144　白花前胡（原植物）

【采收加工】秋、冬两季地上部分枯萎时采收，挖出主根，除去茎叶、须根、泥土，晒干或炕干。

【药材性状】呈不规则的圆柱形、圆锥形或纺锤形，稍扭曲，下部常有分枝，长 3～15 cm，直径 1～2 cm。表面黑褐色或灰黄色，根头部多有茎痕及纤维状叶鞘残基，形如"扫帚"。上端有密集的细环纹，习称"蚯蚓头"。下部有纵沟、纵皱纹及横向皮孔。质较柔软，干者质硬，可折断，断面不整齐，淡黄白色，皮部散有多数棕黄色油点，形成层环纹棕色，射线放射状。气芳香，味微苦、辛（图 1-145）。

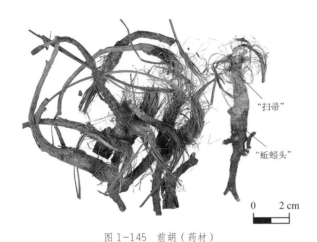

图 1-145 前胡（药材）

【现代研究】主含香豆精类和香豆精糖苷类化合物等成分。具有对血小板凝集的双向调节、祛痰、扩张冠状动脉等作用。

【炮制与成品质量】取原药材，除去杂质，洗净，润透，切薄片，晒干。呈类圆形或不规则形的薄片。表面黑褐色或灰黄色，有时可见残留的纤维状叶鞘残基。切面黄白色至淡黄色，皮部散有多数棕黄色油点，可见一棕色环纹及放射状纹理。气芳香，味微苦、辛（图 1-146）。以条整齐、身长、切面黄白色、香气浓者为佳。

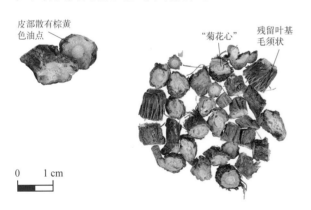

图 1-146 前胡（饮片）

【性味归经】味苦、辛，性微寒。归肺经。

【功能主治】散风清热，降气化痰。用于风热咳嗽痰多、痰热喘满、咯痰黄稠。

【用法用量】入汤剂 3 ~ 10 g，或入丸、散。

【毒副作用与使用注意】①阴虚火旺、寒痰咳喘者不宜用。②不宜用鲜品，因有致日光性皮炎、皮肤烧灼样疼痛、水肿、头昏、恶心等不良反应的报道。③本品畏藜芦，恶皂角。④《中华人民共和国药典》（2010 年版）将前胡与紫花前胡分列 2 条，在前胡项下只列白花前胡为其来源，但两者性味、功用一致。

【常见易混品】短裂藁本，《四川省中药材标准》（1987 年版）有收载。为伞形科植物短片藁本 *Ligusticum brachylobum* Franch. 的干燥根，又名竹节防风、毛前胡。主根粗壮，长圆锥形，分枝或不分枝。质硬、脆，切面类白色或黄白色，散有棕色油点，中间有一棕色的环，木部淡黄色。气香，味微苦辛（图 1-147）。

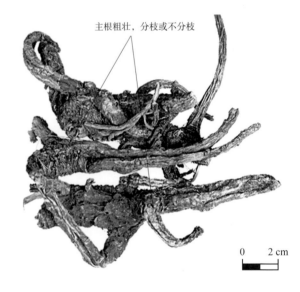

图 1-147 前胡易混品（短裂藁本）

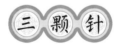

载《分类本草性》。为小檗科植物豪猪刺 *Berberis julianae* C. K. Schneider 或古宗金花小檗 *Berberis wilsonae* var *guntzunica*（Ahrendt）Ahrendt 的干燥根。我省主产豪猪刺，全省多地有分布或栽培（图 1-148）。国内湖北、四川、贵州等地亦产。

【采收加工】春、秋两季采挖，除去泥沙及须根，洗净，晒干。

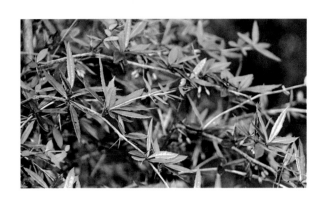

图 1-148　豪猪刺（原植物）

【药材性状】豪猪刺：呈类圆柱形，稍弯曲，有少数分枝，长 5 ~ 35 cm，直径 0.3 ~ 3 cm。表面灰棕色至棕褐色，有细纵皱纹，栓皮易脱落。质坚硬，不易折断，折断面显纤维性，鲜黄色。断面圆形，放射状纹理不明显。气微，味苦。

古宗金花小檗：长 5 ~ 20 cm，直径 0.2 ~ 1.5 cm。表面粗糙，有纵沟。断面皮部鲜黄棕色，木部放射状纹理明显。气微，味苦。

【现代研究】主含小檗碱、小檗胺、掌叶防己碱、药根碱等成分。具有抗菌、抗炎等作用。

【炮制与成品质量】取原药材，除去杂质，洗净，浸泡，润透，切薄片，干燥。成品为类圆形薄片。表面灰棕色至棕褐色，有细纵皱纹，栓皮易脱落。切面鲜黄色，放射状纹理不明显。气微，味苦（图 1-149）。以色黄、苦味浓者为佳。

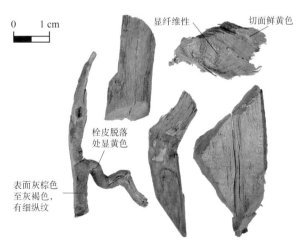

0　1 cm

显纤维性

切面鲜黄色

栓皮脱落处显黄色

表面灰棕色至灰褐色，有细纵纹

图 1-149　三颗针（饮片）

【性味归经】味苦，性寒。归肝、胃、大肠经。

【功能主治】清热燥湿，泻火解毒。用于湿热泻痢、黄疸、湿疹、痈肿疮毒、咽喉肿痛、口舌生疮、火眼目赤、水火烫伤等症。对细菌性痢疾、肠炎、肝炎、结膜炎、龋齿牙痛等可单用，亦可配伍用。

【用法用量】入汤剂 9 ~ 15 g，亦可泡酒服。外用适量，研粉调敷。

【毒副作用与使用注意】①过量服用可引起消化道反应。②孕妇慎用。脾胃虚寒者慎用。

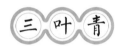

载《浙江民间常用草药》。为葡萄科植物三叶崖爬藤 *Tetrastigma hemsleyanum* Diels et Gilg. 的干燥块根。省内主产于吉首、桑植、慈利、石门、龙山、保靖、双牌、桂东等地（图 1-150）。国内分布于浙江、江西、福建、湖北、广东、四川等省。

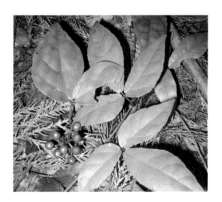

图 1-150　三叶崖爬藤（原植物）

【采收加工】每年冬至到惊蛰期间选择生长期 3 年以上的植株，挖取块根，洗净，干燥。

【药材性状】呈纺锤形、卵圆形、葫芦形或椭圆形，一般长 1.5 ~ 6 cm，直径 0.7 ~ 2.5 cm。表面棕褐色，多数较光滑，或有皱纹和少数皮孔状的小瘤状隆起，有时还有凹陷，其内残留棕褐色细根。质硬而脆，断面平坦而粗糙，类白色，粉性，有的可见棕色形成层环。气微，味甘微苦（图 1-151）。

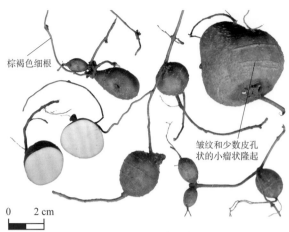

棕褐色细根

皱纹和少数皮孔状的小瘤状隆起

0   2 cm

图 1-151　三叶青（药材）

【现代研究】含黄酮及其苷、甾类、还原糖、氨基酸等成分。具有祛痰、镇咳、镇痛、抗病毒、抗炎、抗肿瘤、增强免疫力等作用。

【炮制与成品质量】取原药材，洗净，切厚片，干燥。成品呈类圆形、类椭圆形或不规则厚片。表面棕褐色，光滑或有细皱纹，切面平坦，类白色，粉性，有的可见棕色形成层环。气微，味甘微苦（图 1-152）。以块根个大坚实、切面色白、粉性足者为佳。

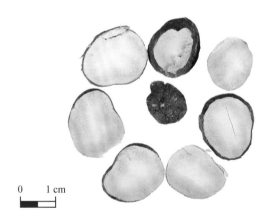

0   1 cm

图 1-152　三叶青（饮片）

【性味归经】味微苦，性平。归脾、胃经。

【功能主治】清热解毒，祛风化痰，活血止痛。用于白喉、小儿高热惊厥、痢疾、肝炎。外用治疗毒蛇咬伤、扁桃体炎、淋巴结结核、宫颈炎、蜂窝织炎、跌打损伤。

【用法用量】入汤剂 9 ~ 15 g。外用，捣敷或研末敷患处。

【毒副作用与使用注意】孕妇慎用。

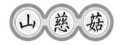

载《本草拾遗》。为兰科植物杜鹃兰 *Cremastra appendiculata*（D.Don）Makino、独蒜兰 *Pleione bulbocodioides*（Franch.）Rolfe 或云南独蒜兰 *Pleione yunnanensis* Rolfe 的干燥假鳞茎。前者习称"毛慈菇"，后二者习称"冰球子"。省内主产于桑植、石门、沅陵、桃源、永顺、凤凰等地（图 1-153）。华中、华东、华南、西南地区及山西、甘肃、陕西、台湾等省区有分布。

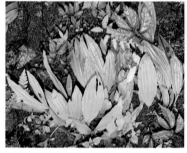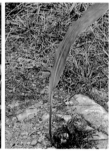

图 1-153　左：独蒜兰（原植物），右：杜鹃兰（原植物）

【采收加工】7 ~ 10 月采挖，除去地上部分及泥沙，分开大小置沸水锅中煮至透心，干燥。

【药材性状】毛慈菇：呈不规则扁球形或圆锥形，顶端渐突起，基部有须根痕。长 1.8 ~ 3 cm，膨大部直径 1 ~ 2 cm。表面黄棕色或棕褐色，有纵皱纹或纵沟，中部有 2 ~ 3 条微突起的环节，如腰带状，亦称"玉带缠腰"。节上有鳞片叶干枯腐烂后留下的丝状纤维。质坚硬，难折断，断面灰白色或黄白色，略呈角质。气微，味淡，带黏性（图 1-154）。

冰球子：呈圆锥形、瓶颈状或不规则团块，直径 1 ~ 2 cm，高 1.5 ~ 2.5 cm。顶端渐尖，尖端断头处呈盘状，基部膨大且圆平，中央凹入，有 1 ~ 2 条环节，多偏向一侧。撞去外皮者表面黄白色，带表皮者浅棕色，光滑，有不规则皱纹。断面浅黄色，角质半透明（图 1-154）。

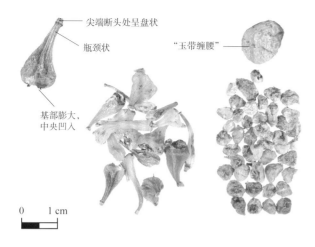

尖端断头处呈盘状
瓶颈状
"玉带缠腰"
基部膨大,
中央凹入

0   1 cm

图 1-154　山慈菇药材（左：冰球子，右：毛慈菇）

【现代研究】主含独蒜兰属醇、独蒜兰素 C、独蒜兰素 D、独蒜兰醇及杜鹃兰素 I、杜鹃兰素 II 等成分。具有抗病原微生物、抗肿瘤、降压、激活酪氨酸酶等作用。

【炮制与成品质量】取原药材，除去杂质，水浸约 1 小时，润透，切薄片，干燥。毛慈菇呈不规则扁球形或圆锥形薄片。表面黄棕色或棕褐色，有纵皱纹或纵沟，中部有 2～3 条微突起的环节，节上有鳞片叶干枯腐烂后留下的丝状纤维；质坚硬；切面灰白色或黄白色，略呈角质；气微，味淡，带黏性。冰球子呈圆锥形薄片，表面黄白色，光滑，有不规则皱纹；切面淡黄白色，角质样半透明（图 1-155）。以个大、饱满、断面黄白色、质坚实者为佳。

【性味归经】味甘、微辛，性凉。有小毒。归肝、脾经。

【功能主治】清热解毒，消肿散结。用于痈疽发背、疔毒恶疮、瘰疬痰核、无名肿毒、毒蛇咬伤、风痰癫痫等症。现临床用于治疗乳腺癌、子宫颈癌、食管癌、肺癌、胃癌、皮肤癌、颈淋巴结结核、慢性和迁延性肝炎等。

【用法用量】入汤剂 3～9 g，亦可磨汁兑服或入丸、散。外用适量，磨汁涂，或研粉调敷

【毒副作用与使用注意】①偶见胃肠道反应。②正虚体弱者应慎用。③孕妇、儿童慎用。

【常见易混品】①山兰，为兰科植物冰球子 *Oreorchis patens*（Lindl.）Lindl. 的干燥假鳞茎，商品亦称为"冰球子"。药材多呈卵球形或类球形，个较大，直径 1～2 cm，高 1.2～2.5 cm。表面黄白色，可见不规则皱缩纹，有环节 2～5 个，环节上有棕褐色外皮残留。质坚硬，断面淡黄白色，半透明。气微，味淡，嚼之有黏性（图 1-156）。

②丽江山慈菇，为百合科植物丽江山慈菇 *Iphigenia Indica* A Gray. 的干燥鳞茎。药材多呈不规则短圆锥形。直径 0.7～2 cm，高 1～1.5 cm，顶端渐尖，基部常呈脐状凹入或平截。表面黄白色或灰蓝棕色，光滑，一侧有自基部伸至顶端的纵沟。质坚硬、碎断面角质样或略带粉质，类白色或黄白色。味苦而微麻，有毒，注意鉴别（图 1-156）。

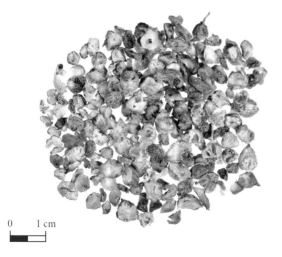

0   1 cm

图 1-155　山慈菇（饮片）

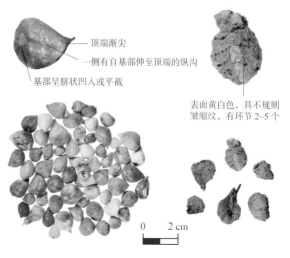

顶端渐尖
一侧有自基部伸至顶端的纵沟
基部呈脐状凹入或平截
表面黄白色，具不规则皱缩纹，有环节 2～5 个

0   2 cm

图 1-156　山慈菇易混品（左：丽江山慈菇，右：山兰）

山豆根

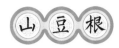

载《开宝本草》。为豆科植物越南槐 *Sophora tonkinensis* Gapnep. 的干燥根及根茎。省内以桑植、石门、沅陵、永顺、通道、江华等地多产。国内浙江、江西、广东、广西等省区有分布。

【采收加工】8~10 月采挖，除去杂质，洗净，干燥。

【药材性状】根茎呈不规则的结节状，顶端常残存茎基，其下着生根数条。根呈长圆柱形，常有分枝，长短不等，直径 0.7~1.5 cm。表面棕色至棕褐色，有不规则的纵皱纹及突起的横向皮孔。质坚硬，难折断，断面皮部浅棕色，木部淡黄色。有豆腥气，味极苦。

【现代研究】主含生物碱类成分，如苦参碱、氧化苦参碱、槐果碱、氧化槐果碱等；尚含黄酮类、皂苷类、咖啡酸及多糖类成分。具有抗炎、抗肿瘤、保肝等作用。

【炮制与成品质量】取原药材，除去残茎及杂质，浸泡，洗净，润透，切厚片，晒干。成品为类圆形或不规则形厚片。切面皮部浅棕色，木部淡黄色，可见环状形成层，中心无髓。周边棕褐色至黑棕色，有纵皱纹及皮孔。质坚硬。有豆腥气，味极苦（图 1-157）。以条粗壮、质坚硬、无须根及杂质者为佳。

【性味归经】味苦，性寒。有毒。归肺、胃经。

【功能主治】泻火解毒，消肿止痛。用于火毒蕴结之咽喉肿痛、齿龈肿痛、痈肿、癌瘤及肺热咳喘、湿热黄疸、热痢泄泻、蛇虫咬伤等病症。有报道称可治喉癌、膀胱癌、钩体病、子宫颈糜烂、恶性葡萄胎、银屑病、肝炎等，并能预防感冒。

【用法用量】入汤剂 3~6 g，或煎汤含漱。外用适量，研粉调敷。

【毒副作用与使用注意】①有中毒报道，表现为头痛、头晕、恶心、腹痛或腹泻、四肢无力、心悸、胸闷；重者可见面色苍白、四肢颤抖、抽搐、全身发冷、心跳加快或减慢，甚至休克。②孕妇忌用。③脾胃虚寒、食少、便溏者不宜用。④单次用量不可超过 9 g，以 3~6 g 为宜。⑤山豆根品种来源复杂，山豆根与北豆根科属来源有异，毒性亦有强弱，故必须正名使用。

【常见易混品】苦甘草，《上海市中药材标准》（1994 年版）有收载。为豆科植物苦豆子 *Sophara alopecuroides* L. 的干燥根。呈长圆柱形，稍弯曲，一般切成长 15~20 cm 的短段，直径 0.8~2 cm。表面棕黄色至褐色，粗糙，有明显的纵皱纹及裂纹，具横向皮孔，有时有支根痕。质坚硬，不易折断。断面纤维性，淡黄色。平整的切面木质部呈放射状排列，有裂隙。气微弱，味苦（图 1-158）。

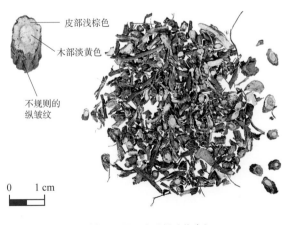

图 1-157　山豆根（饮片）

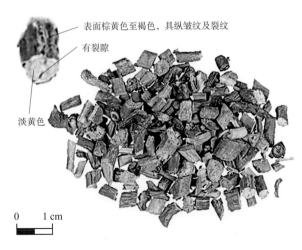

图 1-158　山豆根易混品（苦甘草）

山药

载《神农本草经》，列为上品。为薯蓣科植物薯蓣 *Dioscorea opposita* Thunb 的干燥根茎。主产河南及山西、河北、陕西等地，以河南产量较大，质量最优，故有"怀山药"之称。省内多地有栽培，郴州、衡阳、永州、株洲、长沙等地多产（图1-159）。国内福建、广东、广西等地亦多有栽培。

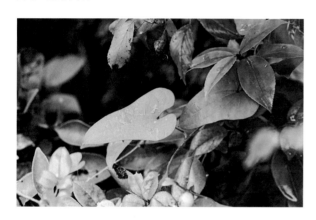

图 1-159　薯蓣（原植物）

【采收加工】冬季茎叶枯萎后挖取，切去根头，洗净，除去外皮及须根，再浸入明矾水中，取出，干燥。

【药材性状】有"毛山药""光山药"之别。毛山药：略呈圆柱形，弯曲而稍扁，长15～30 cm，直径1.5～3 cm，表面白色或黄白色，有纵皱纹和皱沟，未去尽栓皮及须根处带黄褐色斑点或须根痕，两端不整齐。质坚实而脆，易折断，断面白色，颗粒状，粉性。气微，味甘淡微酸，嚼之发黏。

光山药：呈圆柱形，两端平齐，粗细均匀，挺直，长9～18 cm，直径0.9～3 cm，表面光滑圆润，白色或黄白色（图1-160）。

【现代研究】主含皂苷、黏液质、胆碱、淀粉、蛋白质与多种氨基酸、多种微量元素及甾醇类等成分。具有降血糖、促进消化、增强免疫功能，以及抗氧化活性和降脂作用。

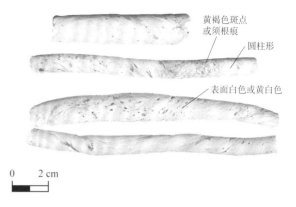

黄褐色斑点或须根痕
圆柱形
表面白色或黄白色

0　2 cm

图 1-160　光山药（药材）

【炮制与成品质量】山药：取原药材，除去杂质，大小分档，泡润至透，横切厚片，干燥。成品多为类圆形厚片，切面白色或淡黄白色，光滑，质地坚硬，粉性。气微，味淡微酸，嚼之发黏（图1-161）。

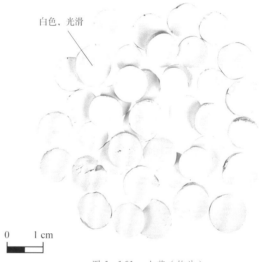

白色，光滑

0　1 cm

图 1-161　山药（饮片）

麸炒山药：将锅烧热，撒入麦麸，待其冒烟时，投入山药片，不断翻动，至黄色时，取出，筛去麦麸，晾凉。每山药片100 kg，用麦麸10 kg。成品表面淡黄色，偶有焦斑，略具焦香气。

【性味归经】味甘，性平。归脾、肺、肾经。

【功能主治】山药：补脾养胃，生津益肺，补肾涩精。用于脾胃虚弱、神疲乏力、食少便溏或久泻不止、肺虚喘咳、肾虚遗精、腰膝酸软、头目眩晕、潮热盗汗、带下、尿频、虚热消渴等症。

麸炒山药：补脾健胃。用于脾虚食少、泄泻便溏、白带过多。

【用法用量】入汤剂 10 ~ 30 g，大剂量可用至 60 g；研粉吞服，1 次 6 g。外用适量。

【毒副作用与使用注意】①湿盛中满或有积滞者不宜单独用。实热邪实者忌用。②本品既补脾阴又补脾阳，且能益肺滋肾，药食皆宜，应用甚广。③煮食时不宜加碱。④恶大戟、甘遂，不宜与之同用。⑤不宜与面同食。

【常见易混品】①参薯，《湖南省中药材标准》（2009 年版）有收载。为薯蓣科植物参薯 *Dioscorea alata* Linnaeus 的干燥圆柱形或圆锥形根茎。略呈圆柱形或圆锥形，长 8 ~ 30 cm，直径 2.5 ~ 8 cm。表面黄白色或白色，有明显的不规则纵皱纹及未除尽的棕黄色栓皮，并可见少数须根痕。质坚实，易折断，断面白色，颗粒状，粉性，散有淡棕黄色点状物和丝状物，削平后可见网状纹理。气微，味微甘、酸，嚼之发黏（图1-162、图 1-163）。

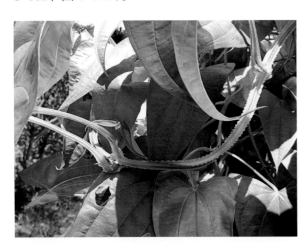

图 1-162　参薯（原植物）

②褐苞薯蓣，为薯蓣科植物褐苞薯蓣 *D. persimilis* Prain & Burkill 的干燥根茎。多呈类长纺锤形，长 15 ~ 45 cm，直径 2 ~ 5 cm。表面常凹凸不平，削面网状纹理不明显。湖南、福建、广东、广西中药材标准有收载（图 1-163）。

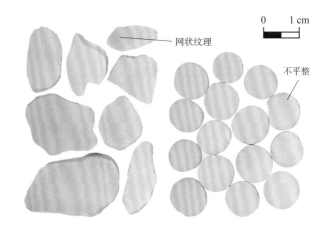

图 1-163　山药易混品（左：参薯，右：褐苞薯蓣）

③木薯，为大戟科植物木薯 *Manihot esculenta* Crantz 的干燥块根。多切成斜片混入，长 3 ~ 7 cm，宽 1.5 ~ 3 cm，厚 0.3 ~ 0.8 cm，外皮多已除去，有的残存黑褐色或棕褐色外皮，切面乳白色，粉性，近边缘处可见形成层环纹，中央部位有细木心（导管群），有的有裂隙，或见放射状黄色小点。味淡，嚼之有纤维性（图 1-164）。

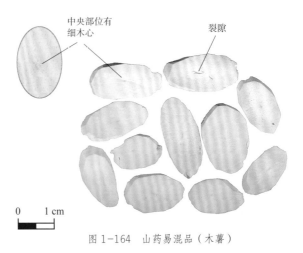

图 1-164　山药易混品（木薯）

商陆

载《神农本草经》。为商陆科植物商陆 *Phytolacca acinosa* Roxb. 或垂序商陆 *Phytolacca americana* L. 的干燥根。全省各地均有分布，主流品种为垂序商陆（图 1-165）。全国除东北、内蒙古、青海、新疆等省区外，其他各省亦有分布。

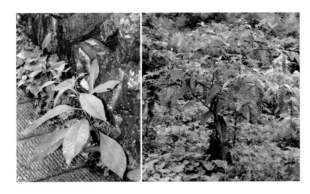

图 1-165　左：商陆（原植物），右：垂序商陆（原植物）

【采收加工】秋季至次春采挖，除去须根及泥沙，切成块或片，晒干或阴干。

【药材性状】呈圆锥形，有多数分枝，表面灰棕色或灰黄色，有明显的横向皮孔及纵沟纹。多横切或纵切为不规则块片，厚薄不等。外皮灰黄色或灰棕色，横切片弯曲不平，边缘皱缩，直径 2～8 cm。断面浅黄色或黄白色，木部隆起，形成数个突起的同心性环纹（俗称"罗盘纹"）。纵切面弯曲或卷曲，木部呈平行条状突起。质坚硬，不易折断。气微，味稍甜，久嚼麻舌。有毒（图 1-166）。

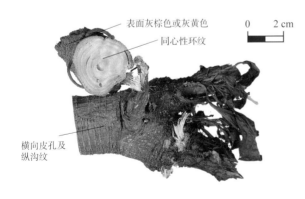

图 1-166　商陆（药材）

【现代研究】主含皂苷类成分，如商陆皂苷甲、商陆皂苷辛等；尚含甾醇、萜类及多糖等。具有利尿、抗肾损伤、抗炎、祛痰、抗肿瘤等作用。

【炮制与成品质量】商陆：取原药材，除去杂质，洗净，润透，切厚片或块，干燥。成品为横切或纵切的不规则块片，厚薄不等。外皮灰黄色或灰棕色。横切片弯曲不平，边缘皱缩，直径 2～8 cm；切面浅黄棕色或黄白色，木部隆起，形成数个突起的同心性环轮。纵切片弯曲或卷曲，长 5～8 cm，宽 1～2 cm，木部呈平行条状突起。质硬。气微，味稍甜，久嚼麻舌（图 1-167）。以片大色白、有粉性、两面环纹明显者为佳。

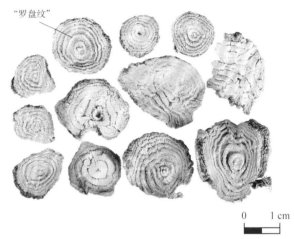

图 1-167　商陆（饮片）

醋商陆：取净商陆片，加米醋拌匀，闷润至透，置炒药锅内用文火加热，炒干，取出放凉。每商陆 100 kg，用米醋 30 kg。形如商陆，黄棕色，略有醋气。

【性味归经】味苦，性寒。有毒。归肺、脾、肾、大肠经。

【功能主治】逐水消肿，通利二便，解毒散结。用于水肿胀满、二便不通、癥瘕、瘰疬、脚气、喉痹，外治痈肿疮毒等症。急性或慢性肾炎水肿、肝硬化腹水、慢性气管炎、淋巴结结核、消化道出血、血小板减少性紫癜、乳腺增生、肾结石、银屑病、毒蛇咬伤等可辨证使用。

【用法用量】入汤剂 3～9 g，须醋炙后使用。外用适量，可用鲜品捣烂敷，或干品研粉调敷。

【毒副作用与使用注意】①过量可引起中毒，轻者可见头晕、头痛、恶心、呕吐、胸闷、心慌、腹痛腹泻、言语不清、手足躁动、多尿等；重者可见呕血、便血、四肢肌肉抽搐、血压下降、瞳孔散大、心跳减慢、呼吸减弱、神志恍惚或昏迷、大小便失禁。甚至中枢神经麻痹、呼吸、运动障碍、心肌麻痹而死亡。②孕妇禁用。脾虚水肿禁用。③不宜超量和长时间服用。

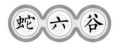

载《开宝本草》。为天南星科植物魔芋 *Anorphophallus konjac* K. Koch 的干燥块茎。全省山地散见，主产于浏阳、平江、慈利、石门、龙山、花垣、保靖等地（图1-168）。国内分布于陕西、宁夏、甘肃至长江流域以南各地。

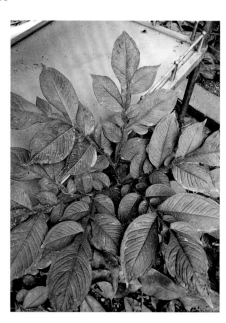

图1-168　魔芋（原植物）

【采收加工】10～11月采收，挖起块茎，鲜用或洗净，切片晒干。

【药材性状】为扁圆形厚片。表面黄棕色至棕褐色，有细小圆点及根痕。断面灰白色，有多数细小维管束小点，周边暗红褐色。质坚硬，粉性，微有麻舌感，以水湿润后嗅之，微有鱼腥气。

【现代研究】主含葡甘露聚糖、甘露聚糖、甘油、枸橼酸、阿魏酸、桂皮酸、甲基棕榈酸、二十一碳烯、β-谷甾醇、3，4-二羟基苯甲醛葡萄糖

苷。另外，还含有多种氨基酸，粗蛋白及脂类。具有扩张血管、降压、祛痰、镇痛、抗菌、抗炎、降血脂、降血糖、抗肿瘤等作用。

【炮制与成品质量】取原药材，除去杂质，筛去灰屑。形如药材（图1-169）。以片大坚实、断面色白、粉性足者为佳。

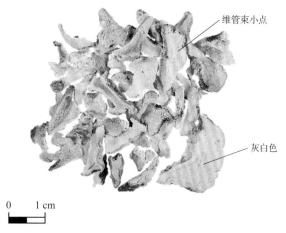

维管束小点

灰白色

0　　1 cm

图1-169　蛇六谷（饮片）

【性味归经】味辛、苦，性温。有毒。归肺、肝、脾经。

【功能主治】化痰散积，行瘀消肿。用于痰嗽、积滞、疟疾、经闭、跌打损伤、痈肿、疔疮、丹毒、烫火伤。

【用法用量】入汤剂5～10 g（须久煎2小时，取汁服）。外用：醋磨涂或煮熟捣敷。

【毒副作用与使用注意】①不宜生服。②内服不宜过量。③误食生品或过量服用易产生中毒症状：症见舌、咽喉灼热，痒痛，肿大，应注意。

载《神农本草经》。为鸢尾科植物射干 *Belamcanda chinensis*（L.）DC. 的干燥根茎。全省各地有野生或栽培，主产邵东、隆回、涟源、双峰、桑植、石门、慈利、永顺、怀化、新宁等地（图1-170）。全国除西北地区外均有分布。

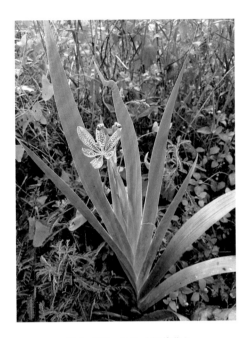

图 1-170 射干（原植物）

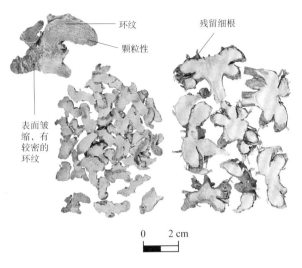

图 1-171 射干（左：饮片，右：硫熏片）

【采收加工】10 月上旬地上部分枯萎时采挖，除去须根及泥沙，干燥。

【药材性状】呈不规则结节状，长 3～10 cm，直径 1～2 cm。表面黄褐色、棕褐色或黑褐色，皱缩，有较密的环纹。上面有数个圆盘状凹陷的茎痕，偶有茎基残存；下面有残留细根及根痕。质硬，断面黄色或浅黄色，颗粒性。气微，味苦，微辛。

【现代研究】主含黄酮类成分，如次野鸢尾黄素、鸢尾苷、野鸢尾苷等；尚含二苯乙烯类化合物、二环三萜及其衍生物等。具有抗病原微生物、解热、抗炎、镇咳、祛痰、平喘等作用。

【炮制与成品质量】取原药材，拣去杂质，水洗净，稍浸泡，捞出，润透，切片，晒干，筛去须、屑。成品呈不规则形或长条形的薄片。表面黄褐色、棕褐色或黑褐色，皱缩，可见残留的须根或须根痕，有的可见环纹。切面淡黄色或鲜黄色（硫黄熏品切面灰白色），具散在筋脉小点或筋脉纹，有的可见环纹。气微，味苦、微辛（图 1-171）。以粗壮、质硬、断面色黄者为佳。

【性味归经】味苦，性寒。有毒。归肺经。

【功能主治】清热解毒，祛痰利咽，消瘀散结。

用于热毒痰火郁结、咽喉肿痛、痰涎壅盛、咳嗽气喘及痄腮、乳痈、瘰疬结核、疟母癥瘕、痈肿疮毒等症。为治疗咽喉肿痛的常用药。尤适于兼有痰热壅盛者。扁桃体炎、腮腺炎、支气管炎、肝脾大、乳腺炎等常配伍使用。

【用法用量】入汤剂 3～10 g，亦可入丸、散，或鲜品捣汁，或浸酒服。外用适量，煎水洗，或研粉吹喉，或捣烂外敷。

【毒副作用与使用注意】①偶见食欲不振、恶心、呕吐、腹泻水样便等不良反应。②孕妇忌用。非实热证忌用。脾虚便溏、气血亏虚证忌用。③本品用量不宜过大，一般不应超过 9 g。

【常见易混品】川射干，《中华人民共和国药典》（2015 年版）有收载。为鸢尾科植物鸢尾 *Iris tectorum* Maxim. 的干燥根茎。药材呈不规则条状或圆锥形，略扁，有分枝，长 3～10 cm，直径 1～2.5 cm。表面灰黄褐色或棕色，有环纹和纵沟。常有残存的须根及凹陷或圆点状突起的须根痕。质松脆，易折断，断面黄白色或黄棕色。气微，味甘、苦。成品与射干的主要区别，一是表面的须根痕多呈凹陷的圆孔状；二是折断面多呈角质样，灰白色至淡黄白色或黄棕色（图 1-172、图 1-173）。

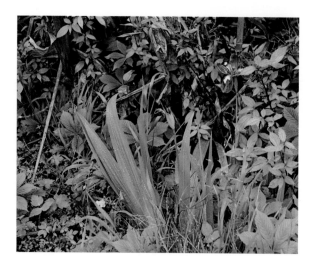

图 1-172　鸢尾（原植物）

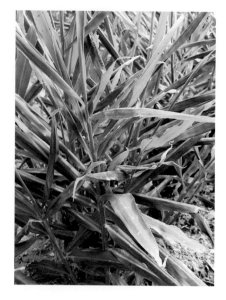

图 1-174　姜（原植物）

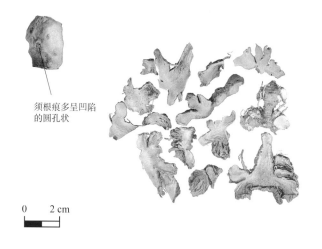

须根痕多呈凹陷
的圆孔状

0　　2 cm

图 1-173　射干易混品（川射干）

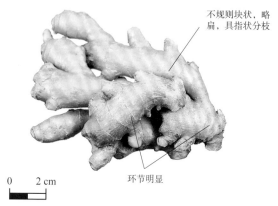

不规则块状，略
扁，具指状分枝

环节明显

0　　2 cm

图 1-175　生姜（鲜药材）

生姜（干姜、生姜皮）

载《本草经集注》。为姜科植物姜 *Zingiber officinale* Rosc. 的新鲜根茎（干燥根茎、根茎的干燥表皮）。全省及全国各地均有栽培（图1-174）。

【采收加工】秋季采挖，除去茎叶及须根，洗净泥土。鲜用、干燥后用或刮取表面皮干燥后用。

【药材性状】呈不规则块状，略扁，具指状分枝，长 4～18 cm，厚 1～3 cm。表面黄褐色或灰棕色，有环节，分枝顶端有茎痕或芽。质脆，易折断，断面浅黄色，内皮层环纹明显，维管束散在。气香，特异，味辛辣（图1-175）。

【现代研究】主含挥发性成分，α-姜烯、β-檀香萜醇、β-水芹烯、β-甜没药烯、α-姜黄烯、姜醇、紫苏醛、橙花醛、牻牛儿醛、2-莰醇、3-莰醇、樟烯等。具有调节胃酸及胃液的分泌、兴奋运动中枢及呼吸中枢、抗菌、抗原虫、利胆、抗惊厥、镇痛、抗炎等作用。姜皮有利尿作用。

【炮制与成品质量】生姜：拣去杂质，洗净泥土，用时切片。为不规则纵切或斜切片，具指状分枝，长 1～6 cm，宽 1～2 cm，厚 0.2～0.4 cm。外皮灰黄色或浅黄棕色，粗糙，光滑（生姜）或具纵皱纹及明显的环节，切面灰黄色或灰白色，略显粉性，可见较多的纵向纤维，有的呈毛状。

质坚实，断面纤维性。气香、特异，味辛辣（图1-176）。以块大、丰满、质嫩者为佳。

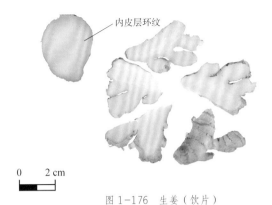

内皮层环纹

0 2 cm

图 1-176 生姜（饮片）

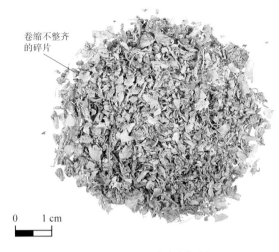

卷缩不整齐的碎片

0 1 cm

图 1-178 姜皮（饮片）

干姜：除去须根和泥沙，鲜切片晒干或低温干燥者称为"干姜片"。呈不规则片块状，厚0.2～0.4 cm。表面灰黄色或浅灰棕色，粗糙，具纵皱纹及明显的环节。分枝处常有鳞叶残存，分枝顶端有茎痕或芽。质坚实，切面黄白色或灰白色，粉性或颗粒性，内皮层环纹明显，维管束及黄色油点散在。气香、特异，味辛辣（图1-177）。以质坚实，外皮灰黄色、内灰白色、断面粉性足、少筋脉、气香者为佳。

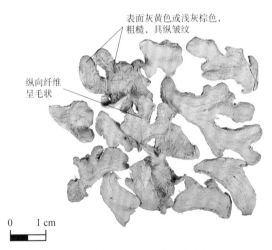

表面灰黄色或浅灰棕色，粗糙，具纵皱纹

纵向纤维呈毛状

0 1 cm

图 1-177 干姜（饮片）

姜皮：取净生姜，削取外皮。呈卷缩不整齐的碎片，灰黄色，有细皱纹，有的具线状的环节痕迹，内表面常具黄色油点。质软，有特殊香气，味辣（图1-178）。以片大、表面灰黄色、洁净无杂质者为佳。

【性味归经】生姜：味辛，性微温。归肺、脾、胃经。

干姜：味辛，性热。归脾、胃、肾、心、肺经。

姜皮：味辛，性凉。归脾、肺经。

【功能主治】生姜：解表散寒，温中止呕，化痰止咳。用于风寒感冒、胃寒呕吐、寒痰咳嗽。

干姜：温中散寒，回阳通脉，燥湿消痰。用于脘腹冷痛、呕吐泄泻、肢冷脉微、痰饮喘咳。

姜皮：行水，消肿。用于水肿胀满。

【用法用量】生姜：入汤剂 3～10 g，或捣汁冲。外用适量，捣敷；或炒热熨；或绞汁调搽。

干姜：入汤剂 3～10 g，或入丸散。外用适量，煎汤洗；或研末调敷。

姜皮：入汤剂 2～5 g。

【毒副作用与使用注意】生姜：阴虚内热及实热证禁服。

干姜：阴虚内热、血热妄行者禁服，孕妇慎服。

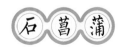

石 菖 蒲

载《神农本草经》。为天南星科植物石菖蒲 *Acorus tatarinowii* Schott 的干燥根茎。全省均有分布，以龙山、桑植、沅陵、永顺、芷江、绥宁、新宁、道县、江华、宜章、衡阳等地多产（图1-179）。国内黄河流域以南各省区亦有分布。

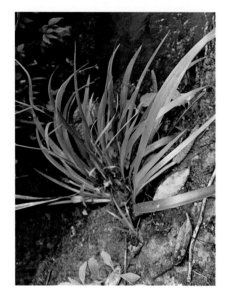

图1-179 石菖蒲（原植物）

【采收加工】早春或冬末采挖，除去须根及泥沙，洗净，晒干，撞去毛须。

【药材性状】呈扁圆柱形，多弯曲，常有分枝，长3～20 cm，直径0.3～1 cm。表面棕褐色或灰棕色，粗糙，有疏密不匀的环节，节间长0.2～0.8 cm，具细纵纹，一面残留须根或圆点状根痕；叶痕呈三角形，左右交互排列，有的其上有毛鳞状的叶基残余。质硬，断面纤维性，类白色或微红色，内皮层环明显，可见多数维管束小点及棕色油细胞。气芳香，味苦，微辛（图1-180）。

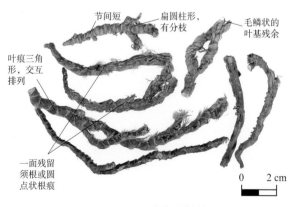

图1-180 石菖蒲（药材）

【现代研究】主含挥发油，主要为β-细辛醚、α-细辛醚、石竹烯、α-葎草烯、石菖醚、细辛醚等，尚含有氨基酸、有机酸和糖类。具有抗惊厥、镇静、降压、解痉、抗肿瘤等作用。

【炮制与成品质量】取原药材，除去杂质，洗净，润透，切厚片，晒干。成品为扁圆柱形厚片。表皮棕褐色或灰棕色，粗糙，可见疏密不均的环节及毛状叶基和圆点状根痕。质硬，切面纤维性，类白色或微红色，内皮层环纹明显，可见多数维管束小点及棕色油细胞，气芳香，味苦，微辛（图1-181）。以质坚实、断面类白色、香气浓郁者为佳。

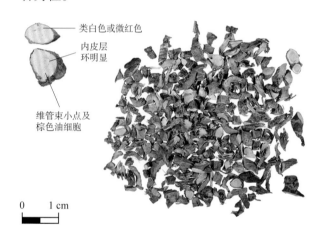

图1-181 石菖蒲（饮片）

【性味归经】味辛、苦，性温。归心、胃经。

【功能主治】化湿开胃，开窍豁痰，醒神益智。用于脘痞不饥、噤口下痢、痰浊蒙蔽之神志昏乱诸证及健忘、耳鸣耳聋。现代用于流脑、乙脑、消化不良、喉炎、声带水肿、癫痫、肺性脑病、慢性阻塞性肺疾病、儿童智力低下等。并可用于风湿痹痛、痈疽、疥癣及跌打损伤等。

【用法用量】入汤剂3～10 g，亦可入丸、散。外用适量，煎水洗或研粉调敷。

【毒副作用与使用注意】①可见寒战、高热、抽搐及皮肤瘙痒、丘疹、疱疹等过敏反应。②孕妇忌用。③血虚、阴虚、阳亢、汗多、滑精者不宜用。④本品易耗气，不宜过量、久服。

【常见易混品】水菖蒲,河南、北京、黑龙江、吉林、宁夏等省区中药材标准有收载,《中华人民共和国药典》(2015 年版)一部以藏菖蒲之名收载。为天南星科植物水菖蒲 *Acorus calamus* L. 的干燥根茎。呈类圆柱形而稍扁,少有分枝;根茎较粗大,直径 1 ~ 1.5 cm;表面灰白色至棕红色,有节,节间长 0.2 ~ 1.5 cm;一侧有较大的类三角形叶痕,另一侧有凹陷的圆点状根痕。质硬,折断面灰白色至红棕色,质地略显松泡。气香特异而较浓烈,味辛。饮片为类圆形或椭圆形厚片,周边淡黄棕色或暗棕褐色。切面灰白色或淡棕色,有一明显环纹,有的可见筋脉点和小孔。气香特异,味微辛(图 1-182)。

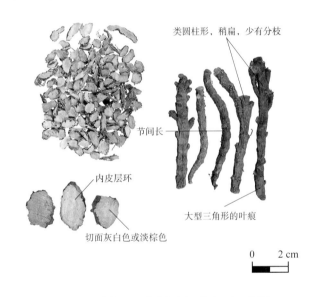

图 1-182 石菖蒲易混品水菖蒲(左:饮片,右:药材)

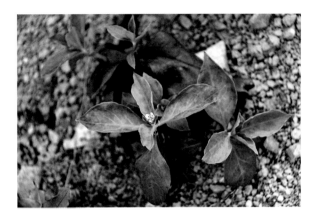

图 1-183 孩儿参(原植物)

【药材性状】呈细长纺锤形或细长条形,稍弯曲,长 3 ~ 10 cm,直径 0.2 ~ 0.6 cm。表面黄白色,较光滑,微有纵皱纹,凹陷处有须根痕。顶端有茎痕。质硬而脆,断面平坦,淡黄白色,粉质(直接晒干)或角质样(烫后晒干),具类十字形花纹。气微,味微甘(图 1-184)。

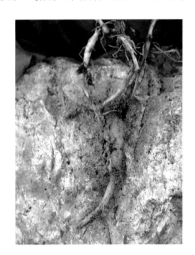

图 1-184 太子参(鲜药材)

太子参

载《本草从新》。为石竹科植物孩儿参 *Pseudostellaria heterophylla* (Miq.) Pax ex Pax et Hoffm. 的干燥块根。省内石门、衡阳、邵阳等地有产(图 1-183),国内江苏、湖北、山东、贵州等省区有栽培。

【采收加工】夏季茎叶大部分枯萎时采挖,洗净,除去须根,置沸水中略烫后晒干或直接晒干。

【现代研究】主含皂苷、脂肪酸、甾醇、磷脂、多糖、淀粉、氨基酸等成分。能增强机体对各种有害刺激的防御能力,还可增强人体内的物质代谢。具有增强免疫力、延缓衰老、保肺、降血糖等作用。

【炮制与成品质量】太子参:取原药材,拣去杂质,摘除残留须根,干燥,筛去碎屑。形如药材(图 1-185)。以身干、条粗、色黄白、无须根者为佳。

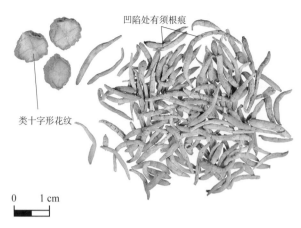

凹陷处有须根痕

类十字形花纹

0   1 cm

图 1-185　太子参（饮片）

土炒太子参：将土置锅内，用中火加热，炒至土呈灵活状态时，投入净太子参，炒至表面黄色，取出，筛去土粉。每太子参 100 kg，用土粉 20 kg。形如太子参，表面色加深，挂土色。

米炒太子参：取净太子参，加米炒至表面有小黑点，取出，筛去大米。每太子参 100 kg，用大米 20 kg。形如太子参，表面色加深，质脆。

【性味归经】味甘、微苦，性平。归脾、肺经。

【功能主治】补气生津，健脾润肺。用于肺胃气虚证、气阴两虚证、肺虚证、气津两伤证，见有神疲乏力、食欲不振、自汗、干呕纳少、口干烦渴、咳嗽气短、痰少、脉细、舌红等症状者。现代多用于慢性支气管炎、小儿肺炎、肝炎、慢性肠炎、糖尿病、充血性心力衰竭、原发性血小板减少性紫癜、苯中毒、贫血等。米炒、土炒均可增强健脾作用。

【用法用量】入汤剂 6～15 g，大剂量可至 30 g。

【毒副作用与使用注意】①偶见低血糖症，或出现腹泻、腹胀反应，久服可致体重增加。②邪实正不虚者慎用。

 天冬

载《神农本草经》。为百合科植物天冬 *Asparagus cochinchinensis*（Lour.）Merr. 的干燥块根。省内主产于邵东、隆回、桑植、慈利、石门、永顺、龙山、吉首等地（图 1-186）。国内主产贵州、四川、广西，浙江、云南、陕西、甘肃、安徽、湖北、河南、江西等地亦产，以贵州产量最大，品质亦佳。

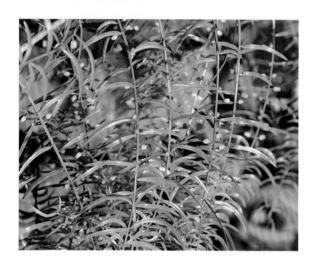

图 1-186　天冬（原植物）

【采收加工】秋、冬两季采挖，洗净，除去茎基和须根，置沸水中煮或蒸至透心，趁热除去外皮，洗净，干燥。

【药材性状】呈长纺锤形，略弯曲，长 5～18 cm，直径 0.5～2 cm。表面黄白色至淡黄棕色，半透明，光滑或具深浅不等的纵皱纹，偶有残存的灰棕色外皮。质硬或柔润，有黏性，断面角质样，中柱黄白色。气微，味甜、微苦（图 1-187）。

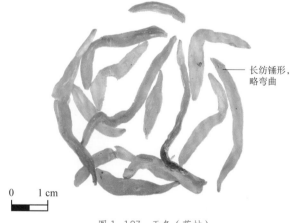

长纺锤形，略弯曲

0   1 cm

图 1-187　天冬（药材）

【现代研究】含多种螺旋甾苷类化合物、20 多种氨基酸，以及低聚糖；并含有 5- 甲氧基 - 甲基糠醛。具有抗菌、杀灭蚊蝇幼虫、镇咳、祛痰、抗肿瘤等作用。

【炮制与成品质量】取原药材，除去杂质，迅速洗净，切中段，干燥。成品为类圆形段片。表面黄白色至淡黄棕色，半透明，有黏性，角质样。中柱黄白色。气微，味甜、微苦（图1-188）。以肥满、致密、黄白色、半透明者为佳。条瘦长、色黄褐、不明亮者质次。

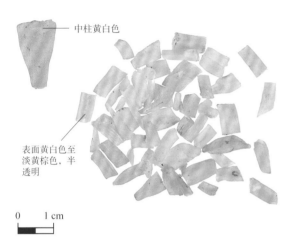

中柱黄白色

表面黄白色至淡黄棕色，半透明

0   1 cm

图1-188　天冬（饮片）

【性味归经】味甘、苦，性寒。归肺、肾经。

【功能主治】养阴润燥，清肺生津。用于肺燥干咳、顿咳痰黏、腰膝酸痛、骨蒸潮热、内热消渴、热病津伤、咽干口渴、肠燥便秘。

【用法用量】入汤剂6～15 g；熬膏，或入丸、散。外用适量，鲜品捣敷或捣烂绞汁涂。

【毒副作用与使用注意】①虚寒泄泻及外感风寒咳嗽者忌用。②孕妇慎用。③服用本品时忌食鲤鱼。

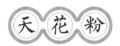

载《神农本草经》。为葫芦科植物栝楼 *Trichosanthes kirilowii* Maxim. 或双边栝楼 *Trichosanthes rosthornii* Harms 的干燥根。省内多地有分布（图1-189）。国内主产山东、河南、安徽、四川等地。

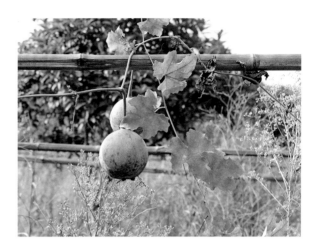

图1-189　栝楼（原植物）

【采收加工】秋、冬两季采挖，洗净，除去外皮，切段或纵剖成瓣，干燥。

【药材性状】栝楼：呈不规则圆柱形、纺锤形或块片状，直径1.5～5.5 cm，均已刮去外皮，表面白色或黄白色，具纵皱纹、黄色脉纹及略凹陷的横长皮孔痕，有的残存黄棕色外皮。质坚实，断面白色或淡黄白色，富粉性，横切面可见棕黄色导管小孔，略呈放射状排列，纵切面可见黄色筋脉纹。气微，味微苦（图1-190）。

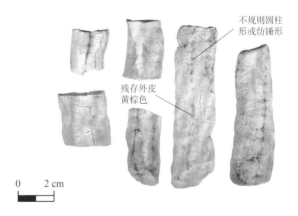

不规则圆柱形或纺锤形

残存外皮黄棕色

0   2 cm

图1-190　天花粉（药材）

双边栝楼：去皮者表面浅灰黄色，断面淡灰黄色，筋脉较多，粉性稍差。带皮者显灰棕色，有网状皱纹。气微，味苦涩。

【现代研究】主含蛋白质类、氨基酸及肽类、糖类、甾醇类、脂肪酸类成分，尚含α-苦瓜素、β-苦瓜素、葫芦苦素等。具有抗病毒、抗肿瘤、抗早孕与引产、降血糖等作用。

【炮制与成品质量】取原药材，洗净，除去外皮，切段或纵剖成瓣，干燥。成品为长方形或圆形厚片，表面黄白色或淡黄棕色，有的有黄棕色外皮残留。切面类白色或淡黄白色，富粉性，可见灰黄色至黄色的筋脉点（横切片）或筋脉纹（纵切片）。气微，味微苦（图1-191）。以色白光滑、条块均匀、身干粉足、无黄筋者为佳。

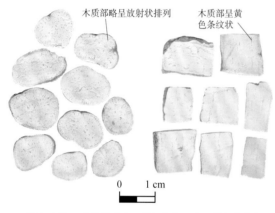

木质部略呈放射状排列

木质部呈黄色条纹状

图1-191 天花粉（左：横切饮片，右：纵切饮片）

【性味归经】味甘、微苦，性微寒。归肺、胃经。

【功能主治】清热泻火，生津止渴，消肿排脓。用于热病烦渴、阴虚消渴、肺热痰咳、阴虚燥咳、咽喉肿痛、疮疡红肿不溃、乳痈等。发热病症、糖尿病、急性乳腺炎、急性支气管炎、肺炎可辨证用之。

【用法用量】入汤剂10～15g，亦可入丸、散，或制成注射剂用。外用适量。

【毒副作用与使用注意】①大剂量用药可影响肝、肾功能，引起实质细胞的轻度变性，乃至出血、坏死，并可致胃中嘈杂、肝周隐痛不适、丘疹瘙痒等。②脾胃虚寒、大便溏泻，或湿阻脾胃、运化不良者忌用。③肝、肾、心功能不全和出血性疾病，严重贫血、精神异常及有智能障碍者均禁用。④可引起流产，孕妇禁用。⑤儿童慎用。⑥不宜超量、久服，最大剂量不宜超过15g。⑦不宜与乌头类药物同用。

【常见易混品】①湖北栝楼，为同科植物湖北栝楼 *Trichosanthes hupehensis* C.Y. Cheng et Yueh 的干燥块根。呈不规则圆柱形、纺锤形或瓣块状。表面黄白色或淡棕黄色，皮孔突起，有的有黄棕色外皮残留。质坚实，断面灰白色或淡黄色，粉性差，纤维较多，横切面导管排列呈菊花状，味极苦。

②王瓜根，为葫芦科植物王瓜 *T. cucumeroides* Maxim 的干燥根。块根呈圆柱形或纺锤形，2～9个呈簇生状，断面皱缩不平，洁白色或黄白色，粉性，味稍苦涩（图1-192）。

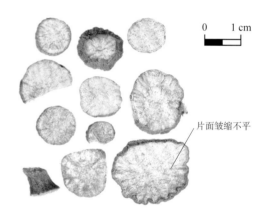

片面皱缩不平

图1-192 天花粉易混品（王瓜根）

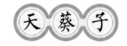

载《分类草药性》。为毛茛科植物天葵 *Semiaquilegia adoxoides*（DC.）Makino 的干燥块根。省内主产于湘西自治州、张家界、怀化、邵阳等地（图1-193）。国内陕西南部、湖北、江苏、安徽、广东、江苏等省区有分布。

【采收加工】5～6月植株未完全枯萎时采挖，洗净，干燥，除去须根。

【药材性状】呈不规则短柱状、纺锤状或块状，略弯曲，长1～3cm，直径0.5～1cm。表面暗褐色至灰黑色，具不规则的皱纹及须根或须根痕。顶端常有茎叶残基，外被数层黄褐色鞘状鳞片。质较软，易折断，断面皮部类白色，木部黄白色或黄棕色，略呈放射状。气微，味甘、微苦辛。

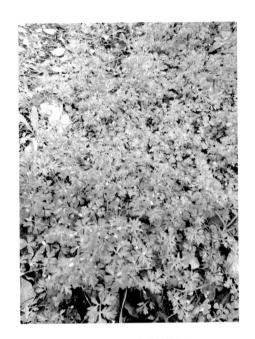

图 1-193 天葵（原植物）

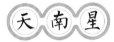【用法用量】入汤剂 3～10 g，亦可入丸、散或浸酒服。外用适量，研粉外敷或鲜品捣烂敷。

【毒副作用与使用注意】脾虚便溏、小便清长者忌用。

天 南 星

载《开宝本草》。为天南星科植物天南星 *Arisaema erubescens*（Wall.）Schott.、异叶天南星 *Arisaema heterophyllum* Blume 或东北天南星 *Arisaema amurense* Maxim. 的干燥块茎。我省主产天南星和异叶天南星，全省各地均有分布，以桑植、沅陵、永顺、麻阳、新宁、绥宁、通道等地多产（图 1-195、图 1-196）。国内除东北、西北及西藏以外的大部分省区亦有分布。

【现代研究】主含生物碱、内酯、香豆素、酚性成分及氨基酸等。具有消炎、抑菌等作用。

【炮制与成品质量】取原药材，洗净，晒干。形如药材（图 1-194）。以个大、饱满、干燥、外黑内白、无须根杂质者为佳。

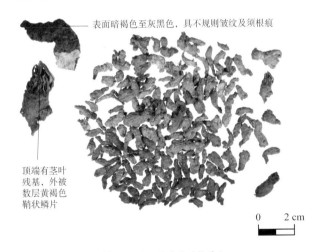

表面暗褐色至灰黑色，具不规则皱纹及须根痕

顶端有茎叶残基，外被数层黄褐色鞘状鳞片

0　　2 cm

图 1-194 天葵子（饮片）

【性味归经】味甘、苦，性寒。归肝、胃经。

【功能主治】清热解毒，消肿止痛，化痰散结，利尿通淋，祛风止痉。用于痈肿疮毒、痰核瘰疬、癌症、毒蛇咬伤、癫痫惊风、咳喘、胃热气痛、跌打损伤等症。淋巴癌、乳腺炎、淋巴结核、尿路结石等可配伍使用。

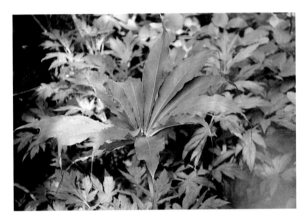

图 1-195 天南星（原植物）

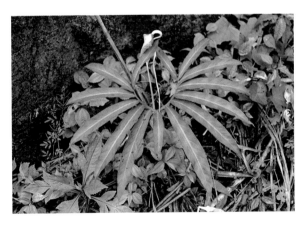

图 1-196 异叶天南星（原植物）

【采收加工】10 月上旬挖出块茎，除去茎叶及须

根，撞去外皮，洗净，干燥。

【药材性状】呈扁球形，高 1～2 cm，直径 1.5～6.5 cm。表面类白色或淡棕色，较光滑，顶端有凹陷的茎痕，周围有麻点状根痕，有的块茎周边有小扁球状侧芽。质坚硬，不易破碎，断面不平坦，白色，粉性。气微辛，味麻辣（图 1-197）。

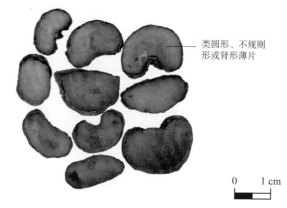

类圆形、不规则形或肾形薄片

0   1 cm

图 1-198　制天南星

胆南星：取制天南星细粉，加入胆汁（或胆膏粉及适量清水）拌匀，蒸 60 分钟至透，取出，放凉，制成小块，干燥。或取天南星细粉，加入净胆汁（或胆膏粉及适量清水）拌匀，放温暖处，发酵 5～7 日后，再连续蒸或隔水炖 9 昼夜，每隔 2 小时搅拌 1 次，除去腥臭气，至呈黑色浸膏状，口尝无麻味为度，取出，晾干。再蒸软，趁热切成小块。每制天南星细粉 100 kg，用牛（或羊、猪）胆汁 400 kg（胆膏粉 400 kg）。成品呈方块状，表面棕黄色或棕黑色，断面色稍浅，质坚实，有特异的腥气，味苦。

【性味归经】味苦、辛，性温。有大毒。归肺、肝、脾经。

【功能主治】天南星：燥湿化痰，祛风解痉。用于中风痰壅、口眼㖞斜、半身不遂、风痰眩晕、癫痫、惊风、破伤风、痈肿、蛇虫咬伤、恶疮疔癣等症。近年来，尚作为脑血管意外所致偏瘫、面神经麻痹、神经性皮炎、宫颈癌、食管癌、肺癌、肋软骨炎、腮腺炎等病症的辅助治疗药。

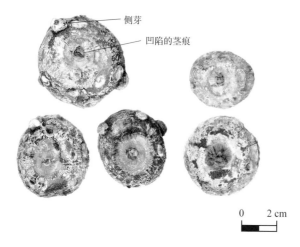

侧芽

凹陷的茎痕

0   2 cm

图 1-197　天南星药材（左：异叶天南星，右：天南星）

【现代研究】主含多种生物碱和环二肽类化合物成分、β-谷甾醇以及多种氨基酸和微量元素。具有抗惊厥、镇静、镇痛、祛痰、抗肿瘤及抗氧化作用。

【炮制与成品质量】生天南星：取原药材，除去杂质，洗净，干燥。形如药材。以个大坚实、断面色白、粉性足者为佳。

制天南星：取净天南星，按大小分别用水浸泡，每日换水 2～3 次，如起白沫时，换水后加白矾（每天南星 100 kg，加白矾 2 kg），泡 1 日后，再进行换水，至切开口尝微有麻舌感时取出。将生姜片、白矾置锅内加适量水煮沸后，倒入天南星共煮至无干心时取出，除去姜片，晾至四至六成干，切薄片，干燥。每天南星 100 kg，用生姜、白矾各 12.5 kg。成品多为类圆形、肾形或不规则形黄白色或淡黄棕色纵切薄片，半透明，质脆易碎，切面角质样，味涩微麻（图 1-198）。

制天南星：降低毒性，增强燥湿化痰的作用。

胆南星：降低毒性和燥烈之性，增强清化热痰，熄风定惊之功。

【用法用量】制天南星，入汤剂 3～9 g。生天南星，一般不内服，多外用 1.5～3 g。胆南星，入汤剂 3～6 g。

【毒副作用与使用注意】①服用过量、误食或皮肤接触可引起中毒。初期可致咽喉烧灼感、口舌麻木、舌强流涎、咽颊充血、张口困难、口腔糜烂等，继则中枢神经系统受到影响，出现头昏、心慌、四肢麻木，甚至昏迷、窒息、呼吸停止。皮肤接触中毒可致瘙痒肿胀。中毒救治：除常规急救处理外，可配合中药解毒。②孕妇禁用。③阴虚、燥痰咳嗽者忌用。④生天南星为国家规定的毒性中药管理品种，须凭有毒药处方权的医师开具的专用处方调配。

【常见易混品】虎掌南星（图1-199），见本书18页半夏常见易混品项下。

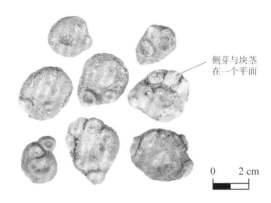

侧芽与块茎在一个平面

图 1-199　天南星易混品（虎掌南星）

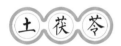

载《滇南本草》。为百合科植物光叶菝葜 *Smilax glabra* Roxb. 的干燥根茎。湖南大部分地区均产（图1-200）。国内湖北、浙江、四川、安徽等地亦产。

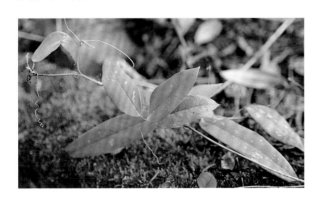

图 1-200　光叶菝葜（原植物）

【采收加工】8～10月采挖，浸泡，切片晒干；或放开水中煮数分钟，切片晒干。

【药材性状】略呈圆柱形，稍扁或呈不规则条块，有结节状隆起，具短分枝，长5～22 cm，直径2～5 cm。表面黄棕色或灰褐色，凹凸不平，有坚硬的须根残基，顶端有圆形芽痕，有的外皮现不规则裂纹，并有残留的鳞叶。质坚硬。气微，味微甘，涩（图1-201）。

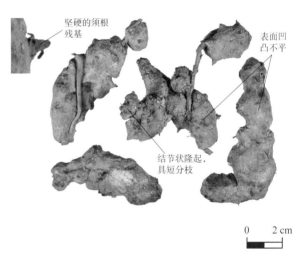

坚硬的须根残基

表面凹凸不平

结节状隆起，具短分枝

图 1-201　土茯苓（药材）

【现代研究】含黄酮苷类成分，如落新妇苷、异落新妇苷、土茯苓苷A～E等；尚含酚酸类成分及正十六酸甲酯、甾体皂苷、薯蓣皂苷等。具有抗病原微生物、抗炎、抗胃溃疡等作用。

【炮制与成品质量】取原药材，用水浸漂，夏季每日换水1次，春、秋每2日换水1次，冬季可每3日换水1次，防止发臭，以泡透为度，捞出切片，及时干燥。成品为类圆形或不规则形薄片，直径2～4 cm，厚0.1～0.2 mm。表面黄棕色至棕褐色，有的可见坚硬的残留须根。切面类白色至淡红棕色，中间微见筋脉点，日光下观察可见砂砾样小亮星。质软，粉性，微有弹性。折断面时有粉尘飞扬，以水润湿后，手摸有黏滑感。气微，味微甘、涩（图1-202）。以片大、切面色白者为佳。切面色深、折断时粉尘飞扬不明显，手摸黏滑感不明显者质次。

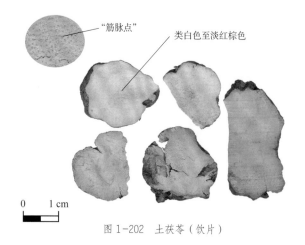

图 1-202　土茯苓（饮片）

黏滑感。气微，味微甘、涩。成品的鉴别要点，白土苓表面多可见须根痕或须根残基；切面较粗糙，类白色或中心稍带黄色；质地较软（俗称"土草薢""白草薢"），粉性较土茯苓差（图1-203）。

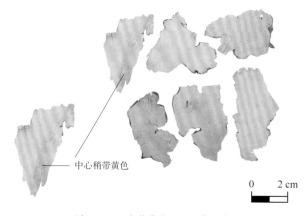

图 1-203　土茯苓易混品（肖菝葜）

【性味归经】味甘、淡，性平。归肝、胃经。

【功能主治】清热解毒，利湿，通利关节。用于梅毒、湿热淋浊、湿热带下、痈肿疮毒、痰核瘰疬、湿疮湿疹、疥癣、泻痢、疳积、筋骨痛、脚气及汞中毒。为治疗梅毒及多种皮肤疾患的要药。现代用于治疗性病、钩体病、风湿性关节炎、肾结核、颈淋巴结结核、慢性胃炎、功能性子宫出血、泌尿系感染、肾炎水肿、急性细菌性痢疾等。

【用法用量】入汤剂 10～30 g。外用适量，研粉调敷。

【毒副作用与使用注意】①少数病人在服药过程中可出现恶心、呕吐、腹部不适等消化道反应。有的可导致过敏反应，出现周身皮肤瘙痒，或散在性大小红斑丘疹。②孕妇慎用。③患有消化系统疾病者，肝肾阴虚者，无湿热症状者均不宜用。④服药期忌饮茶。煎煮时忌用铁器。

【常见易混品】白土苓，《湖南省中药材标准》（2009 年版）有收载。为百合科植物肖菝葜 Heterosmilax japonica Kunth（卵叶土茯苓）或短柱肖菝葜（云南肖菝葜）Heterosmilax yunnanensis Gagnepain 的干燥根茎。药材呈不规则块状，表面黄褐色至灰褐色，粗糙，有众多坚硬的须根残基，断面类白色或中心稍带黄色，粉性，切面稍粗糙，可见点状维管束及少数小亮点；质软，折断时有粉尘飞扬，以水湿润后有

土牛膝

载《本草图经》。为苋科植物土牛膝 Achyranthes aspera Linnaeus 的干燥根及根茎。全省均有分布（图 1-204）。国内华南、西南地区及湖北、江西、福建、台湾等地亦产。

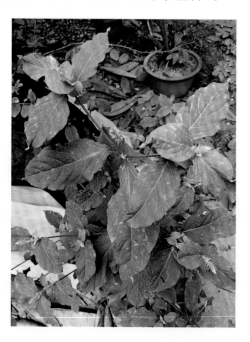

图 1-204　土牛膝（原植物）

【采收加工】9～11月地上部分枯萎或早春发苗时采挖，除去地上部分及须根，洗净，干燥。

【药材性状】根茎呈圆柱形，长 10～15 cm，直径 0.5～1 cm。表面灰褐色，具节，节上着生根。有的上部有数个残存茎基。根呈长圆柱形，稍弯曲，长 10～15 cm，直径 0.2～0.5 cm。表面灰黄色或灰棕色，有须根痕和扭曲的纵皱纹。根茎质硬，不易折断，断面纤维性，中空；根质较韧，易折断，断面黄白色，有维管束点散在。气微，味微甘，而后微苦涩。

【现代研究】主含齐墩果酸等皂苷、甜菜碱、大黄素、多糖等。具有抗炎、抗生育及兴奋子宫等作用。

【炮制与成品质量】取原药材，拣去杂质，洗净，润透切段，晒干。成品为斜薄片或小段，表面灰棕色，具细密的纵皱纹，切面黄棕色，有的中空，维管束呈点状排列成 2～4 轮。质韧，气微，味微甘而涩（图 1-205）。以无茎基、根粗壮、断面黄白色者为佳。

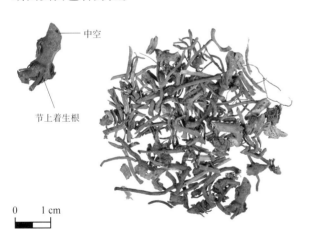

图 1-205　土牛膝（饮片）

【性味归经】味甘、微苦、微酸，性寒。归肝、脾、肺、肾经。

【功能主治】活血祛瘀，清热解毒，利尿通淋。用于经闭、跌打损伤、咽喉肿痛、白喉、风湿痹痛、脚气水肿、血淋尿血等症。

【用法用量】入汤剂 9～15 g，鲜品用量可加倍。

外用适量，研粉吹喉，或以鲜品捣敷，捣汁滴耳。

【毒副作用与使用注意】①孕妇忌用。②脾胃虚寒者慎用。

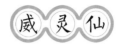

载《新修本草》。为毛茛科植物威灵仙 *Clematis chinensis* Osbeck、棉团铁线莲 *Clematis hexapetala* Pall. 或东北铁线莲 *Clematis manshurica* Rupr. 的干燥根及根茎。省内主产棉团铁线莲，全省各地有分布，石门、慈利、永顺、保靖、沅陵、溆浦等地多产（图 1-206）。国内陕西、江苏、安徽、浙江、江西、福建等地亦产。

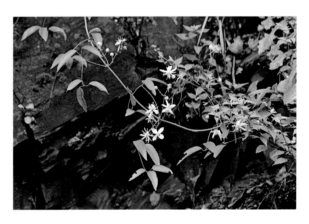

图 1-206　威灵仙（原植物）

【采收加工】9～11月采挖，除去泥沙，晒干。

【药材性状】威灵仙：根茎横长，呈圆柱状，长 1.5～10 cm，直径 0.3～1.5 cm。表面淡棕黄色至棕褐色，顶端残留茎基，质较坚韧，断面纤维性。下端着生多数细根，根呈长圆柱形，稍弯曲，长 7～15 cm，直径 0.1～0.3 cm，表面黑褐色或棕褐色，有细纵纹，有的皮部脱落，露出黄白色木部。质硬脆，易折断，断面皮部较广，木部淡黄色，略呈方形，皮部与木部间常有裂隙。气微，味淡（图 1-207）。

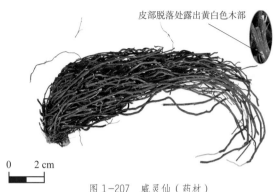

皮部脱落处露出黄白色木部

图 1-207 威灵仙（药材）

棉团铁线莲：根茎呈短柱状，长 1～4 cm，直径 0.5～1 cm。根细长圆柱形，长 4～20 cm，直径 0.1～0.2 cm。表面棕褐色至棕黑色，断面木部圆形。气微，味咸。

东北铁线莲：根茎呈柱状，长 6～12 cm，直径 0.2～2 cm。根多弯曲不直。表面黄褐色，有纵皱纹。质硬，不易折断，断面白色，粉性，有稀疏的放射状纹理。气微，味辛辣。

【现代研究】主含皂苷类，如威灵仙皂苷 A、威灵仙皂苷 B 等；尚含黄酮类，如橙皮苷、柚皮素、大豆素等，以及三萜类、挥发油等。具有镇痛、抗炎、保肝利胆、促尿酸排泄及松弛平滑肌等作用。

【炮制与成品质量】取原药材，除去杂质，洗净，润透，切段，干燥。成品呈不规则的段。表面黑褐色、棕褐色或棕黑色，有细纵纹，有的皮部脱落，露出黄白色木部。切面皮部较广，木部淡黄色，略呈方形或近圆形，皮部与木部间常有裂隙（图 1-208）。以根长、色黑、无地上残基者为佳。

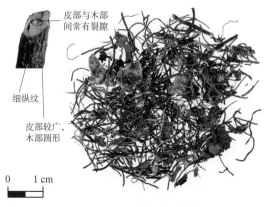

皮部与木部间常有裂隙

细纵纹

皮部较广，木部圆形

图 1-208 威灵仙（饮片）

【性味归经】味辛、咸，性温。有小毒。归膀胱经。

【功能主治】祛风除湿，通络止痛，治骨鲠。用于风湿痹痛、肢体麻木、筋脉拘挛、屈伸不利、脚气肿痛及跌打伤痛、头痛、牙痛、胃脘痛、痔疮肿痛、疟疾、诸骨鲠喉等，并可用于皮肤风疹瘙痒、白癜风、热毒风疮等症。尤为治疗风湿痹痛及痛风的良药。

【用法用量】入汤剂 5～10 g，治骨鲠可用 30 g，亦可浸酒或入丸、散服。外用适量，捣敷，或煎水洗，或作发泡剂。

【毒副作用与使用注意】①本品所含白头翁素与白头翁醇为有毒成分，过量或长时间使用，可引起中毒。外用可引起皮肤发疱溃烂及过敏性皮炎；内服可有口腔灼热、肿烂、呕吐、腹痛，或剧烈腹泻、呼吸困难、脉缓、瞳孔散大，严重者可致死亡。②孕妇不宜用。③气血虚弱、无风寒湿邪者忌用。④不可过量、久服。⑤内服不宜用鲜品，服药期间不宜饮茶及喝面汤。外用时间亦不宜过长。⑥本品不宜与附子同时服用。

 乌头

载《神农本草经》。为毛茛科植物乌头 *Aconitum carmichaelii* Debx. 的干燥母根。省内衡山、石门、凤凰等地有野生品种分布，辰溪、安化、沅陵、洞口等地有栽培（图 1-209）。国内乌头主产于四川、陕西，均为栽培。

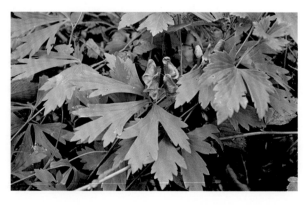

图 1-209 乌头（原植物）

【采收加工】6月下旬至8月上旬采挖，除去子根、须根及泥沙，晒干。

【药材性状】呈不规则的圆锥形，稍弯曲，顶端常有残茎，中部多向一侧膨大，长2~7.5 cm，直径1.2~2.5 cm。表面棕褐色或灰棕色，皱缩，有小瘤状侧根（习称"钉角"）及子根脱离后的痕迹。质坚实，断面类白色或浅灰黄色，形成层环纹呈多角形。气微，味辛辣、麻舌（图1-210）。

气微，微有麻舌感（图1-211）。

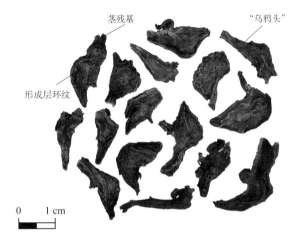

图1-211 制川乌

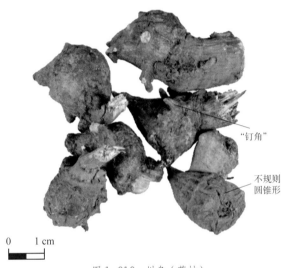

"钉角"

不规则圆锥形

图1-210 川乌（药材）

【现代研究】含乌头碱、次乌头碱、中乌头碱、塔拉胺、消旋去甲基衡州乌药碱、异塔拉定、新乌宁碱、准噶尔乌头碱、附子宁碱、去甲猪毛菜碱、异飞燕草碱、苯甲酰中乌头碱、多根乌头碱等。具有强心、降压、消炎、镇痛、抑制呼吸中枢等作用。

【炮制与成品质量】生川乌：取原药材，拣去杂质，洗净灰屑，晒干。形如药材。以个匀、肥满、坚实、无空心者为佳。

制川乌：取川乌，大小个分开，用水浸泡至内无干心，取出，加水煮沸4~6小时（或蒸6~8小时）至取大个及实心者切开内无白心，口尝微有麻舌感时，取出，晾至六成干，切片，干燥。成品为不规则或长三角形的片，有的形似乌鸦头部，习称"乌鸦头"。表面黑褐色或黄褐色，有灰棕色形成层环纹。体轻，质脆，切面有光泽。

【性味归经】味辛、苦，性热。有大毒。归心、肝、肾、脾经。

【功能主治】祛风除湿，温经止痛。用于风寒湿痹、关节疼痛、心腹冷痛、寒疝作痛及麻醉止痛。

【用法用量】入汤剂1.5~3 g，须炮制后用，且应先煎、久煎1~2小时。外用适量，研末撒或调敷。

【毒副作用与使用注意】①生品内服宜慎。②阴虚阳盛，热证疼痛忌服。③孕妇禁用。④不宜与半夏、瓜蒌、瓜蒌子、瓜蒌皮、天花粉、川贝母、浙贝母、平贝母、伊贝母、湖北贝母、白蔹、白及同用。⑤本品超量或久服可导致中毒，表现为唇、舌、颜面、四肢麻木及流涎、呕吐、烦躁、心慌、心率减慢或心动过速、肤冷、血压下降、早期瞳孔缩小而后放大、肌肉强直、呼吸痉挛、窒息而危及生命。

 乌 药

载《本草拾遗》。为樟科植物乌药 *Lindera aggregata*（Sims）Kosterm. 的干燥块根。全省各地均有分布，耒阳、桂阳、衡阳、娄底、邵阳为主产地（图1-212）。国内秦岭以南多有分布。

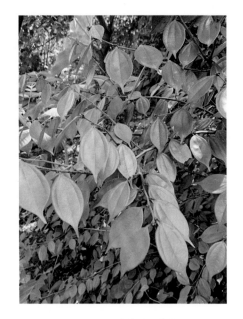

图 1-212　乌药（原植物）

【采收加工】冬、春两季可采挖，除去细根，洗净，趁鲜切片，晒干，或直接晒干。

【药材性状】多呈纺锤状，略弯曲，有的中部收缩成连珠状，习称"乌药珠"。长 6 ~ 15 cm，直径 1 ~ 3 cm；表面黄棕色或黄褐色，有纵皱纹及稀疏的细根痕。质坚硬。切片厚 0.2 ~ 2 mm，断面黄白色或淡黄棕色，射线放射状，可见年轮环纹，中心颜色较深。气香，味微苦、辛，有清凉感（图 1-213）。

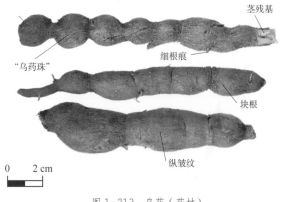

图 1-213　乌药（药材）

【现代研究】主含倍半萜及内酯类成分，如乌药醚内酯、伪新乌药醚内酯、乌药醇、乌药根烯等；尚含生物碱、脂肪酸、挥发油等。具有调节胃肠运动、镇痛、抗炎等作用。

【炮制与成品质量】乌药：取原药材，除去杂质，洗净，干燥；未切片者，除去细根，大小分开，浸透，切薄片，干燥，筛去碎屑。成品为类圆形薄片，直径 1 ~ 3 cm，切片厚 0.1 ~ 0.2 cm，切面黄白色或淡黄棕色，可见放射状纹理及年轮环纹，中心颜色较深。质脆，气香，味微苦、辛，有清凉感（图 1-214）。以个大、肥壮、质嫩、折断面香气浓郁者为佳；质老、不呈纺锤形的直根，不供药用。

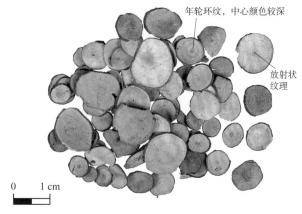

图 1-214　乌药（饮片）

麸炒乌药：先将锅用中火烧热，撒入麦麸，待冒烟时投入净乌药片，不断翻炒，炒至表面微黄色，取出，筛去麦麸，放凉。每乌药 100 kg，用麦麸 10 ~ 15 kg。形如乌药，表面微黄色，气香。

酒乌药：取净乌药片，加入定量黄酒拌匀，稍闷润，待酒被吸尽后，置炒制容器内，用文火炒干。每乌药 100 kg，用黄酒 10 kg。形如乌药。炒后色泽加深，微具酒香气。

【性味归经】味辛，性温。归脾、肺、肾、膀胱经。

【功能主治】顺气止痛，温肾散寒。用于寒郁气滞所致的胸腹胀痛、气逆喘急、疝气疼痛、痛经、产后腹痛，以及肾阳不足、膀胱虚冷所致的遗尿、尿频等症。本品能"通理上下诸气"，广泛用于气滞、气逆引起的痛经，尤以治下腹胀痛为宜。现代常用于浅表性胃炎、月经不调、疝气、老年性前列腺肥大、中风、癌症等病症。

【用法用量】入汤剂 6～10 g，亦可入丸、散。

【毒副作用与使用注意】①孕妇及体虚者慎服。
②气虚及内热证病人忌用。③本品有耗气之弊，
不宜超量、久服。

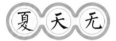

载《浙江民间常用草药手册》。为罂粟科植
物伏生紫堇 *Corydalis decumbens*（Thunb.）Pers.
的干燥块茎。省内主产于桃江、衡山、长沙、平
江等地（图 1-215）。国内华东地区及广东、广
西、贵州、云南、台湾等省区有分布。

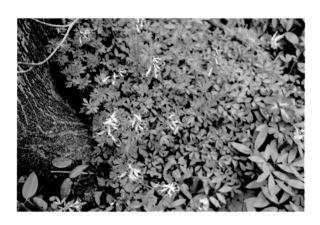

图 1-215　伏生紫堇（原植物）

【采收加工】春季或初夏出苗后采挖，除去茎、
叶及须根，洗净，干燥。

【药材性状】呈类球形、长圆形或不规则块状，
长 0.5～3 cm，直径 0.5～2.5 cm。表面灰黄色、
暗绿色或黑褐色，有瘤状突起和不明显的细皱
纹，顶端钝圆，可见茎痕，四周有淡黄色点状叶
痕及须根痕。质硬，断面黄白色或黄色，颗粒状
或角质样，有的略带粉性。气微，味苦。

【现代研究】含延胡索乙素、原阿片碱、空褐鳞
碱、藤荷包牡丹定碱等多种生物碱。具有镇痛
和镇静、增加冠脉流量、扩张外周血管、降低血
压、抑制血小板聚集、对抗血栓形成，对子宫平
滑肌和肠平滑肌具有松弛和解痉作用。

【炮制与成品质量】取原药材，除去杂质，大小
分开，浸透切片，干燥，筛去碎屑。成品为类
圆形或不规则薄片，表面灰黄色、暗绿色或黑褐
色，切面黄白色或黄色，颗粒状或角质样，有
的略带粉性。气微，味苦（图 1-216）。以个大、
质坚、断面黄白色者为佳。

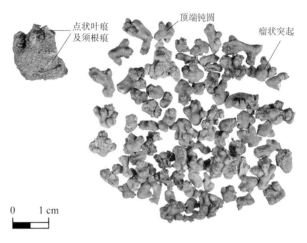

点状叶痕
及须根痕　顶端钝圆　瘤状突起

图 1-216　夏天无（药材）

【性味归经】味苦、微辛，性微温。归肝经。

【功能主治】行气活血，通络止痛，平肝熄风。
用于高血压偏瘫、小儿脊髓灰质炎、坐骨神经
痛、风湿性关节炎、跌打损伤等症。

【用法用量】入汤剂 6～12 g；研粉服 1 次 2～4 g。

【毒副作用与使用注意】①有头昏、面色苍白、
血压下降、呼吸困难、嗜睡、肌肉僵硬、抽搐等
急性中毒反应报道。②孕妇忌用。③无气滞血瘀
者不宜用。④不宜超量、久服。⑤有的书中将本
品列入活血药类。

载《海药本草》。为石蒜科植物仙茅
Curculigo orchioides Gaertn. 的干燥根茎。全省各
地散见，以会同、武冈、新宁、道县、宜章、邵
东等地多产（图 1-217）。国内华中地区及江苏、
浙江、福建、台湾、广东、广西、贵州、云南等
地有分布。

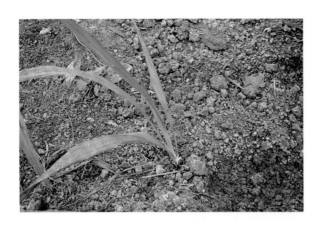

图 1-217　仙茅（原植物）

【采收加工】在 10 月倒苗后至春季末采挖，除去根头和须根，洗净，干燥。

【药材性状】呈圆柱形，略弯曲，长 3 ~ 10 cm，直径 0.4 ~ 0.8 cm。表面黑褐色或棕褐色，粗糙，有细孔状的须根痕及纵横皱纹。质硬而脆，易折断，断面不平坦，淡褐色或棕褐色，近中心处色较深。气微香，味微苦、辛（图 1-218）。

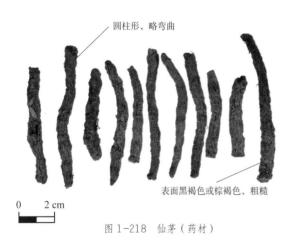

圆柱形，略弯曲

表面黑褐色或棕褐色，粗糙

0　　2 cm

图 1-218　仙茅（药材）

【现代研究】主含仙茅苷、仙茅皂苷、仙茅素、生物碱、甾醇以及多种长链脂肪族化合物。具有性激素样、适应原样及抗肿瘤、抗菌、抗炎等作用，且能增强免疫功能。

【炮制与成品质量】仙茅：取原药材，除去杂质，洗净，稍润，切段，干燥，筛去灰屑。成品为圆柱形小段，直径 0.4 ~ 0.8 cm。表面棕褐色或黑褐色，粗糙，切面较平坦，淡褐色或棕褐色，近中心处色较深。质硬而脆，易折断。气微香，味

微苦、辛（图 1-219）。以条粗长均匀，表面棕褐色，断面淡褐色，质坚脆者为佳。

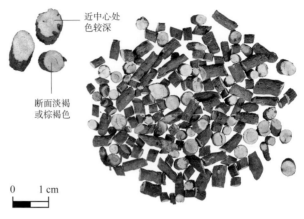

近中心处色较深

断面淡褐或棕褐色

0　　1 cm

图 1-219　仙茅（饮片）

酒仙茅：取净仙茅段，加入定量黄酒拌匀，稍闷润，待酒被吸尽后，置炒制容器内，用文火炒干。每仙茅 100 kg，用黄酒 10 kg。形如仙茅。表面色泽加深，微有酒气。

【性味归经】味辛，性热。有毒。归肝、肾、脾经。

【功能主治】仙茅：温肾阳，强筋骨，祛寒湿。用于阳痿、遗精、遗尿、月经过多、腰膝酸软、寒湿痹痛、脘腹冷痛、痈疽、瘰疬等症。现代多用于老年性遗尿、慢性肾炎、风湿性关节炎、更年期高血压、高脂血症等。

酒仙茅：降低毒性，以补肾壮阳为主。

【用法用量】入汤剂 3 ~ 10 g，或入丸、散、酒剂。外用捣敷。

【毒副作用与使用注意】①本品服用过量，可引起全身出冷汗、四肢厥逆、麻木、舌肿胀吐露口外、烦躁，继而昏迷等中毒反应。②孕妇忌用。③阳强易举、阴虚火旺者忌用。④不宜过量、久服。用量应控制在 10 g 以内。

载《名医别录》。为莎草科植物莎草 *Cyperus rotundus* L. 的干燥根茎。全省广为分布，以保

靖、永顺、花垣、辰溪、武冈、新宁、宜章、长沙等地多产（图1-220）。国内华东、华南、西南等地区亦有分布。

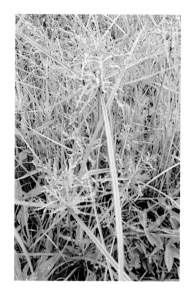

图1-220 莎草（原植物）

【采收加工】春、秋两季采挖根茎，燎去毛须，直接晒干，或置沸水中略煮或蒸透后晒干。

【药材性状】多呈纺锤形，有的略弯曲，长2～3.5 cm，直径0.5～1 cm。表面棕褐色或黑褐色，有纵皱纹，并有6～10个略隆起的环节，节上有未除净的棕色毛须及须根断痕；去净毛须者较光滑，环节不明显。质硬，经蒸煮者断面黄棕色或红棕色，角质样；生晒者断面色白而显粉性，内皮层环纹明显，中柱色较深，点状维管束散在。气香，味微苦。

【现代研究】主含挥发油，油中含香附烯、β-芹子烯、α-香附酮、β-香附酮、广藿香酮等；尚含生物碱、黄酮类、三萜类等成分。具有镇痛、抗炎、解热等作用。

【炮制与成品质量】香附：取原药材，除去毛须及杂质，碾碎或切薄片，筛去碎屑。成品为不规则厚片或颗粒状。表面棕褐色或黑褐色，有时可见环节。切面白色或黄棕色，质硬，内皮层环纹明显。气香，味微苦。以个大、质坚实、色棕褐、香气浓者为佳。

醋香附：取净香附粒（片），加入定量米醋拌匀，稍闷润，待醋被吸尽后，置炒制容器内，用文火炒干，取出晾凉。筛出碎屑。每香附100 kg，用醋20 kg。成品表面棕褐色或红棕色，略有醋气（图1-221）。

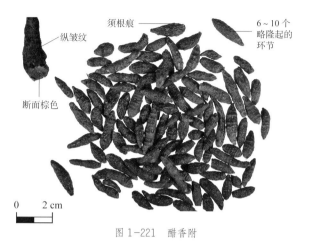

纵皱纹

须根痕

6～10个略隆起的环节

断面棕色

0 2 cm

图1-221 醋香附

酒香附：取净香附粒（片），加入定量黄酒拌匀，稍闷润，待酒被吸尽后，置炒制容器内，用文火炒干，取出晾凉。筛出碎屑。每香附100 kg，用黄酒20 kg。成品表面红紫色，略具酒气。

香附炭：取净香附粒（片），用中火炒至表面焦黑色，内部焦褐色，喷淋清水少许，灭尽火星，取出晾干，凉透，筛去碎屑。形如香附，表面焦黑色，内呈焦褐色。

【性味归经】味辛、微苦、微甘，性平。归肝、脾、三焦经。

【功能主治】香附：理气解郁，调经止痛。用于肝郁气滞之胸、胁、脘腹胀痛、消化不良及胸脘痞满、寒疝腹痛、乳房胀痛、月经不调、经闭痛经，以及冲任失调、胎气不和之胎动不安等症。本品既能疏肝解郁、又能通调三焦气滞，有"气病之总司、女科之主帅"之誉，可广泛用于气郁所致的疼痛，尤宜于妇科病和月经不调。现代用于慢性胆囊炎、慢性胃炎、胃及十二指肠球部溃疡、胃神经症、坐骨神经炎、丝虫病、扁平疣等。

醋香附：增强疏肝止痛之功。

香附炭：以调经止血为主。

【用法用量】入汤剂 6~10 g，亦可入丸、散。外用研粉撒，调敷或做饼热熨。入药多醋制，以增强止痛作用。

【毒副作用与使用注意】①孕妇慎用。②气虚无滞、阴虚内热、月经先期者不宜用。③血虚气弱者不宜单用。④本品虽有"气病之总司"的美誉，但主要还是用于妇科。

【常见易混品】大香附，为莎草科植物粗根茎莎草 *Cyperus stoloniferus* Retz. 的干燥根茎。呈纺锤形、长椭圆形或类圆柱状，有的略弯曲，长 2~5 cm，直径 0.5~1.5 cm。表面多具隆起的密集环节，环节常为 6~12 个，少数达 35 个。节上有众多细长毛须。细根直径约 1 mm。断面浅棕色或红棕色。质稍轻而硬。气香。味苦微辛（图 1-222）。

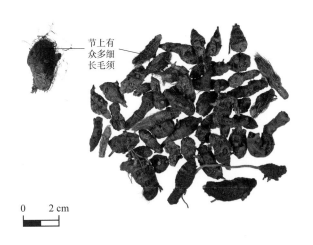

图 1-222 香附易混品（大香附）

载《神农本草经》。为百合科植物小根蒜 *Allium macrostemon* Bge. 或薤 *Allium chinensis* G. Don 的干燥鳞茎。我省主产小根蒜，全省均有分布，但以石门、永顺、洞口、武冈、新宁、宜章等地为主产（图 1-223）。国内东北地区及河北、江苏、湖北等省区亦产。

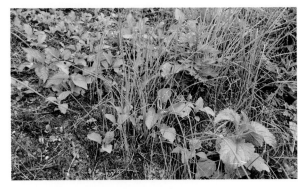

图 1-223 小根蒜（原植物）

【采收加工】5~6 月采挖，除去叶苗和须根，洗净，蒸透或置沸水中烫透，晒干或烘干。

【药材性状】小根蒜：呈不规则卵圆形，高 0.5~1.5 cm，直径 0.5~1.8 cm。表面黄白色或淡黄棕色，皱缩，半透明，有类白色膜质鳞片包被，底部有突起的鳞茎盘。质硬，角质样。有蒜臭，味微辣。

薤：呈略扁的长卵形，高 1~3 cm，直径 0.3~1.2 cm。表面淡黄棕色或棕褐色，具浅纵皱纹。质较软，断面可见鳞叶 2~3 层，嚼之黏牙。

【现代研究】主含甾体皂苷类成分，如薤白苷 A~K 等；尚含前列腺素、生物碱及含氮化合物等。具有降脂、抗血小板集聚、加快血液流变、保护缺血心肌等作用。

【炮制与成品质量】薤白：取原药材，拣去杂质，簸筛去须毛。形如药材（图 1-224）。以身干、体重、个大、质坚、形饱满、黄白色、半透明、不带花茎者为佳。

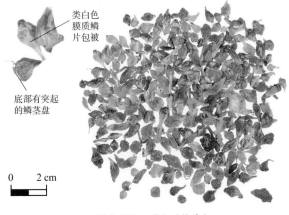

图 1-224 薤白（饮片）

【性味归经】味辛、苦，性温。归肺、心、胃、大肠经。

【功能主治】通阳散结，行气导滞。用于寒痰阻滞、胸阳不振所致的胸痹疼痛、胸脘痞闷、痰饮喘咳及胃肠气滞、泻痢后重等症。有报道用于冠心病心绞痛、冠状动脉粥样硬化、心律失常、干性胸膜炎、肋间神经痛、内伤气闭、胆道蛔虫症等。

【用法用量】入汤剂 4.5 ~ 9 g；入散剂 1.5 ~ 2 g，吞服。治胸痹宜炒用，治痢疾宜生用。外用生品，适量捣敷。

【毒副作用与使用注意】①服用过量可刺激胃黏膜，引起胃脘不适。脾胃虚寒者服后可出现嗳气、腹泻等症状。②孕妇不宜用。③阴虚及发热者应慎用。脾胃虚寒及无滞者、胃弱纳呆及不耐蒜味者、溃疡病病人不宜用。④不宜超量、久用。

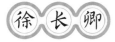

载《神农本草经》。为萝藦科植物徐长卿 *Cynanchum paniculatum*（Bge.）Kitag. 的干燥根和根茎。省内主产于永州、双牌、蓝山、桂阳、宜章、临武等地。国内分布于江苏、河北、安徽、贵州、广西及东北等地。

【采收加工】秋季采挖，除去杂质，阴干。

【药材性状】根茎呈不规则柱状，有盘节，长 0.5 ~ 3.5 cm，直径 2 ~ 4 mm。有的顶端带有残茎，细圆柱形，长约 2 cm，直径 1 ~ 2 mm，断面中空；根茎节处周围着生多数根。根呈细长圆柱形，弯曲，长 10 ~ 16 cm，直径 1 ~ 1.5 mm。表面淡黄白色至淡棕黄色或棕色，具微细的纵皱纹，并有纤细的须根。质脆，易折断，断面粉性，皮部类白色或黄白色，形成层环淡棕色，木部细小。气香，味微辛凉（图 1-225）。

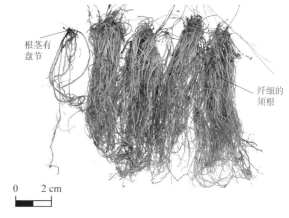

图 1-225 徐长卿（药材）

【现代研究】主含黄酮苷、糖类、氨基酸、丹皮酚。具有镇痛、镇静、降压、降血脂、抗菌等作用。

【炮制与成品质量】取原药材，除去杂质，迅速洗净，切段，阴干。成品呈不规则的段。根茎有节，四周着生多数根。根圆柱形，表面淡黄白色至淡棕黄色或棕色，有细纵皱纹。切面粉性，皮部类白色或黄白色，形成层环淡棕色，木部细小。气香，味微辛凉（图 1-226）。以根条粗壮、断面黄白色、粉性足、香气浓者为佳。

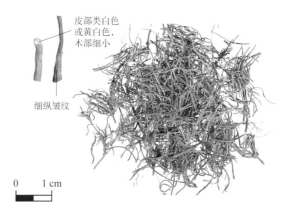

图 1-226 徐长卿（饮片）

【性味归经】味辛，性温。归肝、胃经。

【功能主治】祛风，化湿，止痛，止痒。用于风湿痹痛、胃痛胀满、牙痛、腰痛、跌扑伤痛、风疹、湿疹。

【用法用量】入汤剂 3 ~ 12 g，宜后下。

【毒副作用与使用注意】体弱者慎服。

载《神农本草经》。为川续断科植物川续断
Dipsacus asperoides C. Y. Cheng et T. M. Ai
（或 *Dipsacus asper* Wall）的干燥根。省内主产于湘
西自治州、张家界、怀化等地（图 1-227）。湖北、
江西、广西、四川、贵州、云南、西藏等省区亦产。

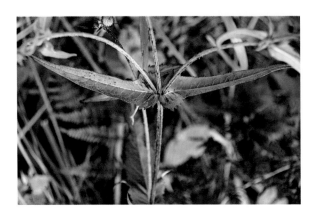

图 1-227　川续断（原植物）

【采收加工】在霜冻前采挖，除去根头及须根，
用微火烘至半干，堆置"发汗"至内部变绿色
时，再烘干。

【药材性状】呈圆柱形，略扁，有的微弯曲，长
5~15 cm，直径 0.5~2 cm。表面灰褐色或黄褐
色，有稍扭曲或明显扭曲的纵皱及沟纹，可见横
裂的皮孔及少数须根痕。质软，久置后变硬，易
折断，断面不平坦，皮部墨绿色或棕色，外缘
褐色或淡褐色，木部黄褐色，导管束呈放射状排
列。气微香，味苦、微甜而后涩（图 1-228）。

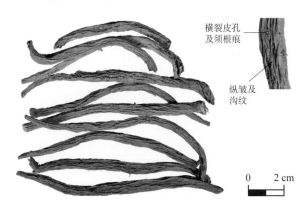

横裂皮孔
及须根痕

纵皱及
沟纹

0　2 cm

图 1-228　续断（药材）

【现代研究】主含三萜皂苷类成分常春藤苷、川
续断皂苷 Ⅵ、刺楸皂苷 A、川续断皂苷 B 等；
尚含生物碱类、萜类、黄酮、甾醇及多糖等。具
有促进骨折愈合、抗骨质疏松、松弛子宫平滑
肌、抗炎、调节免疫、抗维生素 E 缺乏等作用。

【炮制与成品质量】续断：取原药材，除去杂
质，洗净，润透，切薄片或短段，干燥，筛去碎
屑。成品为类圆形薄片或圆柱形略扁的短段。表
面灰褐色或黄褐色，有稍扭曲的纵纹或明显扭曲
的纵纹及沟纹。切面皮部墨绿色或棕色，木部黄
褐色，导管束呈放射状排列，形成层部位多有深
色的环纹。质软，久置后变硬，易折断，断面不
平坦。气微香，味苦、微甜而后涩（图 1-229）。
以条粗、质软、断面带墨绿色者为佳。

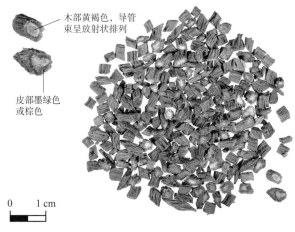

木部黄褐色，导管
束呈放射状排列

皮部墨绿色
或棕色

0　1 cm

图 1-229　续断（饮片）

酒续断：取净续断片，加入定量黄酒拌匀，
稍闷润，待酒被吸尽后，置炒制容器内，用文火
炒至微带黑色，取出晾凉。筛出碎屑。每续断片
100 kg，用黄酒 10 kg。形如续断，表面微黑色
或灰褐色，略具酒气。

盐续断：取净续断片用盐水拌匀，闷润至
透，置炒制容器内，用文火加热，炒干，取出晾
凉。筛出碎屑。每续断片 100 kg，用食盐 2 kg。
形如续断，表面黑褐色，味微咸。

【性味归经】味苦、辛，性微温。归肝、肾经。

【功能主治】续断：补肝肾，强筋骨，疗折伤，

安胎止漏。用于肝肾亏虚之腰膝酸软、风湿痹痛、阳痿遗精、崩漏经多、胎漏下血、跌打损伤等症。现代常用于腰腿痛、先兆流产、习惯性流产、跌打损伤等。

酒续断：增强其活血通经络的作用。

盐续断：引药下行，增强补肝肾的作用。

【用法用量】入汤剂 6 ~ 15 g。外用适量，研粉敷。治崩漏下血宜炒用。

【毒副作用与使用注意】①有报道称，可致皮疹、瘙痒及头晕、头痛、手足发麻、意识模糊等反应。②痢疾初起者不宜用。气郁发怒者忌用。③不宜与苦寒药同用；不宜与雷丸同用。

【常见易混品】牛蒡根，《山东省中药材标准》（2012 年版）有收载，甘肃、云南等省地方标准亦有收载。为菊科植物牛蒡 *Arctium lappa* L. 的干燥根。常切制成类圆形或椭圆形的厚片，混充或掺入续断成品中出售。成品表面灰黄色，有纵纹及须根痕。切面淡灰褐色，可见众多灰白色筋脉小点略凸出于切面排列成数圈，略呈同心环状。气微，味微甘而后苦（图 1-230）。

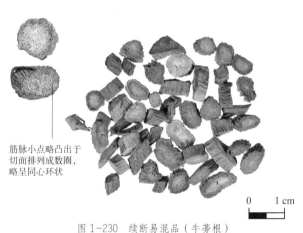

筋脉小点略凸出于切面排列成数圈，略呈同心环状

图 1-230 续断易混品（牛蒡根）

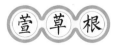

载《本草拾遗》。为百合科植物萱草 *Hemerocallis fulva* L.、黄花菜（金针菜）*H.citrina* Baroni 或小萱草 *H.minor* Mill. 的根及根茎。我省主产黄花菜，全省均有分布，以石门、沅陵、永顺、中方、洞口、城步、宁乡等地多产（图 1-231）。全国各地多有栽培，秦岭以南各地有野生。

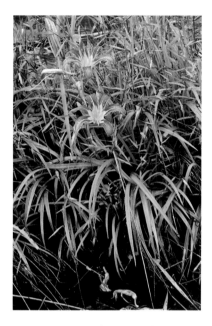

图 1-231 黄花菜（原植物）

【采收加工】花前期挖根，除去茎苗及细根，洗净泥土，晒干。

【药材性状】萱草根：呈短圆柱形，长 1 ~ 1.5 cm，直径约 1 cm。有的顶端留有叶残基；根簇生，多数已折断。完整的根长 5 ~ 15 cm，上部直径 3 ~ 4 mm，中下部纺锤形块根，直径 0.5 ~ 1 cm，多干瘪抽皱，有多数纵皱及少数横纹，表面灰黄色或淡灰棕色。体轻，质松软，稍有韧性，不易折断，断面灰棕色或暗棕色，有多数放射状裂隙。气微香，味稍甜。

黄花菜根：类圆柱形，长 1 ~ 4 cm，直径 1 ~ 1.5 cm。根多数，长 5 ~ 20（30）cm，直径 3 ~ 4 mm，有的根中下部稍膨大成棍棒状或略呈纺锤状。

小萱草根：较前两种短，根较细而多，长 5 ~ 15 cm，直径 2 ~ 3 mm，末端尖细，表面灰棕色或灰黄棕色，具细密横纹，偶见末端膨大成纺锤状小块根。具韧性，难折断，断面灰白色。

【现代研究】主含大黄酚、大黄酸、黄花蒽醌、决明子素等蒽醌类成分；尚含甾类、酚类等成分。具有利尿、抑菌等作用。

【炮制与成品质量】取原药材，除去残茎，杂质，洗净捞出，稍闷润，切段，晒干。成品为圆柱形短段，表面灰黄色或淡灰棕色。切面灰白色至暗棕色，有的可见裂隙。气微香，味微甜（图1-232）。以根粗大、充实饱满、无残基者为佳。

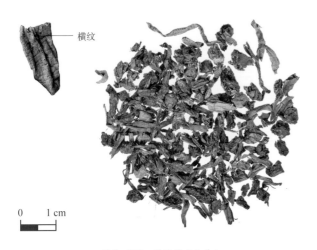

图 1-232　萱草根（饮片）

【性味归经】味甘，性凉。有小毒。归心、脾、肝经。

【功能主治】清热利湿，凉血止血，解毒消肿。用于通身水肿、小便不利、淋浊、带下、黄疸、咯血、衄血、便血、崩漏以及乳痈、疖腮、咽喉肿痛等症。现代多用于肾炎、扁桃体炎、腮腺炎、乳腺炎等。

【用法用量】入汤剂 4.5 ~ 9 g，或用鲜品捣汁服。但有小毒，内服宜慎。外用鲜品适量，捣烂敷患处。

【毒副作用与使用注意】①大剂量服用可致失明。②孕妇忌用。③内无湿热者不宜用。④本品有毒，内服应慎重，更不可超量、久服。

载《神农本草经》。为玄参科植物玄参

Scrophularia ningpoensis Hemsl. 的干燥根。全省各地多有分布或栽培，以邵东、隆回、桑植、龙山、芷江、溆浦、慈利等地多产（图1-233）。国内浙江、安徽、江苏、江西等地亦有分布。

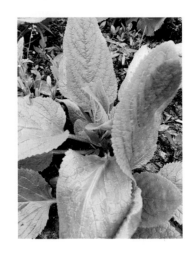

图 1-233　玄参（原植物）

【采收加工】立冬前后采挖，除去茎、叶、须根，刷净泥沙，曝晒 5 ~ 6 日，并经常翻动，每晚须加盖稻草防冻（受冻则空心），晒至半干时，堆积 2 ~ 3 日，使内部变黑，再行日晒，并反复堆、晒，直至完全干燥。阴雨天可采取烘干法。本品易反潮，应储于通风干燥处，防止生霉和虫蛀。

【药材性状】呈类圆柱形、纺锤形或类圆锥形，有的微弯曲，长 6 ~ 20 cm，直径 1 ~ 3 cm。表面灰黄色或灰褐色，有不规则的纵沟、横向皮孔及稀疏的横裂纹和须根痕。质坚实，不易折断，断面黑色，微有光泽。气特异似焦糖，味甘、微苦（图1-234）。

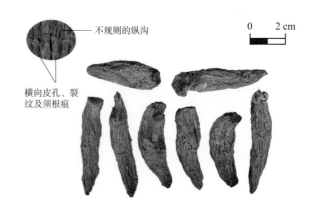

图 1-234　玄参（药材）

【现代研究】主含环烯醚萜类成分，如哈巴苷、哈巴俄苷、玄参苷等；尚含苯丙素类、生物碱、糖类氨基酸、脂肪酸、挥发油、胡萝卜素和维生素 A 类物质等。具有解热、抗炎、抗血小板聚集、镇痛、保肝等作用。

【炮制与成品质量】取原药材，去残留根茎及杂质，洗净，润透，切薄片，干燥；或微泡，蒸透，稍晾，切薄片，干燥。成品为长条形斜切薄片或类圆形横切厚片，周边灰褐色，有不规则的纵沟、横向皮孔及稀疏的横裂纹和须根痕。切面黑褐色，油润柔软，微有光泽，气特异似焦糖，味甘、微苦（图1-235）。以支条肥大、皮细、质坚、芦头修净、肉色乌黑者为佳。支条小，皮粗糙，带芦头者质次。

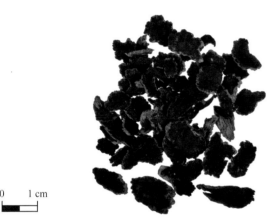

0　1 cm

图 1-235　玄参（饮片）

【性味归经】味甘、苦、咸，性微寒。归肺、胃、肾经。

【功能主治】清热凉血，滋阴，泻火解毒。用于温热病热入营血、内陷心包所致的身热、烦渴、温毒发斑、舌绛、咽喉肿痛、瘰疬痰核、痈肿疮毒、肺热咳嗽、阴虚劳热、津伤便秘、内热消渴、目赤肿痛、白喉等。

【用法用量】入汤剂 9～15 g，虚热烦躁可用 18～30 g，治瘰疬、脉管炎时可用 30～60 g，亦可入丸、散。外用适量，捣敷或研粉调敷。

【毒副作用与使用注意】①血压偏低的病人在用量过大时，可出现低血压反应。②应在医师指导

下用。③脾胃有湿及脾虚便溏者忌用。④血虚者及无热象者不宜用。⑤本品反藜芦，恶黄芪、干姜、大枣、山茱萸。

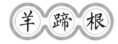

载《神农本草经》。为蓼科植物羊蹄 *Rumex japonicus* Houtt. 或尼泊尔酸模 *R. nepalensis* Spr. 或酸模同属植物的干燥根。全省大部分地区均有分布（图1-236）。国内江苏、浙江、江西、安徽、福建、湖北等省区亦产。

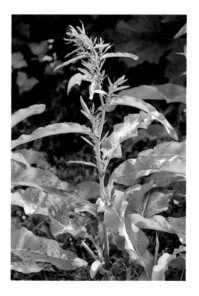

图 1-236　羊蹄（原植物）

【采收加工】秋季 8～9 月采挖，洗净，晒干。

【药材性状】羊蹄：呈类圆锥形，根头部有残留茎基及支根痕。表面灰棕色，具纵皱纹及横向突起的皮孔样疤痕。质硬易折断，断面灰黄色，颗粒状。气特异，味微苦涩。

尼泊尔酸模：呈类圆锥形，下部有分枝，根头部具残留茎基及支根痕，周围具少量干枯的棕色叶基纤维，其下有密集横纹。表面灰黄色，多纵沟及横长皮孔样疤痕。质硬易折断，折断面淡棕色。气微，味苦涩。

【现代研究】主含蒽醌类成分，如大黄素、大黄素甲醚、大黄酚等，尚含鞣质等。具有抑菌、抑

酶、止血、灭螺等作用。

【炮制与成品质量】取原药材，除去杂质，洗净，润透，切片，干燥。成品为类圆形或不规则厚片，表面灰棕色或灰黄色，具纵皱纹及横向突起的皮孔样疤痕。切面灰黄色或淡棕色，颗粒状。气特异，味微苦涩（图1-237）。以质硬、易折、断面淡棕色、味苦者为佳。

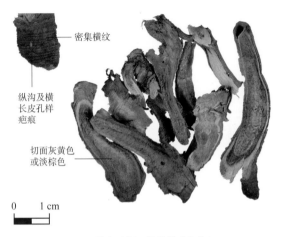

密集横纹

纵沟及横长皮孔样疤痕

切面灰黄色或淡棕色

0   1 cm

图 1-237　羊蹄根（饮片）

【性味归经】味苦，性寒。归心、肝、大肠经。

【功能主治】清热通便，凉血止血，解毒杀虫。用于大便秘结及血热妄行所致的咯血、吐血、衄血、便血、崩漏下血及湿热黄疸、跌打损伤、疥癣等。临床尚用于子宫颈炎。

【用法用量】入汤剂 10 ~ 15 g。外用适量，煎水洗或鲜品捣敷。

【毒副作用与使用注意】①脾胃虚寒、泄泻、食欲不佳者忌用。②孕妇不宜用。儿童忌用。

玉竹

载《神农本草经》。为百合科植物玉竹 *Polygonatum odoratum*（Mill.）Druce 的干燥根茎。全省各地均有分布，以邵东、隆回、桑植、石门、慈利、凤凰、芷江、洞口、新宁、宜章、耒阳、宁乡等地多产，尤以邵东所产著名（图1-238）。国内广东、湖北、河南、江苏、浙江等地亦产。

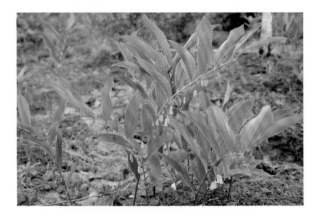

图 1-238　玉竹（原植物）

【采收加工】8 ~ 9月采挖，除去须根，洗净，晒至柔软后，反复揉搓，晾晒至无硬心，晒干；或蒸透后，揉至半透明，晒干。

【药材性状】呈长圆柱形，略扁，少有分枝，长4 ~ 18 cm，直径0.3 ~ 1.6 cm。表面黄白色或淡黄棕色，半透明，具纵皱纹及微隆起的环节，有白色圆点状的须根痕和圆盘状茎痕。质硬而脆或稍软，易折断，断面角质样或显颗粒性。气微，味甘，嚼之发黏（图1-239）。

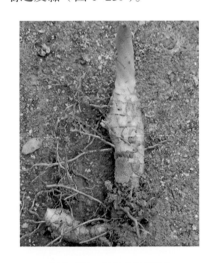

图 1-239　玉竹（鲜药材）

【现代研究】主含玉竹黏多糖、玉竹果聚糖A ~ 玉竹果聚糖D、黄精螺甾醇POa、黄精螺甾醇苷、黄精呋甾醇苷等成分。具有降血糖、延缓衰老、增强免疫、耐缺氧等作用。

【炮制与成品质量】玉竹：取原药材，除去杂质，洗净，闷润至内外湿度均匀，切片，晒干。成品呈不规则厚片或段。表面黄白色至淡黄棕色，半透明，有时可见环节。切面角质样或显颗粒性。气微，味甘，嚼之发黏（图1-240）。以根茎粗壮、断面淡黄白色、味甜者为佳。

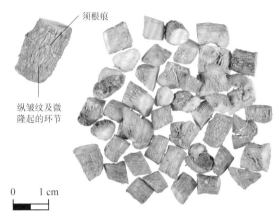

图1-240 玉竹（饮片）

蒸玉竹：取洗净的玉竹，置蒸器内加热蒸闷2~3次，至内外均呈黑色为度，取出，晒至半干，切片，再晒至足干。形如玉竹，表面及切面均呈棕黑色。

【性味归经】味甘，性微寒。归肺、胃经。

【功能主治】养阴润燥，生津止渴。用于肺胃阴伤、燥热咳嗽、虚劳咳嗽、咽干口渴、内热消渴、阴虚外感等病症。现代常用于肺结核、慢性支气管炎、支气管扩张、慢性咽炎、胃溃疡及胃黏膜脱垂、心力衰竭、高血压。有报道可配伍用治风湿性心脏病、冠心病心绞痛。

【用法用量】入汤剂6~12 g，亦可熬膏或入丸、散剂。阴虚热甚宜生用，热不甚者宜蒸制用。

【毒副作用与使用注意】①有报道可见洋地黄样反应，出现食欲不振、恶心、呕吐、流涎、腹痛、腹泻等胃肠道反应；尚可致头痛眩晕、失眠或嗜睡、乏力、共济失调、关节与肌肉及神经痛、痉挛、躁动不安、幻觉、记忆力减退、听力丧失、惊厥等神经系统反应；以及心动过速或过缓、心室颤动、房室传导阻滞等反应。②孕妇慎用。③脾胃虚弱而又有痰湿气湿者不宜用。④用量不宜过大。

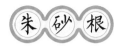

载《本草纲目》。为紫金牛科植物朱砂根 *Ardisia crenata* Sims 的干燥根。全省各地均有分布（图1-241）。国内福建、广西、江西、浙江等地亦产。

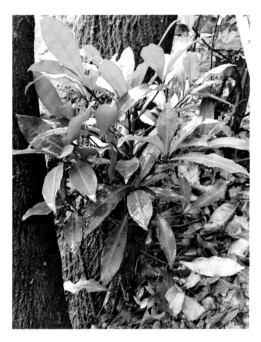

图1-241 朱砂根（原植物）

【采收加工】秋季采挖，洗净，切段，晒干。

【药材性状】根簇生于略膨大的根茎上，呈圆柱形，略弯曲，长5~25 cm，直径2~10 mm。表面棕褐色或灰棕色，具多数纵皱纹及横向或环状断裂痕，皮部与木部易分离。质硬而脆，易折断，折断面不平坦，皮部厚，约占断面的一半，类白色或粉红色，外侧有紫红色斑点散在，习称"朱砂点"，木部淡黄色。气微，味微苦、辛，有刺舌感。

【现代研究】主含多元酚类成分，如岩白菜素、去甲岩白菜素等；尚含三萜皂苷类成分、无羁萜、紫金牛醌、菠菜甾醇、环状缩酚酸肽等。具有抗病原微生物、抗炎等作用。

【炮制与成品质量】取原药材，除去杂质，洗净，切短段，晒干。为不规则的类圆形段片。表面棕褐色或灰棕色，切面皮部类白色或粉红色，外侧有紫红色斑点散在，木部淡黄色。气微，味微苦、辛，有刺舌感（图1-242）。以条粗、皮厚、断面皮部色白者为佳。

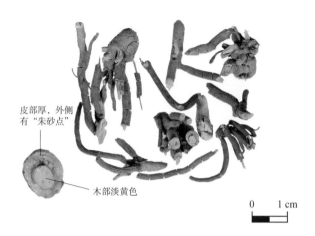

皮部厚，外侧有"朱砂点"

木部淡黄色

0   1 cm

图1-242　朱砂根（饮片）

【性味归经】味苦、辛，性平。归肺、肝经。

【功能主治】清热解毒，散瘀止痛，祛风除湿。用于外感发热、咽喉肿痛、白喉、牙龈肿痛、跌打损伤、风湿痹病、心胃气痛、丹毒等。上呼吸道感染、扁桃体炎、咽喉炎、支气管炎、风湿性关节炎等可配伍使用。

【用法用量】入汤剂5～10 g，或研粉入丸、散，或浸酒服。外用适量，以鲜根皮捣烂敷。

【毒副作用与使用注意】①可出现恶心、厌食等副作用。②孕妇忌用。③脾胃虚寒者忌用。④用量不宜超过15 g，否则易出现副作用。

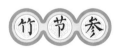

载《本草纲目拾遗》。为五加科植物竹节参 *Panax japonicus* C. A. Mey. 的干燥根茎。省内主产于石门、桑植、慈利、武冈、桂东等地（图1-243）。国内云南、四川、贵州等地亦产。

【采收加工】秋季采挖，除去主根及外皮，干燥。其根状茎称"竹节参"，块根称"明七"或"白三七"，叶称"七叶子"。

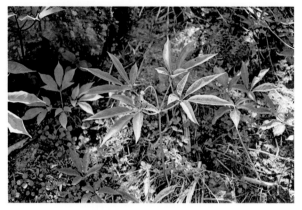

图1-243　竹节参（原植物）

【药材性状】呈竹鞭状，扁圆柱形，稍弯曲。长5～22 cm，直径0.8～2.5 cm，节密集，节间长0.8～2 cm，每节上方有一圆形深陷的茎痕。表面灰棕色或黄褐色，粗糙，有致密的纵皱纹和根痕。质硬脆，易折断，断面较平坦，黄白色至淡黄色，有多个淡黄色维管束点痕，排列成圈。气微香，味苦、微甜（图1-244）。

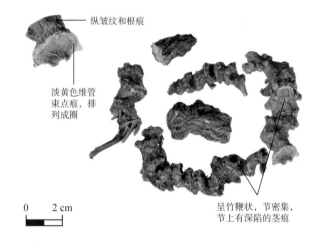

纵皱纹和根痕

淡黄色维管束点痕，排列成圈

0   2 cm

呈竹鞭状，节密集，节上有深陷的茎痕

图1-244　竹节参（药材）

【现代研究】主含皂苷，如竹节人参皂苷、人参皂苷、三七皂苷、伪人参皂苷、竹节人参皂苷V的甲酯等。具有抗炎、延缓衰老、降血糖等作用。

【炮制与成品质量】取原药材，除去杂质，洗净，润透，切成厚片，干燥，筛去灰屑。成品为扁圆形的厚片，切面黄白色或淡黄棕色，可见黄色点状维管束排列成环。周边灰棕色或黄棕色，粗糙，有致密的皱纹及明显的结节。质硬而脆。气微，味苦、微甜。以条粗、质硬、断面色黄白者为佳。

【性味归经】味甘、微苦，性温。归肺、脾、肝经。

【功能主治】补虚强壮，止咳祛痰，止血止痛。用于病后体弱、食欲不振、虚劳咳嗽、吐血、衄血、尿血、月经不调、崩漏、外伤出血、跌打损伤、风湿痹痛、毒蛇咬伤等。

【用法用量】入汤剂 3～10 g，或泡酒，或入丸、散用。外用适量，研粉撒或调敷。

【毒副作用与使用注意】①孕妇忌用。②无虚无瘀者不宜用。

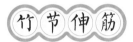 竹节伸筋

载《植物名实图考》。为百合科植物蜘蛛抱蛋 Aspidistra elatior Blume 的干燥根茎。省内主产于安化、桃江以及安仁等地（图1-245）。国内长江以南各省区亦有分布。

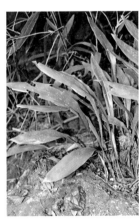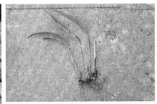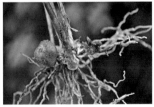

图 1-245　蜘蛛抱蛋（原植物）

【采收加工】秋、冬两季采挖，除去须根及泥沙，干燥。

【药材性状】呈不规则圆柱形，略弯曲，长8～27 cm，直径 0.5～1.5 cm。表面灰黄色或黄棕色，有疏密不匀的环节和纵沟，根茎一面的节上残留未除

尽的须根或点状根痕。质硬，可折断，断面黄白色，纤维性。气微，味甜后苦（图1-246）。

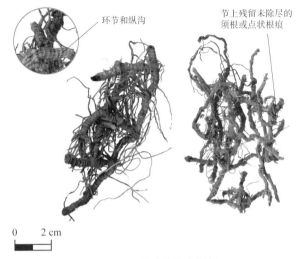

环节和纵沟

节上残留未除尽的须根或点状根痕

0　2 cm

图 1-246　竹节伸筋（药材）

【现代研究】主含甾体皂苷，其中蜘蛛抱蛋苷、苷元为薯蓣皂苷元，具有镇痛、抗炎、镇咳、利尿等作用。

【炮制与成品质量】取原药材，除去杂质，洗净泥沙，浸泡1～2小时，捞出润透，切段片，干燥，筛去灰屑。为类圆柱形短段，表面灰黄色或黄棕色，可见环节、纵沟及须根或点状根痕。切面黄白色，纤维性。气微，味甜后苦。以根茎粗壮、断面黄白色、无须根杂质者为佳。

【性味归经】味辛、甘，性微寒。归肝、胃、膀胱经。

【功能主治】活血止痛，清肺止咳，利尿通淋。用于跌打损伤、风湿痹痛、腰痛、经闭腹痛、肺热咳嗽、砂淋、小便不利。

【用法用量】入汤剂 9～15 g，鲜品 30～60 g。外用适量，捣敷。

【毒副作用与使用注意】①孕妇忌服。②忌生冷食物。

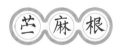 苎麻根

载《名医别录》，列为下品。为荨麻科植物苎

麻 *Boehmeria nivea*（L.）Gaud. 的干燥根和根茎。全省各地均有分布，野生或栽培（图 1-247）。国内浙江、江苏、安徽、湖北等地亦产。

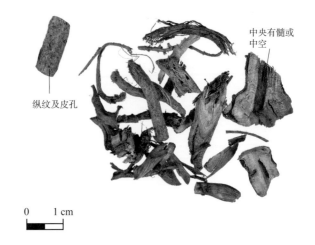

图 1-248　苎麻根（饮片）

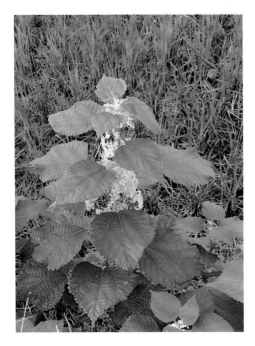

图 1-247　苎麻（原植物）

【采收加工】冬、春两季采挖，洗净，晒干。

【药材性状】根茎呈不规则圆柱形，稍弯曲，长 4～30 cm，直径 0.4～5 cm。表面灰棕色，有纵纹及多数皮孔，并有多数疣状突起及残留须根。质坚硬，不易折断，折断面纤维性，皮部棕色，木部淡棕色，有的中间有数个同心环纹，中央有髓或中空。根略呈纺锤形，长约 10 cm，直径 1～1.3 cm；表面灰棕色，有纵皱纹及横长皮孔；断面粉性。气微，味淡，有黏性。

【现代研究】主含绿原酸、咖啡酸、挥发油、黄酮类及鞣质等。尚含香豆精苷类、氨基酸及多糖类等成分。具有止血等作用。

【炮制与成品质量】取原药材，除去杂质，洗净，润透，切厚片，干燥。成品为圆形或类圆形厚片，木部淡黄色，中间有数个同心环纹，纤维性，皮部灰褐色。周边灰棕色至灰褐色。气微，味淡，嚼之略有黏性（图 1-248）。以色灰棕、无空心者为佳。

【性味归经】味甘，性寒。归肝、心经。

【功能主治】清热解毒，散瘀止痛，凉血止血，清热安胎。用于疔疮、痈疽、发背、丹毒、痔疮肿痛、蛇虫咬伤、跌打损伤、瘀血肿痛，以及血热妄行所致的咯血、吐血、衄血、尿血、便血、崩漏、紫癜、胎动不安、胎漏下血和小便淋沥等。现临床常用于胎动不安、习惯性流产、消化道出血、支气管扩张、赤白带下、尿路感染、上呼吸道感染。

【用法用量】入汤剂 4.5～15 g，亦可捣汁服。外用适量，入汤剂熏洗，或鲜品捣敷。

【毒副作用与使用注意】①脾胃虚弱、久病泄泻及非血热所致病症均忌用。②苎麻叶及皮均可入药，性味、功效及用量与根基本相似。

紫花前胡

载《神农本草经》。为伞形科植物紫花前胡 *Peucedanum decursivum*（Miq.）Maxim. 的干燥根。省内主产于浏阳、平江、湘阴、石门、永顺、龙山、保靖等地（图 1-249）。国内分布于山东、河南、安徽、江苏、浙江、广西、江西、湖北、四川、台湾等地。

【采收加工】秋、冬两季地上部分枯萎时采挖，除去须根，晒干。

中央有髓或中空

纵纹及皮孔

0　1 cm

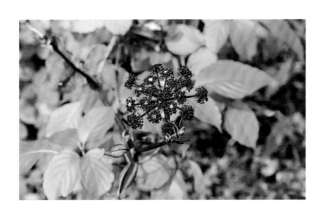

图 1-249 紫花前胡（原植物）

【药材性状】呈不规则圆柱形、圆锥形或纺锤形，常扭曲，有少数支根，长 3 ~ 15 cm，直径 0.8 ~ 1.7 cm。表面棕色至黑棕色，根头部偶有残留茎基和膜状叶鞘残基，有浅直细纵皱纹，可见灰白色横向皮孔样突起和点状须根痕。质硬，断面类白色，皮部散有多数黄色油点。气芳香，味微苦、辛（图 1-250）。

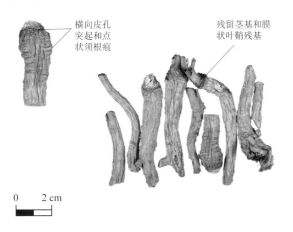

横向皮孔突起和点状须根痕

残留茎基和膜状叶鞘残基

0   2 cm

图 1-250 紫花前胡（药材）

【现代研究】含香豆精类化合物紫花前胡素、紫花前胡素 C-Ⅰ、紫花前胡素 C-Ⅱ、紫花前胡素 C-Ⅳ、紫花前胡素 C-Ⅴ等成分。具有祛痰、抗菌、抗真菌、抗血小板凝集、扩张冠状动脉等作用。

【炮制与成品质量】取原药材，除去杂质，洗净，润透，切薄片，晒干。成品呈类圆形或不规则形的薄片。表面棕色或黑棕色，有时可见膜状叶鞘残基。切面类白色，皮部散有多数棕黄色油点，可见一棕色环纹及放射状纹理。气芳香，味微苦、辛（图 1-251）。以条整齐、身长、质坚实、断面黄白色、香气浓者为佳。

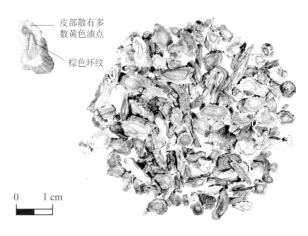

皮部散有多数黄色油点

棕色环纹

0   1 cm

图 1-251 紫花前胡（饮片）

【性味归经】味苦、辛，性微寒。归肺经。

【功能主治】降气化痰，散风清热。用于痰热喘满、咯痰黄稠、风热咳嗽痰多。

【用法用量】入汤剂 5 ~ 10 g，或入丸、散。

【毒副作用与使用注意】气虚血少、内热心烦者忌用。

第二章

全草类

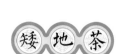

载《本草图经》。为紫金牛科植物紫金牛 *Ardisia japonica*（Thunb.）Blume 的干燥全草。省内主产于益阳、安化、桃江、平江（图2-1）。国内长江以南多地区有分布。

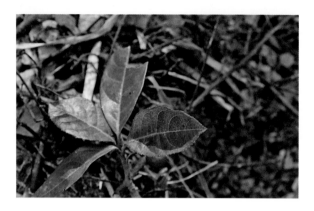

图2-1　紫金牛（原植物）

【采收加工】夏、秋两季茎叶茂盛时采挖，除去泥沙，干燥。

【药材性状】根茎呈圆柱形，疏生须根。茎略呈扁圆柱形，稍扭曲，长10~30 cm，直径0.2~0.5 cm。表面红棕色，有细纵纹、叶痕及节。质硬，易折断。叶互生，集生于茎梢。叶片略卷曲或破碎，完整者展平后呈椭圆形，长3~7 cm，宽1.5~3 cm，灰绿色、棕褐色或浅红棕色，先端尖，基部楔形，边缘具细锯齿，近革质。茎顶偶有红色球形核果。气微，味微涩（图2-2）。

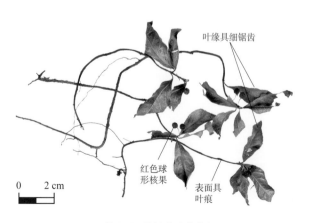

叶缘具细锯齿

红色球形核果

表面具叶痕

图2-2　矮地茶（药材）

【现代研究】含紫金牛酚Ⅰ、紫金牛酚Ⅱ、紫金牛素、岩石菜内酯、信筒子醌、酸金牛醌、槲皮苷、挥发油等。具有镇咳、祛痰、平喘、抗菌、抗病毒等作用。

【炮制与成品质量】取原药材，除去杂质，洗净，切段，干燥。为不规则的中段。根茎圆柱形而弯曲，疏生须根。茎略呈扁圆柱形，表面红棕色，具细纵纹，有的具分枝和互生叶痕。切面中央有淡棕色髓部。叶多破碎，灰绿色至棕绿色，顶端较尖，基部楔形，边缘具细锯齿，近革质。气微，味微涩（图2-3）。以茎色红棕、叶色绿者为佳。

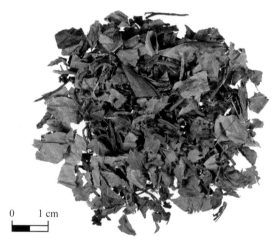

0　　1 cm

图2-3　矮地茶（饮片）

【性味归经】味辛、微苦，性平。归肺、肝经。

【功能主治】化痰止咳，清利湿热，活血化瘀。用于新久咳嗽、喘满痰多、湿热黄疸、经闭瘀阻、风湿痹痛、跌打损伤。

【用法用量】入汤剂15~30 g，或鲜品捣汁服。外用适量，捣烂敷或煎水洗。

【毒副作用与使用注意】①孕妇忌服。②胃病病人慎用。

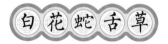

载《广西中药志》。为茜草科植物白花蛇舌

草 *Hedyotis diffusa* Willd. 的干燥全草。全省大部分地区有分布，主产于长沙、湘潭、永州、攸县、桂阳、龙山、保靖等地（图 2-4）。国内分布于云南、广东、广西、福建、浙江、江苏、安徽等。

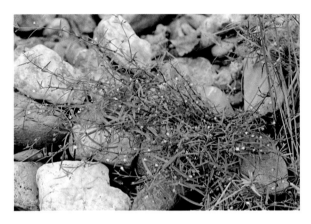

图 2-4 白花蛇舌草（原植物）

【采收加工】夏、秋两季采收，晒干或鲜用。

【药材性状】全体扭缠成团状，灰绿色至灰棕色。主根细长，粗约 2 mm，须根纤细，淡灰棕色。茎细，卷曲，质脆，易折断，中心髓部白色。叶多皱缩，破碎，易脱落；托叶长 1～2 mm。花、果单生或成对生于叶腋，花常具短而略粗的花梗。蒴果扁球形，直径 2～2.5 mm，室背开裂，宿萼顶端 4 裂，边缘具短刺毛。气微，味淡（图 2-5）。

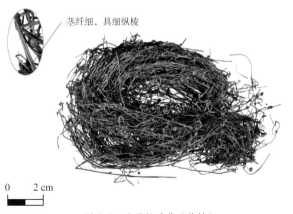

茎纤细，具细纵棱

图 2-5 白花蛇舌草（药材）

【现代研究】主含环烯醚萜类、三萜及甾醇、蒽醌、黄酮苷等成分。具有抗肿瘤、抗菌、抗炎、

镇痛、利尿等作用。

【炮制与成品质量】取原药材，除去杂质，洗净，切段，干燥，筛去灰屑。成品为中段。茎纤细，淡棕色至棕黑色，具细纵棱。质脆，易折断，中心髓部白色。叶多皱缩、破碎，完整叶片线形，棕黑色。托叶膜质。蒴果单生或成对生于叶腋，扁球形，室背开裂，宿萼顶端 4 裂，边缘具短刺毛。气微，味淡（图 2-6）。以色灰绿、带果实、洁净无杂质者为佳。

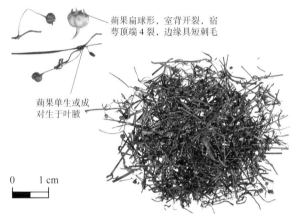

蒴果扁球形，室背开裂，宿萼顶端 4 裂，边缘具短刺毛

蒴果单生或成对生于叶腋

图 2-6 白花蛇舌草（饮片）

【性味归经】味甘、淡，性寒。归胃、大肠、小肠经。

【功能主治】清热解毒，利尿消肿，活血止痛。用于肠痈（阑尾炎）、疮疖肿毒、湿热黄疸、小便不利等症。外用治疮疖痈肿、毒蛇咬伤。

【用法用量】入汤剂 9～15 g，鲜品 30～60 g，或捣汁。外用，捣敷。

【毒副作用与使用注意】①有引起全身不适、瘙痒、丘疹等过敏反应，以及口干、喉头烧灼感、恶心呕吐、眩晕并伴有呼吸困难等症状。②体虚无湿热者忌用。过敏体质者慎用。③孕妇慎用。④用量不宜过大，干品最大量不宜超过 30 g。

【常见易混品】水线草，《广东省中药材标准》第一册 2004 年版有收载。为茜草科植物水线草 *Hedyotis corymbosa*（L.）Lamk. 的干燥全草。茎呈四棱形，两侧纵棱明显，中间有凹陷的沟槽；叶条形或条状披针形，长 1～2 cm；托叶合生成鞘状，顶端近截形，有刚毛；花 2～5 朵，排列成伞房状花序（故有伞房花耳草之名）；花梗细长毛发状；蒴果球形，略扁，2～5 个腋生，种子细小卵形；气微，味淡（图 2-7）。

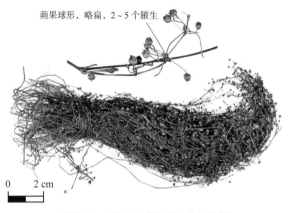

蒴果球形，略扁，2～5 个腋生

图 2-7　白花蛇舌草易混品（水线草）

载《神农本草经》，列为上品。为茄科植物白英 *Solanum lyratum* Thunberg. 的干燥全草。省内主产于长沙、湘潭、永兴、江华、新邵、凤凰、桑植、永顺等地（图 2-8）。国内浙江、江西、江苏、安徽等省区亦产。

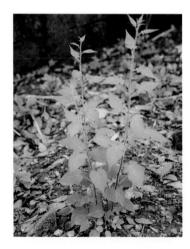

图 2-8　白英（原植物）

【采收加工】夏、秋两季茎叶生长旺盛时期采收全草，鲜用或晒干。

【药材性状】茎呈类圆柱形，直径 2～7 mm，表面黄绿色至暗棕色，密被灰白色的毛茸，老茎毛茸极少或无，具纵皱纹，且有光泽；质硬而脆，断面淡绿色，纤维性，中央形成空洞。叶皱缩卷曲，密被毛茸，叶柄长 1～2 cm。有的带有淡黄色至暗红色的果实。气微，味苦（图 2-9）。

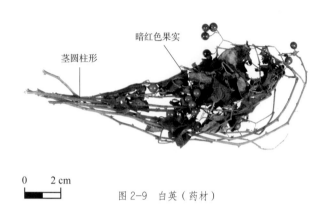

茎圆柱形　　　暗红色果实

图 2-9　白英（药材）

【现代研究】主含生物碱、黄酮类、皂苷、三萜类、酚类、香豆素、多糖、有机酸、甾醇等成分。具有抗癌、增强机体非特异性免疫功能以及抗真菌等作用。

【炮制与成品质量】取原药材，除去杂质，洗净，稍润，切段，干燥。成品为不规则中段。茎类圆柱形，表面黄绿色至暗棕色，密被灰白色的毛茸。老茎毛茸极少或无，具纵皱纹，且有光泽。质硬而脆，切面淡绿色，中空。叶皱缩卷曲或破碎，密被毛茸。偶见浆果，类球形，淡黄色至暗红色。气微，味苦（图 2-10）。以干燥、肥嫩、叶绿、无子、无杂草者为佳。

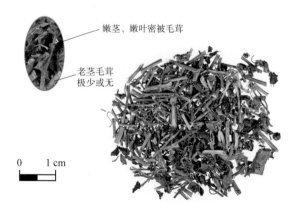

嫩茎、嫩叶密被毛茸

老茎毛茸极少或无

图 2-10　白英（饮片）

【性味归经】味苦，性微寒。有小毒。归肝、胃经。

【功能主治】清热解毒，利湿消肿，抗癌。用于感冒发热、乳痈、恶疮、湿热黄疸、腹水、白带、肾炎水肿。外用治痈疖肿毒。

【用法用量】入汤剂 15～30 g，鲜者 30～60 g，或浸酒。外用适量，煎水洗、捣敷涂。

【毒副作用与使用注意】①少部分病人口服后有滑肠便稀等不良反应。过量可导致中毒，引起头痛、咽喉灼热感、腹痛、恶心、呕吐、腹泻、眩晕、瞳孔散大、心跳先快后慢、精神错乱，甚至昏迷等。②脾胃虚弱者及孕妇忌服。

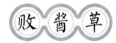

载《神农本草经》，列为中品。为败酱草科植物败酱 *Patrinia scabiosaefolia* Fischer. ex Treviranus 或攀倒甑 *P. villosa*（Thunberg.）Jussieu 的干燥全草。省内主产于宁乡、望城、浏阳、平江、汨罗等地（图 2-11）。国内东北、中南、华东和西南等省区有分布。

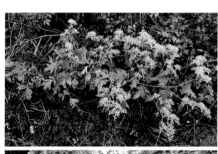

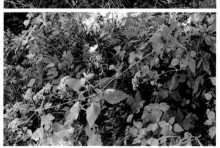

图 2-11 上：败酱（原植物），下：攀倒甑（原植物）

【采收加工】7～9 月采收，将全株拔起，洗净，晒干或阴干。

【药材性状】根茎有节，上生须状细根。根细长圆锥形，表面灰黄色。茎圆柱形，表面红棕色或黄绿色，有细纵棱。质脆，易折断，折断面中央有白色疏松的髓。叶对生，多皱缩或破碎，完整者长卵形，羽状深裂或全裂。顶端裂片较大，椭圆状披针形，侧裂片披针形，边缘有粗锯齿。上表面黄棕色，下表面灰棕色，两面疏生白毛。叶柄短或近无柄，基部略抱茎。茎上部叶较小，常3裂，裂片窄长。有的枝端有伞房聚伞圆锥花序，花黄色或黄白色。气特异，味微苦。

【现代研究】含白花败酱苷、莫罗忍冬苷、番木鳖苷、齐墩果酸、常春藤皂苷元等成分。具有抗菌、镇静、护肝、利胆、抗肿瘤等作用。

【炮制与成品质量】取原药材，除去杂质，洗净，切段，干燥。成品为不规则中段。根茎有节，残留须状细根。茎圆柱形，表面红棕色或黄绿色，有纵向纹理，被有粗毛。质脆，切面中空，白色。叶多皱缩、破碎，或已脱落。气特异，味微苦（图 2-12）。以叶多、色黄绿、气浓、无泥沙杂草者为佳。

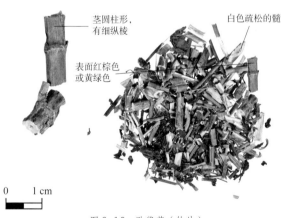

茎圆柱形，有细纵棱

白色疏松的髓

表面红棕色或黄绿色

0   1 cm

图 2-12 败酱草（饮片）

【性味归经】味辛、苦，性微寒。归胃、大肠、肝经。

【功能主治】清热解毒，消痈排脓，活血行瘀。用于肠痈、肺痈及疮痈肿毒、实热瘀滞所致的胸腹疼痛、产后瘀滞腹痛等症。

【用法用量】入汤剂 6～15 g。亦可鲜品捣敷。

【毒副作用与使用注意】①个别病人服用后有口干和胃部不适等反应。大量服用，可引起暂时性白细胞减少和头昏、恶心。②孕妇及脾胃虚弱者慎服。③全国各地以败酱草为名的很多。但《湖南省中药材标准》（2010 年版）已明确为败酱和攀倒甑。

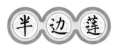

载《滇南本草》。为桔梗科植物半边莲 *Lobelia chinensis* Lour. 的干燥全草。湖南大部分地区均产（图 2-13）。国内江苏、浙江、安徽、四川、湖北、江西等地亦产。

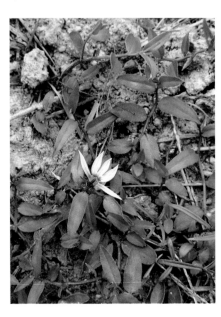

图 2-13 半边莲（原植物）

【采收加工】7~9 月生长茂盛时，选晴天，带根拔起，除去泥沙，洗净，鲜用或晒干。

【药材性状】常缠结成团。根茎极短，直径 1~2 mm；表面淡棕黄色，平滑或有细纵纹。根细小，黄色，侧生纤细须根。茎细长，有分枝，灰绿色，节明显，有的可见附生的细根。叶互生，无柄，叶片多皱缩，绿褐色，展平后呈狭披针形，长 1~2.5 cm，宽 0.2~0.5 cm，边缘具疏而浅的齿或全缘。花梗细长，花小，单生于叶腋，花冠基部筒状，上部 5 裂，偏向一边，浅紫红色，花冠筒内有白色茸毛。气微而特异，味微甘而辛（图 2-14）。

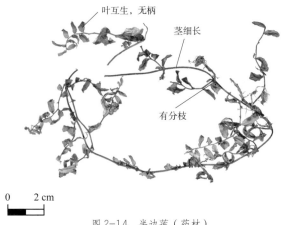

叶互生，无柄
茎细长
有分枝

图 2-14 半边莲（药材）

【现代研究】主含生物碱、黄酮苷、皂苷、多糖等成分。具有利尿、镇痛、镇静、利胆、呼吸兴奋、抑菌、抗溃疡、抗癌等作用。

【炮制与成品质量】取原药材，除去杂质，洗净，切段，干燥。成品呈不规则的段。根及根茎细小，表面淡棕黄色或黄色。茎细，灰绿色。节明显。叶无柄，叶片多皱缩，绿褐色，狭披针形，边缘具疏而浅的齿或全缘。气微而特异，味微甘而辛（图 2-15）。以干燥、叶绿、根黄、无泥沙杂质者为佳。

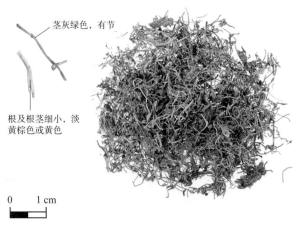

茎灰绿色，有节

根及根茎细小，淡黄棕色或黄色

图 2-15 半边莲（饮片）

【性味归经】味辛，性平。归心、小肠、肺经。

【功能主治】清热解毒，利尿消肿。用于痈肿疔疮、蛇虫咬伤、臌胀水肿、湿热黄疸、湿疹湿疮。外敷用于跌打伤瘀痛、恶疮、火疮。

【用法用量】入汤剂 9～15 g，或捣汁。外用适量，捣敷，或捣汁调涂。

【毒副作用与使用注意】①本品含多种生物碱，服用过量可产生流涎、恶心、头痛、腹泻、血压增高、脉搏先缓后快等不良反应。严重者可导致痉挛，瞳孔散大，最后因呼吸中枢麻痹而死亡。②脾胃虚实者和虚证水肿者忌用。③孕妇忌用。儿童慎用。④用量不宜过大。

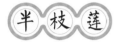

载《药镜拾遗赋》。为唇形科植物半枝莲 *Scutellaria barbata* D.Don 的干燥全草。省内各地均有分布，习惯以地上部分入药（图 2-16）。国内江西、湖北、福建、安徽、四川等省区亦产。

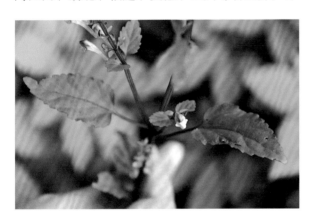

图 2-16 半枝莲（原植物）

【采收加工】每年 5 月、7 月、9 月都可收获一次。用刀齐地割取全株，拣除杂草，捆成小把，晒干或阴干。

【药材性状】干燥全草，叶片多已脱落，为带有花穗或果实的茎与枝。茎四棱形，表面黄绿色或紫棕色，光滑。质柔软，折断面纤维状，中空。残留的叶片深黄绿色，多破碎不全。完整的叶片展平后呈三角状卵形或披针形，长 1.5～3 cm，宽 0.5～1 cm。先端钝，基部宽楔形，全缘或有少数不明显的钝齿。上表面暗绿色，下表面灰绿色。花单生于茎枝上部叶腋，花萼裂片钝或较圆。花冠二唇形，棕黄色或浅蓝紫色，长约 1.2 cm，被毛。果实扁球形，浅棕色。气微，味微苦（图 2-17）。

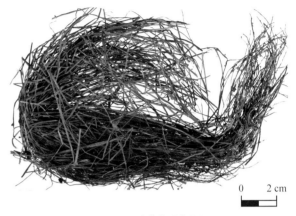

图 2-17 半枝莲（药材）

【现代研究】主含生物碱、黄酮苷、酚类、甾体。具有抗菌、消炎、解痉、祛痰、调节免疫、抗肿瘤等作用。

【炮制与成品质量】取原药材，除去杂质，洗净，切段，干燥。成品为茎、叶、花或果实组成的不规则段。茎方柱形，中空，表面暗紫色或棕绿色。叶多破碎，上表面暗绿色，下表面灰绿色。花萼下唇裂片钝或较圆。花冠唇形，棕黄色或浅蓝紫色，被毛。果实扁球形，浅棕色。气微，味微苦（图 2-18）。以色绿、味苦、洁净无杂质者为佳。

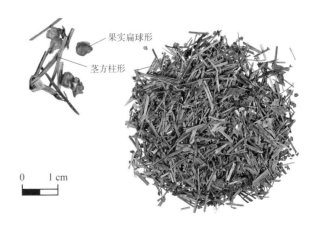

果实扁球形

茎方柱形

图 2-18 半枝莲（饮片）

【性味归经】味辛、苦，性寒。归肺、肝、肾经。

【功能主治】清热解毒，化瘀利尿。用于疔疮肿毒、咽喉肿痛、跌扑伤痛、水肿、黄疸、蛇虫咬伤。

【用法用量】入汤剂 15~30 g，鲜品加倍，或入丸、散。外用适量，鲜品捣敷。

【毒副作用与使用注意】①孕妇及血虚者忌服。②脾虚便溏者慎服。③非热毒证和湿热证慎用。

载《神农本草经》。为蓼科植物萹蓄 *Polygonum aviculare* L. 的干燥地上部分。湖南及全国各地均有分布（图 2-19）。

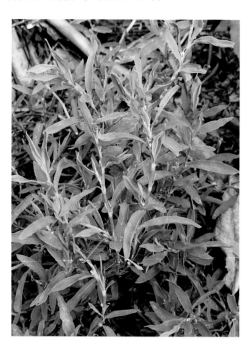

图 2-19　萹蓄（原植物）

【采收加工】7~8 月生长茂盛时采收，除去根和杂质，晒干。

【药材性状】茎呈圆柱形而略扁，有分枝，长 15~40 cm，直径 0.2~0.3 cm。表面灰绿色或棕红色，有细密微突起的纵纹；节部稍膨大，有浅棕色膜质的托叶鞘，节间长约 3 cm；质硬，易折断，断面髓部白色。叶互生，近无柄或具短柄，叶片多脱落或皱缩、破碎，完整者展平后呈披针形，全缘，两面均呈棕绿色或灰绿色。气微，味微苦。

【现代研究】含萹蓄苷、槲皮苷、d-儿茶精、没食子酸、咖啡酸、草酸、硅酸、绿原酸、p-香豆酸、黏质、葡萄糖、果糖及蔗糖。具有利尿、降压、止血、止泻、抗菌等作用。

【炮制与成品质量】取原药材，除去杂质，洗净，切段，干燥。成品为不规则的段。茎呈圆柱形而略扁，表面灰绿色或棕红色，有细密微突起的纵纹；节部稍膨大，有浅棕色膜质的托叶鞘。切面髓部白色。叶片多破碎，完整者展平后呈披针形，全缘。气微，味微苦（图 2-20）。以质嫩、叶多、色灰绿者为佳。

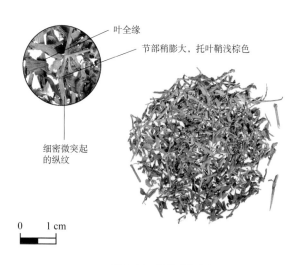

叶全缘

节部稍膨大，托叶鞘浅棕色

细密微突起的纵纹

0　　1 cm

图 2-20　萹蓄（饮片）

【性味归经】味苦，性微寒。归膀胱经。

【功能主治】利尿通淋，杀虫，止痒。用于热淋涩痛、小便短赤、虫积腹痛、皮肤湿疹、阴痒带下。

【用法用量】入汤剂 9~15 g，或入丸、散；杀虫，单用 30~60 g，鲜品捣汁饮 50~100 g。外用适量，煎水洗，捣烂敷或捣汁搽。

【毒副作用与使用注意】①大量用药可致低血钾。②脾胃虚寒、体弱津亏者及无湿热水肿者不宜用。③孕妇、儿童慎用。

载《雷公炮炙论》。为唇形科植物薄荷 *Mentha haplocalyx* Briq. 的干燥地上部分。全省及全国各地均有分布，野生或栽培（图 2-21）。

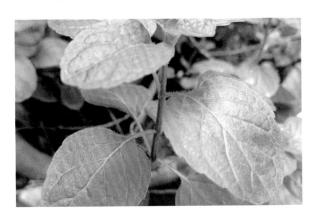

图 2-21　薄荷（原植物）

稀被茸毛。轮伞花序腋生，花萼钟状，先端 5 齿裂，花冠淡紫色。揉搓后有特殊清凉香气，味辛凉（图 2-22）。以身干、无根、叶多、色绿、气味浓者为佳。《中华人民共和国药典》规定，本品含叶不得少于 30%。

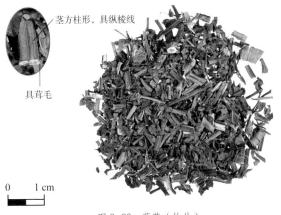

茎方柱形，具纵棱线

具茸毛

0　　1 cm

图 2-22　薄荷（饮片）

【采收加工】夏、秋两季茎叶茂盛或花开至三轮时，选晴天，分次采割，晒干或阴干。

【药材性状】茎呈方柱形，有对生分枝，长 15～40 cm，直径 0.2～0.4 cm；表面紫棕色或淡绿色，棱角处具茸毛，节间长 2～5 cm；质脆，断面白色，髓部中空。叶对生，有短柄；叶片皱缩卷曲，完整者展平后呈宽披针形、长椭圆形或卵形，长 2～7 cm，宽 1～3 cm；上表面深绿色，下表面灰绿色，稀被茸毛，有凹点状腺鳞。轮伞花序腋生，花萼钟状，先端 5 齿裂，花冠淡紫色。揉搓后有特殊清凉香气，味辛凉。

【现代研究】主含挥发油，油中主成分为薄荷醇、薄荷酮，另含乙酸薄荷酯、莰烯、柠檬烯、异薄荷酮、蒎烯、薄荷烯酮、树脂及少量鞣质、迷迭香酸。具有抗病毒、镇痛、止痒、抗刺激、镇咳、抗菌、抗早孕、利胆等作用。

【炮制与成品质量】取原药材，除去老茎和杂质，略喷清水，稍润，切短段，及时低温干燥。成品呈不规则的段。茎方柱形，表面紫棕色或淡绿色，具纵棱线，棱角处具茸毛。切面白色，中空。叶多破碎，上表面深绿色，下表面灰绿色，

【性味归经】味辛，性凉。归肺、肝经。

【功能主治】疏散风热，清利头目，利咽，透疹，疏肝行气。用于风热感冒、风温初起、头痛、目赤、喉痹、口疮、风疹、麻疹、胸胁胀闷。

【用法用量】入汤剂（后下，不宜久煎）3～6 g，或入丸、散。外用，捣汁或煎汁涂。

【毒副作用与使用注意】阴虚血燥、肝阳偏亢、表虚汗多者忌服。

【常见易混品】留兰香，同科植物留兰香 *Mentha spicata* L. 的干燥地上部分。多年生芳香草本。茎呈方柱形，有对生分枝，表面紫棕色或淡绿色，光滑无毛。质脆，断面白色，髓部中空。叶对生，有短柄或近乎无柄；叶片皱缩卷曲，完整者展平后呈披针形、披针状卵形或长圆状披针形。上表面深绿色，下表面浅棕绿色，均光滑无毛，凹点状腺鳞明显。轮伞花序腋生，花萼钟状，花冠淡紫色。揉搓后有浓郁香气。本品主含左旋 α-蒎烯、左旋 α-水芹烯、左旋柠檬烯、右旋 3-O-辛醇、葛缕酮以及胡薄荷酮等芳香性挥发油，不含薄荷醇，故气香但没有薄荷样清凉香气（图 2-23、图 2-24）。

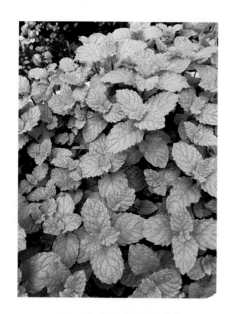

图 2-23 留兰香（原植物）

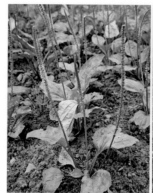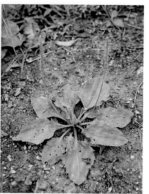

图 2-25 左：车前（原植物），右：平车前（原植物）

污绿色，具明显弧形脉 5～7 条；先端钝或短尖，基部宽楔形，全缘或有不规则波状浅齿。穗状花序数条，花茎长。蒴果盖裂，萼宿存。气微香，味微苦（图 2-26）。

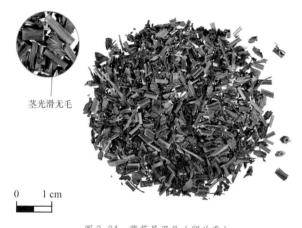

茎光滑无毛

0   1 cm

图 2-24 薄荷易混品（留兰香）

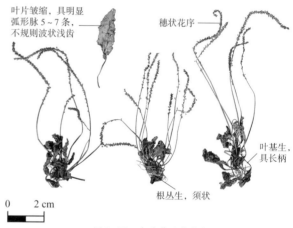

叶片皱缩，具明显
弧形脉 5～7 条，
不规则波状浅齿

穗状花序

叶基生，
具长柄

根丛生，须状

0   2 cm

图 2-26 车前草（药材）

 车 前 草

载《嘉祐本草》。为车前科植物车前 *Plantago asiatica* L. 或平车前 *Plantago depressa* Willd. 的干燥全草。湖南大部分地区均产，邵东、宁乡、攸县有栽培，品种主要为车前（图 2-25）。本品全国各地均有分布。

【采收加工】夏季采挖，除去泥沙，洗净，鲜用或晒干。

【药材性状】车前：根丛生，须状。叶基生，具长柄；叶片皱缩，展平后呈卵状椭圆形或宽卵形，长 6～13 cm，宽 2.5～8 cm；表面灰绿色或

平车前：主根直而长。叶片较狭，长椭圆形或椭圆状披针形，长 5～14 cm，宽 2～3 cm。

【现代研究】主含熊果酸、车前黄酮苷、去鼠李糖异洋丁香酚、洋丁香酚苷、大车前苷等成分。具有抗菌、消炎、利尿、镇咳、平喘、祛痰、抗溃疡等作用。

【炮制与成品质量】取原药材，除去杂质，洗净，切段，干燥。成品为不规则的段。根须状或直而长。叶片皱缩，多破碎，表面灰绿色或污绿色，脉明显。有的可见花序，穗状。气微，味微苦（图 2-27）。以叶片完整、色灰绿、洁净无杂质者为佳。

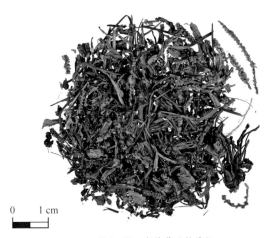

图 2-27　车前草（饮片）

【性味归经】味甘，性寒。归肝、肾、肺、小肠经。

【功能主治】清热利尿通淋，祛痰，凉血，解毒。用于热淋涩痛、水肿尿少、暑湿泄泻、痰热咳嗽、吐血衄血、痈肿疮毒。

【用法用量】入汤剂 9 ~ 30 g；鲜品 30 ~ 60 g，亦可捣汁冲服。外用鲜品适量，捣敷患处。

【毒副作用与使用注意】①遗精、滑精、精关不固者禁用。②脾胃虚寒者慎用。③混伪品有同科植物大车前的全草。

臭 牡 丹

载《本草纲目拾遗》。为马鞭草科植物臭牡丹 *Clerodendrum bungei* Steudel 的干燥茎叶。省内主产于东安、双牌、新田、城步、安化、石门、慈利等地（图 2-28）。国内河北、河南、陕西、浙江、安徽、江西、湖北、四川、云南、贵州、广东等地亦产。

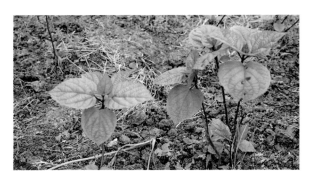

图 2-28　臭牡丹（原植物）

【采收加工】7 ~ 11 月采收茎叶，鲜用或切断晒干。

【药材性状】茎呈长圆柱形，直径 0.3 ~ 1.2 cm，表面灰棕色至灰褐色，皮孔点状或稍呈纵向延长，节处叶痕呈凹点状；质硬，不易折断，断面皮部棕色，菲薄，木部灰黄色，髓部白色。叶多皱缩破碎，基部截形或心形，边缘有细锯齿，上表面棕褐色至棕黑色，疏被短柔毛，下表面色稍淡，无毛或仅脉上有毛，基部脉腋处可见黑色疤痕状的腺体；叶柄黑褐色。气臭，味微苦、辛。

【现代研究】主含有机酸、萜类及臭牡丹甾醇等。具有增强免疫力、增强子宫韧带张力及抑菌等作用。

【炮制与成品质量】取原药材，除去杂质，切中段。成品为中段。茎呈圆柱形，表面灰棕色至灰褐色，皮孔点状或稍呈纵向延长，节处叶痕呈凹点状；切面皮部棕色，菲薄，木部灰黄色，髓部白色。叶多皱缩破碎，完整的叶片基部截形或心形，边缘有细锯齿，上表面棕褐色至棕黑色，疏被短柔毛，下表面色稍淡，无毛或仅脉上有毛，基部脉腋处可见黑色疤痕状的腺体；叶柄黑褐色。气臭，味微苦、辛（图 2-29）。以枝嫩、叶多者为佳。

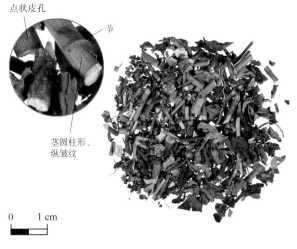

点状皮孔

节

茎圆柱形、纵皱纹

图 2-29　臭牡丹（饮片）

【性味归经】味辛、苦，性平。归心、脾、大肠经。

【功能主治】解毒消肿，祛风湿，降血压。用于痈疽、疔疮、发背、乳痈、丹毒、湿疹、风湿痹痛及高血压。

【用法用量】入汤剂 10 ~ 15 g，鲜品 30 ~ 60 g。外用适量，煎水熏洗，或研粉调敷，或鲜品捣敷。

【毒副作用与使用注意】脾胃虚寒者慎用；孕妇忌用；儿童慎用。

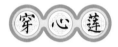

载《常用中草药手册》。为爵床科植物穿心莲 *Andrographis paniculata*（N.L. Burman）Nees 的干燥地上部分。株洲、怀化、永州、郴州等地有栽培（图 2-30）。国内南方各省区亦有栽培。

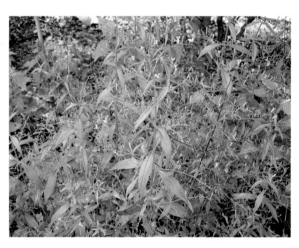

图 2-30　穿心莲（原植物）

【采收加工】9 ~ 10 月花盛期和种子成熟初期采割，晒干。

【药材性状】茎呈方柱形，多分枝，长 50 ~ 70 cm，节稍膨大。质脆，易折断。单叶对生，叶柄短或近无柄。叶片皱缩、易碎，完整者展平后呈披针形或卵状披针形，长 3 ~ 12 cm，宽 2 ~ 5 cm，先端渐尖，基部楔形下延，全缘或波状。上表面绿色，下表面灰绿色，两面光滑。气微，味极苦。

【现代研究】主含二萜内酯化合物、高穿心莲内酯、潘尼内酯。另含穿心莲烷、穿心莲酮、穿心莲甾醇、β - 谷甾醇 -D- 葡萄糖苷、甾醇皂苷、糖类及缩合鞣质等物质。具有抗菌、消炎、抗病毒、解热、增强免疫功能、护肝、利胆、抗肿瘤等作用。

【炮制与成品质量】取原药材，除去杂质，洗净，切段，干燥。成品为不规则的段。茎方柱形，节稍膨大。切面不平坦，具类白色髓。叶片多皱缩或破碎，完整者展平后呈披针形或卵状披针形，先端渐尖，基部楔形下延，全缘或波状。上表面绿色，下表面灰绿色，两面光滑。气微，味极苦（图 2-31）。以质嫩、色绿、叶多者为佳。

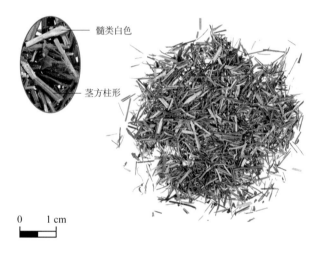

髓类白色

茎方柱形

0　　1 cm

图 2-31　穿心莲（饮片）

【性味归经】味苦，性寒。归心、肺、大肠、膀胱经。

【功能主治】清热解毒，凉血，消肿。用于感冒发热、咽喉肿痛、口舌生疮、顿咳劳嗽、泄泻痢疾、热淋涩痛、痈肿疮疡、蛇虫咬伤。

【用法用量】入汤剂 6 ~ 9 g。外用适量，捣烂或制成软膏涂患处，或水煎滴眼、耳。

【毒副作用与使用注意】①超量用药，可出现恶心、呕吐、食欲不振等副作用。②穿心莲注射液可致过敏反应，出现腹痛、呕吐、哮喘、荨麻疹、丘疹、头晕、头胀、喷嚏等。严重时可见胸闷、气急、面色苍白、口唇青紫、出冷汗、脉搏细弱、血压下降等。③阳虚证及脾胃弱者慎服。④胃及十二指肠溃疡病病人不宜服用。

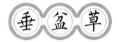

载《百草镜》。为景天科植物垂盆草 *Sedum sarmentosum* Bunge 的新鲜或干燥全草。全省各地均有分布，主产于长沙、湘潭、浏阳、石门、张家界、永州、宜章等地（图2-32）。国内分布于吉林、辽宁、河北、山西、陕西、甘肃、山东、江苏、安徽、浙江、江西、福建、河南、湖北、四川、贵州。

【采收加工】夏、秋两季采收，除去杂质，鲜用或干燥。

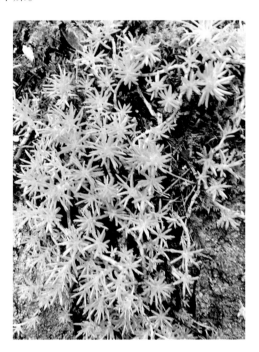

图2-32　垂盆草（原植物）

【药材性状】茎纤细，长可达 20 cm 以上，部分节上可见纤细的不定根。3 叶轮生，叶片倒披针形至矩圆形，绿色，肉质，长 1.5～2.8 cm，宽 0.3～0.7 cm，先端近急尖，基部急狭，有距。气微，味微苦。

【现代研究】主含消旋甲基异石榴皮碱、二氧

异石榴皮碱、3-甲酸-1，4-二羟基二氢吡喃、N-甲基-2β-羟丙基哌啶、垂盆草苷、β-谷甾醇、甘露醇、氨基酸及葡萄糖、果糖和景天庚糖。具有降低氨基转移酶（转氨酶）、护肝、利胆、利尿、抗肿瘤等作用。

【炮制与成品质量】取原药材，除去泥沙杂质，干品切段。成品为不规则的段。部分节上可见纤细的不定根。3 叶轮生，叶片倒披针形至矩圆形，绿色。气微，味微苦（图2-33）。以叶色绿、洁净无杂质者为佳。

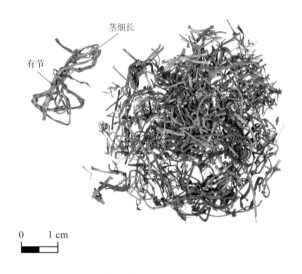

茎细长

有节

0　　1 cm

图2-33　垂盆草（饮片）

【性味归经】味甘、淡，性凉。归肝、胆、小肠经。

【功能主治】清利湿热，解毒。用于湿热黄疸、小便不利、痈肿疮疡、急性和慢性肝炎。

【用法用量】入汤剂 15～30 g；鲜品 50～100 g，或捣汁。外用适量，捣敷；或研末调搽；或取汁外涂；或煎水湿敷。

【毒副作用与使用注意】脾胃虚寒者慎服。

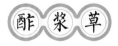

载《新修本草》。为酢浆草科植物酢浆草 *Oxalis corniculata* Linnaeus 的干燥全草。全省及全国各地均有分布（图2-34）。

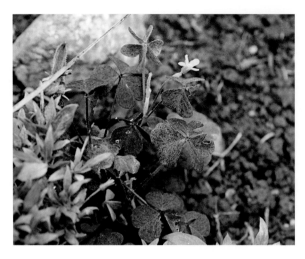

图 2-34　酢浆草（原植物）

【采收加工】全年均可采收，尤以夏、秋两季为宜，洗净，鲜用或晒干。

【药材性状】常缠绕成团。根细小，表面黄白色，有分枝。茎、枝圆柱形或稍扁，被疏长毛。叶纸质，皱缩或破碎，棕绿色。花黄色，萼片、花瓣均 5 枚。蒴果近圆柱形，有 5 条棱，被柔毛。种子小，扁卵形，褐色。具酸气。味咸而酸涩（图2-35）。

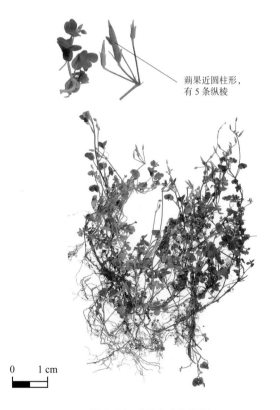

蒴果近圆柱形，有 5 条纵棱

0　　1 cm

图 2-35　酢浆草（鲜药材）

112

【现代研究】含抗坏血酸、去氢抗坏血酸、丙酮酸、乙醛酸、脱氧核糖核酸、牡荆素、异牡荆素、2- 庚烯醛、2- 戊基呋喃、反式植醇、糖脂、磷脂、脂肪酸、α- 生育酚、β- 生育酚等成分。具有抗菌、抗炎、止血、镇痛、镇静、安眠、护肝等作用。

【炮制与成品质量】取原药材，洗净，切段，干燥。成品为不规则中段。茎、枝被疏长毛。叶纸质，皱缩或破碎，棕绿色。花黄色，萼片、花瓣均 5 枚。蒴果近圆柱形，有 5 条棱，被柔毛。种子小，扁卵形，褐色。具酸气。味咸而酸涩。以色黄绿、带果实、洁净无杂质者为佳。

【性味归经】味酸，性寒。归肝、肺、膀胱经。

【功能主治】清热利湿，凉血散瘀，消肿解毒。用于湿热泄泻、痢疾、黄疸、淋证、带下、吐血、衄血、尿血、月经不调、跌打损伤、咽喉肿痛、痈肿疔疮、丹毒、湿疹、疥癣、痔疮、麻疹、烫火伤、蛇虫咬伤。

【用法用量】入汤剂 9～15 g，鲜品 30～60 g，或研末；或鲜品绞汁饮。外用适量，煎水洗、捣烂敷、捣汁涂或煎水漱口。

【毒副作用与使用注意】①脾胃虚寒及体质虚弱者慎用。②孕妇忌用。儿童慎用。

大飞扬草

载《岭南采药录》。为大戟科植物飞扬草 *Euphorbia hirta* L. 的带根全草。省内主产于凤凰、麻阳、资兴、郴县、零陵、东安等地（图2-36）。国内长江以南地区多有分布。

【采收加工】夏、秋两季采收，洗净，鲜用或晒干。

【药材性状】本品长 15～50 cm，地上部分被粗毛。根细长而弯曲，表面黄色。老茎近圆柱形，

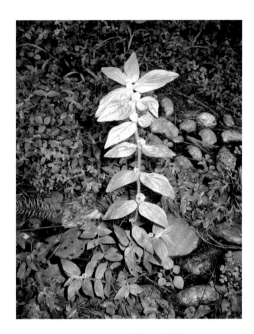

图 2-36 飞扬草（原植物）

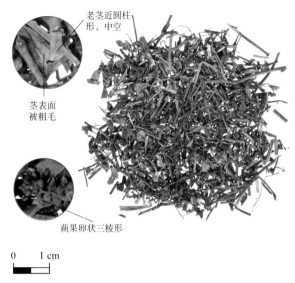

老茎近圆柱形，中空

茎表面被粗毛

蒴果卵状三棱形

0   1 cm

图 2-37 大飞扬草（饮片）

表面土黄色至浅棕红色或褐色；嫩茎稍扁或具棱，稍带绿色，直径 1 ~ 3 mm；质脆，易折断，断面中空。叶对生，多皱缩或脱落，完整的叶片展平后呈椭圆状卵形至近棱形，长 1 ~ 4 cm，宽 0.7 ~ 1.6 cm，灰绿色至褐绿色，先端急尖，基部偏斜，边缘有细锯齿，有 3 条较明显的叶脉。杯状聚伞花序密集呈头状，腋生。蒴果卵状三棱形。气微，味淡微涩。

【现代研究】主含黄鼠李苷、槲皮苷等黄酮类及蒲公英酮、蒲公英醇等三萜类化合物，另含肌醇、没食子酸等。具有抗菌、消炎、利尿等作用。

【炮制与成品质量】取原药材，除去杂质，洗净，切段，晒干。成品为根、茎、叶、花的混合长段。根细长而弯曲，表面黄色。茎类圆柱形或稍扁，土黄色、浅红棕色或褐色，嫩茎稍带绿色，均被粗毛；切面黄白色至淡黄棕色，中空。叶多皱缩或破碎，完整的叶片呈椭圆状卵形至近棱形，灰绿色至褐绿色，边缘有细锯齿，有 3 条较明显的叶脉。杯状聚伞花序密集呈头状，腋生。气微，味淡微涩（图 2-37）。以茎粗壮、叶多、色绿者为佳。

【性味归经】味辛、酸，性凉。归肺、肝经。

【功能主治】清热解毒，利湿止痒。用于细菌性痢疾、阿米巴痢疾、肠炎、肠道滴虫、消化不良、支气管炎、肾盂肾炎；外用治湿疹、皮炎、皮肤瘙痒。

【用法用量】入汤剂 6 ~ 9 g，鲜品 30 ~ 60 g。外用适量，捣敷或煎水洗。

【毒副作用与使用注意】①个别病人口服后出现腹泻症状，停药后可自行恢复。②脾胃虚寒者忌用。

载《名医别录》。为菊科植物蓟 *Cirsium japonicum* F.sch.ex DC. 的干燥地上部分。省内主产于长沙、永兴、资兴、洞口、永顺等地（图 2-38）。全国大部分地区有分布。

【采收加工】夏、秋两季花开时采割地上部分，除去杂质，晒干。

【药材性状】茎呈圆柱形，基部直径可达 1.2 cm；表面绿褐色或棕褐色，有数条纵棱，被丝状毛。质脆，易折断，断面灰白色，髓部疏松或中空。叶皱缩，多破碎，完整叶片展平后呈倒披针形或

113

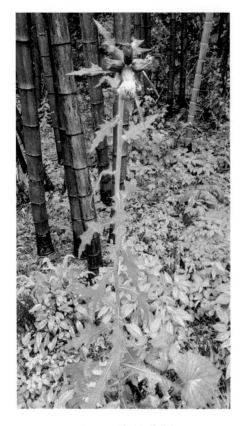

图 2-38 蓟（原植物）

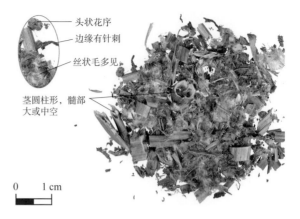

图 2-39 大蓟（饮片）

倒卵状椭圆形，羽状深裂，边缘具不等长的针刺；上表面灰绿色或黄棕色，下表面色较浅，两面均具灰白色丝状毛。头状花序顶生，球形或椭圆形，总苞黄褐色，羽状冠毛灰白色。气微，味淡。

【现代研究】主含三萜类、甾体类和挥发油类，以及长链炔醇类和黄酮类化合物。具有止血、降压、抗菌、抗癌等作用。

【炮制与成品质量】大蓟：取原药材，除去杂质，抢水洗或润软后，切段，干燥。成品为不规则的短段。茎短圆柱形，表面绿褐色，有数条纵棱，被丝状毛。切面灰白色，髓部疏松或中空。叶皱缩，多破碎，边缘具不等长的针刺，两面均具灰白色丝状毛。头状花序多破碎。气微，味淡（图2-39）。以色绿、叶多者为佳。

大蓟炭：取大蓟段用武火加热，炒至表面焦黑色，喷淋少许清水，灭尽火星，取出晾干凉透。形如大蓟，表面焦黑色。

【性味归经】味甘、苦，性凉。归心、肝经。

【功能主治】凉血止血，散瘀解毒消痈。用于衄血、吐血、尿血、便血、崩漏、外伤出血、痈肿疮毒。

【用法用量】入汤剂 9～15 g，鲜品可用 30～60 g。外用适量，捣敷。用于止血宜炒炭用。

【毒副作用与使用注意】①个别病人口服后出现恶心等胃肠道反应的报道。②脾胃虚寒而无瘀滞者忌服。③大蓟过去用根，现大多用地上部分。

地耳草

载《本草药性备要》。为藤黄科植物地耳草 *Hypericum japonicum* Thunb.ex Murray 的干燥全草。湖南永州、江华、道县、桂阳、嘉禾等地为主产区，多以地上部分入药（图 2-40）。国内长江流域以南各地均有分布。

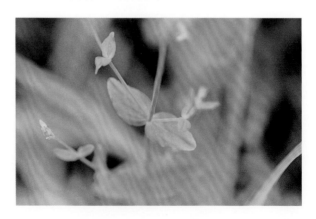

图 2-40 地耳草（原植物）

【采收加工】6～7月开花时割取地上部分，晒干或鲜用。

【药材性状】茎单一或基部分枝，四棱形或呈圆柱状（老茎），纤细而光滑，直径约 1.5 mm。表面黄绿色或黄棕色。质脆，易折断，断面中空。叶对生，无柄，黄褐色。完整叶片卵形或卵圆形，全缘，具细小透明腺点，基出脉 3～5 条。聚伞花序顶生，花小，橙黄色。或见蒴果，红棕色，长卵形。气微，味微苦。

【现代研究】主含黄酮类、内酯（香豆精）、鞣质、蒽醌、氨基酸、酚类。具有利胆、护肝、利尿、抗癌、抗疟、抗菌、抗溃疡等作用。

【炮制与成品质量】拣除杂质，洗净，切段，晒干。成品为茎、叶、花的混合段片。茎方形或类圆柱形，表面黄绿色或黄棕色，光滑。切面黄白色，中空。叶多破碎，黄褐色。完整的叶片卵形或卵圆形，全缘，具细小透明腺点。有时可见聚伞花序，顶生，花小，橙黄色。气微，味微苦（图 2-41）。以色黄绿、带花、洁净无杂质者为佳。

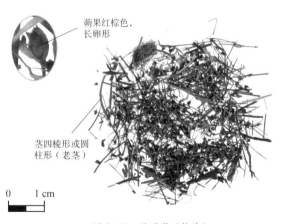

茎四棱形或圆柱形（老茎）

蒴果红棕色，长卵形

0　　1 cm

图 2-41　地耳草（饮片）

【性味归经】味苦、甘，性凉。归肝、胆经。

【功能主治】清热利湿，解毒消肿，散瘀止痛。用于肝炎、早期肝硬化、阑尾炎、眼结膜炎、扁桃体炎。外用治疮疖肿毒、带状疱疹、毒蛇咬伤、跌打损伤。

【用法用量】入汤剂 15～30 g，鲜品 30～60 g，或捣汁。外用捣敷或煎水洗。

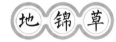

地锦草

载《嘉祐本草》。为大戟科植物地锦 *Euphorbia humifusa* Willd. 或斑地锦 *Euphorbia maculata* L. 的干燥全草。湖南大部分地区均产（图 2-42）。全国多数省区有分布。

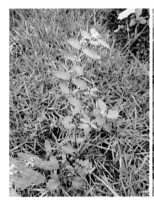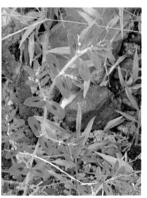

图 2-42　左：地锦（原植物），右：斑地锦（原植物）

【采收加工】夏、秋两季采收，除去杂质，洗净，鲜用或晒干。

【药材性状】地锦：常皱缩卷曲，根细小。茎细，呈叉状分枝，表面有细纵纹，黄绿色或带紫红色，光滑无毛或疏生白色细柔毛；质脆，易折断，断面黄白色，中空。单叶对生，具淡红色短柄或几无柄；叶片多皱缩或已脱落，展平后呈长椭圆形，长 5～10 mm，宽 4～6 mm；绿色或带紫红色，通常无毛或疏生细柔毛；先端钝圆，基部偏斜，边缘具小锯齿或呈微波状。杯状聚伞花序腋生，细小。蒴果三棱状球形，表面无毛，有细颗粒状凸起。种子细小，卵形，褐色。气微，味微涩。

斑地锦：叶上表面具一紫斑，下表面有毛，蒴果被白色短柔毛。

【现代研究】主含黄酮类（槲皮素等）、没食子酸、内消旋肌醇、鞣质。具有抗菌、消炎、止血、利尿等作用。

【炮制与成品质量】取原药材，除去杂质，喷淋清水，稍润，切段，晒干。成品为不规则段。茎圆柱形，细小，表面有细纵纹，黄绿色或带紫红色，光滑无毛或疏生白色细柔毛。切面黄白色，中空。叶片多皱缩或破碎，完整的叶片展平后呈长椭圆形，绿色或带紫红色，无毛或疏生细柔毛，先端钝圆，基部偏斜，边缘具小锯齿或呈微波状。有的上表面可见紫色斑块。杯状聚伞花序腋生，细小。蒴果三棱状球形，表面无毛或被白色短柔毛。种子细小，卵形，褐色。气微，味微涩（图2-43）。以叶色绿、茎色绿褐或带紫红色、具花果者为佳。

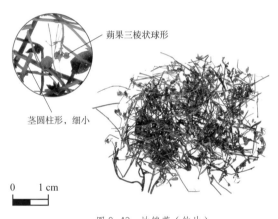

蒴果三棱状球形

茎圆柱形，细小

0   1 cm

图 2-43　地锦草（饮片）

【性味归经】味辛，性平。归肝、大肠经。

【功能主治】清热解毒，凉血止血。用于痢疾、泄泻、咳血、尿血、便血、崩漏、疮疖痈肿。

【用法用量】入汤剂 10～15 g，鲜品 15～30 g，或入散剂。外用适量，鲜品捣敷或研末撒。

【毒副作用与使用注意】①血虚无瘀及脾胃虚弱者慎用。②混伪品可见同科植物千根草（即小飞扬草），其性状与地锦草极为相似。千根草的茎被有明显的毛茸，蒴果亦被短柔毛。应注意区别。

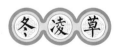
冬 凌 草

载《中华人民共和国药典》（1977年版）第一部。为唇形科植物碎米桠 *Rabdosia rubescens*

（Hemsl.）Hara 的干燥地上部分。省内主产于永州、郴州、怀化等地（图2-44）。国内河北、山西、浙江、河南、安徽、湖北等省区有分布。

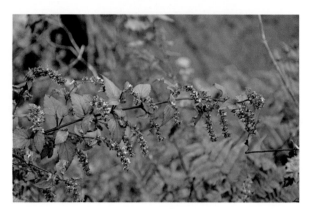

图 2-44　碎米桠（原植物）

【采收加工】9～10月采收，晒干。

【药材性状】茎基部近圆形，上部方柱形，长30～70 cm。表面红紫色，有柔毛；质硬而脆，断面淡黄色。叶对生，有柄；叶片皱缩或破碎，完整者展平后呈卵形或菱状卵形，长2～6 cm，宽1.5～3 cm；先端锐尖或渐尖，基部宽楔形，急缩下延成假翅，边缘具粗锯齿；上表面棕绿色，下表面淡绿色，沿叶脉被疏柔毛。有时带花，聚伞状圆锥花序顶生，花小，花萼筒状钟形，5裂齿，花冠二唇形。气微香，味苦、甘。

【现代研究】主含 α-蒎烯、β-蒎烯、柠檬烯、对-聚伞花素、冬凌草甲素、冬凌草乙素、α-香树脂醇等。具有抗菌、消炎、镇痛、祛风湿、护肝等作用。

【炮制与成品质量】取原药材，除去杂质，切段，干燥。成品为茎、叶、花的混合段片。老茎近圆形，有纵纹或纵棱。嫩茎方形，表面紫红色至暗红棕色，有毛。切面黄白色，髓明显，银白色。叶棕绿色，皱缩或破碎，完整的叶片卵形或菱状卵形，先端锐尖或渐尖，基部宽楔形，急缩下延成假翅，边缘具粗锯齿。花小，花萼筒状钟形，5裂齿。气微香，味苦、甘（图2-45）。以叶多、色绿、洁净无杂质者为佳。

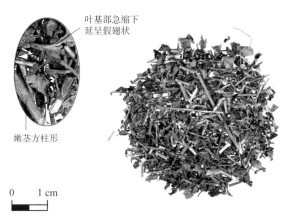

叶基部急缩下延呈假翅状

嫩茎方柱形

0　1 cm

图 2-45　冬凌草（饮片）

【性味归经】味苦、甘，性微寒。归肺、胃、肝经。

【功能主治】清热解毒，活血止痛。用于咽喉肿痛、癥瘕痞块、蛇虫咬伤。

【用法用量】入汤剂 30 ~ 60 g，或泡酒。

【毒副作用与使用注意】脾胃虚寒者慎用。

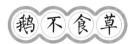

载《食性本草》。为菊科植物鹅不食草 *Centipeda minima*（L.）A.Br. et Aschers. 的干燥全草。湖南各地均有分布（图 2-46）。全国大部分地区均有分布。

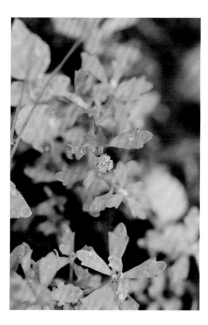

图 2-46　鹅不食草（原植物）

【采收加工】9 ~ 11 月花开时采收，洗去泥沙，鲜用或晒干。

【药材性状】干品常缠结成团。须根纤细，淡黄色。茎细，多分枝，质脆，易折断，断面黄白色。叶小，近无柄，叶片多皱缩、破碎，完整者展平后呈匙形，表面灰绿色或棕褐色，边缘有 3 ~ 5 个锯齿。头状花序黄色或黄褐色。气微香，久嗅有刺激感，味苦、微辛。

【现代研究】主含三萜类、蒲公英赛醇、蒲公英甾醇、山金车烯二醇及另一种未知的三萜二醇，尚含有豆甾醇、谷甾醇、黄酮类、挥发油、有机酸等。具有止咳、祛痰、平喘、抑菌、抗炎、抗过敏、抗肿瘤等作用。

【炮制与成品质量】取原药材，除去杂质，切段，干燥。成品为不规则中段。须根纤细，淡黄色。茎细，有分枝，切面黄白色。叶小，近无柄，叶片多皱缩、破碎，完整者展平后呈匙形，表面灰绿色或棕褐色，边缘有 3 ~ 5 个锯齿。头状花序黄色或黄褐色。气微香，久嗅有刺激感，味苦、微辛（图 2-47）。以灰绿色、有花序、无杂质、嗅之打喷嚏者为佳。

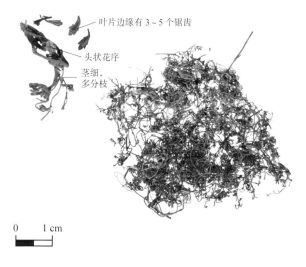

叶片边缘有 3 ~ 5 个锯齿

头状花序

茎细，多分枝

0　1 cm

图 2-47　鹅不食草（饮片）

【性味归经】味辛，性温。归肺经。

【功能主治】祛风通窍，解毒消肿。用于风寒头痛、鼻塞不通、鼻渊流涕、咳嗽痰多。

【用法用量】入汤剂6~9 g，或捣汁。外用适量，捣敷，或捣烂塞鼻，或研末搐鼻。

【毒副作用与使用注意】①有致恶心呕吐、烧灼感、胃痛等不良反应报道。②阴虚内热者及孕妇忌服。

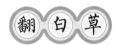

载《救荒本草》。为蔷薇科植物翻白草 *Potentilla discolor* Bge. 的干燥全草。全省及全国大部分地区均有分布（图2-48）。

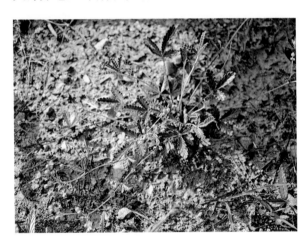

图2-48 翻白草（原植物）

【采收加工】夏、秋两季开花前采挖，除去泥沙和杂质，干燥。

【药材性状】块根呈纺锤形或圆柱形，长4~8 cm，直径0.4~1 cm；表面黄棕色或暗褐色，有不规则扭曲沟纹；质硬而脆，折断面平坦，呈灰白色或黄白色。基生叶丛生，单数羽状复叶，多皱缩弯曲，展平后长4~13 cm；小叶5~9片，柄短或无，长圆形或长椭圆形，顶端小叶片较大，上表面暗绿色或灰绿色，下表面密被白色茸毛，边缘有粗锯齿。气微，味甘、微涩（图2-49）。

【现代研究】含鞣质及缩合鞣质、黄酮类、延胡索酸、没食子酸、原儿茶酸、槲皮素、柚皮素、山柰酚、间苯二酸等成分。具有抗菌、消炎、止血、止泻等作用。

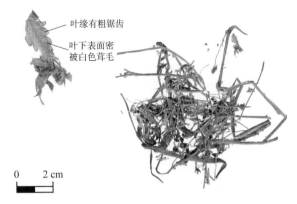

叶缘有粗锯齿
叶下表面密被白色茸毛

0   2 cm

图2-49 翻白草（药材）

【炮制与成品质量】取原药材，除去杂质，洗净，稍润，切段，干燥。成品为中段。块根纺锤形或圆柱形，表面黄棕色或暗褐色，有不规则扭曲沟纹，切面平坦，灰白色或黄白色。叶多皱缩、破碎，完整的小叶柄短或无，长圆形或长椭圆形，上表面暗绿色或灰绿色，下表面密被白色茸毛，边缘有粗锯齿。气微，味甘、微涩（图2-50）。以根肥大、无花茎、色灰绿、无杂质者为佳。

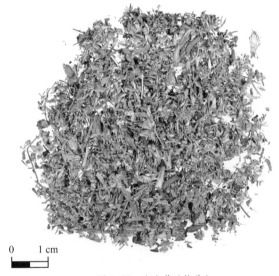

0   1 cm

图2-50 翻白草（饮片）

【性味归经】味甘、微苦，性平。归肝、胃、大肠经。

【功能主治】清热解毒，止痢，止血。用于湿热泻痢、痈肿疮毒、血热吐衄、便血、崩漏。

【用法用量】入汤剂9~15 g，或浸酒服。外用适量，煎水熏洗或鲜品捣敷。

【毒副作用与使用注意】阳虚有寒、脾胃虚寒等慎用。

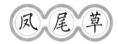

载《植物名实图考》。为凤尾蕨科植物井口边草 *Pteris multifida* Poir. 的干燥全草。湖南各地均有分布（图2-51）。国内华东、中南、西南等地区亦有分布。

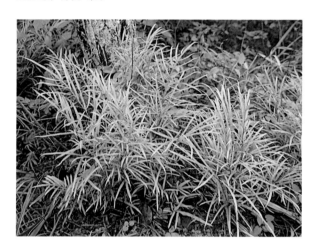

图2-51　井口边草（原植物）

【采收加工】全年可采，洗净，鲜用或晒干。

【药材性状】全草长25～70 cm。根茎短，棕褐色，下面丛生须根，上面有簇生叶。叶柄细，有棱，棕黄色或黄绿色，长4～30 cm，易折断。叶片草质，一回羽状，灰绿色或黄绿色；不育叶羽片长4～8 cm，边缘有不整齐锯齿，能育叶长条形，宽3～6 cm，边缘反卷，孢子囊群生于羽片下面边缘。气微，味淡或微涩。

【现代研究】主含蕨素、大叶凤尾苷A、大叶凤尾苷B以及芹菜素-7-o-葡萄糖苷、木犀草素-7-o-葡萄糖苷等成分。具有抗菌、抗病毒、抗肿瘤以及止血等作用。

【炮制与成品质量】取原药材，除去杂质、洗净，切段，干燥。成品为不规则的中段。须根丛生于根茎上。叶柄细长，淡黄绿色至淡黄棕色，具3纵棱。叶片已切断，稍皱缩，灰绿色至棕绿色，

有的可见分叉。叶脉羽状。叶有2型，营养叶边缘具细尖锯齿；孢子叶稍狭，边缘有棕色孢子囊群。质软。气微，味淡（图2-52）。以质嫩、色黄绿、洁净无杂质者为佳。

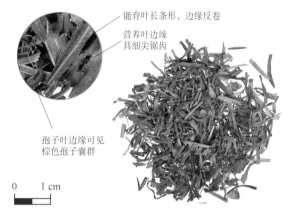

能育叶长条形，边缘反卷

营养叶边缘具细尖锯齿

孢子叶边缘可见棕色孢子囊群

0　　1 cm

图2-52　凤尾草（饮片）

【性味归经】味淡、微苦，性寒。归大肠、心、肝经。

【功能主治】清热利湿，解毒止痢，凉血止血。用于痢疾、胃肠炎、肝炎、泌尿系感染、感冒发热、咽喉肿痛、白带、崩漏、农药中毒。外用治外伤出血、烧烫伤。

【用法用量】入汤剂9～15 g，鲜品30～60 g。或捣汁。外用适量，捣敷。

【毒副作用与使用注意】虚寒证病人忌服。

载《神农本草经》。为浮萍科植物紫萍 *Spirodela polyrrhiza*（L.）Schleid. 的干燥全草。湖南及全国各地均有分布（图2-53），但以湖南、湖北、四川、江苏、浙江、福建产之较多。

【采收加工】5～7月采收，洗净，除去杂质，晒干。

【药材性状】为扁平叶状体，呈卵形或卵圆形，长径2～5 mm。上表面淡绿色至灰绿色，偏侧有一小凹陷，边缘整齐或微卷曲。下表面紫绿色至紫棕色，着生数条须根。体轻，手捻易碎。气微，味淡。

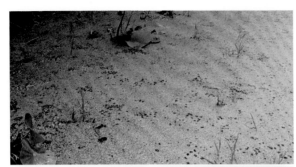

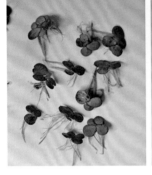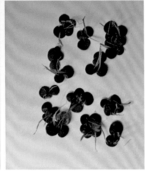

图 2-53 紫萍（原植物）

【现代研究】主含荭草素、木犀草素 -7- 单糖苷、牡荆素、芹菜素 -7- 单糖苷、β - 胡萝卜素、叶黄素、环氧叶黄素及脂类、蛋白质、醋酸钾、氯化钾、碘、溴等物质。具有解热、强心、利尿、升压等作用。

【炮制与成品质量】取原药材，除去杂质，筛去泥土，洗净，干燥。成品呈扁平卵形或卵圆形，长 2 ~ 5 mm。上表面淡绿色至灰绿色，偏侧有一小凹陷，边缘整齐或微卷曲。下表面紫绿色至紫棕色，有数条须根。体轻，手捻易碎。气微，味淡（图 2-54）。以色绿、背紫、洁净无泥沙者为佳。

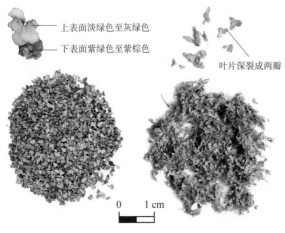

上表面淡绿色至灰绿色
下表面紫绿色至紫棕色
叶片深裂成两瓣

0   1 cm

图 2-54　左：浮萍（饮片），右：浮萍易混品（绿萍）

【性味归经】味辛，性寒。归肺经。

【功能主治】宣散风热，透疹利尿。用于麻疹不透、风疹瘙痒、水肿尿少。

【用法用量】入汤剂 3 ~ 9 g，鲜品 15 ~ 30 g，或捣汁饮；或入丸、散。外用适量。

【毒副作用与使用注意】表气虚而自汗者忌服。

【常见易混品】绿萍，为满江红科植物绿萍 *Azolla imbricata*（Roxb.）Nakai 的干燥全草。区别为每一叶片都深裂成两瓣（图 2-54）。

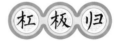

载《万病回春》。为蓼科植物杠板归 *Polygonum perfoliatum* Linnaeus 的干燥地上部分。湖南及全国各地均有分布（图 2-55）。

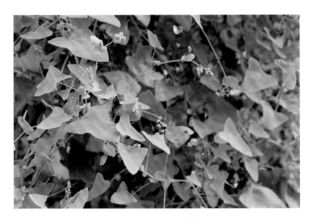

图 2-55　杠板归（原植物）

【采收加工】7 ~ 10 月割取地上部分，洗净，鲜用或晒干。

【药材性状】茎细长，略呈方柱形，直径 1 ~ 5 mm，表面红棕色、棕黄色或黄绿色，生有倒生钩状刺。节略膨大，托叶鞘包于茎节上。质脆，易折断，断面黄白色，有髓部或中空。叶互生，叶片多皱缩或破碎，完整者展平后近等边三角形，淡棕色或灰绿色。叶柄长，叶柄及叶背主脉疏生倒钩状刺。短穗状花序顶生，或生于上部叶腋，苞片圆形，花小，多萎缩或脱落。偶见果实，类球形，黑色。气微，茎味淡，叶味酸（图 2-56）。

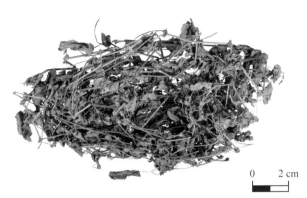

图 2-56 杠板归（药材）

【现代研究】主含靛苷、水蓼素、p- 香豆酸、阿魏酸、香草酸、原儿茶酸、咖啡酸等。具有抗菌、抗病毒、消炎、利尿、止血、抗肿瘤等作用。

【炮制与成品质量】取原药材，除去杂质，洗净，切段，干燥。成品为不规则中段。茎略呈方柱形，表面红棕色、棕黄色或黄绿色，有倒生钩状刺。节略膨大，托叶鞘包于茎节上或见托叶鞘脱落后的环状痕。切面黄白色，有髓部或中空。叶多皱缩或破碎，完整者展平后近等边三角形，淡红棕色或灰绿色，叶背主脉及叶柄疏生倒钩状刺。穗状花序短，花小，多萎缩或脱落。偶见果实，类球形，黑色。气微，茎味淡，叶味酸（图2-57）。以叶多、色绿者为佳。

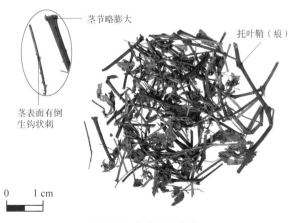

茎节略膨大

托叶鞘（痕）

茎表面有倒生钩状刺

图 2-57 杠板归（饮片）

【性味归经】味酸，性微寒。归肺、膀胱经。

【功能主治】清热解毒，利湿消肿，止咳。用于上呼吸道感染、气管炎、百日咳、急性扁桃体炎、肠炎、痢疾、肾炎水肿。外用治带状疱疹、湿疹、痈疖肿毒、毒蛇咬伤。

【用法用量】入汤剂 15 ~ 30 g，鲜品 20 ~ 45 g。外用适量，捣烂，或研末调敷，或煎水熏洗。

【毒副作用与使用注意】体质虚弱者慎服。

贯叶金丝桃

载《南京民间药草》，名贯叶连翘。为藤黄科植物贯叶金丝桃 *Hypericum perforatum* L. 的干燥地上部分。省内主产于双牌、永州、桂阳、郴县等地（图 2-58）。国内河北、江苏、山东、四川、贵州等省区有分布。

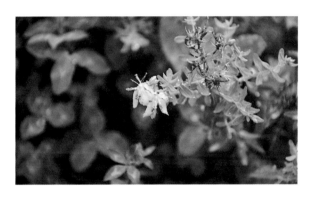

图 2-58 贯叶金丝桃（原植物）

【采收加工】夏、秋两季开花时采割，阴干或低温烘干。

【药材性状】茎呈圆柱形，长 10 ~ 100 cm，多分枝，茎和分枝两侧各具一条纵棱，小枝细瘦，对生于叶腋。单叶对生，无柄抱茎，叶片披针形或长椭圆形，长 1 ~ 2 cm，宽 0.3 ~ 0.7 cm，散布透明或黑色的腺点，黑色腺点大多分布于叶片边缘或近顶端。聚伞花序顶生，花黄色，花萼、花瓣各 5 片，长圆形或披针形，边缘有黑色腺点；雄蕊多数，合生为 3 束，花柱 3。气微，味微苦涩。

【现代研究】主含挥发油，另含维生素 C、胡萝卜素、芸香苷、金丝桃苷、槲皮苷、槲皮素、绿原酸、皂苷等成分。具有抗菌、抗炎、抗病毒、止血、利胆、镇痉等作用。

【炮制与成品质量】取原药材，除去杂质，洗净，稍润，切段，干燥。为不规则中段。茎圆柱形，表面红棕色或略带绿色，两侧各具一条纵棱，小枝细瘦，对生于叶腋。质硬脆，切面淡黄白色，中空。叶多破碎，灰绿色，无柄，有透明或黑色的腺点，黑色腺点大多分布于叶片边缘或近顶端。偶见聚伞花序。小花黄色。气微，味微苦涩（图2-59）。以质嫩、叶多、洁净无杂质者为佳。

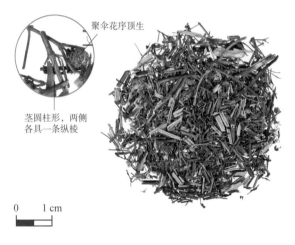

聚伞花序顶生

茎圆柱形，两侧各具一条纵棱

0   1 cm

图 2-59   贯叶金丝桃（饮片）

【性味归经】味辛，性寒。归肝经。

【功能主治】疏肝解郁，清热利湿，消肿通乳。用于肝气郁结、情志不畅、心胸郁闷、关节肿痛、乳痈、乳少。

【用法用量】入汤剂 2 ~ 3 g。外用适量，鲜品捣敷；或揉绒塞鼻；或干品研末敷。

【毒副作用与使用注意】①有胃肠道反应和过敏反应的报道。②脾胃虚寒者忌服。

鬼 针 草

载《本草拾遗》。为菊科植物鬼针草 *Bidens pilosa* Linnaeus 的干燥全草。湖南长沙、衡山、永兴、永州、东安、江华、武冈、新邵、吉首、桑植、安化等地多产（图2-60）。全国多个省区有分布。

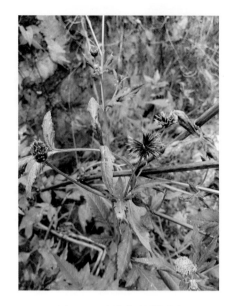

图 2-60   鬼针草（原植物）

【采收加工】夏、秋两季开花盛期采收全草，除去泥土，晒干。

【药材性状】茎略呈方形或近圆柱状，基部略带紫色，上部有分枝，表面黄绿色或黄棕色，具细纵棱。幼枝被毛，老枝毛较少。质坚脆，易折断，断面黄白色，髓部白色或中空。叶多皱缩或已破碎、脱落，完整叶展开后3深裂，有的5深裂，呈绿褐色或暗棕色，边缘锯齿状，叶片上下表面被毛，以下表面较少。在茎顶或叶腋处可见淡棕色头状花序或果实脱落后残存的盘状花托。瘦果扁平，线形，具4棱，稍有硬毛，冠毛芒状。气微，味微苦（图2-61）。

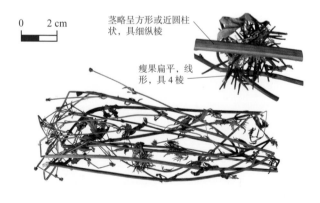

0   2 cm

茎略呈方形或近圆柱状，具细纵棱

瘦果扁平，线形，具4棱

图 2-61   鬼针草 （药材）

【现代研究】主含生物碱、鞣质、皂苷、黄酮类、挥发油、苦味质、胆碱等成分。具有抗炎、抑菌、降压、止泻、镇痛、护肝等作用。

【炮制与成品质量】取原药材，除去杂质，抢水洗净，稍润，切段，干燥。成品为不规则中段。茎略呈方形或近圆柱状，表面黄绿色或黄棕色或略带紫色，具细纵棱。幼枝被毛，老枝毛较少。切面边缘淡棕黄色，髓部白色或中空。叶多皱缩或已破碎，绿褐色或暗绿色，边缘锯齿状，上下表面均被毛。头状花序，外面有黄绿色苞片。瘦果扁平，线形，具4棱，稍有硬毛，冠毛芒状。气微，味微苦（图2-62）。以色绿、叶多者为佳。

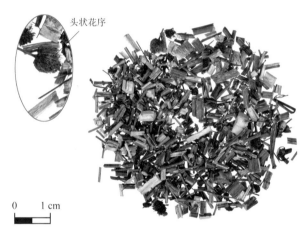

图2-62 鬼针草（饮片）

【性味归经】味苦，性平。归肝、肺、大肠经。

【功能主治】清热解毒，散瘀消肿。用于疟疾、腹泻、痢疾、肝炎、急性肾炎、胃痛、噎膈、肠痛、咽喉肿痛、跌打损伤、蛇虫咬伤。

【用法用量】入汤剂9～30 g，鲜品60～90 g，或捣汁。外用适量，捣敷或取汁涂；或煎水熏洗。

【毒副作用与使用注意】孕妇忌服。

【常见易混品】狼把草，《中华人民共和国药典》（1977年版）有收载。为菊科植物狼把草 Bidens Tripartite L. 的干燥全草。根呈圆柱形，灰黄色，多分枝，有须根。茎圆柱形，表面暗绿色或暗紫色，有纵纹。叶对生，多皱缩或破碎，完整叶片展平后呈椭圆形或长圆状披针形。上部叶常3裂，下部叶常5裂，绿色，边缘有锯齿，叶柄有狭翅。头状花序顶生或腋生，总苞片多数，外层叶状，有毛。管状花黄色。瘦果扁平，两侧边缘各有一列倒钩刺，冠毛芒状，多为2枚。气微，味苦（图2-63）。

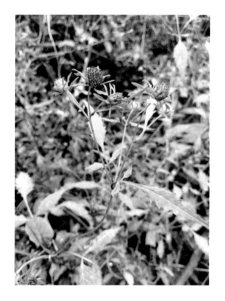

图2-63 狼把草（原植物）

 虎刺

载《本草图经》。为茜草科植物虎刺 *Damnacanthus indicus* Gaertn.f. 的干燥全株。湖南主产于凤凰、洞口、安化、长沙、衡山、资兴、慈利、石门等地（图2-64）。国内分布于西藏、云南、贵州、四川、广西、广东、湖北、江苏、安徽、浙江、江西、福建、台湾等省区。

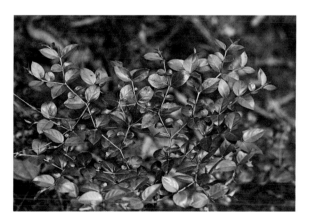

图2-64 虎刺（原植物）

【采收加工】全年可采，洗净，晒干。

【药材性状】根类圆柱形，或缢缩呈念珠状，有分枝，表面灰褐色。枝条细，灰褐色，分枝多，有直刺，长1~2 cm，常对生于叶柄间。叶对生，卵形或阔椭圆形，长1~2.5 cm，先端凸尖，基部圆形，革质，全缘，几无柄。核果球形，暗红棕色至棕褐色。气微，味微苦、甘。

【现代研究】主含多种蒽醌类成分。具有镇咳、祛痰、利尿、镇痛等作用。

【炮制与成品质量】取原药材，除去杂质，洗净，稍润，切段，干燥。成品为中段。根类圆柱形，表面灰褐色。茎圆柱形，灰褐色，有纵纹和直刺，切面皮部薄，木部灰白色，有髓。叶多脱落，卵形或阔椭圆形，先端凸尖，基部圆形，革质，全缘，几无柄。偶见核果，球形，暗红棕色至棕褐色。气微，味微苦、甘（图2-65）。以根粗壮、刺多、洁净无杂质者为佳。

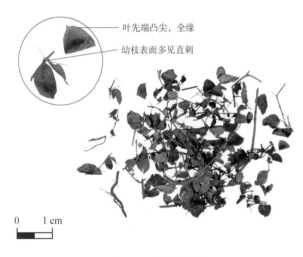

叶先端凸尖，全缘
幼枝表面多见直刺

0   1 cm

图 2-65　虎刺（饮片）

【性味归经】味苦、甘，性平。归肺、肝经。

【功能主治】祛风利湿，活血消肿。用于痛风、风湿痹痛、痰饮咳嗽、肺痈、水肿、痞块、黄疸、妇女经闭、小儿疳积、荨麻疹、跌打损伤。

【用法用量】入汤剂10~15 g，或入散剂。外用，捣敷、捣汁涂或研末撒。

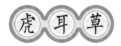

载《履巉岩本草》。为虎耳草科植物虎耳草 *Saxifraga stolonifera* Curtis. 的干燥全草。湖南各地均有分布（图2-66）。国内华东、中南、西南地区亦有分布。

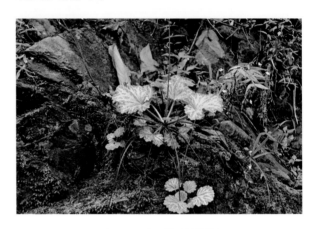

图 2-66　虎耳草（原植物）

【采收加工】6~10月采收，洗净，鲜用或晒干。

【药材性状】常缠绕成团。根茎短，丛生细短须状根，灰褐色。单叶丛生于基部，叶柄长，稍扭曲，密生长柔毛。叶片圆形至肾形，上表面灰绿色，常有白色斑纹，下表面红紫色，边缘有不规则细锯齿，两面被柔毛。狭圆锥花序少见，花有梗。气微，味微苦。

【现代研究】主含岩白菜素、槲皮苷、槲皮素、没食子酸、原儿茶酸、琥珀酸、甲基延胡索酸、儿茶酚等成分。具有强心、利尿、抗炎、止血、镇痛等作用。

【炮制与成品质量】取原药材，除去杂质，洗净，切段，干燥。成品为不规则中段。根茎短，丛生细短须状根，灰褐色。茎叶多已切碎。完整的叶片圆形至肾形，上表面灰绿色，下表面红紫色，边缘有不规则细锯齿，两面被柔毛。叶柄稍扭曲，密生长柔毛。狭圆锥花序少见，花有梗。气微，味微苦（图2-67）。以质嫩、色绿、茎叶粗壮者为佳。

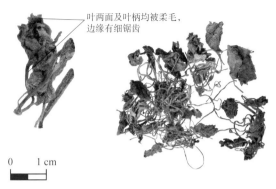

叶两面及叶柄均被柔毛，边缘有细锯齿

0   1 cm

图 2-67　虎耳草（饮片）

【性味归经】味苦、辛，性寒。有小毒。归肺、胃及大肠经。

【功能主治】疏风清热，凉血解毒。用于风热咳嗽、肺痈、吐血、风火牙痛、风疹瘙痒、痈肿丹毒、痔疮肿痛、毒虫咬伤、外伤出血。

【用法用量】入汤剂 10 ~ 15 g。外用捣汁滴，或煎水熏洗。

【毒副作用与使用注意】①本品有小毒，内服勿过量。②孕妇及脾胃虚寒，大便溏泻者忌服。

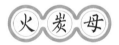

载《本草图经》。为蓼科植物火炭母 *Polygonum chinense* L. 或硬毛火炭母 *P.chinense* L. var *hispidum* Hook f. 的干燥全草。省内主产于吉首、凤凰、桑植、安化、新邵等地（图 2-68）。湖北、浙江、福建、广东、广西、四川等省区有分布。

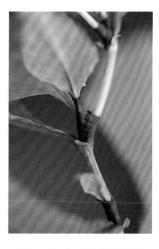

图 2-68　火炭母（原植物）

【采收加工】夏、秋两季采收，鲜用或晒干。

【药材性状】茎扁圆柱形，有分枝，长 30 ~ 100 cm，节稍膨大，下部节上有须根；表面淡绿色或紫褐色，无毛，有细棱；质脆，易折断，断面灰黄色，多中空。叶互生，多卷缩、破碎，叶片展平后呈卵状长圆形，长 5 ~ 10 cm，宽 2 ~ 4.5 cm，先端短尖，基部截形或稍圆，全缘，上表面暗绿色，主脉两侧有紫黑色斑块，隐约可见，下表面色较浅，两面近无毛；托叶鞘筒状，膜质，浅黄棕色，先端偏斜。气微，味酸、微涩。

【现代研究】主含 β - 谷甾醇、山奈酚、槲皮素、没食子酸等。具有抗菌、抗乙型肝炎病毒、中枢抑制、对平滑肌抑制或兴奋、降压等作用。

【炮制与成品质量】取原药材，拣去杂质，洗净，切寸段，干燥。成品为茎叶混合的寸段。茎扁圆柱形，节处稍膨大，有的节上有须根残留。表面绿褐色或紫褐色，有细棱。质脆，易折断，切面中空。叶多皱缩或破碎，完整的叶片呈卵状长圆形，先端短尖，基部截形或稍圆，全缘。上表面暗绿色，主脉两侧有的有紫黑色斑块，下表面色较浅。托叶鞘筒状，膜质，浅黄棕色，先端偏斜。气微，味酸、微涩（图 2-69）。以叶多、色绿、无杂质者为佳。

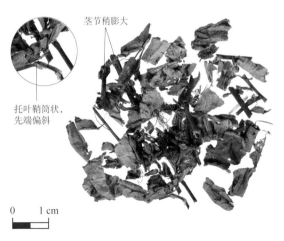

茎节稍膨大

托叶鞘筒状，先端偏斜

0   1 cm

图 2-69　火炭母（饮片）

【性味归经】味辛、苦，性凉。归肝、脾、大肠经。

【功能主治】清热利湿，凉血解毒，平肝明目，活血舒筋。用于痢疾、泄泻、咽喉肿痛、白喉、肺热咳嗽、百日咳、肝炎、带下、癌肿、中耳炎、湿疹、眩晕耳鸣、角膜云翳、跌打损伤。

【用法用量】入汤剂 9～15 g，鲜品 30～60 g。外用适量，捣敷或煎水洗。

【毒副作用与使用注意】脾胃虚寒、大便溏薄者慎用。

藿 香

载《名医别录》。为唇形科植物藿香 *Agadtacge rygisa*（Fisch.et Mey.）O. Kuntze. 的干燥地上部分。湖南大部分地区有产，多为栽培（图 2-70）。国内四川、江苏、浙江等省区亦产。

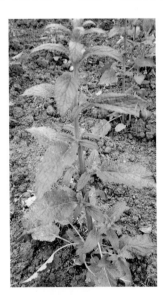

图 2-70　藿香（原植物）

【采收加工】6～7 月，当花序抽出而未开花时，择晴天齐地割取全草，薄摊晒至日落后，收回堆叠过夜，次日再晒至干。

【药材性状】茎方柱形，多分枝，直径 0.2～1 cm，四角有棱脊，四面平坦或凹入成宽沟状。表面暗绿色，有纵皱纹，稀有毛茸。节明显，常有叶柄脱落的疤痕，节间长 3～10 cm。质脆，易折断，断面白色，髓部中空。叶对生，多皱缩或破碎，

深绿色。完整者展平后呈卵形，长 2～8 cm，宽 1～6 cm，先端尖或短渐尖，基部圆形或心形，边缘有钝锯齿，上表面深绿色，下表面浅绿色，两面微具毛茸。茎顶端有时有穗状轮伞花序，土棕色。气芳香，味淡而微凉。

【现代研究】主含甲基胡椒酚、茴香脑、茴香醛、柠檬烯、对甲氧基桂皮醛、α-蒎烯、β-蒎烯、3-辛酮、1-辛烯-3-醇、芳樟醇、1-丁香烯、β-榄香烯等挥发油及刺槐素、椴树素、蒙花苷、藿香苷、异藿香苷、藿香精等黄酮类化合物。具有抑菌、抗炎、止呕、止泻等作用。

【炮制与成品质量】拣去杂质，除去残根及老茎，稍润，切段，干燥。成品为不规则中段。茎方柱形，表面暗绿色，有纵皱纹，有的有稀疏毛茸。节明显，常有叶柄脱落的疤痕。切面白色，髓部中空。叶多皱缩或破碎，深绿色，先端尖或短渐尖，基部圆形或心形，边缘有钝锯齿，两面微具毛茸。有时可见穗状轮伞花序，土棕色。气芳香，味淡而微凉（图 2-71）。以茎枝色绿、叶多、香气浓者为佳。

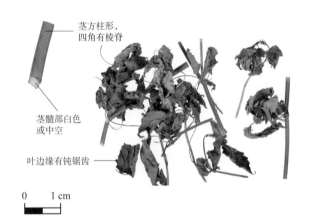

茎方柱形，四角有棱脊

茎髓部白色或中空

叶边缘有钝锯齿

图 2-71　藿香（饮片）

【性味归经】味辛，性微温。归肺、脾、胃经。

【功能主治】祛暑解表，化湿和胃。用于夏令感冒、寒热头痛、胸脘痞闷、呕吐泄泻、妊娠呕吐、鼻渊及手足癣。

【用法用量】入汤剂 6～10 g，或入丸、散。外用适量，煎水洗或研末搽。

【毒副作用与使用注意】阴虚火旺、胃弱欲呕及胃热作呕者禁服。

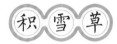

载《神农本草经》。为伞形科植物积雪草 *Centella asiatica*（L.）Urb. 的干燥全草。湖南大部分地区均有分布（图2-72）。国内江苏、浙江、福建、安徽、广东、广西、四川等省区亦有分布。

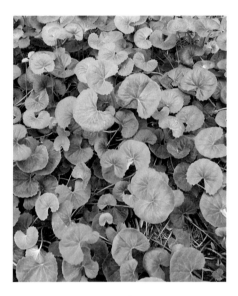

图2-72 积雪草（原植物）

【采收加工】夏、秋两季采收，除去泥沙，晒干。

【药材性状】常卷缩成团状。根圆柱形，长2~4 cm，直径1~1.5 mm；表面浅黄色或灰黄色。茎细长弯曲，黄棕色，有细纵皱纹，节上常着生须状根。叶片多皱缩、破碎，完整者展平后呈近圆形或肾形，直径1~4 cm；灰绿色，边缘有粗钝齿；叶柄长3~6 cm，扭曲。伞形花序腋生，短小。双悬果扁圆形，有明显隆起的纵棱及细网纹，果梗甚短。气微，味淡。

【现代研究】含多种 α-香树脂醇型的三萜成分、内消旋肌醇、胡萝卜烃素、叶绿素，以及山奈酚、槲皮素和葡萄糖、鼠李糖的黄酮苷。具有抗菌、消炎、镇静、降压、利尿、兴奋呼吸等作用。

【炮制与成品质量】取原药材，除去杂质，洗净，切段，干燥。成品呈不规则的段。根圆柱形，表面浅黄色或灰黄色。茎细，黄棕色，有细纵皱纹，可见节，节上常着生须状根。叶片多皱缩、破碎，完整者展平后呈近圆形或肾形，灰绿色，边缘有粗钝齿。双悬果扁圆形，有明显隆起的纵棱及细网纹。气微，味淡（图2-73）。以茎叶粗壮、色黄绿、洁净无杂质者为佳。

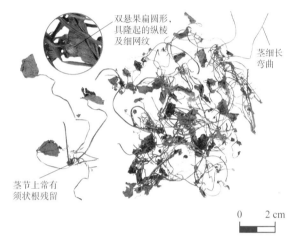

双悬果扁圆形，具隆起的纵棱及细网纹

茎细长弯曲

茎节上常有须状根残留

0   2 cm

图2-73 积雪草（饮片）

【性味归经】味苦、辛，性寒。归肝、脾、肾经。

【功能主治】清热利湿，解毒消肿。用于湿热黄疸、中暑、腹泻、石淋、血淋、痈肿疮毒、跌扑损伤。

【用法用量】入汤剂15~30 g，或捣汁。外用适量，捣敷或绞汁涂。

【毒副作用与使用注意】脾胃虚寒者忌服。

载《千金要方》。为十字花科植物荠 *Capsella bursa-pastoris*（Linnaeus）Medikus 的干燥全草。全省及全国各地均有分布，多为野生，亦有栽培（图2-74）。

【采收加工】3~5月采收，洗净，鲜用或晒干。

【药材性状】根纤细，呈须状分枝，弯曲或部分

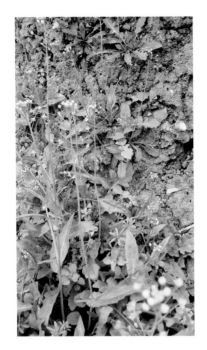

图 2-74 荠（原植物）

折断，表面淡褐色或乳白色。基生叶羽状分裂，卷缩，质脆易碎，灰绿色或枯黄色。茎生叶互生，抱茎，灰绿色或黄绿色。茎纤细，类圆柱形，有分枝，黄绿色。近顶端疏生白色小花或三角形的果实，有细柄，淡黄绿色。气微，味淡（图2-75）。

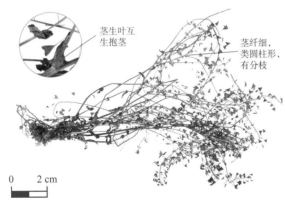

茎生叶互生抱茎

茎纤细，类圆柱形，有分枝

0   2 cm

图 2-75 荠菜（药材）

【现代研究】含多种有机酸、多种氨基酸和多糖等成分。具有止血、收缩子宫、降压、利尿、退热等作用。

【炮制与成品质量】取原药材，除去杂质，抢水洗净，切中段，干燥。成品为中段。根纤细，表面黄白色，有须根。茎类圆柱形，有分枝，黄绿

色。基生叶多破碎，茎生叶互生，抱茎，灰绿色或黄绿色。有的可见花或果实。花小，白色。果实呈扁倒三角形，淡黄色，有细柄。气微，味淡（图2-76）。以干燥、茎近绿色、无杂草者为佳。

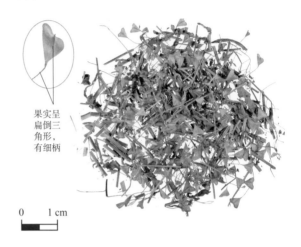

果实呈扁倒三角形，有细柄

0   1 cm

图 2-76 荠菜（饮片）

【性味归经】味甘、淡，性凉。归肝、脾、肺经。

【功能主治】凉血止血，清热利尿。用于肾结核尿血、产后子宫出血、月经过多、肺结核咯血、高血压病、感冒发热、肾炎水肿、泌尿系结石、乳糜尿、肠炎。

【用法用量】入汤剂15～30 g；鲜品60～120 g，或入丸、散。外用适量，捣汁点眼。

【毒副作用与使用注意】①虚寒证慎用。②民间多在每年春季用其鲜品与黄豆、枫球子或生姜、红枣一起煮鸡蛋服食。

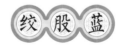
绞股蓝

载《救荒本草》。为葫芦科植物绞股蓝 *Gynostemma pentaphyllum*（Thunberg）Makino 的干燥地上部分。省内主产于邵阳绥宁、新宁、洞口等地（图2-77）。国内陕西、湖北、浙江、江苏、山东、广东、广西、福建等省亦区有分布。野生或栽培。

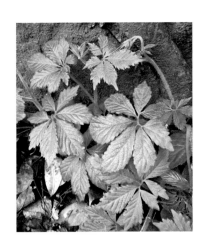

图 2-77 绞股蓝（原植物）

【采收加工】每年夏、秋两季可采收 3 ~ 4 次，割取地上部分，洗净，晒干。

【药材性状】常缠绕成团。茎纤细，灰棕色或暗棕色，表面具纵沟纹，被稀疏毛茸。茎卷须细小而弯曲，着生于叶腋。叶多皱缩、卷曲，绿色或灰绿色。润湿展开后，叶为复叶，小叶膜质，通常 5 枚，少数 7 枚，叶柄长 2 ~ 4 cm，被糙毛。侧生小叶卵状长圆形或长圆状披针形，中央 1 枚较大，长 4 ~ 12 cm，宽 1 ~ 3.5 cm，先端渐尖，基部楔形，两面被粗毛，叶缘有锯齿，齿尖具芒。偶见果实，圆球形，直径约 5 mm，果梗长 3 ~ 5 mm。气清香，味苦、味甘或微苦回甜（图 2-78）。

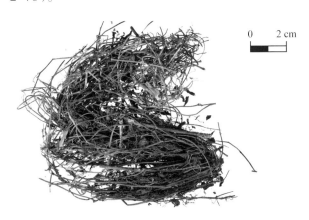

图 2-78 绞股蓝（药材）

【现代研究】主含绞股蓝皂苷。另含有绞股蓝糖苷（多糖）、水溶性氨基酸、黄酮类、多种维生素、微量元素、矿物质。具有抗疲劳、缓衰老、

延长细胞寿命、增强抵抗力、降血脂、降血压、降血糖、镇静、催眠、平喘止咳等作用。

【炮制与成品质量】取原药材，除去杂质，洗净，切中段，干燥。成品为不规则中段。茎纤细，淡棕色，表面具纵沟纹，被稀疏毛茸。茎卷须多已切断，细小而弯曲。叶多皱缩、卷曲或破碎，绿色或灰绿色。完整者润湿后展开，掌状复叶通常 5 枚，小叶卵状长圆形或长圆状披针形，先端渐尖，基部楔形，叶缘有锯齿。偶见果实，圆球形。气清香，味苦、味甘或微苦回甜（图 2-79）。以质嫩、色绿、茎卷须及叶多者为佳。

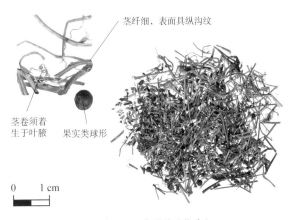

茎纤细、表面具纵沟纹

茎卷须着生于叶腋

果实类球形

图 2-79 绞股蓝（饮片）

【性味归经】味苦、微甘，性凉。归肺、脾、肾经。

【功能主治】清热，补虚，解毒。用于体虚乏力、虚劳失精、白细胞减少症、高脂血症、病毒性肝炎、慢性胃肠炎、慢性气管炎。

【用法用量】入汤剂 15 ~ 30 g，研末吞服，3 ~ 6 g。或泡茶饮。

【毒副作用与使用注意】①少数病人服药后，出现恶心、呕吐、腹胀、腹泻（或便秘）、头晕、眼花、耳鸣等症状。②脾胃虚寒，大便溏泻者忌服。③绞股蓝品种较多，有三叶、五叶、七叶甚至九叶者，以五叶者最为常见。

【常见易混品】乌蔹莓，《上海市中药材标准》（1994 年版）有收载。为葡萄科植物乌蔹莓 *Cayratia japonica*（Thunb.）Gagnep. 的干燥地上

部分。本品在山东和江苏北部地区通称绞股蓝，广东、安徽等地近年来亦有将其混作绞股蓝使用的现象。性状上本品与五叶绞股蓝十分相似。主要区别是，五叶绞股蓝的茎卷须着生于叶腋，而乌蔹莓的茎卷须与叶对生；绞股蓝味甘或味苦或味苦回甜，乌蔹莓则味苦而涩、微酸（图 2-80、图 2-81）。

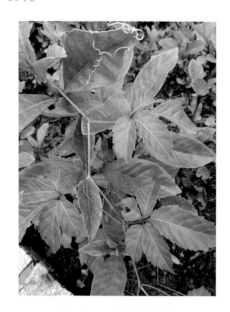

图 2-80　乌蔹莓（原植物）

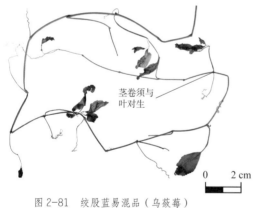

图 2-81　绞股蓝易混品（乌蔹莓）

茎卷须与叶对生

0　　2 cm

金钱草

载《本草纲目拾遗》。为报春花科植物过路黄 *Lysimachia christinae* Hance 的干燥全草。省内主产于辰溪、古丈、沅陵、麻阳、临澧等地（图 2-82）。国内中南、西南、华东等地区有分布。

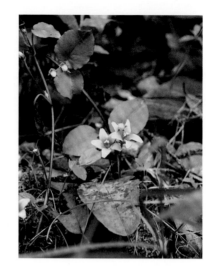

图 2-82　过路黄（原植物）

【采收加工】每年可在 6 月、9 月采收 2 次，割取地上部分，除去杂质，鲜用或晒干。

【药材性状】常缠结成团，无毛或被疏柔毛。茎扭曲，表面棕色或暗棕红色，有纵纹，下部茎节上有时具须根，断面实心。叶对生，多皱缩，展平后呈宽卵形或心形，长 1～4 cm，宽 1～5 cm，基部微凹，全缘；上表面灰绿色或棕褐色，下表面色较浅，主脉明显突起，用水浸后，对光透视可见黑色或褐色条纹；叶柄长 1～4 cm。有的带花，花黄色，单生叶腋，具长梗。蒴果球形。气微，味淡（图 2-83）。

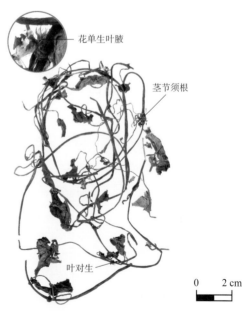

花单生叶腋

茎节须根

叶对生

0　　2 cm

图 2-83　金钱草（药材）

【现代研究】主含黄酮类、多糖和多种微量元素。具有排石、利尿、利胆、抗炎、松弛血管平滑肌、抑制血小板聚集等作用。

【炮制与成品质量】取原药材，除去杂质，抢水洗净，切段，干燥。成品为不规则的段。茎棕色或暗棕红色，有纵纹，实心。叶对生，展平后呈宽卵形或心形，上表面灰绿色或棕褐色，下表面色较浅，主脉明显突出，用水浸后，对光透视可见黑色或褐色的条纹。偶见黄色花，单生叶腋。气微，味淡（图2-84）。以叶大、色绿、无杂质者为佳。

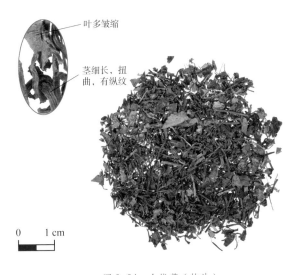

叶多皱缩

茎细长，扭曲，有纵纹

图 2-84　金钱草（饮片）

【性味归经】味甘、咸，性微寒。归肝、胆、肾、膀胱经。

【功能主治】利湿退黄，利尿通淋，解毒消肿。用于湿热黄疸、胆胀胁痛、石淋、热淋、小便涩痛、痈肿疔疮、蛇虫咬伤。

【用法用量】入汤剂 15 ~ 60 g，鲜品加倍，或捣汁饮。外用适量，鲜品捣敷。

【毒副作用与使用注意】①有外用金钱草煎煮液引起接触性皮炎和过敏反应的报道。②脾胃虚寒者慎服。

【常见易混品】聚花过路黄，为报春花科植物聚花过路黄 Lysimachia congestiflora Hemsl. 的干燥全草。药材常缠绕成团，茎叶均具柔毛。茎圆柱形，暗红棕色，有分枝，基部节上有的具须根。叶多皱缩或脱落，完整的全草可见叶枝端密集。叶片展平后卵形至宽卵形，边缘具红色或黑色颗粒状的腺点。花通常 2 ~ 4 朵集生于茎端。气微，味淡（图2-85）。

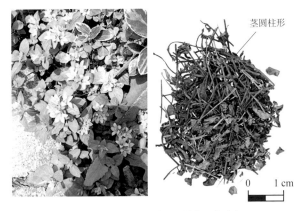

茎圆柱形

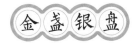

图 2-85　聚花过路黄（原植物、饮片）

金盏银盘

载《广东中药》。为菊科植物金盏银盘 *Bidens biternata*（Loureiro）Merrill & Sherff. 的干燥全草。省内主产于慈利、石门、吉首、龙山、保靖、邵东、新宁等地（图2-86）。国内分布于华东、中南、西南及辽宁、河北、山西。

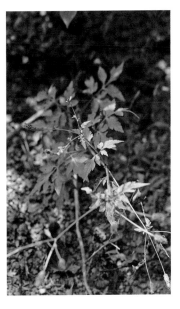

图 2-86　金盏银盘（原植物）

【采收加工】春、夏两季采收，鲜用或晒干。

【药材性状】干燥全草，长30～50 cm，茎粗3～8 mm，棱柱状，浅棕褐色，有棱线。叶纸质而薄，2回3出复叶，干枯，易脱落，有叶柄。花序干枯，瘦果易脱落而残存圆形的花托。气微，味淡。

【现代研究】主含蒽醌苷、黄酮类成分。具有抗菌、降血糖、消炎等作用。

【炮制与成品质量】取原药材，除去杂质，切中段，晒干。成品为中段。茎略具四棱，表面淡棕褐色，有细纵棱。叶多皱缩、破碎，完整的小叶片卵形或卵状披针形，叶缘具细齿。花序头状。残存花托类圆形。气微，味淡（图2-87）。以干燥、无杂质者为佳。

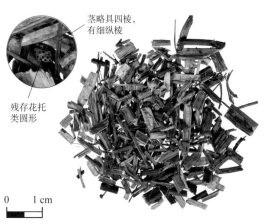

茎略具四棱，有细纵棱

残存花托类圆形

0   1 cm

图2-87　金盏银盘（饮片）

【性味归经】味甘、微苦，性凉。归肺、心、胃经。

【功能主治】疏表清热，解毒，散瘀。用于流感、乙型脑炎、咽喉肿痛、肠炎、痢疾、黄疸、肠痛、小儿惊风、疳积、疮疡疖痔。

【用法用量】入汤剂10～30 g，或浸酒饮。外用适量，捣敷或煎水洗。

【毒副作用与使用注意】经期妇女慎服。

载《神农本草经》。为卷柏科植物卷柏 *Selaginella tamariscina*（Beauv.）Spring 或垫状卷柏 *Selaginella pulvinata*（Hook.et Grev.）Maxim. 的干燥全草。省内主产于长沙、永顺、桑植、江华、永兴等地（图2-88）。国内福建、四川、陕西、江西、浙江等省区亦产。

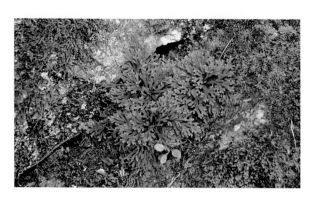

图2-88　卷柏（原植物）

【采收加工】春、秋两季采收，但以春季采者色绿质嫩为佳。采后剪去须根，酌留少许根茎，去净泥土，晒干。

【药材性状】卷柏：卷缩似拳状，长3～10 cm。枝丛生，扁而有分枝，绿色或棕黄色，向内卷曲，枝上密生鳞片状小叶，叶先端具长芒。中叶（腹叶）两行，卵状矩圆形，斜向上排列，叶缘膜质，有不整齐的细锯齿；背叶（侧叶）背面的膜质边缘常呈棕黑色。基部残留棕色至棕褐色须根，散生或聚生成短干状。质脆，易折断。气微，味淡。

垫状卷柏：须根多散生。中叶（腹叶）两行，卵状披针形，直向上排列。叶片左右两侧不等，内缘较平直，外缘常因内折而加厚，呈全缘状。

【现代研究】含黄酮、酚性成分、氨基酸、海藻糖等多糖类、少量鞣质。具有抑菌、止血、解痉、抗肿瘤等作用。

【炮制与成品质量】取原药材，除去残留须根及杂质，洗净，切段，干燥。成品呈卷缩的段状，枝扁而有分枝，绿色或棕黄色，向内卷曲，枝上密生鳞片状小叶。叶先端具长芒。中叶（腹叶）两行，卵状矩圆形或卵状披针形，斜向或直向上排列，叶缘膜质，有不整齐的细锯齿或全缘；背叶（侧叶）背面的膜质边缘常呈棕黑色。气微，味淡（图2-89）。以质嫩、色绿、叶多、完整不碎、洁净无杂质者为佳。

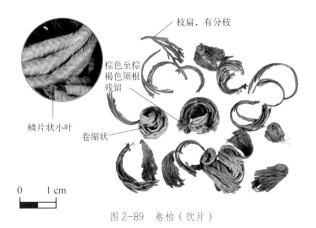

图2-89 卷柏（饮片）

【性味归经】味辛，性平。归肝、心经。

【功能主治】活血通经。用于经闭痛经、癥瘕痞块、跌扑损伤。

【用法用量】入汤剂5～10g。外用适量，研末敷。

【毒副作用与使用注意】孕妇禁服。

载《神农本草经》。为爵床科植物爵床 *Rostellularia procumbens*（L.）Ness 的全草。省内主产于湘阴、平江、安化、宁乡等地。野生或栽培，多以地上部分入药（图2-90）。国内长江以南地区多有分布。

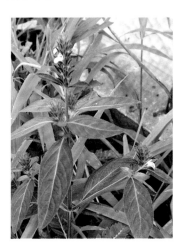

图2-90 爵床（原植物）

【采收加工】8～9月盛花期采收，割取地上部分，洗净，鲜用或晒干。

【药材性状】茎方形，具纵棱，直径2～4mm，基部节上常有不定根。表面黄绿色，被毛，节膨大成膝状。质脆，易折断，断面可见白色的髓。叶对生，叶片多皱缩或破碎，展平后呈卵形或卵状披针形，两面及叶缘有毛。穗状花序顶生或腋生，苞片及宿存花萼均被粗毛。偶见花冠，淡红色。蒴果棒状，长约6mm。种子4颗，黑褐色，扁三角形。气微，味淡。

【现代研究】主含爵床脂定A、山荷叶素、爵床脂定E、新爵床脂纱A～D。具有抑菌、抗炎、镇痛、止泻等作用。

【炮制与成品质量】取原药材，除去杂质，略润，切段，干燥。成品为不规则中段。茎方形，表面黄绿色，具纵棱。节处膨大成膝状。质脆，切面绿白色，可见白色的髓。叶多皱缩或破碎，暗绿色，两面及叶缘有毛。偶见花序，穗状。气微，味淡（图2-91）。以茎叶色绿者为佳。

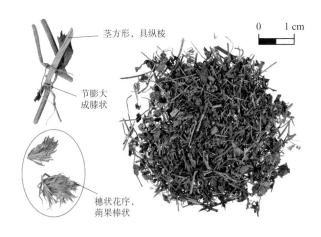

图2-91 爵床（饮片）

【性味归经】味苦、咸、辛，性寒。归肺、肝、膀胱经。

【功能主治】清热解毒，利尿消肿，截疟。用于感冒发热、疟疾、咽喉肿痛、小儿疳积、痢疾、肠炎、肾炎水肿、泌尿系感染、乳糜尿；外用治痈疮疖肿、跌打损伤。

【用法用量】入汤剂 10 ~ 15 g，鲜品 30 ~ 60 g，或捣汁，或研末。外用鲜品适量、捣敷或煎汤洗浴。

【毒副作用与使用注意】脾胃虚寒、气血两虚者忌服。

载《江苏省植物药材志》。为蓼科植物伏毛蓼 *Polygonum pubescens* Blume. 的干燥全草。省内主产于衡山、资兴、安化、新邵、麻阳、凤凰等地（图 2-92）。国内福建、河南、广东、江苏等省区亦产。

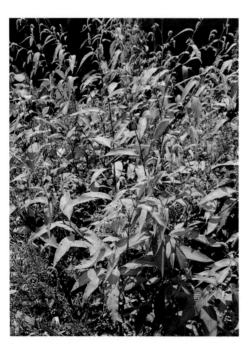

图 2-92　伏毛蓼（原植物）

【采收加工】夏、秋间采收，除去杂质，晾干。

【药材性状】根纤细，表面灰棕色或紫褐色。茎类圆柱形，表面灰绿色或紫红色，有细纵棱。节膨大，有黄棕色或红棕色托叶鞘残留。质脆，易折断，断面浅黄棕色。叶互生，叶片多皱缩或破碎，灰绿色或棕黄色，有棕黑色斑点，两面均被毛。穗状花序腋生或顶生，花梗细长。气微，味辛（图 2-93）。

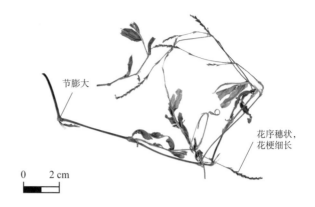

图 2-93　辣蓼（药材）

【现代研究】主含萜类化合物。具有抗菌、抗炎、止泻、镇痛等作用。

【炮制与成品质量】取原药材，除去杂质，略润，切段，干燥。成品为不规则中段。根纤细，表面灰棕色或紫褐色。茎类圆柱形，表面灰绿色或紫红色，有细纵棱。节膨大。切面浅黄棕色。叶多皱缩或破碎，灰绿色或棕黄色，有棕黑色斑点，两面均被毛。托叶鞘筒状，膜质。有的可见穗状花序，花梗细长。气微，味辣（图 2-94）。以叶多、带花、味辛辣浓烈者为佳。

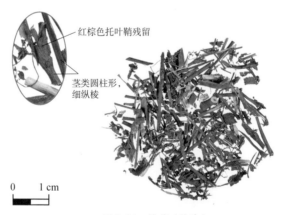

图 2-94　辣蓼（饮片）

【性味归经】味辛，性温。归肺、肝、大肠经。

【功能主治】清热解毒，健脾化湿，活血，截疟。用于疮疡肿痛、暑湿腹泻、肠炎痢疾、小儿疳积、跌打伤疼、疟疾。

【用法用量】入汤剂 9 ~ 30 g。外用适量，煎水浸洗或捣敷患处。

【毒副作用与使用注意】孕妇禁服。

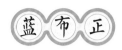

载《全国中草药汇编》。为蔷薇科植物路边青 *Geum aleppicum* Jacq. 或柔毛路边青 *Geum japonicum* Thunb. var. *chinense* Bolle 的干燥全草。湖南主产于浏阳、平江、衡山、张家界、安化等地，品种为柔毛路边青（图2-95）。国内分布于山东、吉林、贵州、黑龙江、云南、辽宁、山西、四川、湖北、甘肃、新疆、内蒙古、河南、陕西、西藏等地。

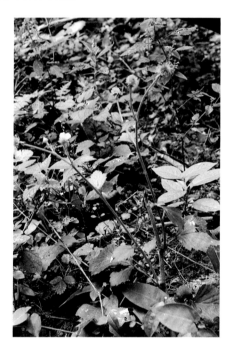

图 2-95　柔毛路边青（原植物）

【采收加工】夏、秋两季采收，洗净，晒干。

【药材性状】本品长 20～100 cm。主根短，有多数细根，褐棕色。茎圆柱形，被毛或近无毛（路边青）。基生叶有长柄，羽状全裂或近羽状复叶，顶裂片较大，卵形或宽卵形，边缘有大锯齿，两面被毛或几无毛（路边青）；侧生裂片小，边缘有不规则的粗齿；茎生叶互生，卵形，3浅裂或羽状分裂。花顶生，常脱落。聚合瘦果近球形。气微，味辛、微苦。

【现代研究】主含胡萝卜素、鞣质、芳香苦味质、

挥发油、黄酮类等成分。具有镇痛、降压、祛痰等作用。

【炮制与成品质量】取原药材，除去杂质，洗净，切段，干燥。成品为中段。茎圆柱形，被毛或近无毛，切面中空。叶多破碎，两面被毛或几无毛，边缘有不规则的粗齿，有的呈 3 浅裂或羽状分裂。聚合瘦果近球形。气微，味辛、微苦（图2-96）。以叶多、色灰绿、洁净无杂质者为佳。

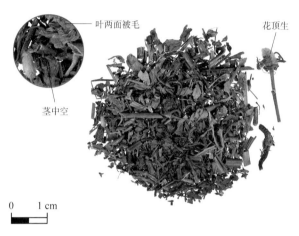

叶两面被毛　　花顶生

茎中空

图 2-96　蓝布正（饮片）

【性味归经】味甘、微苦，性凉。归肝、脾、肺经。

【功能主治】益气健脾，补血养阴，润肺化痰。用于气血不足、虚劳咳嗽、脾虚带下。

【用法用量】入汤剂 9～30 g。

【毒副作用与使用注意】湿热证不宜用。孕妇、儿童慎用。

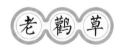

载《本草纲目拾遗》。为牻牛儿苗科植物牻牛儿苗 *Erodium stephaniahum* Willd.、老鹳草 *Geranium wilfordii* Maxim. 或野老鹳草 *Geranium carolinianum* L. 的干燥地上部分。前者习称"长嘴老鹳草"，后两者习称"短嘴老鹳草"。湖南以后两个品种为主，全省各地均有分布（图2-97）。华东、西南、东北等地区亦有分布。

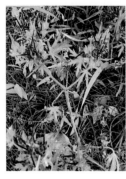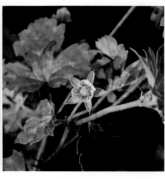

图 2-97 左：野老鹳草（原植物），右：老鹳草（原植物）

【采收加工】果实将成熟时割取地上部分，去净泥土杂质，洗净，鲜用或晒干。

【药材性状】长嘴老鹳草：茎长 30 ~ 50 cm，直径 0.3 ~ 0.7 cm，多分枝，节膨大。表面灰绿色或带紫色，有纵沟纹及稀疏茸毛。质脆，断面黄白色，有的中空。叶对生，具细长叶柄；叶片卷曲皱缩，质脆易碎，完整者为二回羽状深裂，裂片披针线形。果实长圆形，长 0.5 ~ 1 cm。宿存花柱长 2.5 ~ 4 cm，形似鹳喙，有的裂成 5 瓣，呈螺旋形卷曲。气微，味淡（图 2-98）。

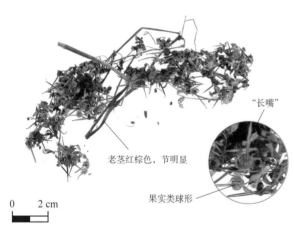

老茎红棕色，节明显

"长嘴"

果实类球形

0   2 cm

图 2-98 老鹳草（药材）

老鹳草：茎较细，略短。叶片圆形，3 或 5 深裂，裂片较宽，边缘具缺刻。果实球形，长 0.3 ~ 0.5 cm。花柱长 1 ~ 1.5 cm，有的 5 裂向上卷曲呈伞形。野老鹳草叶片掌状 5 ~ 7 深裂，裂片条形，每裂片又 3 ~ 5 深裂。

【现代研究】主含栲牛儿醇、鞣质、没食子酸、琥珀酸、槲皮素、山柰苷等成分。具有抗菌、抗病毒、止泻、止血、镇咳、祛痰、利尿等作用。

【炮制与成品质量】取原药材，去残根及杂质，略洗，切段，干燥。成品呈不规则的段。茎表面灰绿色或带紫色，节膨大。切面黄白色，有时中空。叶多皱缩或破碎，灰褐色，具细长叶柄。果实长圆形或球形，宿存花柱形似鹳喙。气微，味淡（图 2-99）。以灰绿色、果实多、无根及泥土者为佳。

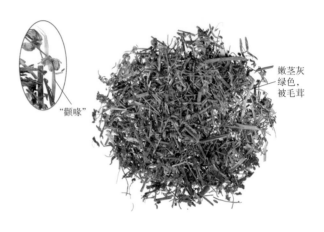

"鹳喙"

嫩茎灰绿色，被毛茸

0   1 cm

图 2-99 老鹳草（饮片）

【性味归经】味苦、辛，性平。归肝、肾、脾经。

【功能主治】祛风除湿，通经络，止泻痢。用于咽喉肿痛、疮疖痈肿、风湿痹痛、四肢麻木、筋骨酸痛、肠炎、痢疾、外伤出血。

【用法用量】入汤剂 9 ~ 15 g。外用适量，鲜品捣烂敷。

【毒副作用与使用注意】①少数病人用后可出现轻度腹泻。②脾胃虚寒者忌用。孕妇、儿童慎用。

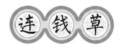
连 钱 草

载《植物名实图考》。为唇形科植物活血丹 Glechoma longituba（Nakai）Kupr. 的干燥地上部分。本省各地均产（图 2-100）。全国除西藏、甘肃、青海、新疆外，均有分布。

【采收加工】4 ~ 6 月采收，除去杂质，洗净，晒干。

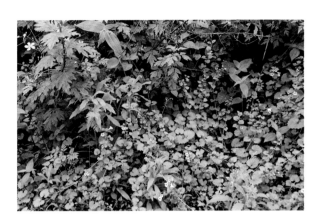

图 2-100　活血丹（原植物）

【药材性状】本品长 10 ~ 20 cm，疏被短柔毛。茎呈方柱形，细而扭曲。表面黄绿色或紫红色，节上有不定根。质脆，易折断，断面常中空。叶对生，叶片多皱缩，展平后呈肾形或近心形，长 1 ~ 3 cm，宽 1.5 ~ 3 cm，灰绿色或绿褐色，边缘具圆齿。叶柄纤细，长 4 ~ 7 cm。轮伞花序腋生，花冠二唇形，长达 2 cm。搓之气芳香，味微苦（图 2-101）。

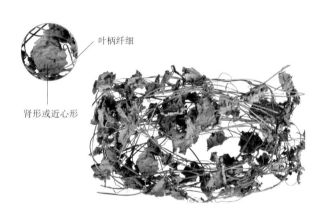

叶柄纤细

肾形或近心形

0　　2 cm

图 2-101　连钱草（药材）

【现代研究】主含挥发油、熊果酸、阿魏酸、β-谷甾醇等。具有利胆、利尿、溶解结石以及抗菌等作用。

【炮制与成品质量】取原药材，除去杂质，洗净，切段，干燥。成品为不规则的中段。茎四方形，表面黄绿色或紫红色。切面常中空。叶片多皱缩或破碎，灰绿色或绿褐色。轮伞花序腋生，花冠唇形。搓之气芳香，味微苦（图 2-102）。以叶

多、色绿、气香浓者为佳。

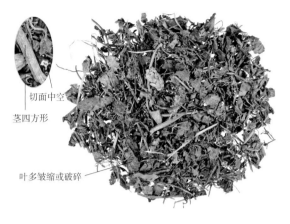

切面中空

茎四方形

叶多皱缩或破碎

0　　1 cm

图 2-102　连钱草（饮片）

【性味归经】味辛、微苦，性微寒。归肝、肾、膀胱经。

【功能主治】利湿通淋，清热解毒，散瘀消肿。用于热淋、石淋、湿热黄疸、疮痈肿痛、跌打损伤。

【用法用量】入汤剂 15 ~ 30 g。外用适量，入汤剂洗。

【毒副作用与使用注意】①有单服连钱草后引起药物性皮炎，且皮疹明显增多并向四肢扩展的报道。②阴疽、血虚及孕妇禁服。③有些地区将连钱草作金钱草使用。需正名鉴别使用。

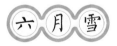

载《本草拾遗》。为茜草科植物白马骨 *Serissa serissoides*（DC.）Druce 或六月雪 *Serissa japonica*（Thunb.）Thunb. 的干燥全草。湖南大部分地区均产，野生或栽培，多割取地上部分入药（图 2-103）。国内中部及南部地区多有分布。

【采收加工】夏、秋两季茎叶茂盛时割取地上部分，洗净，鲜用或晒干。

【药材性状】白马骨：茎枝圆柱形。粗枝深灰色，表面有纵裂纹，栓皮易剥落，嫩枝浅灰色，微被

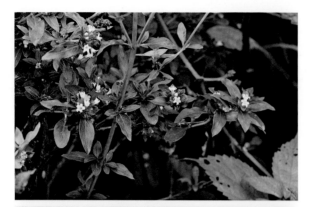

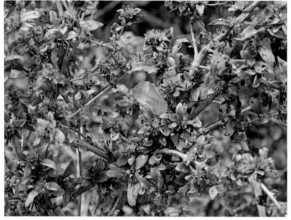

图 2-103　上：六月雪（原植物），下：白马骨（原植物）

【炮制与成品质量】取原药材，除去杂质，洗净，稍润，切段，干燥。成品为不规则中段。茎枝圆柱形，深灰色或浅灰色，有的微被毛。质坚硬，切面灰白色，纤维性。叶多卷缩或破碎，绿黄色。完整者展平后呈卵形或长卵圆形，先端短尖或钝，基部渐狭成短柄，全缘，两面羽状网脉突出。有时可见黄白色花或近球形的核果。气微，味淡（图 2-105）。以质嫩、叶多、色绿黄者为佳。

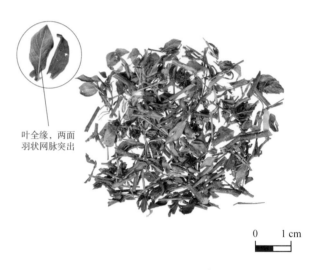

叶全缘，两面羽状网脉突出

图 2-105　六月雪（饮片）

毛。质坚硬，断面纤维性。叶对生或簇生，多卷缩或脱落，绿黄色。完整者展平后呈卵形或长卵圆形，长 1.5 ~ 3 cm，宽 0.5 ~ 1.2 cm，先端短尖或钝，基部渐狭成短柄，全缘，两面羽状网脉突出。枝端叶间有时可见黄白色花。偶见近球形的核果。气微，味淡。

六月雪：叶狭椭圆形，长 0.7 ~ 1.5 cm，宽 0.2 ~ 0.5 cm，花萼裂片长仅为冠筒之半（图 2-104）。

【性味归经】味苦、辛，性凉。归肝、脾经。

【功能主治】祛风利湿，清热解毒。用于感冒、黄疸型肝炎、肾炎水肿、咳嗽、喉痛、角膜炎、肠炎、痢疾、腰腿疼痛、咳血、尿血、妇女闭经、白带、小儿疳积、惊风、风火牙痛、痈疽肿毒、跌打损伤。

【用法用量】入汤剂 10 ~ 15 g，鲜者 30 ~ 60 g。外用适量烧灰淋汁涂，煎水洗或捣敷。

【毒副作用与使用注意】脾胃虚寒者慎服。

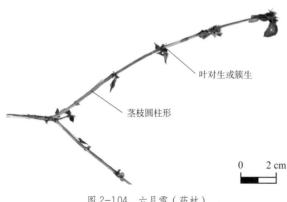

叶对生或簇生

茎枝圆柱形

0　　　2 cm

图 2-104　六月雪（药材）

龙　葵

载《药性论》。为茄科植物龙葵 *Solanum nigrum* Linnaeus 的干燥地上部分。湖南大部分地区均产（图 2-106）。全国大部分地区有分布。

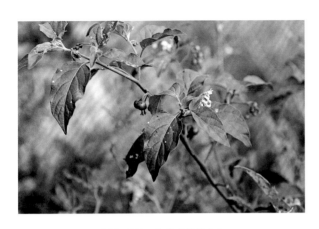

图 2-106 龙葵（原植物）

【采收加工】8～10 月采收，洗净，鲜用或晒干。

【药材性状】茎圆柱形，多分枝，长 30～70 cm，直径 2～10 mm，表面黄绿色，具纵皱纹或纵棱。质硬而脆，断面黄白色，中空。叶皱缩或破碎，完整者呈卵形或椭圆形，长 2～12 cm，宽 2～6 cm，先端锐尖或钝，全缘或有不规则波状锯齿，暗绿色，两面光滑或疏被短柔毛。叶柄长 0.3～2.2 cm。花、果偶见，聚伞花序蝎尾状，腋外生，花 4～6（10）朵，花萼棕褐色，花冠棕黄色。浆果球形，黑色或绿色，皱缩。种子多数，棕色。气微，味淡（图 2-107）。

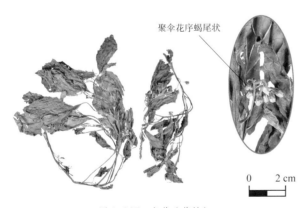

聚伞花序蝎尾状

图 2-107 龙葵（药材）

【现代研究】含龙葵碱、澳茄胺、龙葵定碱、皂苷、维生素 C、树脂等成分。具有抗炎、抗肿瘤、降压、兴奋中枢神经、增强免疫力、镇静、镇咳、祛痰以及抑菌等作用。

【炮制与成品质量】取原药材，除去杂质，洗净，切段，干燥。成品为茎、叶混合中段，有时带浆

果。茎圆柱形，表面黄绿色，具纵皱纹或纵棱。切面黄白色，中空。叶多皱缩或破碎，完整的叶片呈卵形或椭圆形，先端锐尖或钝，全缘或有不规则波状锯齿，暗绿色，两面光滑或疏被短柔毛。浆果球形，黑色或绿色，皱缩。种子多数，棕色。气微，味淡（图 2-108）。以茎叶色绿、带果实、无杂质者为佳。

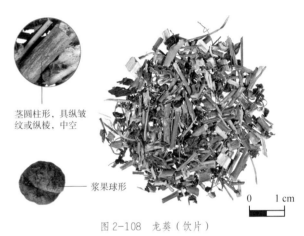

茎圆柱形，具纵皱纹或纵棱、中空

浆果球形

图 2-108 龙葵（饮片）

【性味归经】味苦，性寒。有小毒。归肝、肺、肾经。

【功能主治】清热解毒，利水消肿。用于感冒发热、牙痛、慢性支气管炎、痢疾、泌尿系感染、乳腺炎、白带、癌症。外用治痈疖疔疮、天疱疮、毒蛇咬伤。

【用法用量】入汤剂 15～30 g。外用适量，捣敷或煎水洗。

【毒副作用与使用注意】①少部分病人口服后有溏泻便稀等不良反应。过量可导致中毒，引起头痛、腹痛、呕吐、腹泻、瞳孔散大、心跳先快后慢、精神错乱，甚至昏迷等。②脾胃虚弱者及孕妇忌服。③低血糖病人慎服。④混伪品可见同科植物少花龙葵。其叶片先端渐尖；果序一般着生 1～6 个浆果，稀有 7 个者。

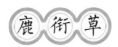鹿衔草

载《滇南本草》。为鹿蹄草科植物鹿蹄草

Pyrola calliantha H.Andres 或普通鹿蹄草 *Pyrola decorata* H.Andres 的干燥全草。省内长沙、湘阴、平江、汨罗等地主产（图2-109）。华中、华南、西南、华北、华东等地区有分布。

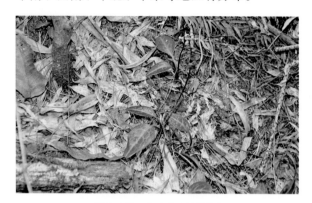

图2-109　鹿蹄草（原植物）

【采收加工】全年均可采挖，除去杂质，晒至叶片较软时，堆置至叶片变紫褐色，晒干。

【药材性状】根茎细长。茎圆柱形或具纵棱，长10～30 cm。叶基生，长卵圆形或近圆形，长2～8 cm，暗绿色或紫褐色，先端圆或稍尖，全缘或有稀疏的小锯齿，边缘略反卷，上表面有时沿脉具白色的斑纹，下表面有时具白粉。总状花序有花4～10余朵；花半下垂，萼片5，舌形或卵状长圆形；花瓣5，早落，雄蕊10，花药基部有小角，顶孔开裂；花柱外露，有环状突起的柱头盘。蒴果扁球形，直径7～10 mm，5纵裂，裂瓣边缘有蛛丝状毛。气微，味淡、微苦。

【现代研究】主含熊果酚苷、鞣质、肾叶鹿蹄草苷、挥发油、蔗糖、蔗糖酶、苦杏仁酶、高熊果酚苷、异高熊果酚苷等成分。具有强心、降压、抑菌、抗孕、止血、镇咳、免疫促进等作用。

【炮制与成品质量】拣去杂质，筛去泥沙，洗净，稍润，切段，晒干。成品为不规则中段。茎圆柱形，紫褐色。叶多破碎，暗绿色或紫褐色，边缘略反卷，全缘或有稀疏的小锯齿，下表面有时具白粉。偶见红褐色的花或扁球形蒴果。气微，味淡、微苦（图2-110）。以叶多、紫红色或紫褐色、无杂质者为佳。

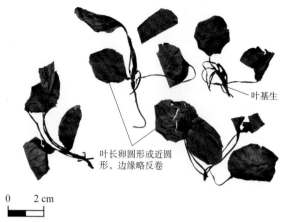

叶基生

叶长卵圆形或近圆形，边缘略反卷

图2-110　鹿衔草（饮片）

【性味归经】味甘、苦，性温。归肝、肾经。

【功能主治】祛风湿，强筋骨，止血，止咳。用于风湿痹痛、肾虚腰痛、腰膝无力、月经过多、久咳劳嗽。

【用法用量】入汤剂9～15 g，研末，6～9 g。外用适量，捣敷或研撒；或煎水洗。

【毒副作用与使用注意】孕妇及内有湿热者慎服。

葎草

载《新修本草》。为桑科植物葎草 *Humulus scandens*（Lour.）Merr. 的干燥地上部分。省内主产于长沙、浏阳、平江、宁乡、桃江、石门等地（图2-111）。全国大部分地区有分布。

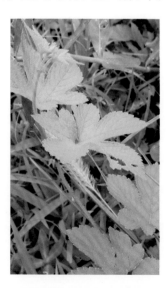

图2-111　葎草（原植物）

【采收加工】夏、秋两季采收，选晴天，割取地上部分，除去杂质，晒干。

【药材性状】茎圆柱形，黄绿色，有倒刺和毛茸。质脆易折断，断面不平坦，中空，皮部与木部易分离。叶皱缩成团，绿褐色。完整叶片展平后为近五角状肾形，掌状深裂，裂片5～7，边缘有粗锯齿，两面均有毛茸，下面有黄色小腺点。叶柄长5～20 cm，有纵沟和倒刺。有的可见花序或果穗。气微，味淡。

【现代研究】主含木犀草素、葡萄糖苷、胆碱、天门冬酰胺、葎草酮、蛇麻酮、大波斯菊苷、牡荆素、鞣质以及β-葎草烯、石竹烯、α-玷巴烯、α-芹子烯、β-芹子烯和γ-荜澄茄烯等挥发油。具有抗菌、消炎、镇咳、止泻等作用。

【炮制与成品质量】取原药材，去老茎及杂质，抢水洗净，略润，切段，干燥。成品为不规则中段。茎圆柱形，表面黄绿色，有倒刺和毛茸，切面中空，皮部与木部易分离。叶皱缩或破碎，绿褐色，边缘有粗锯齿，两面均有毛茸，下面有黄色小腺点。叶柄有纵沟和倒刺。有的可见花序或果穗。气微，味淡（图2-112）。以质嫩、叶多色绿、洁净无杂质者为佳。

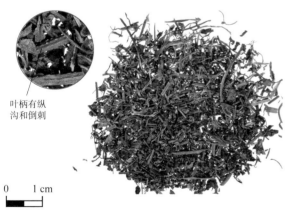

叶柄有纵沟和倒刺

0 ___ 1 cm

图2-112 葎草（饮片）

【性味归经】味甘、苦，性寒。归肺、肾经。

【功能主治】清热解毒，利尿通淋。用于淋病、小便不利、疟疾、腹泻、痢疾、肺结核、肺脓肿、肺炎、癞疝、痔疮、痈毒、瘰疬。

【用法用量】入汤剂10～15 g，鲜品30～60 g，或捣汁。外用适量，捣敷或煎水熏洗。

【毒副作用与使用注意】脾胃虚寒、大便溏泻者忌用。

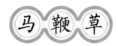

载《新修本草》。为马鞭草科植物马鞭草 *Verbena officinalis* L.的干燥地上部分。湖南大部分地区均产（图2-113）。国内中南、华东、西南等多个地区有分布。

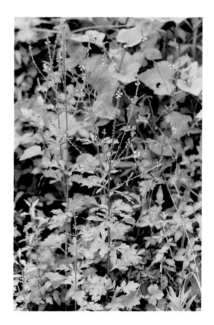

图2-113 马鞭草（原植物）

【采收加工】7～10月花开时采割，除去杂质，晒干。

【药材性状】茎呈方柱形，多分枝，四面有纵沟，长0.5～1 m；表面绿褐色，粗糙；质硬而脆，断面有髓或中空。叶对生，皱缩或已破碎，绿褐色，完整者展平后叶片3深裂，边缘有锯齿。花序细长，穗状，有小花多数，黄棕色。有时可见果穗，宿存萼片灰绿色。气微，味微苦。

【现代研究】主含马鞭草苷、戟叶马鞭草苷、羽扇豆醇、β-谷甾醇、熊果酸、桃叶珊瑚苷、蒿黄素、马鞭草新苷、腺苷、β-胡萝卜素等。

141

具有抑菌、抗炎、止痛、镇咳、抗疟原虫等作用。

【炮制与成品质量】取原药材，除去残根及杂质，洗净，稍润，切段，干燥。成品呈不规则的段。茎方柱形，四面有纵沟，表面绿褐色，粗糙。切面有髓或中空。叶多破碎，绿褐色，完整者展平后叶片3深裂，边缘有锯齿。穗状花序，有黄棕色小花多数。气微，味苦（图2-114）。以干燥、色青绿、带花穗、无根及杂质者为佳。

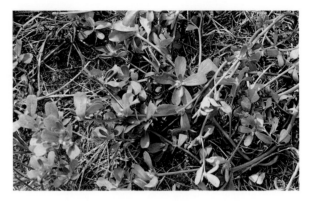

图2-115 马齿苋（原植物）

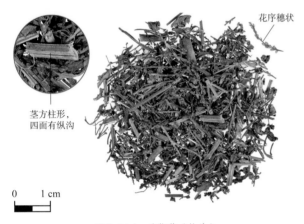

花序穗状

茎方柱形，
四面有纵沟

图2-114 马鞭草（饮片）

【性味归经】味苦，性凉。归肝、脾经。

【功能主治】活血散瘀，解毒，利水，退黄，截疟。用于癥瘕积聚、痛经经闭、喉痹、痈肿、水肿、黄疸、疟疾。

【用法用量】入汤剂5~10 g，或入丸、散。外用适量，捣敷或煎水洗。

【毒副作用与使用注意】①少数病人口服后有恶心、呕吐、腹痛、腹泻等不良反应发生，停药后即消失。②孕妇慎服。

马齿苋

载《本草经集注》。为马齿苋科植物马齿苋 *Portulaca oleracea* L. 的干燥地上部分。湖南及全国大部分地区均产，野生或栽培（图2-115）。

【采收加工】8~9月采收，除去残根和杂质，洗净，略蒸或烫后晒干，亦可鲜用。

【药材性状】多皱缩卷曲，缠结成团。茎圆柱形，长可达30 cm，直径0.1~0.2 cm，表面黄褐色，有明显纵沟纹。叶对生或互生，易破碎，完整叶片倒卵形，长1~2.5 cm，宽0.5~1.5 cm；绿褐色，先端钝平或微缺，全缘。花小，3~5朵生于枝端，花瓣5，黄色。蒴果圆锥形，长约5 mm，内含多数细小种子。气微，味微酸（图2-116）。

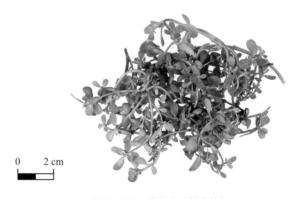

图2-116 马齿苋（鲜药材）

【现代研究】主含去甲肾上腺素、钾盐（包括硝酸钾、氯化钾、硫酸钾和其他钾盐）、多巴胺、甜菜素、草酸、苹果酸、柠檬酸、谷氨酸、天冬氨酸、丙氨酸以及糖类。具有抗菌、消炎、降压、利尿、止泻、止血、促溃疡愈合等作用。

【炮制与成品质量】取原药材，除去杂质，洗净，稍润，切段，干燥。成品呈不规则的中段。茎圆柱形，表面黄褐色，有明显纵沟纹。叶多破碎，完整者展平后呈倒卵形，先端钝平或微缺，全缘。蒴果圆锥形，内含多数细小种子。气微，味微酸（图2-117）。以质嫩、叶多、青绿色者为佳。

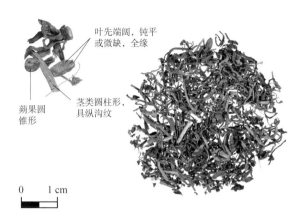

叶先端阔、钝平或微缺，全缘

荚果圆锥形

茎类圆柱形，具纵沟纹

0　　1 cm

图 2-117　马齿苋（饮片）

【性味归经】味酸，性寒。归肝、大肠经。

【功能主治】清热解毒，凉血止血，止痢。用于热毒血痢、痈肿疔疮、湿疹、丹毒、蛇虫咬伤、便血、痔血、崩漏下血。

【用法用量】入汤剂 9 ~ 15 g，鲜品 30 ~ 60 g，或绞汁。外用适量，捣敷，烧灰研末调敷；或煎水洗。

【毒副作用与使用注意】脾胃虚寒、肠滑作泄者及孕妇忌服。

马蹄金

载《本草纲目拾遗》。为旋花科植物马蹄金 *Dichondra repens* Forst. 的干燥全草。湖南及国内长江以南大部分地区有分布（图 2-118）。

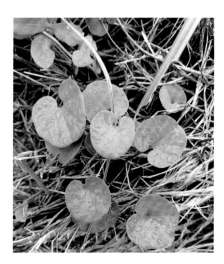

图 2-118　马蹄金（原植物）

【采收加工】5 ~ 7 月采收，洗净，晒干或鲜用。

【药材性状】常皱缩卷曲成团。茎细长圆柱形，直径 0.5 ~ 0.7 mm，表面黄棕色，被短柔毛或无毛。节明显，常留有纤细的根。叶互生，多皱缩卷曲，展平后呈肾形至圆形，长 3 ~ 9 mm，宽 4 ~ 11 mm，先端宽圆形或微缺，基部阔心形，叶面微被毛，背面贴生短柔毛，全缘。叶柄较长，被毛。花单生叶腋，花柄短于叶柄，丝状。萼片倒卵状长圆形至匙形，背面及边缘被毛。花冠钟状，较短至稍长于萼，深 5 裂，裂片长圆状披针形，无毛。荚果近球形，膜质，种子 1 ~ 2 粒。气微，味淡。

【现代研究】主含 β - 谷甾醇、香荚兰醛、正三十八烷、麦芽酚、乌苏酸、东莨菪素、伞形花内酯以及黄酮类、黄酮醇类、异黄酮类等多种黄酮成分。另含挥发油类、糖类及微量元素。具有抑菌、抗炎、护肝、镇痛、利胆、解热、增强免疫功能等作用。

【炮制与成品质量】取原药材，除去杂质，洗净，切段，干燥。成品为不规则中段。茎细小，圆柱形，表面黄棕色，被短柔毛或无毛。节明显，常留有纤细的根。叶多皱缩卷曲或破碎，黄绿色。完整者展平后呈肾形至圆形，先端宽圆形或微缺，基部阔心形，全缘。叶柄被毛。偶见花或果。荚果近球形，膜质，种子 1 ~ 2 粒。气微，味淡（图 2-119）。以质嫩、色黄绿、洁净无杂质者为佳。

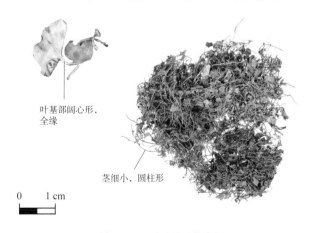

叶基部阔心形，全缘

茎细小，圆柱形

0　　1 cm

图 2-119　马蹄金（饮片）

【性味归经】味甘、苦，性寒。归肾、肝、胆、膀胱经。

【功能主治】清热解毒，利湿通淋，散瘀消肿。用于肝炎、胆囊炎、痢疾、肾炎水肿、泌尿系感染、泌尿系结石、扁桃体炎、跌打损伤。

【用法用量】入汤剂 10～30 g，鲜品 30～60 g。外用适量，捣敷。

【毒副作用与使用注意】脾胃虚寒，大便溏泻者忌服。

载《本草拾遗》。为毛茛科植物毛茛 *Ranunculus japonicus* Thunb. 的带根全草。湖南及全国大部分地区有分布，均为野生（图 2-120）。

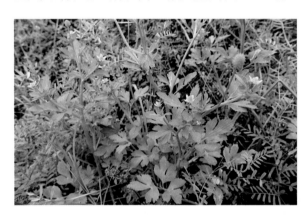

图 2-120 毛茛（原植物）

【采收加工】全年可采，洗净，鲜用。

【药材性状】须根多数簇生，表面灰白色。茎类圆柱形，有分枝，表面褐绿色，有槽，具柔毛；质脆，易折断，断面中空。基生叶多数，叶片圆心形或五角形，通常 3 深裂不达基部。中裂片倒卵状楔形或宽卵圆形或菱形，3 浅裂，边缘有粗齿或缺刻；侧裂片呈大小不一的 2 裂，两面贴生柔毛，下面或幼时的毛较密。叶柄长可达 15 cm，被柔毛。下部叶与基生叶相似，渐向上叶柄变短，叶片较小，3 深裂，裂片披针形，有尖齿牙或再分裂；最上部叶线形，全缘，无柄。聚伞花序，小花疏散；花梗长，贴生柔毛；花瓣 5，黄色，有光泽，倒卵状圆形。味辛辣，微苦（图 2-121）。

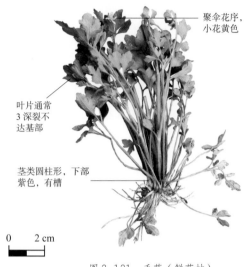

聚伞花序，小花黄色

叶片通常 3 深裂不达基部

茎类圆柱形，下部紫色，有槽

0   2 cm

图 2-121 毛茛（鲜药材）

【现代研究】全草含原白头翁素 0.05% 及其二聚物白头翁素。具有抗菌、抗组胺、抗风湿、抗癌等作用。

【炮制与成品质量】取鲜药材，洗净，除去杂质及枯老部分，切碎，捣烂。成品呈糊状，黄绿色，气微，味辛辣、微苦。以质嫩、粗壮、色绿、无杂质者为佳。

【性味归经】味辛，性温。有毒。归肝、胆、心、胃经。

【功能主治】祛风除湿，解毒消肿。用于风湿痹痛、鹤膝风、恶疮痈肿、疼痛未溃、黄疸、胃痛、疟疾等。

【用法用量】多鲜用适量外敷。胃痛：敷胃俞、肾俞等穴位，局部有灼热感时弃去。黄疸：外敷手臂三角肌下。疟疾：于发作前 6 小时敷大椎穴，局部有灼热感时弃去，如发生水疱用消毒纱布覆盖。淋巴结结核：敷局部。翼状胬肉、角膜云翳：敷手腕脉门处，左眼敷右，右眼敷左，双眼敷双手，至起水疱止，然后挑破水疱，外敷消炎药防止感染。鹤膝风：鲜毛茛，捣烂，如黄豆大，成丸，敷于膝眼穴，起疱后，刺破，放出黄水。

【毒副作用与使用注意】①本品有毒，一般不作内服。内服后有明显的胃痛、恶心、呕吐、腹泻等胃肠道副作用。大剂量可产生全身性中毒症状。②鲜品外敷局部会有灼痛、发痒、皮疹、水疱，并会留下一大片永久性瘢痕。③皮肤有破损及过敏者禁用。④孕妇慎用。⑤鲜毛茛外敷的治疗方法，在湖南民间已有数十年历史，主要用于治疗膝关节肿痛和慢性肝炎、慢性肾炎。膝关节肿痛可能是局部的骨关节炎引起滑囊炎积液，也可能是类风湿关节炎引起的积液。鲜毛茛外敷后，局部有烧灼感，发痒，并有皮疹、水疱，为一刺激性免疫性反应。部分病人关节肿痛明显改善，积液吸收，有一定的效果。对慢性肝炎、慢性肾炎，用鲜毛茛于膝关节部位外敷，发生反应后，部分病人黄疸或水肿消退，氨基转移酶或尿蛋白下降，也有一定的疗效。

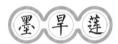

载《成品新参》。为菊科植物鳢肠 *Eclipta prostrata* L. 的干燥地上部分。湖南及全国各地均有分布（图2-122）。

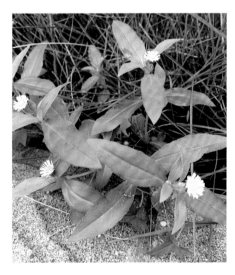

图 2-122 鳢肠（原植物）

【采收加工】夏、秋两季割取全草，洗净泥土，去除杂质，阴干或晒干。

【药材性状】全体被白色茸毛。茎呈圆柱形，有纵棱，直径2～5 mm；表面绿褐色或墨绿色。叶对生，近无柄，叶片皱缩卷曲或破碎，完整者展平后呈长披针形，全缘或具浅齿，墨绿色。头状花序直径2～6 mm。瘦果椭圆形而扁，长2～3 mm，棕色或浅褐色。浸水后，搓其茎叶，显墨绿色。气微，味微咸（图2-123）。

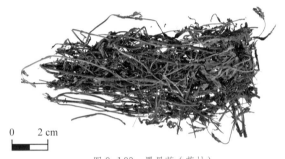

0   2 cm

图 2-123 墨旱莲（药材）

【现代研究】主含皂苷、烟碱、鞣质、维生素A、鳢肠素、多种噻吩化合物以及蟛蜞菊内酯、去甲基蟛蜞菊内酯、去甲基蟛蜞菊内酯-7-葡萄糖苷等。具有抗菌、止血、镇痛、增加冠状动脉流量等作用。

【炮制与成品质量】取原药材，除去杂质，略洗，切段，干燥。成品为不规则的段。茎圆柱形，表面绿褐色或墨绿色，具纵棱，有白毛，切面中空或有白色髓。叶多皱缩或破碎，墨绿色，密生白毛，展平后，可见边缘全缘或具浅锯齿。有时可见头状花序。气微，味微咸（图2-124）。以色墨绿、叶多者为佳。

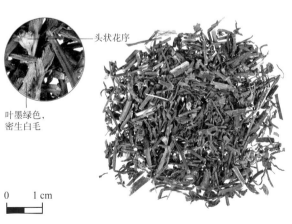

头状花序

叶墨绿色，密生白毛

0   1 cm

图 2-124 墨旱莲（饮片）

145

【性味归经】味甘、酸，性寒。归肾、肝经。

【功能主治】滋补肝肾，凉血止血。用于肝肾阴虚、牙齿松动、须发早白、眩晕耳鸣、腰膝酸软、阴虚血热之吐血、衄血、尿血、血痢、崩漏下血、外伤出血。

【用法用量】入汤剂 6～12 g，或熬膏，或捣汁，或入丸、散。外用适量，捣敷或捣绒塞鼻；或研末敷。

【毒副作用与使用注意】脾肾虚寒者忌服。

载《中药材品种论述》。为唇形科植物牛至 *Origanum vulgare* Linnaeus 的干燥全草。省内主产于衡山、平江、麻阳、凤凰、永顺等地，多以地上部分入药（图 2-125）。国内西南及江苏、浙江、福建、湖北、安徽等地有分布。

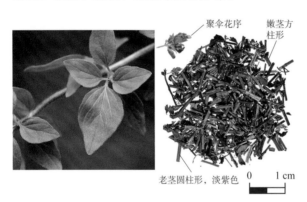

图 2-125　牛至（左：原植物，右：饮片）

【采收加工】7～8 月开花前割取地上部分，洗净，鲜用或扎把晒干。

【药材性状】老茎略呈圆柱形，紫棕色至淡棕色，密被细毛。节明显，节间长 2～5 cm。嫩茎方柱形，灰黄色，有时可见对生分枝。叶对生，多皱缩或脱落，暗绿色或黄绿色，完整者展开后呈卵形或宽卵形，长 1.5～3 cm，宽 0.7～1.7 cm，先端钝，基部圆形，全缘，两面均有棕黑色腺点及细毛。聚伞花序顶生。苞片倒长卵形，黄绿色或黄褐色，有的先端带紫色。花萼钟状，先端 5

裂，边缘密生白色细柔毛。气香（似香薷），味微苦。

【现代研究】主含水苏糖和挥发油，油中主要含百里香酚、香荆芥酚、乙酸牛儿醇酯及聚伞花素等，叶还含熊果酸。具有抗菌、解痉、降压、增强免疫力、抗氧化、利尿、镇静、祛痰等作用。

【炮制与成品质量】取原药材，挑去杂质，洗净，切段，干燥。成品为茎叶混合的长段，有时带花序。茎方形或略呈圆柱形，灰黄色或淡棕色，被毛。叶皱缩或破碎，暗绿色或黄绿色。完整的叶片卵形或宽卵形，先端尖，基部圆形，全缘。聚伞花序顶生。苞片黄绿色或黄褐色。花萼钟状，边缘密生白色细柔毛。气香，味微苦（图 2-125）。以叶多、色绿、气香浓者为佳。

【性味归经】味辛、微苦，性凉。归肺、胃经。

【功能主治】解表，理气，清暑，利湿。用于感冒发热、中暑、胸膈胀满、腹痛吐泻痢疾、黄疸、水肿、带下、小儿疳积、麻疹、皮肤瘙痒、疮疡肿痛、跌打损伤。

【用法用量】入汤剂 3～9 g，大剂量用至 15～30 g，或泡茶。外用适量，煎水洗或鲜品捣敷。

【毒副作用与使用注意】表虚汗多者禁用。

载《四川中药志》。为报春花科植物细梗香草 *Lysimachia capillipes* Hemsl. 的干燥全草。省内主产于沅陵、麻阳、衡山以及湘南大部分地区。国内四川、湖北、云南、贵州、广东、福建等省有分布。

【采收加工】夏季开花时采收，洗净，鲜用或晒干。

【药材性状】茎下部节上生须根与分出直立的枝，上部茎细长，呈四角形或五角形，棱生狭翅，无毛，灰绿色或黄绿色。质脆，易折断，断面多中空。单叶互生，多皱缩卷曲，展平后叶片卵形或卵状披针形，长 3~6 cm，宽 7~17 mm，先端渐尖，全缘，基部楔形，羽状脉每侧 4~5 条，纸质，灰绿色至深绿色。叶柄长 2~6 mm。花单生于叶腋，花梗丝状，长 2~3 cm；小花黄色。蒴果球形，直径约 3 mm，白色。种子多数，细小，多角形。有香气，味甘、淡。

【现代研究】主含黄酮、皂苷和甾醇类化合物等成分。具有抗病毒、解热、镇痛等作用。

【炮制与成品质量】取原药材，除去杂质，洗净，稍润，切段，干燥。成品为不规则中段。茎呈四角形或五角形，棱具狭翅，表面灰绿色或黄绿色。质脆，切面多中空。叶多皱缩卷曲或破碎，灰绿色至深绿色。完整的叶片展平后呈卵形或卵状披针形，先端渐尖，基部楔形，全缘。偶见花或果。小花黄色，花梗丝状。蒴果球形，直径约 3 mm，白色。种子多数，细小，多角形。有香气，味甘、淡（图 2-126）。以色黄绿、气香者为佳。

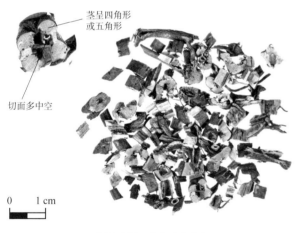

茎呈四角形或五角形

切面多中空

图 2-126 排草（饮片）

【性味归经】味甘，性平。归肺、肝经。

【功能主治】祛风除湿，行气止痛，调经，解毒。用于感冒、咳嗽、哮喘、气管炎、月经不调、神经衰弱、风湿痹痛、脘腹胀痛、疔疮肿毒。

【用法用量】入汤剂 9~15 g，鲜品 30~60 g。外用适量，捣敷。

【毒副作用与使用注意】孕妇慎服。

载《本草再新》。为菊科植物佩兰 *Eupatorium fortunei* Turcz. 的干燥地上部分。省内主产于衡南、东安、安化、凤凰、桑植等地，野生或栽培（图 2-127）。国内江苏、安徽、浙江、江西、湖北、广东、广西、四川、贵州、云南等地亦产。

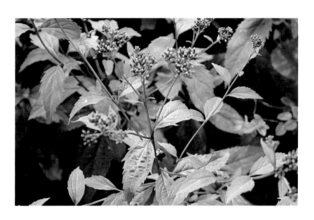

图 2-127 佩兰（原植物）

【采收加工】每年可收割地上部分 2~3 次，在 7、9 月各收割 1 次，有些地区秋后还可收割 1 次，连续收割 3~4 年。选晴天中午割取地上部分，立即摊晒至半干，扎成束，放回潮，再晒至全干。

【药材性状】茎呈圆柱形，长 30~100 cm，直径 0.2~0.5 cm。表面黄棕色或黄绿色，有的带紫色，有明显的节和纵棱线。质脆，断面髓部白色或中空。叶对生，有柄，叶片多皱缩、破碎，绿褐色。完整叶片 3 裂或不分裂，分裂者中间裂片较大，展平后呈披针形或长圆状披针形，基部狭窄，边缘有锯齿；不分裂者展平后呈卵圆形、卵状披针形或椭圆形。气芳香，味微苦。

【现代研究】主含对-聚伞花素乙酸橙花醇酯、5-甲基麝香草醚等挥发油。尚含香豆精、邻-香豆酸、麝香草氢醌、延胡索酸、琥珀酸、甘露醇、宁德洛菲碱等成分。具有抑菌、抗炎、抗病毒、抗肿瘤等作用。

【炮制与成品质量】取原药材，除去杂质，抢水洗净，稍润，切段，干燥。成品为茎叶混合的不规则段。茎圆柱形，表面黄棕色或黄绿色，有的带紫色，有明显的节和纵棱线。切面髓部白色或中空。叶多已脱落，留下对生的叶柄痕或有叶柄残留。叶片多皱缩、破碎，绿褐色。气芳香，味微苦（图2-128）。以质嫩、叶多、色绿、香气浓郁者为佳。

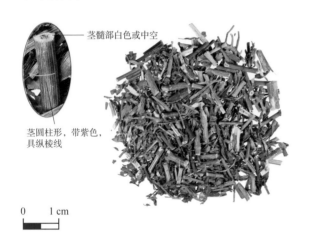

茎髓部白色或中空

茎圆柱形，带紫色，具纵棱线

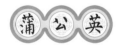

图 2-128　佩兰（饮片）

【性味归经】味辛，性平。归脾、胃、肺经。

【功能主治】芳香化湿，醒脾开胃，发表解暑。用于湿浊中阻、脘痞呕恶、口中甜腻、口臭、多涎、暑湿表证、湿温初起、发热倦怠、胸闷不舒。

【用法用量】入汤剂 3~10 g。

【毒副作用与使用注意】阴虚血燥、气虚者慎服。

蒲 公 英

载《本草图经》。为菊科植物蒲公英 *Taraxacum mongolicum* Hand.-Mazz.、碱地蒲公英 *Taraxacum borealisinense* Kitam. 或同属数种植物的干燥全草。湖南地产品种为蒲公英，安仁、祁阳、宁乡等地有栽培（图2-129）。国内东北、华北、华东、华中、西南等地区有分布。

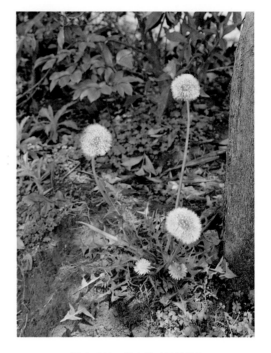

图 2-129　蒲公英（原植物）

【采收加工】4~5月开花前或花初开时采挖，除去杂质，洗净，晒干。

【药材性状】呈皱缩卷曲的疏松团状。根呈圆锥状，多弯曲，长 3~7 cm；表面棕褐色，抽皱；根头部有棕褐色或黄白色的茸毛，有的已脱落。叶基生，多皱缩破碎，完整叶片呈倒披针形，绿褐色或暗灰绿色，先端尖或钝，边缘浅裂或羽状分裂，基部渐狭，下延呈柄状，下表面主脉明显。花茎1至数条，每条顶生头状花序，总苞片多层，内面一层较长，花冠黄褐色或淡黄白色。有的可见多数具白色冠毛的长椭圆形瘦果。气微，味微苦。

【现代研究】主含蒲公英甾醇、蒲公英醇、蒲公英赛醇、β-香树脂醇、豆甾醇、β-谷甾醇、胆碱、有机酸、菊糖和果胶等成分。具有抗菌、抗炎、抗病毒、抗肿瘤、利尿、利胆、促进乳汁分泌等作用。

【炮制与成品质量】取原药材，除去杂质，抢水洗净，切段，干燥。成品为不规则的中段。根表面棕褐色，抽皱，根头部有的可见棕褐色或黄白色的茸毛。叶多皱缩破碎，绿褐色或暗灰绿色，完整者展平后呈倒披针形，先端尖或钝，边缘浅裂或羽状分裂，基部渐狭，下延呈柄状。花茎细长，单一，顶端可见头状花序或已切去。有时可见具白色冠毛的长椭圆形瘦果。气微，味微苦（图2-130）。以叶多、色绿，根长者为佳。

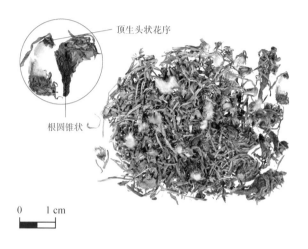

图2-130　蒲公英（饮片）

【性味归经】味苦、甘，性寒。归肝、胃经。

【功能主治】清热解毒，消肿散结，利尿通淋。用于疔疮肿毒、乳痈、瘰疬、目赤、咽痛、肺痈、肠痈、湿热黄疸、热淋涩痛。

【用法用量】入汤剂10~15g，大剂量60g，或捣汁；或入散剂。外用适量，捣敷。

【毒副作用与使用注意】①有服用蒲公英酒浸剂出现头晕、恶心、多汗等酒性反应，少数病例出现荨麻疹的报道。②阳虚外寒、脾胃虚弱者忌用。

千里光

载《本草图经》。为菊科植物千里光 Senecio scandens Buch.-Ham. 的干燥地上部分。湖南大部分地区均产（图2-131）。国内华东、中南、西南等地区亦有分布。

【采收加工】9~10月收割全草，除去杂质，洗净，鲜用，或阴干、晒干。

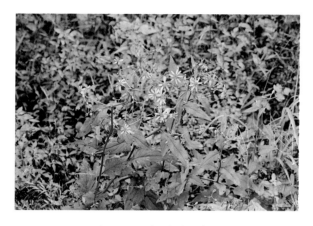

图2-131　千里光（原植物）

【药材性状】茎呈细圆柱形，稍弯曲，上部有分枝；表面灰绿色、黄棕色或棕褐色，具纵棱，嫩枝密被灰白色柔毛。叶互生，多皱缩破碎，完整叶片展平后呈卵状披针形或长三角形，有时具1~6侧裂片，边缘有不规则锯齿，基部戟形或截形，两面有细柔毛。头状花序，总苞钟形；花黄色至棕色，冠毛白色。气微，味苦（图2-132）。

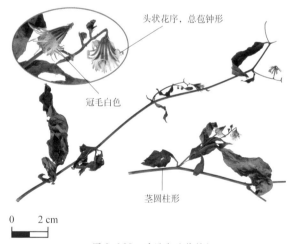

图2-132　千里光（药材）

【现代研究】主含毛茛黄素、菊黄素、黄酮、鞣质、生物碱等成分。具有抗菌、抗螺旋体、消炎、降压、降血糖、解痉及抗肿瘤等作用。

【炮制与成品质量】取原药材，除去杂质，洗净，切段，阴干或晒干。成品为茎、叶、花的混合中段。全体均有毛。茎细圆柱形，表面灰绿色、黄棕色或棕褐色，具纵棱，有的可见互生叶痕，切面淡黄色，中央有白色的髓。叶多皱缩或破碎，黄绿色至棕绿色，展平后，可见边缘有浅锯齿或呈微波状。花黄色至棕色，冠毛白色。气微，味苦（图2-133）。以叶多、色绿者为佳。

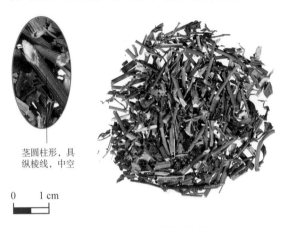

茎圆柱形，具
纵棱线，中空

0 1 cm

图2-133 千里光（饮片）

【性味归经】味苦，性寒。归肺、肝经。

【功能主治】清热解毒，明目，利湿。用于痈肿疮毒、感冒发热、目赤肿痛、泄泻痢疾、皮肤湿疹。

【用法用量】入汤剂15～30 g。外用适量，煎水洗或鲜草捣敷。

【毒副作用与使用注意】①个别病人服药后有恶心、食欲减退、大便次数增多等现象，停药后即可恢复。极少数病人可发生过敏性药疹。②本品性寒，中寒泄泻者忌服。

青蒿

载《神农本草经》。为菊科植物黄花蒿 *Artemisia annua* L. 的干燥地上部分。湖南及我国南北各地均有分布（图2-134）。

【采收加工】夏季花开前，选茎叶色青者，割取地上部分，除去老茎，阴干。

【药材性状】茎呈圆柱形，上部多分枝，长30～80 cm，直径0.2～0.6 cm；表面黄绿色或棕黄色，具纵棱线；质略硬，易折断，断面中部有髓。叶互生，暗绿色或棕绿色，卷缩易碎，完整

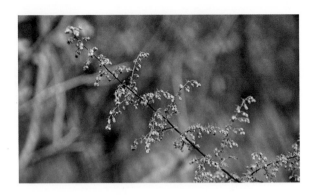

图2-134 黄花蒿（原植物）

者展平后为三回羽状深裂，裂片和小裂片矩圆形或长椭圆形，两面被短毛。气香特异，味微苦。

【现代研究】主含青蒿素、青蒿内酯、山柰黄素、槲皮黄素等成分。具有抗疟、抗菌、抗寄生虫、解热、镇痛、免疫调节、降压、减慢心率，抑制心肌收缩力，降低冠状动脉流量等作用。

【炮制与成品质量】取原药材，除去杂质，喷淋清水，稍润，切段，干燥。成品为茎叶混合的中段。茎呈圆柱形，表面黄绿色或棕黄色，具纵棱线；质硬，切面中部有髓。叶多皱缩或破碎，暗绿色或棕绿色，叶缘深裂，两面被短毛。气香特异，味微苦（图2-135）。以质嫩、叶多、色绿、气清香者为佳。

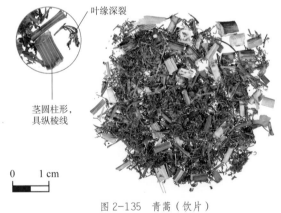

叶缘深裂

茎圆柱形，
具纵棱线

0 1 cm

图2-135 青蒿（饮片）

【性味归经】味苦、辛，性寒。归肝、胆经。

【功能主治】清虚热，除骨蒸，解暑热，截疟，退黄。用于暑热、暑湿、湿温、阴虚发热、骨蒸劳热、疟疾寒热、湿热黄疸等病症。

【用法用量】入汤剂6～12 g，治疟疾可用

20～40 g，宜后下；鲜品用量加倍，水浸绞汁饮；或入丸、散。外用适量，研末调敷；或鲜品捣敷；或煎水洗。

【毒副作用与使用注意】产后血虚、内寒腹泻以及脾胃虚弱者忌服。

载《神农本草经》。为石竹科植物瞿麦 *Dianthus superbus* L. 或石竹 *Dianthus chinensis* L. 的干燥地上部分。省内主产于凤凰、衡山、资兴、新邵等地（图2-136）。全国大部分地区有分布。

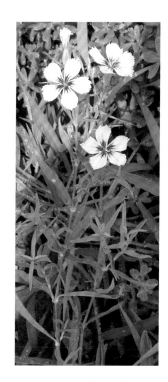

图 2-136　石竹（原植物）

【采收加工】夏、秋两季均可采收，一般在花未开放前采取。栽培者每年可收割 2～3 次，割取全株，除去杂草、泥土，晒干。

【药材性状】瞿麦：茎圆柱形，上部有分枝，长 30～60 cm；表面淡绿色或黄绿色，光滑无毛，节明显，略膨大，断面中空。叶对生，多皱缩，展平叶片呈条形至条状披针形。枝端具花及果

实，花萼筒状，长 2.7～3.7 cm；苞片 4～6，宽卵形，长约为萼筒的 1/4；花瓣棕紫色或棕黄色，卷曲，先端深裂成丝状。蒴果长筒形，与宿萼等长。种子细小，多数。气微，味淡。

石竹：形似瞿麦，唯萼筒较短，长 1.4～1.8 cm，裂片阔披针形；苞片卵形，叶状，长约为萼筒的 1/2；花瓣先端浅齿裂。

【现代研究】主含黄酮类、三萜皂苷、吡喃酮苷、丁香油酚、苯乙醇、苯甲酸卡酯、水杨酸甲酯、水杨酸卡酯等成分。具有利尿、降压、促进肠蠕动等作用。

【炮制与成品质量】取原药材，除去杂质，洗净，稍润，切段，干燥。成品为不规则段。茎圆柱形，表面淡绿色或黄绿色，节明显，略膨大。切面中空。叶多破碎。花萼筒状，苞片 4～6。蒴果长筒形，与宿萼等长。种子细小，多数。气微，味淡（图2-137）。以花未开放、青绿色、干燥、无根及杂质者为佳。

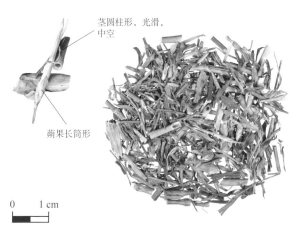

茎圆柱形，光滑，中空

蒴果长筒形

0　1 cm

图 2-137　瞿麦（饮片）

【性味归经】味苦，性寒。归心、小肠经。

【功能主治】利尿通淋，活血通经。用于热淋、血淋、石淋、小便不通、淋沥涩痛、经闭瘀阻。

【用法用量】入汤剂 9～15 g，或入丸、散。外用适量，煎汤外洗，或研末撒。

【毒副作用与使用注意】脾肾气虚、下焦虚寒者及孕妇忌用。

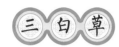

载《本草经集注》。为三白草科植物三白草 *Saururus chinensis*（Lour.）Baill. 的干燥地上部分。湖南大部分地区均产，以岳阳、益阳、常德产量最大（图2-138）。国内河北、河南、山东及长江流域以南大部分地区亦有分布。

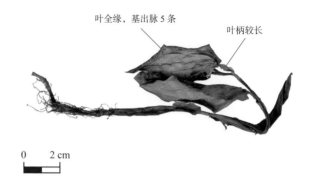

图2-139　三白草（药材）

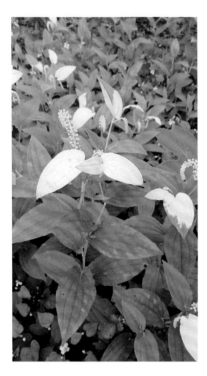

图2-138　三白草（原植物）

【采收加工】根茎秋季采挖；全草全年均可采挖，洗净，晒干。湖南习惯以地上部分入药。

【药材性状】茎呈圆柱形，有纵沟4条，一条较宽广；断面黄色，纤维性，中空。单叶互生，叶片卵形或卵状披针形，长4～15 cm，宽2～10 cm；先端渐尖，基部心形，全缘，基出脉5条；叶柄较长，有纵皱纹。总状花序于枝顶与叶对生，花小，棕褐色。蒴果近球形。气微，味淡（图2-139）。

【现代研究】主含挥发油，另含槲皮素、槲皮苷、异槲皮苷、萹蓄苷、金丝桃苷、芸香苷等成分。具有抗菌、消炎、止咳、利尿等作用。

【炮制与成品质量】除去杂质，洗净，切段，晒干。成品为茎、叶、花的混合长段。茎圆柱形，有纵沟4条；切面黄色，纤维性，中空。叶多皱缩或破碎，完整的叶片展开后呈卵形或卵状披针形；先端渐尖，基部心形，全缘，可见基出脉5条；叶柄较长，有纵皱纹。总状花序，花小，棕褐色。偶见蒴果，近球形。气微，味淡（图2-140）。以叶多、灰绿色或棕绿色者为佳。

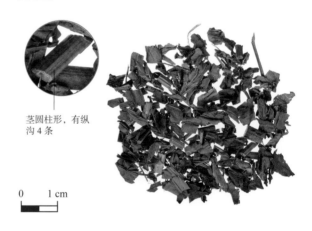

图2-140　三白草（饮片）

【性味归经】味甘、辛，性寒。归肺、膀胱经。

【功能主治】清热解毒，利尿消肿。用于小便不利、淋沥涩痛、白带、尿路感染、肾炎水肿；外治疮疡肿毒、湿疹。

【用法用量】入汤剂10～30 g；鲜品倍量。外用，鲜品适量，捣烂外敷或捣汁饮。

【毒副作用与使用注意】①因其性寒，脾胃虚寒者慎用。②孕妇不宜用。

载《名医别录》。为蔷薇科植物蛇莓
Duchesnea indica（Andrews）Focke 的干燥全草。
全省大部分地区均有分布，主产于长沙、宁乡、
浏阳、湘潭、永州、双牌、桂东、凤凰等地（图
2-141）。国内分布于辽宁、河北、河南、江苏、
安徽、湖北、四川、浙江、江西、福建、广东、
广西、云南、贵州。

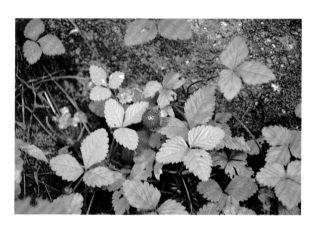

图 2-141　蛇莓（原植物）

【采收加工】夏、秋两季采收，鲜用或洗净晒干。

【药材性状】全草多缠绕成团，被白色毛茸，具匍
匐茎。三出复叶互生，基生叶的叶柄长 6～10 cm，
小叶多皱缩，完整者倒卵形，长 1.5～4 cm，宽
1～3 cm，基部偏斜，边缘有钝齿，表面黄绿色，
上面近无毛，下面被疏毛。花单生于叶腋，具长
柄。聚合果类球形，棕红色，瘦果小，花萼宿
存。气微，味微涩。

【现代研究】含甲氧基去氢胆甾醇、低聚缩合鞣
质、并没食子鞣质、没食子酸、己糖、戊糖、糖
醛酸、蛋白质鞣质多糖、酚性物质、熊果酸、委
陵菜酸、野蔷薇葡萄糖酯等。具有抗肿瘤、增强
免疫力、抗菌、降压等作用。

【炮制与成品质量】取原药材，除去杂质，切段，
干燥，筛去灰屑。成品为不规则中段。全体
有白色柔毛。叶多破碎，完整的叶片呈菱状卵

形，边缘具钝齿。花柄柔软，被疏长毛。果序
球形或长椭圆形，棕色至棕褐色。气微，味微
酸（图 2-142）。以茎叶黄绿色、洁净无杂质者
为佳。

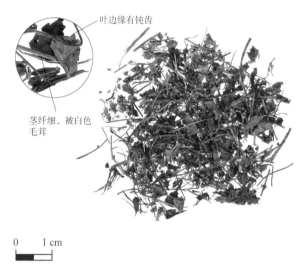

叶边缘有钝齿

茎纤细，被白色
毛茸

0　　1 cm

图 2-142　蛇莓（饮片）

【性味归经】味甘、酸，性寒。有小毒。归肺、
肝、大肠经。

【功能主治】清热解毒，散瘀消肿。用于感冒发
热、咳嗽、小儿高热惊风、咽喉肿痛、白喉、黄
疸型肝炎、细菌性痢疾、阿米巴痢疾、月经过
多；外用治腮腺炎、毒蛇咬伤、眼结膜炎、疔疮
肿毒、带状疱疹、湿疹。亦可试治癌症。

【用法用量】入汤剂 9～15 g，鲜者 30～60 g，或
捣汁。外用适量捣敷或研末撒。

【毒副作用与使用注意】①脾胃虚寒者忌用。
②孕妇及儿童慎服。

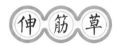

载《分类草药性》。为石松科植物石松
Lycopodium japonicum Thunb. 的干燥全草。省内
主产于资兴、江华、安化、凤凰（图 2-143）。
东北、华东、西南及江西、湖北、广东、广西等
地区亦有分布。

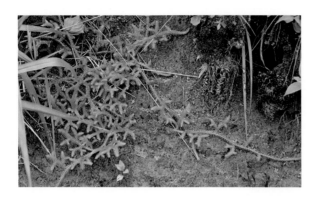

图 2-143　石松（原植物）

【采收加工】夏、秋两季茎叶茂盛时采收，除去杂质，晒干。

【药材性状】匍匐茎呈细圆柱形，略弯曲，长可达 2 m，直径 1～3 mm，其下有黄白色细根；直立茎作二叉状分枝。叶密生茎上，螺旋状排列，皱缩弯曲，线形或针形，长 3～5 mm，黄绿色至淡黄棕色，无毛，先端芒状，全缘，易碎断。质柔软，断面皮部浅黄色，木部类白色。气微，味淡（图 2-144）。

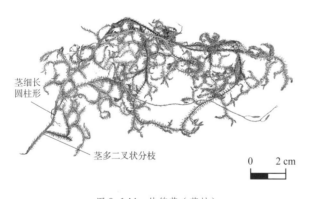

茎细长圆柱形

茎多二叉状分枝

0　2 cm

图 2-144　伸筋草（药材）

【现代研究】主含石松碱、棒石松碱、棒石松洛宁碱、法氏石松碱、石松灵碱等生物碱，香荚兰酸、阿魏酸等酸性物质以及芒柄花醇、伸筋草醇石松醇、石松宁、16-氧山芝烯二醇等三萜化合物。具有抑菌、抗炎、利尿、退热、降压以及兴奋子宫等作用。

【炮制与成品质量】取原药材，除去杂质，洗净，切段，干燥。为茎叶混合的不规则段。茎呈圆柱形，略弯曲。叶密生茎上，螺旋状排列，皱缩弯

曲，线形或针形，黄绿色至淡黄棕色，先端芒状，全缘。切面皮部浅黄色，木部类白色。气微，味淡（图 2-145）。以茎长、色黄绿、洁净无杂质者为佳。

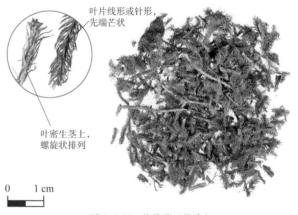

叶片线形或针形，先端芒状

叶密生茎上，螺旋状排列

0　1 cm

图 2-145　伸筋草（饮片）

【性味归经】味微苦、辛，性温。归肝、脾、肾经。

【功能主治】祛风散寒，除湿消肿，舒筋活血。用于风寒湿痹、关节酸痛、皮肤麻木、四肢软弱、水肿、跌打损伤。

【用法用量】入汤剂 3～12 g，或浸酒。外用适量，捣敷。

【毒副作用与使用注意】①孕妇及出血过多者忌服。②混伪品有同科同属植物垂穗石松的全草。

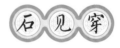

石见穿

载《湖南省中药饮片炮制规范》。为唇形科植物华鼠尾草 Saluia chinensis Bentham 的干燥地上部分。湖南大部分地区均产（图 2-146）。江苏、安徽、江西、湖北、广东、广西、四川、云南等地有分布。

【采收加工】开花期采割地上部分，洗净，晒干。

【药材性状】茎方柱形，长 20～70 cm，直径 1～4 mm，单一或有对生分枝；表面灰绿色或暗紫色，有白色长柔毛，以茎的上部及节处为多；质脆，易折断，折断面髓部白色或褐黄色。叶多

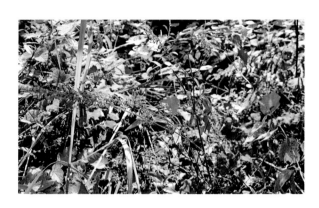

图 2-146 华鼠尾草（原植物）

卷曲、破碎，有时复叶脱落，仅见单叶，两面被白色柔毛，下面及叶脉上较明显。轮伞花序多轮，集成假总状，花冠二唇形，蓝紫色，多已脱落，宿萼筒外面脉上有毛，筒内喉部有长柔毛。小坚果椭圆形，褐色。气微，味微苦、涩。

【现代研究】主含异丹参酚酸 C、B、D，紫草酚酸，迷迭香酸，咖啡酸，原儿茶醛，齐墩果酸以及甾醇、三萜成分、氨基酸等。具有抗菌、消炎、抗肿瘤、护肝、调节免疫功能等作用。

【炮制与成品质量】取原药材，除去杂质，洗净，切段，干燥。成品为茎、叶、花混合中段。茎方柱形，表面灰绿色或暗紫色，被毛。切面黄白色，中空或见类白色髓部。叶多皱缩或破碎，暗绿色，两面均被白色柔毛，边缘有钝锯齿。花萼钟状，长约 5 mm，紫红色或棕黄色。气微，味微苦、涩（图 2-147）。以叶多、色绿、带花者为佳。

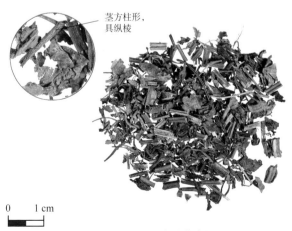

茎方柱形，具纵棱

0　　1 cm

图 2-147　石见穿（饮片）

【性味归经】味辛、苦，性微寒。归肝、脾经。

【功能主治】清热解毒，活血镇痛。用于黄疸型肝炎、癌症、肾炎、白带、痛经、淋巴结结核、象皮病。外用于面神经麻痹、乳腺炎、疖肿。

【用法用量】入汤剂 6～15 g，或绞汁。外用适量，捣敷。

【毒副作用与使用注意】无瘀滞及湿热病者不宜用。

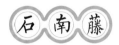

石 南 藤

载《湖南省中药饮片炮制规范》。为胡椒科植物毛蒟 *Piper Puberulum*（Benth）Maxim 的干燥地上部分。省内主产于新田、蓝山、石门、慈利、桑植、永顺、新宁、东安、城步等地（图 2-148）。国内湖北、福建、广东、广西、四川、贵州等地亦有分布。

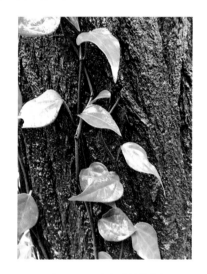

图 2-148　毛蒟（原植物）

【采收加工】全年可采。茎、叶夏秋采集，分别晒干。

【药材性状】茎呈圆柱形或扁圆柱形，表面灰棕色，密被柔毛，有明显的纵纹，节部膨大，节上生有长短不等的不定根。叶互生，卵形或卵状披针形，多皱缩，背面被毛，基部楔形，纸质。茎枝质轻而脆，折断时有粉尘飞扬。横断面可见维管束与射线相间放射状排列，木部有许多小孔。中央有灰褐色髓。气清香，味辛。

【现代研究】主含海风藤酮、玉兰酯、山蒟酮、山蒟醇等。对血小板活化因子诱导的血小板聚集有影响及改变血管通透性作用等。

【炮制与成品质量】取原药材，除去杂质，洗净，切长段，干燥，筛去灰屑。成品为长段。茎呈圆柱形或扁圆柱形，表面灰棕色或灰褐色，有明显的纵纹，节部膨大，节上生有长短不等的不定根。叶多脱落或破碎，完整的叶片卵形或卵状披针形，背面被毛，基部楔形，纸质。茎枝质轻而脆，折断时有粉尘飞扬。切面皮部窄，木部呈放射状，中央有灰褐色髓。气清香，味辛（图2-149）。以质嫩、叶多、香气浓者为佳。

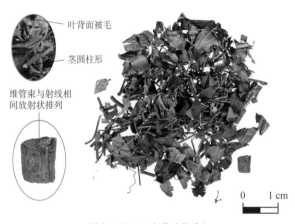

叶背面被毛

茎圆柱形

维管束与射线相间放射状排列

0   1 cm

图 2-149　石南藤（饮片）

【性味归经】味辛，性温。归肝、脾经。

【功能主治】祛风湿，强腰膝，补肾壮阳，止咳平喘，活血止痛。用于风湿痹痛、腰膝酸痛、阳痿、咳嗽气喘、痛经、跌打肿痛。

【用法用量】入汤剂5～15 g，亦可入丸、散。外用适量，研粉或捣烂敷。

【毒副作用与使用注意】①阴虚火旺者忌用。②孕妇、儿童不宜用。

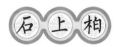

载《全国中草药汇编》。为卷柏科植物深绿

卷柏 *Selaginella doederleinii* Hieron. 的干燥全草。省内主产于资兴、江华、安化、凤凰、辰溪等地（图2-150）。国内华南、华东及西南等省区有分布。

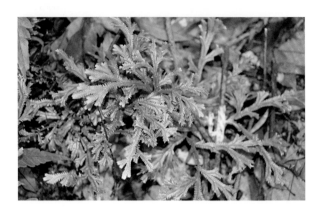

图 2-150　深绿卷柏（原植物）

【采收加工】四季可采，洗净，鲜用或晒干。

【药材性状】本品全体长20～30 cm。下部茎匍匐，略呈压扁状，具棱线，常在节处着生细长的根，根端常为须状。主轴下部叶贴伏而生或有时脱落，上部多分枝，营养叶上面深黄绿色，下面淡灰黄绿色，二形，背腹各二列，主肋明显。侧叶（背叶）卵状矩圆形，顶端钝，两侧不对称，长4～5 mm，宽约2 mm，上缘有微锯齿，下缘全缘。中叶（腹叶）卵状矩圆形，端尖稍不对称，边缘具细齿。羽片较薄而柔韧。气微，味淡。

【现代研究】主含黄酮类、生物碱类、木质素类、有机酸类、甾醇、皂苷、氨基酸等成分。具有止血及抗肿瘤等作用，临床上主要用于治疗绒毛膜上皮癌、恶性葡萄胎、鼻咽癌、食管癌、胃癌、肝癌、肺癌及宫颈癌等。

【炮制与成品质量】取原药材，除去杂质，洗净，切段，干燥。成品为不规则短段。茎细圆柱形，表面灰黄色或灰黄绿色，有须根及鳞片状叶基残留。嫩茎色较浅，表面有细纵纹，残留鳞叶较稀疏。叶片细小，多附于茎上，深黄绿色。气微，味淡（图2-151）。以质嫩、色黄绿、无杂质者为佳。

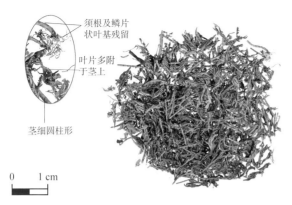

须根及鳞片状叶基残留

叶片多附于茎上

茎细圆柱形

0   1 cm

图2-151　石上柏（饮片）

【性味归经】味甘、微苦、涩，性凉。归肺、肝经。

【功能主治】清热解毒，祛风除湿。用于咽喉肿痛、目赤肿痛、肺热咳嗽、乳腺炎、湿热黄疸、风湿痹痛、外伤出血、各种癌肿。

【用法用量】入汤剂10～30 g，鲜品倍量。外用适量，研末敷或鲜品捣敷。

【毒副作用与使用注意】脾胃虚寒者慎服。

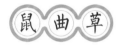
鼠曲草

载《本草拾遗》。为菊科植物鼠曲草 *Gnaphalium affine* D. Don 的干燥地上部分。湖南各地均有分布，多以地上部分入药（图2-152）。国内华东、西南、中南等地区有分布。

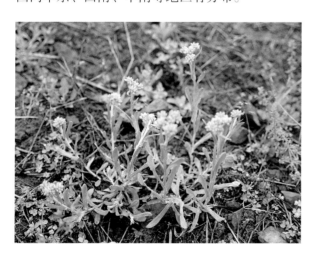

图2-152　鼠曲草（原植物）

【采收加工】4～6月开花时采收，除去杂质，洗净，晒干。

【药材性状】茎圆柱形，表面灰白色，密被绵毛，质地柔软。叶皱缩卷曲，展平后叶片呈条状匙形或倒披针形，长2～6 cm，宽0.3～1 cm，全缘，两面密被灰白色柔毛，柔软不易脱落。花序顶生，苞片卵形，赤黄色，膜质，多数存在，花托扁平，花冠多数萎落。气微，味微苦带涩（图2-153）。

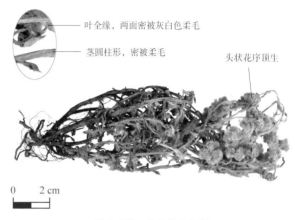

叶全缘，两面密被灰白色柔毛

茎圆柱形，密被柔毛

头状花序顶生

0   2 cm

图2-153　鼠曲草（药材）

【现代研究】主含黄酮苷、挥发油、微量生物碱、甾醇、B族维生素、胡萝卜素、叶绿素、树脂、脂肪、木犀草素 4'-β-D-葡萄糖苷等。具有抑菌、抗炎、镇咳、降压等作用。

【炮制与成品质量】取原药材，除去杂质，略润，切段，干燥。成品为茎叶花的混合中段。茎圆柱形，表面灰白色，密被绵毛，质地柔软。叶皱缩卷曲或破碎，完整的叶片呈条状匙形或倒披针形，全缘，两面密被灰白色绵毛。头状花序，苞片卵形，赤黄色，花托扁平，花冠多数萎落。气微，味微苦带涩。以色灰白、叶及花多者为佳。

【性味归经】味甘、微酸，性平。归肺经。

【功能主治】化痰止咳，祛风除湿，解毒。用于咳喘痰多、风湿痹痛、泄泻、水肿、蚕豆病、赤白带下、痈肿疔疮、阴囊湿痒、荨麻疹、高血压。

【用法用量】入汤剂6～15 g。或研末，或浸酒。外用适量，煎水洗，或捣敷。

【毒副作用与使用注意】脾胃虚寒者慎用。

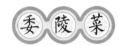

载《救荒本草》。为蔷薇科植物委陵菜 *Potentilla chinensis* Ser. 的干燥全草。省内主产于永州、蓝山、桑植、慈利、桂阳、永顺、保靖等地（图2-154）。国内主产于山东、辽宁、安徽，河北、河南、内蒙古、湖北、江苏、广西、福建等地亦产。

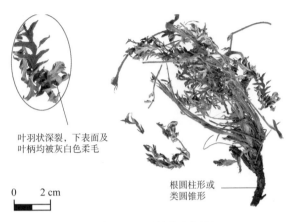

叶羽状深裂，下表面及叶柄均被灰白色柔毛

根圆柱形或类圆锥形

图 2-155　委陵菜（药材）

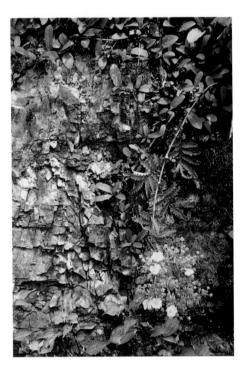

图 2-154　委陵菜（原植物）

【采收加工】春季未抽茎时采挖，除去泥沙，晒干。

【药材性状】根呈圆柱形或类圆锥形，略扭曲，有的有分枝，长 5～17 cm，直径 0.5～1 cm；表面暗棕色或暗紫红色，有纵纹，粗皮易成片状剥落；根头部稍膨大；质硬，易折断，断面皮部薄，暗棕色，常与木部分离，射线呈放射状排列。叶基生，单数羽状复叶，有柄；小叶狭长椭圆形，边缘羽状深裂，下表面及叶柄均密被灰白色柔毛。气微，味涩、微苦（图2-155）。

【现代研究】主含槲皮素、山柰素、没食子酸、壬二酸、3，3′，4′-三-O-甲基并没食子酸等。具有抗病原体、扩张支气管、止血等作用。

【炮制与成品质量】取原药材，除去杂质，洗净，润透，切段，干燥。成品为不规则的段。根表面暗棕色或暗紫红色，栓皮易成片状剥落。切面皮部薄，暗棕色，常与木质部分离，射线呈放射状排列。叶边缘羽状深裂，下表面和叶柄均密被灰白色茸毛。气微，味涩、微苦。以干燥、无花茎、无杂质者为佳。

【性味归经】味苦，性寒。归肝、大肠经。

【功能主治】清热解毒，凉血止痢。用于赤痢腹痛、久痢不止、痔疮出血、痈肿疮毒。

【用法用量】入汤剂 15～30 g，或研末或浸酒。外用适量，煎水洗，或捣敷，或研末撒。

【毒副作用与使用注意】慢性腹泻伴体虚者慎用。

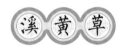

载《粤北草药》。为唇形科植物线纹香茶菜 *Isodon lophanthoides*（Buchanan-Hamilton ex D. Don）H. Hara. 的干燥全草。省内主产于攸县、茶陵、临武、桂东、双牌。多为栽培。国内广东、广西、江西、福建、海南、湖北等地有分布。

【采收加工】6～10月开花时割取地上部分，除去杂质，晒干。

【药材性状】茎呈方柱形，有对生分枝，长15～50 cm，直径0.2～0.7 cm；表面棕褐色，具柔毛及腺点；质脆，断面黄白色，髓部有时中空。叶对生，多皱缩或破碎，完整者展平后呈卵圆形或阔卵形，长3～8 cm，宽2～5 cm；顶端尖，基部楔形，边缘有粗锯齿。上下表面灰绿色，被短毛及红褐色腺点，有柄。水浸后以手揉之，手指可被染成黄色。老株常见枝顶有圆锥花序。气微，味微甘、微苦。

【现代研究】主含二萜类化合物、尾叶香茶菜素A、2α-羟基熊果酸、熊果酸、β-谷甾醇苷、β-谷甾醇、齐墩果酸、线纹香茶菜酸、溪黄草甲素等成分。具有抗菌、抗炎、抗病毒、抗肿瘤、护肝等作用。

【炮制与成品质量】取原药材，除去杂质，切段，干燥。成品为不规则中段。茎方柱形，表面棕褐色，具柔毛及腺点。切面黄白色，髓部有时中空。叶多皱缩或破碎，灰绿色。完整者展平后呈卵圆形或阔卵形，顶端尖，基部楔形，边缘有粗锯齿。水浸后以手揉之，手指可被染成黄色。有时可见花序，圆锥形。气微，味微甘、微苦（图2-156）。以质嫩、叶多、灰绿色者为佳。

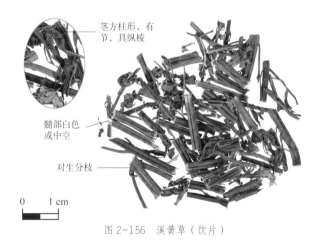

茎方柱形，有节，具纵棱

髓部白色或中空

对生分枝

0 1 cm

图2-156 溪黄草（饮片）

【性味归经】味苦，性寒。归肝、胆、大肠经。

【功能主治】清热利湿，凉血散瘀。用于急性黄疸型肝炎、急性胆囊炎、肠炎、痢疾、跌打肿痛。

【用法用量】入汤剂15～30 g。外用适量，捣敷或研末搽。

【毒副作用与使用注意】①脾胃虚寒者慎服。②孕妇忌用。

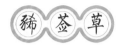

载《新修本草》。为菊科植物豨莶 *Siegesbeckia orientalis* L.、腺梗豨莶 *Siegesbeckia pubescens* Makino 或毛梗豨莶 *Siegesbeckia glabrescens* Makino 的干燥地上部分。本省主产于常德、邵阳、湘潭、郴州等地（图2-157）。国内湖北孝感，江苏镇江、苏州等地亦产。

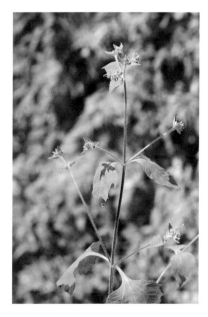

图2-157 豨莶（原植物）

【采收加工】夏、秋两季花开前和花期均可采割，除去杂质，晒干。

【药材性状】茎略呈方柱形，基部老茎略呈圆六角形，多分枝，长30～110 cm，直径0.3～1 cm；表面灰绿色、黄棕色或紫棕色，有纵沟和细纵纹，被灰色柔毛；节明显，略膨大；质脆，易折断，断面黄白色或带绿色，髓部宽广，类白色，中空。叶对生，叶片多皱缩、卷曲，展平后呈卵圆形，灰绿色，边缘有钝锯齿，两面皆有白色柔毛，主脉3出。有的可见黄色头状花序，总苞片匙形。气微，味微苦。

【现代研究】主含豨莶四醇、生物碱、苦味质等成分。具有抗菌、抗炎、镇痛、降压、免疫抑制、扩张血管、改善微循环、抗血栓形成等作用。

【炮制与成品质量】取原药材，除去杂质，洗净，稍润，切段，干燥。成品为不规则的段。茎略呈方柱形，表面灰绿色、黄棕色或紫棕色，有纵沟和细纵纹，被灰色柔毛。切面髓部类白色。叶多破碎，灰绿色，边缘有钝锯齿，两面皆具白色柔毛。有时可见黄色头状花序。气微，味微苦（图2-158）。以质嫩、叶多、花未开放、灰绿色、无须根及杂质者为佳。

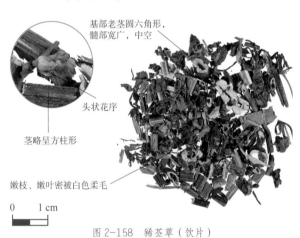

图2-158　豨莶草（饮片）

【性味归经】味辛、苦，性寒。归肝、肾经。

【功能主治】祛风湿，利关节，解毒。用于风湿痹痛、筋骨无力、腰膝酸软、四肢麻痹、半身不遂、风疹湿疮。

【用法用量】入汤剂9~12 g。外用适量，鲜品捣敷。

【毒副作用与使用注意】①大量服后可出现四肢乏力、懒动等症状，长期服用可致免疫抑制状态。②脾胃虚寒者及孕妇、儿童慎服。

仙鹤草

载《伪药条辨》。为蔷薇科植物龙芽草

Agrimonia pilosa Ledeb. 的干燥地上部分。湖南及全国大部分地区均有分布（图2-159）。

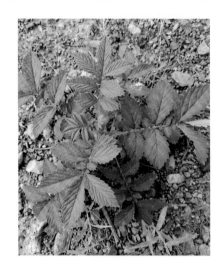

图2-159　龙芽草（原植物）

【采收加工】多于开花前枝叶茂盛时采收，割取地上部分，除去杂质，洗净，干燥。

【药材性状】全草长50~100 cm，全体被白色柔毛。茎下部圆柱形，木质化，直径4~6 mm，红棕色。上部方柱形，四面略凹陷，绿褐色，有纵沟和棱线。茎节明显，上疏下密。体轻，质硬，易折断，断面中空。单数羽状复叶互生，暗绿色，皱缩卷曲。质脆，易碎。叶片有大小2种，相间生于叶轴上，顶端小叶较大，完整小叶片展平后呈卵形或长椭圆形，先端尖，基部楔形，边缘有锯齿。托叶2，抱茎，红棕色，斜卵形。总状花序细长，花萼下部呈筒状，萼筒上部有钩刺，先端5裂，花瓣黄色。气微，味微苦。

【现代研究】主含仙鹤草素、仙鹤草内酯、鞣质、甾醇、有机酸、酚性成分、皂苷、仙鹤草酚、仙鹤草酚B~G、木犀草素-7-D等成分。具有止血、止痢、杀虫、抗炎、抗肿瘤、抗菌、抗病毒等作用。

【炮制与成品质量】取原药材，除去残根和杂质，洗净，稍润，切段，干燥。成品为不规则的段，茎多数方柱形，有纵沟和棱线，节明显。切面中空。叶多破碎，暗绿色，边缘有锯齿。托叶红棕色，抱茎。有时可见黄色花或带钩刺的果实。气微，味微苦（图2-160）。以梗紫红色、枝嫩、叶多者为佳。

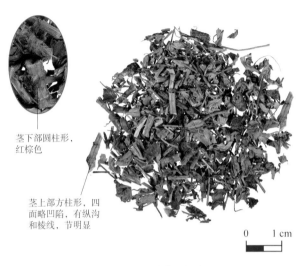

茎下部圆柱形，红棕色

茎上部方柱形，四面略凹陷，有纵沟和棱线，节明显

0   1 cm

图2-160 仙鹤草（饮片）

【性味归经】味苦、涩，性平。归心、肝经。

【功能主治】收敛止血，截疟，止痢，解毒，补虚。用于咯血、吐血、崩漏下血、疟疾、血痢、痈肿疮毒、阴痒带下、脱力劳伤。

【用法用量】入汤剂6~12 g，大剂量可用30 g，或入散剂。外用捣敷，或熬膏涂敷。

【毒副作用与使用注意】①个别病人服用后出现恶心、呕吐等胃肠道及头痛、头昏等神经系统不良反应。②本品含鹤草酚，具有杀精作用，育龄男性慎用。

【附注】鹤草芽，为蔷薇科植物龙芽草 Agrimonia pilosa Ledeb. 的地下冬芽。呈圆锥形或圆锥状圆柱形，黄白色，常弯曲，长1~3 cm。外面包被数枚披针形的黄白色膜质鳞叶，有数条纵向的叶脉，基部棕色。质脆易碎。略有豆腥气，味微甜而后苦涩。

【现代研究】主含鹤草酚、仙鹤草内酯、仙鹤草醇、芹黄素、儿茶酚、鞣质等成分。具有驱绦虫和囊虫作用，对阴道滴虫、血吸虫、疟原虫等亦有杀灭作用。

【功能主治】驱虫，解毒消肿。用于绦虫病。亦

可用于阴道滴虫及疮疡、疖肿、赤白痢疾等。

【用法用量】干品研粉15~30 g，鲜品30~45 g。小儿按体重每千克0.7~0.8 g，每日1次，早晨空腹顿服。

【毒副作用与使用注意】①有恶心、呕吐、头晕、出冷汗等不良反应报道。②本品不宜入煎剂，其有效成分几乎不溶于水。③体质虚弱、孕妇、儿童慎用。

载《名医别录》。为唇形科植物石香薷 Mosla chinensis Maxim. 或江香薷 Mosla chinensis Jiangxiangru 的干燥地上部分。前者习称"青香薷"，后者习称"江香薷"。湖南资兴、江华、安化、新邵、麻阳等地多产。野生或栽培（图2-161）。国内华东、中南等省区有分布。

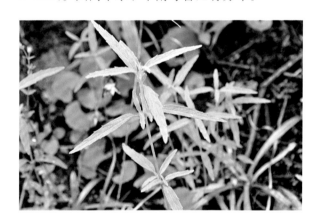

图2-161 石香薷（原植物）

【采收加工】夏季茎叶茂盛、花盛时择晴天采割，除去杂质，阴干。

【药材性状】青香薷：长30~50 cm，基部紫红色，上部黄绿色或淡黄色，全体密被白色茸毛。茎方柱形，基部类圆形，直径1~2 mm，节明显，节间长4~7 cm；质脆，易折断。叶对生，多皱缩或脱落，叶片展平后呈长卵形或披针形，暗绿色或黄绿色，边缘有3~5疏浅锯齿。穗状花序顶生及腋生，苞片圆卵形或圆倒卵形，脱落

或残存；花萼宿存，钟状，淡紫红色或灰绿色，先端5裂，密被茸毛。小坚果4，直径0.7~1.1 mm，近圆球形，具网纹。气清香而浓，味微辛而凉。

江香薷：长55~66 cm。表面黄绿色，质较柔软。边缘有5~9疏浅锯齿。果实直径0.9~1.4 mm，表面具疏网纹。

【现代研究】主含挥发油。具有抗菌、抗病毒、发汗、解热、镇痛、镇静、解痉、促进胃肠蠕动、利尿等作用。

【炮制与成品质量】取原药材，去残根和杂质，切段。成品为中段。全体被白色茸毛。茎方柱形或类圆形，表面黄绿色或紫红色，有节。叶多皱缩或破碎，暗绿色或黄绿色，叶缘有疏浅锯齿。花序穗状。气清香而浓，味微辛而凉（图2-162）。以质嫩、茎淡紫色、叶绿色、花穗多、香气浓烈者为佳。

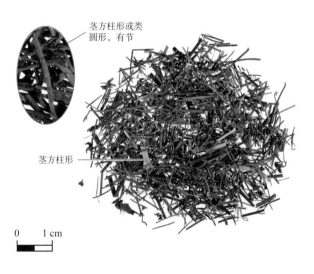

茎方柱形或类圆形，有节

茎方柱形

0　　1 cm

图2-162　香薷（饮片）

【性味归经】味辛，性微温。归肺、胃经。

【功能主治】发汗解表，化湿和中。用于暑湿感冒、恶寒发热、头痛无汗、腹痛吐泻、水肿、小便不利。

【用法用量】入汤剂3~10g，或入丸、散，或入汤剂含漱。外用适量，捣敷。

【毒副作用与使用注意】①气虚、阴虚、表虚多汗者忌服。②香薷的来源，1990年版《中华

人民共和国药典》及之前的《中药鉴定学》教材收载的均为唇形科植物海州香薷 *Elsholtzia splendens* Nakai，1995年版《中华人民共和国药典》改为石香薷，2005年版《中华人民共和国药典》改为石香薷或江香薷，一直沿用至今。过去一直认为江香薷就是海州香薷，后经原植物鉴定，江香薷并不是海州香薷，而是石香薷的栽培种。

小蓟

载《名医别录》。为菊科植物刺儿菜 *Cirsium setosum*（Willd.）MB. 的干燥地上部分。省内主产于湘阴、资兴等地（图2-163）。全国大部分地区有分布。

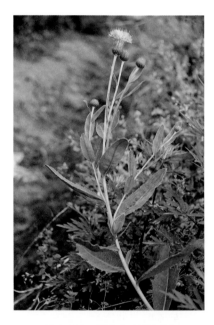

图2-163　刺儿菜（原植物）

【采收加工】5~6月盛花期采割，除去杂质，晒干。

【药材性状】茎呈圆柱形，有的上部分枝，长5~30 cm，直径0.2~0.5 cm。表面灰绿色或带紫色，具纵棱及白色柔毛。质脆，易折断，断面中空。叶互生，无柄或有短柄。叶片皱缩或破碎，完整者展平后呈长椭圆形或长圆状披针形，

162

长 3 ~ 12 cm，宽 0.5 ~ 3 cm，全缘或微齿裂至羽状深裂，齿尖具针刺。上表面绿褐色，下表面灰绿色，两面均具白色柔毛。头状花序单个或数个顶生，总苞钟状，苞片 5 ~ 8 层，黄绿色。花紫红色。气微，味微苦。

【现代研究】主含黄酮类、有机酸类、生物碱类、三萜类、甾醇等成分。具有止血、升压、抗菌消炎、降低胆固醇、利胆等作用。

【炮制与成品质量】小蓟：取原药材，除去杂质，洗净，稍润，切段，干燥。成品呈不规则的段。茎呈圆柱形，表面灰绿色或带紫色，具纵棱和白色柔毛。切面中空。叶片多皱缩或破碎，叶齿尖具针刺；两面均具白色柔毛。头状花序，总苞钟状。花紫红色。气微，味苦（图 2-164）。以色灰绿、质嫩、叶多、无根者为佳。

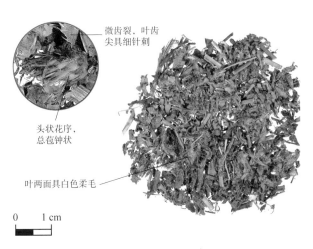

微齿裂，叶齿尖具细针刺

头状花序，总苞钟状

叶两面具白色柔毛

0   1 cm

图 2-164　小蓟（饮片）

小蓟炭：取净小蓟段炒至表面黑褐色。形如小蓟段。表面黑褐色，内部焦褐色。

【性味归经】味甘、苦，性凉。归心、肝经。

【功能主治】凉血止血，散瘀解毒消痈。用于衄血、吐血、尿血、血淋、便血、崩漏、外伤出血、痈肿疮毒。

【用法用量】入汤剂 5 ~ 12 g；鲜品可用 30 ~ 60 g，或捣汁。外用适量，捣敷。

【毒副作用与使用注意】脾胃虚寒而无瘀滞者忌服。

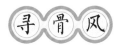

载《植物名实图考》。为马兜铃科植物绵毛马兜铃 Aristolochia mollissima Hance 的干燥全草。全省大部分地区有分布，主产于湘潭、桑植、隆回、石门、永州、桂阳、资兴等地（图 2-165）。国内分布于山西、陕西、山东、江苏、浙江、江西、河南、贵州。

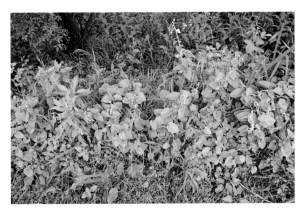

图 2-165　绵毛马兜铃（原植物）

【采收加工】5 月开花前采收，连根挖出，除去泥土杂质，洗净，晒干。

【药材性状】根茎细长圆柱形，多分枝，直径约 2 mm，少数达 5 mm。表面棕黄色，有纵向纹理，节间明显，节间长 1 ~ 3 cm。质韧而硬，断面黄白色。茎淡绿色，直径 1 ~ 2 mm，密被白色绵毛。叶皱缩卷曲，灰绿色或黄绿色，展平后呈卵状心形，先端钝圆或短尖，两面密被白绵毛，全缘。质脆易碎。气微香，味苦、辛。

【现代研究】含马兜铃酸 A 和 D、香草酸、马兜铃内酰胺、6- 甲氧基马兜铃内酰胺、棕榈酮、正三十醇、β - 谷甾醇、胡萝卜苷、硬脂酸等。具有抗炎、抗肿瘤、镇痛等作用。

【炮制与成品质量】取原药材，除去杂质，洗净，切段，干燥，筛去灰屑。成品为中段。根茎细小，圆柱形，表面淡红棕色或黄棕色，有细纵纹，节处有须根。切面类白色，可见放射状纹理。茎淡绿色，密被白柔毛。叶皱缩、破碎，灰绿色，两面密被白柔毛。气微香，味苦、辛（图2-166）。以叶色绿、根茎多、香气浓者为佳。

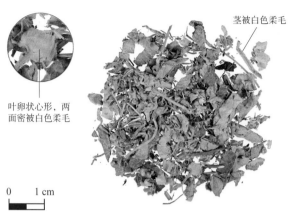

图2-166　寻骨风（饮片）

【性味归经】味辛、苦，性平。归肝经。

【功能主治】祛风通络，止痛。用于风湿痹痛、胃痛、睾丸肿痛、跌打伤痛等症。

【用法用量】入汤剂10～20g，或浸酒。

【毒副作用与使用注意】①阴虚内热者忌用。②本品含马兜铃酸，不宜超量或久服。

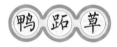

载《本草拾遗》。为鸭跖草科植物鸭跖草 Commelina communis L. 的干燥地上部分。湖南及全国大部分地区均有分布（图2-167）。

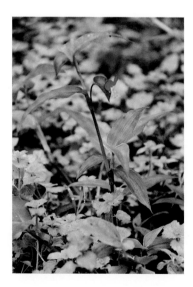

图2-167　鸭跖草（原植物）

【采收加工】7～9月开花期采收全草，鲜用或阴干。

【药材性状】本品长可达60cm，黄绿色或黄白色，较光滑。茎有纵棱，直径约0.2cm，多有分枝或须根，节稍膨大，节间长3～9cm；质柔软，断面中心有髓。叶互生，多皱缩、破碎，完整叶片展平后呈卵状披针形或披针形，长3～9cm，宽1～2.5cm；先端尖，全缘，基部下延成膜质叶鞘，抱茎，叶脉平行。花多脱落，总苞佛焰苞状，心形，两边不相连；花瓣皱缩，蓝色。气微，味淡。

【现代研究】主含左旋-黑麦草内酯、无羁萜、β-谷甾醇、对-羟基桂皮酸、胡萝卜苷、D-甘露醇、正三十烷醇、1-甲氧羰基-β-咔啉、哈尔满、去甲哈尔满、花色苷、鸭跖黄酮苷、丙二酸单酰基-对-香豆酰飞燕草苷及鸭跖兰素等。具有抑菌、抗炎、解热、利尿等作用。

【炮制与成品质量】取原药材，除去杂质，洗净，切段，干燥。成品为不规则的段。茎有纵棱，节稍膨大。切面中心有髓。叶多皱缩、破碎，完整叶片展平后呈卵状披针形或披针形，全缘，基部下延成膜质叶鞘，抱茎，叶脉平行。总苞佛焰苞状，心形。气微，味淡（图2-168）。以色黄绿者为佳。

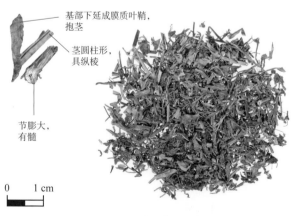

图2-168　鸭跖草（饮片）

【性味归经】味甘、淡，性寒。归肺、胃、小肠经。

【功能主治】清热泻火，解毒，利水消肿。用于感冒发热、热病烦渴、咽喉肿痛、水肿尿少、热淋涩痛、痈肿疔毒。

【用法用量】入汤剂 15~30 g；鲜品 60~90 g，或捣汁。外用适量，捣敷。

【毒副作用与使用注意】脾胃虚寒者慎服。

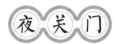

载《分类草药性》。为豆科植物截叶铁扫帚 *Lespedezae Cuneata*（Dumon de Courset）G.Don 的全草或带根全草。省内主产于浏阳、江华、永兴、新邵、通道、凤凰等地，多以地上部分入药（图 2-169）。国内华东、中南、西南及陕西等区域有分布。

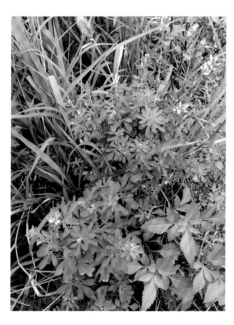

图 2-169 截叶铁扫帚（原植物）

【采收加工】9~10 月结果盛期齐地割起，拣去杂质，洗净，鲜用或晒干。

【药材性状】茎枝圆柱形，细长，表面淡棕褐色或绿褐色，粗糙或有细纵棱。质硬，折断面可见黄白色的髓。三出复叶互生，密集，多卷曲皱缩，绿褐色。完整小叶线状楔形，长 1~2.5 cm。叶端钝或截形，有小锐尖，在中部以下渐狭。上

表面无毛，下表面被灰色丝毛。短总状花序腋生，花萼钟形，蝶形花冠淡黄白色至黄棕色，心部带红紫色。荚果卵形，稍斜，长约 3 mm，棕色，先端有喙。气微，味苦。

【现代研究】主含蒎立醇、黄酮类、酚性成分、鞣质以及 β-谷甾醇。具有镇咳、平喘、祛痰、抗菌等作用。

【炮制与成品质量】取原药材，除去杂质，洗净，稍润，切段，干燥。成品为不规则长段。茎枝圆柱形，表面淡棕褐色或绿褐色，粗糙或有细纵棱，切面有黄白色的髓。叶多脱落，皱缩或破碎，绿褐色。完整小叶线状楔形，叶端钝或截形，有小锐尖。上表面无毛，下表面被灰色丝毛。偶见花序，腋生。完整的花萼钟形，蝶形花冠淡黄白色至黄棕色，心部带红紫色。荚果卵形，稍斜，长约 3 mm，棕色，先端有喙。气微，味苦（图 2-170）。以叶多、色绿褐、带果实者为佳。

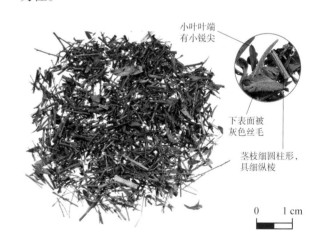

小叶叶端有小锐尖

下表面被灰色丝毛

茎枝细圆柱形，具细纵棱

0 1 cm

图 2-170 夜关门（饮片）

【性味归经】味苦、辛，性凉。归肺、肝、肾经。

【功能主治】补肾涩精，健脾利湿，祛痰止咳，清热解毒。用于肾虚遗精、遗尿、尿频、白浊、带下、泄泻、痢疾、水肿、小儿疳积、咳嗽气喘、跌打损伤、目赤肿痛、痈疮肿毒、毒虫咬伤。

【用法用量】入汤剂 15~30 g，鲜品 30~60 g。

外用适量，煎水熏洗，或捣敷。

【毒副作用与使用注意】①孕妇忌用。②风寒咳嗽者不宜用。

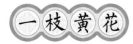

载《植物名实图考》。为菊科植物一枝黄花 *Solidago decurrens* Loureiro 的干燥全草。野生于山坡、田野、路旁。湖南大部分地区均产（图 2-171）；国内华东、中南、西南等区域亦产。

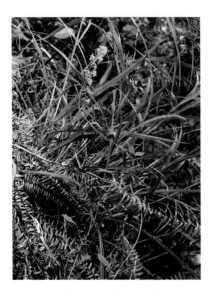

图 2-171　一枝黄花（原植物）

【采收加工】6～10月枝叶或开花盛期，割取地上部分，或连根挖取，洗净，鲜用或晒干。湖南地区多以地上部分入药。

【药材性状】茎圆柱形，直径 0.2～0.5 cm；表面黄绿色、灰棕色或暗紫红色，有棱线，上部被毛；质脆，易折断，断面纤维性，有髓。单叶互生，多皱缩、破碎，完整叶片展平后呈卵形或披针形，长 1～9 cm，宽 0.3～1.5 cm；先端稍尖或钝，全缘或有不规则的疏锯齿，基部下延成柄。头状花序直径约 0.7 cm，排成总状，偶有黄色舌状花残留，多皱缩扭曲，苞片 3 层，卵状披针形。瘦果细小，无毛，或在其顶端疏被黄白色冠毛。气微香，味微苦辛。

【现代研究】主含黄酮类成分。具有抗菌、祛痰、利尿、止血等作用。

【炮制与成品质量】取原药材，除去杂质，喷淋清水，切段，干燥。成品为茎、叶、花的混合中段。茎圆柱形，表面黄绿色、灰棕色或暗紫红色，具棱线；切面黄白色，中央有类白色髓。叶片多皱缩和破碎，展平后可见边缘全缘或具浅锯齿。头状花序球形。总苞片披针形，棕黄色至黄褐色。花细长，黄褐色，花冠常已脱落，冠毛细丝状，黄白色。果实细小，棕褐色。质坚。气微，味微苦辛（图 2-172）。以叶多、色绿者为佳。

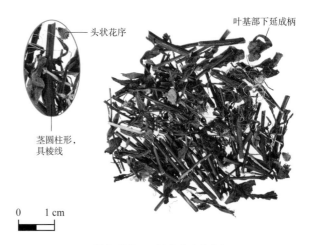

头状花序

叶基部下延成柄

茎圆柱形，
具棱线

0　　1 cm

图 2-172　一枝黄花（饮片）

【性味归经】味辛、苦，性凉。归肺、肝经。

【功能主治】清热解毒，疏散风热。用于喉痹、乳蛾、咽喉肿痛、疮疖肿毒、风热感冒。

【用法用量】入汤剂 9～15 g，鲜品 20～30 g。外用适量，鲜品捣敷或煎汁搽。

【毒副作用与使用注意】①服药后偶有咽部麻辣等不适感，但大多数可在 30～60 分钟内消失。②个别病人服用后产生恶心、呕吐、头昏、口干、咳嗽以及小便灼热等不良反应；如服用过量可致泄泻，停药后即可自愈。③脾胃虚寒，大便溏薄者慎用。④孕妇忌服。⑤同科植物新疆一枝黄花的药材、成品性状也基本与本品相同，唯其瘦果表面密被茸毛。

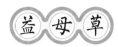

载《本草图经》。为唇形科植物益母草 *Leonurus japonicus* Houtt. 的干燥地上部分。省内长沙、宁乡、浏阳、湘乡等地多产（图 2-173），全国各地亦有分布。

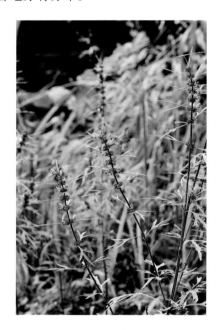

图 2-173　益母草（原植物）

【采收加工】全草在每株开花 2/3 时收获，选取晴天齐地割下，立即摊放，晒干后打成捆。

【药材性状】本品茎呈方柱形，上部多分枝，四面凹下成纵沟，长 30～60 cm，直径 0.2～0.5 cm；表面灰绿色或黄绿色；体轻，质韧，断面中部有髓。叶片灰绿色，多皱缩、破碎，易脱落。轮伞花序腋生，小花淡紫色，花萼筒状，花冠二唇形。气微，味微苦。

【现代研究】主含益母草碱、水苏碱、益母草定、益母草宁等多种生物碱，并含黄酮类、氨基酸和多糖类等成分。具有兴奋子宫、调节血压、促进肠蠕动、利尿、抑菌以及兴奋呼吸中枢等作用。

【炮制与成品质量】取原药材，除去杂质，抢水洗净，略润，切段，干燥。成品呈不规则的段。茎方形，四面凹下成纵沟，灰绿色或黄绿色。切

面中部有白髓。叶片灰绿色，多皱缩、破碎。轮伞花序腋生，花黄棕色，花萼筒状，花冠二唇形。气微，味微苦（图 2-174）。以质嫩、叶多、色黄绿者为佳。

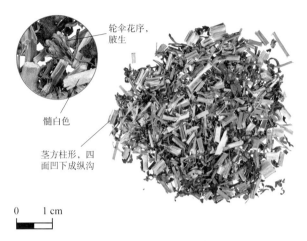

轮伞花序，腋生

髓白色

茎方柱形，四面凹下成纵沟

0　1 cm

图 2-174　益母草（饮片）

【性味归经】味苦、辛，性微寒。归肝、心包、膀胱经。

【功能主治】活血调经，利尿消肿，清热解毒。用于月经不调、痛经经闭、恶露不尽、水肿尿少、疮疡肿毒。

【用法用量】入汤剂 9～30 g，鲜品 12～40 g，熬膏或入丸、散。外用适量，煎水洗或鲜草捣敷。

【毒副作用与使用注意】①有服用益母草导致过敏反应，出现皮肤发红、胸闷心慌、呼吸加快的报道。②有服用益母草致急性肾衰竭的报道。③孕妇禁服。④阴虚血少者忌服。

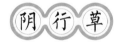

载《植物名实图考》。为玄参科植物阴行草 *Siphonostegia chinensis* Bentham 的干燥地上部分。省内主产于安化、辰溪、沅陵、永顺、桂阳等地（图 2-175）。全国大部分地区有分布。

【采收加工】立秋至白露采收，洗净，鲜用或晒干。

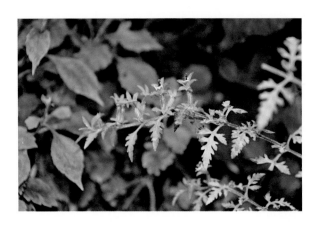

图 2-175 阴行草（原植物）

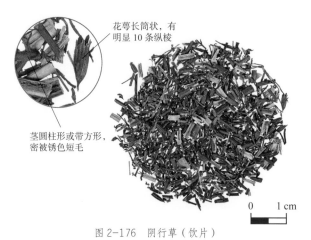

图 2-176 阴行草（饮片）

花萼长筒状，有明显 10 条纵棱

茎圆柱形或带方形，密被锈色短毛

【药材性状】本品长 30～80 cm，干时变为黑色，密被锈色短毛。根短而弯曲，稍有分枝。茎圆柱形，有棱，有的上部有分枝，表面棕褐色或黑棕色。质脆，易折断，断面黄白色，中空或有白色髓。叶对生，多脱落破碎，完整者羽状深裂，黑绿色。总状花序顶生，花有短梗，花萼长筒状，黄棕色至黑棕色，有明显 10 条纵棱，显著凸出。先端 5 裂，花冠棕黄色，多脱落。蒴果狭卵状椭圆形，较萼稍短，棕黑色。种子细小。气微，味淡。

【现代研究】主含多种挥发油、黄酮、奎尼酸酯、生物碱类、木脂素类等成分。具有保肝、抗血小板聚集、降低血清胆固醇、利胆、抗菌、降压、止咳、抗炎和抗癌等作用。

【炮制与成品质量】取原药材，除去杂质，洗净，稍润，切段，干燥。成品为不规则中段。茎圆柱形或略带方形，表面棕褐色或黑棕色。切面黄白色，中空或有白色髓。叶多脱落破碎，完整者羽状深裂，棕绿色至黑绿色。花有短梗，花萼长筒状，黄棕色至黑棕色，有明显 10 条纵棱，显著凸出。先端 5 裂，花冠棕黄色，多脱落。偶见蒴果，狭卵状椭圆形，棕黑色。种子细小。气微，味淡（图 2-176）。以色黑、叶多、带花者为佳。

【性味归经】味苦，性寒。归心、肝、脾经。

【功能主治】清热利湿，凉血止血，祛瘀止痛。用于黄疸型肝炎、胆囊炎、蚕豆病、泌尿系结石、小便不利、尿血、便血、产后瘀血腹痛。外用治创伤出血、烧伤烫伤。

【用法用量】入汤剂 3～9 g；外用适量，研末调敷或撒患处。

【毒副作用与使用注意】脾胃虚寒者忌服。

鱼腥草

载《名医别录》。为三白草科植物蕺菜 *Houttuynia cordata* Thunb. 的新鲜全草或干燥地上部分。湖南各地均有分布，野生或栽培（图 2-177）。国内长江以南地域亦多有分布。

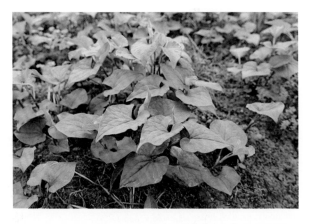

图 2-177 蕺菜（原植物）

【采收加工】6～9 月采收。但多在茎叶茂盛花穗多时采割，鲜用，或除去杂质，洗净，晒干用。

【药材性状】鲜鱼腥草：茎呈圆柱形，长 20～45 cm，直径 0.25～0.45 cm；上部绿色或紫红色，下部白色，节明显，下部节上生有须根，无毛或被疏毛。叶互生，叶片心形，长 3～10 cm，宽 3～11 cm；先端渐尖，全缘；上表面绿色，密生腺点，下表面常紫红色；叶柄细长，基部与托叶合生成鞘状。穗状花序顶生。具鱼腥气，味涩。

干鱼腥草：茎呈扁圆柱形，扭曲，表面黄棕色，具纵棱数条；质脆，易折断。叶片卷折皱缩，展平后呈心形，上表面暗黄绿色至暗棕色，下表面灰绿色或灰棕色。穗状花序黄棕色（图 2-178）。

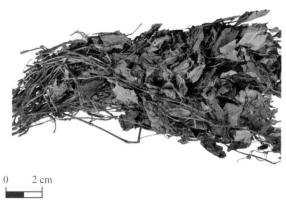

图 2-178 鱼腥草（药材）

【现代研究】含挥发油、黄酮类等成分。具有抗菌、消炎、抗病毒、利尿、镇痛、止血、抑制浆液分泌、促进组织再生等作用。

【炮制与成品质量】取原药材，除去杂质，抢水洗净，切段，干燥。成品为不规则的段。茎呈扁圆柱形，表面淡红棕色至黄棕色，有纵棱。叶片多破碎，黄棕色至暗棕色。穗状花序黄棕色。搓碎具鱼腥气，味涩（图 2-179）。以淡红褐色、茎叶完整、搓之鱼腥气浓者为佳。

【性味归经】味辛，性微寒。归肺经。

【功能主治】清热解毒，消痈排脓，利尿通淋。用于肺痈吐脓、痰热喘咳、热痢、热淋、痈肿疮毒。

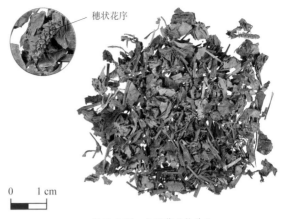

穗状花序

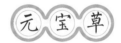

图 2-179 鱼腥草（饮片）

【用法用量】入汤剂 15～25 g，不宜久煎，鲜品用量加倍，水煎或捣汁服。外用适量，捣敷或入汤剂熏洗患处。

【毒副作用与使用注意】①鱼腥草注射液可引起过敏反应，表现有药物性皮炎、末梢神经炎、过敏性紫癜等。严重者可引起过敏性休克，乃至死亡。②虚寒证及阴性外疡病人忌服。

元宝草

载《本草从新》。为藤黄科植物元宝草 *Hypericum sampsonii* Hance 的干燥地上部分。省内主产于湘潭、长沙、新田、蓝山、桂阳、龙山、保靖等地（图 2-180）。国内长江流域南至台湾均有分布，江苏、浙江、四川等地多产。

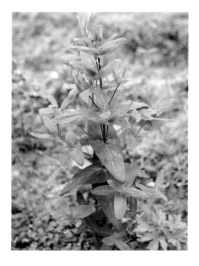

图 2-180 元宝草（原植物）

【采收加工】夏、秋两季采收,洗净晒干或鲜用。

【药材性状】茎圆形,光滑,表面棕黄色,粗2~5 mm;节微突起,基部节较密,顶端节渐稀,并有细小分枝,质脆易断,断面中空。叶多皱缩破碎,呈茶褐色,叶背用放大镜观察,有黑色的圆形腺点。叶基部两两相连,呈元宝状。较老的茎梗顶端有黄色小花或果实,种子多数,细小,黄棕色。气微,味淡。

【现代研究】主含1,7-二羟基酮、1,3,5,6-四羟基酮、5,7,4'-三羟基-黄酮醇、5,7,3',4'-四羟基-黄酮醇、金丝桃苷、山奈酚-3-O-葡萄糖苷、对羟基苯甲酸、3,4-二羟基苯甲酸、白桦脂酸等。具有抗风湿、抗抑郁、抗病毒、抗肿瘤、止血、抑制中枢神经等作用。

【炮制与成品质量】取原药材,除去杂质,抢水洗净,切段,干燥,筛去灰屑。成品为中段。茎圆柱形,表面棕黄色,光滑。切面中空。节微突起,有的可见细小分枝。叶多皱缩破碎,呈茶褐色,叶背用放大镜观察,有黑色的圆形腺点。叶基部两两相连,呈元宝状。偶见黄色小花或卵圆形蒴果。种子细小,黄棕色。气微,味淡(图2-181)。以叶多,带花、果者为佳。

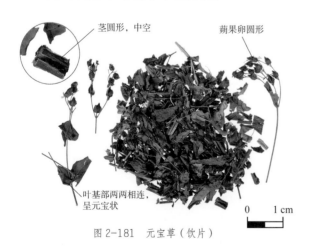

图2-181 元宝草(饮片)

【性味归经】味辛、苦,性寒。归肝、脾经。

【功能主治】清热解毒,通经活络,凉血止血。用于小儿高热、痢疾、肠炎、吐血、衄血、月经不调、白带;外用治外伤出血、跌打损伤、乳腺炎、烧烫伤、毒蛇咬伤。

【用法用量】入汤剂9~15 g,鲜品30~60 g。外用适量,鲜品洗净捣敷,或干品研末外敷。

【毒副作用与使用注意】①无瘀滞者忌服。②孕妇慎用。

载《神农本草经》。为唇形科植物毛叶地瓜儿苗 *Lycopus lucidus* Turcz. var. *hirtus* Regel 的干燥地上部分。省内主产于长沙、宁乡、沅江、石门、安化、桃源等地(图2-182)。国内分布于黑龙江、吉林、辽宁、河北、陕西、贵州、云南、四川等地。

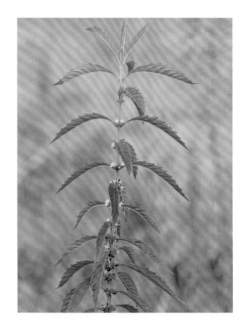

图2-182 毛叶地瓜儿苗(原植物)

【采收加工】夏、秋两季茎叶茂盛时采割,晒干。

【药材性状】茎呈方柱形,少分枝,四面均有浅纵沟,长50~100 cm,直径0.2~0.6 cm。表面黄绿色或带绿色,节处紫色明显,有白色茸毛;质脆,断面黄白色,髓部中空。叶对生,有短柄;叶片多皱缩,展平后呈披针形或长圆形,长5~10 cm;上表面黑绿色,下表面灰绿色,密具腺点，两面均有短毛；先端尖，边缘有锯齿。花簇生叶腋成轮状，花冠多脱落，苞片及花萼宿存，黄褐色。气微，味淡（图2-183）。

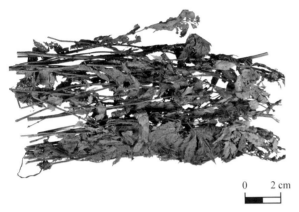

0　　2 cm

图 2-183　泽兰（药材）

【现代研究】主含熊果酸、β-谷甾醇、挥发油、鞣质和多糖等成分。具有强心、镇痛、利尿等作用。

【炮制与成品质量】取原药材，除去杂质，略洗，润透，切段，干燥。成品呈不规则的段。茎方柱形，四面均有浅纵沟，表面黄绿色或带紫色，节处紫色明显，有白色茸毛。切面黄白色，中空。叶多破碎，展平后呈披针形或长圆形，边缘有锯齿。有时可见轮伞花序。气微，味淡（图2-184）。以质嫩、叶多、色绿者为佳。

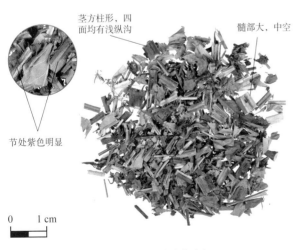

茎方柱形，四
面均有浅纵沟

髓部大，中空

节处紫色明显

0　　1 cm

图 2-184　泽兰（饮片）

【性味归经】味苦、辛，性微温。归肝、脾经。

【功能主治】活血化瘀，行水消肿。用于月经不调、经闭、痛经、产后瘀血腹痛、水肿。

【用法用量】入汤剂6～12 g，或入丸、散。外用适量，鲜品捣敷或煎水熏洗。

【毒副作用与使用注意】无瘀血者慎服。

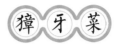

载《湖南药物志》。为龙胆科植物獐牙菜 *Swertia bimaculata*（Sieb. et Zucc.）Hook. Thoms. ex Clarke 的干燥全草。省内主产于麻阳、凤凰、永顺等地（图2-185）。国内华东、中南、西南等地区有分布。

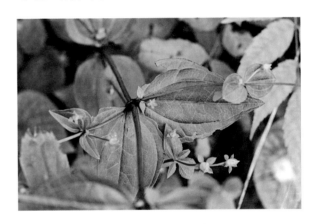

图 2-185　獐牙菜（原植物）

【采收加工】夏、秋两季开花后采收，洗净，晾干。

【药材性状】根呈圆锥形，表面黄色或棕黄色，断面淡黄白色。基部老茎圆柱形，棕黄色；上部茎方柱形，常具狭翅，多分枝，表面绿褐色或黄褐色，节处略膨大；质脆，易折断，断面中空。叶对生，多皱缩或破碎；完整叶片展平后呈椭圆形或长圆形，长3.5～4.5 cm，宽2～2.5 cm，先端尖，基部下延，全缘，叶柄短或无柄，基部扩大抱茎。圆锥状聚伞花序顶生或腋生。花萼5深裂，裂片线形。花冠5深裂，裂片中部稍上有2腺体，上半部有多数带绿色的斑点。蒴果长卵形。气微，味苦。

【现代研究】主含当药苦苷、当药素、黄色龙胆根素、黄色龙胆根素葡萄糖苷、异牡荆素、异荭草素、1，3-二羟基-4，5-二甲氧基氧杂蒽酮等成分。具有扩张毛细血管，激活或促进皮肤细胞的酶系统，提高皮肤组织的生化功能以及护肝等作用。

【炮制与成品质量】取原药材，除去杂质，略润，切段，干燥。成品为根、茎、叶、花的混合中段。根呈圆锥形，表面黄色或棕黄色，断面淡黄白色。茎圆柱形或方柱形，方柱形者具狭翅及分枝或分枝痕，表面棕黄色、绿褐色或黄褐色，切面黄白色，中空。叶多皱缩或破碎，黄绿色，全缘，叶柄短或无柄。花黄棕色。湿润展开后可见花萼5深裂，裂片线形。花冠5深裂，裂片中部稍上有2略突起的腺体，上半部有多数带绿色的斑点。蒴果长卵形。气微，味苦（图2-186）。以花多、味苦者为佳。

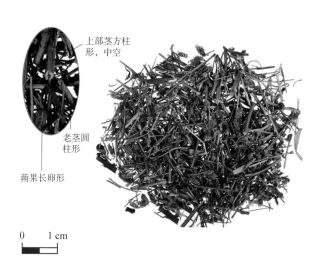

上部茎方柱形，中空

老茎圆柱形

蒴果长卵形

0　　1 cm

图 2-186　獐牙菜（饮片）

【性味归经】味苦，性寒。归肝、胃、心经。

【功能主治】清热利湿，疏肝利胆，泻火解毒。用于湿热黄疸、痢疾、胃炎、消化不良、火眼、牙痛、口疮、疮毒肿痛。

【用法用量】入汤剂 5 ~ 15 g。外用适量，鲜品捣敷。

【毒副作用与使用注意】①脾胃虚寒、大便溏泻者忌服。②《中华人民共和国药典》以当药之名

收载了同属植物瘤毛獐牙菜，其性状与獐牙菜有所不同。

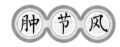

载《生草药性备要》。为金粟兰科植物草珊瑚 Sarcandra glabra （Thunb.）Nakai 的干燥全草。省内主产于茶陵、攸县、醴陵。有栽培（图2-187）。国内江西、福建等省区亦产。

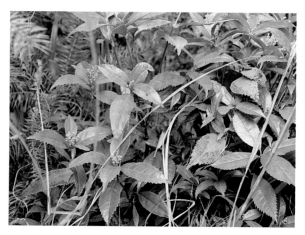

图 2-187　草珊瑚（原植物）

【采收加工】夏、秋两季采收，除去杂质，晒干。

【药材性状】根茎较粗大，密生细根。茎圆柱形，多分枝，直径 0.3 ~ 1.3 cm；表面暗绿色至暗褐色，有明显细纵纹，散有纵向皮孔，节膨大；质脆，易折断，断面有髓或中空。叶对生，叶片卵状披针形至卵状椭圆形，长 5 ~ 15 cm，宽 3 ~ 6 cm；表面绿色、绿褐色至棕褐色或棕红色，光滑；边缘有粗锯齿，齿尖腺体黑褐色；叶柄长约 1 cm；近革质。穗状花序顶生，常分枝。气微香，味微辛。

【现代研究】主含挥发油、酯类、酚类、鞣质、黄酮、氰苷、香豆素、内酯。具有抗菌、抗溃疡、抗肿瘤、镇咳、祛痰、平喘等作用，对巨噬细胞系统、T 淋巴细胞和 B 淋巴细胞均有一定的免疫抑制作用。

【炮制与成品质量】取原药材，除去杂质，洗净，

润透，切段，干燥。成品为不规则的段。根茎密生细根。茎圆柱形，表面暗绿色至暗褐色，有明显细纵纹，散有纵向皮孔，节膨大。切面有髓或中空。叶多破碎，表面绿色、绿褐色至棕褐色或棕红色，光滑；边缘有粗锯齿，齿尖腺体黑褐色，近革质。气微香，味微辛（图2-188）。以茎、叶色绿者为佳。

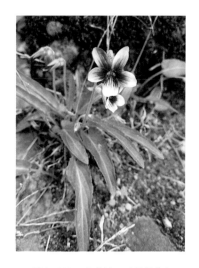

图2-189　紫花地丁（原植物）

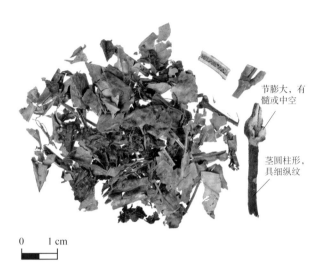

图2-188　肿节风（饮片）

【性味归经】味苦、辛，性平。归心、肝经。

【功能主治】清热凉血，活血消斑，祛风通络。用于血热发斑发疹、风湿痹痛、跌打损伤。

【用法用量】入汤剂9～30g，或浸酒。外用适量，捣敷或研末调敷，或煎水熏洗。

【毒副作用与使用注意】孕妇及阴虚火旺者忌服。

紫花地丁

载《本经逢原》。为堇菜科植物紫花地丁 *Viola yedoensis* Makino 的干燥全草。全省大部分地区有分布，主产于浏阳、长沙、湘潭、邵东、张家界、江华、桂阳等地（图2-189）。国内分布于辽宁、河北、河南、山东、安徽、江苏、浙江、福建、江西、湖北等省。

【采收加工】春、秋两季采收，除去杂质，洗净，鲜用或晒干。

【药材性状】多皱缩成团。主根长圆锥形，直径1～3mm；淡黄棕色，有细纵皱纹。叶基生，灰绿色，展平后叶片呈披针形或卵状披针形，长1.5～6cm，宽1～2cm；先端钝，基部截形或稍心形，边缘具钝锯齿，两面有毛；叶柄细，长2～6cm，上部具明显狭翅。花茎纤细；花瓣5，紫堇色或淡棕色；花距细管状。蒴果椭圆形（似"谷粒"）或3裂，种子多数，淡棕色。气微，味微苦而稍黏（图2-190）。

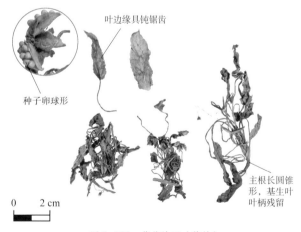

图2-190　紫花地丁（药材）

【现代研究】主含苷类、黄酮类、棕榈酸、反式对羟基桂皮酸、丁二酸、二十四酰对羟基苯乙胺、山奈酚-3-O-鼠李吡喃糖苷和蜡，蜡中含饱和酸、不饱和酸、醇类及烃。具有抗菌、抗病毒、解热、消炎、消肿等作用。

【炮制与成品质量】取原药材，除去杂质，洗净，切碎，干燥。成品为不规则段。根长圆锥形，表面淡黄棕色，有细纵皱纹。叶多破碎，灰绿色。完整的叶片展平后呈披针形或卵状披针形，先端钝，基部截形或稍心形，边缘具钝锯齿，两面有毛。叶柄上部具明显狭翅。花茎纤细，花紫堇色或淡棕色。偶见蒴果，椭圆形或3裂，种子多数，淡棕色。气微，味微苦而稍黏（图2-191）。以色绿、根黄、无杂质者为佳。

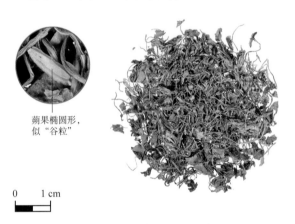

蒴果椭圆形，似"谷粒"

0　1 cm

图 2-191　紫花地丁（饮片）

【性味归经】味苦、辛，性寒。归心、肝经。

【功能主治】清热解毒，凉血消肿。用于疔疮肿毒、痈疽发背、丹毒、毒蛇咬伤。

【用法用量】入汤剂 15～30 g，捣汁或研末。外用：捣敷或熬膏摊贴。

【毒副作用与使用注意】体质虚寒者忌服。

【常见易混品】白花地丁，为堇菜科植物白花地丁 Viola patrinii DC.ex Ging. 的干燥全草。主根长圆锥形，表面棕褐色，有细纵皱纹。叶基生，灰绿色，展平后叶片呈长圆形、椭圆形、狭卵形或长圆状披针形，长 1.5～6 cm，宽 0.6～2 cm；先端钝圆，基部截形、微心形或宽楔形，边缘两侧近平行，疏生波状浅圆齿或有时近全缘，两面无毛，或沿叶脉上有细短毛。叶柄细长，上部具明显的或狭或稍宽的翅。花茎纤细。花瓣5，灰白色至黄白色，带淡紫色脉纹。蒴果长约 1 cm，无毛。种子卵球形，黄褐色至暗褐色。气微，味

微苦（图2-192）。

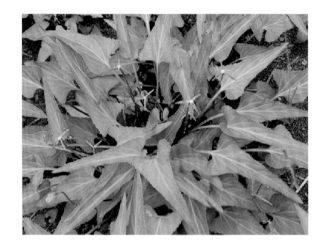

图 2-192　白花地丁（原植物）

紫苏

载《名医别录》。为唇形科植物紫苏 Perilla frutescens（L.）Britt. 的干燥嫩枝叶。省内各地均有栽培或野生（图 2-193）。全国各地亦有分布。

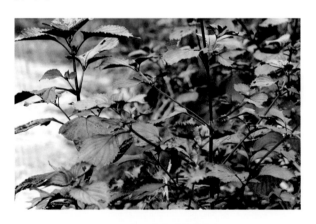

图 2-193　紫苏（原植物）

【采收加工】7～9月枝叶茂盛时采收，摊在地上或悬于通风处阴干。亦可将枝叶分别使用。

【药材性状】嫩枝方形，表面紫色或绿紫色。质脆，易折断，断面有白色的髓。叶对生，叶片多皱缩卷曲、破碎，完整者展平后呈卵圆形，长 4～11 cm，宽 2.5～9 cm。先端长尖或急尖，基部圆形或宽楔形，边缘具圆锯齿。两面紫色或上

表面绿色，下表面紫色，疏生灰白色毛，下表面有多数凹点状的腺鳞。叶柄长 2 ~ 7 cm，紫色或绿紫色。气清香，味微辛（图 2-194）。

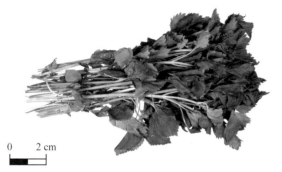

图 2-194　紫苏（鲜药材）

【现代研究】主含挥发油、精氨酸等成分。具有解热、抑菌、升血糖、促进凝血、促进肠蠕动、镇静等作用。

【炮制与成品质量】取原药材，除去杂质和老梗，喷淋清水，切段，干燥。成品为不规则的长段。嫩枝方形，表面紫色或绿紫色。切面有白色的髓。叶多皱缩卷曲、破碎，两面紫色或上表面绿色，下表面紫色，疏生灰白色毛。边缘具圆锯齿。叶柄紫色或绿紫色。气清香，味微辛（图 2-195）。以叶大、质嫩、色紫、不碎、香气浓者为佳。

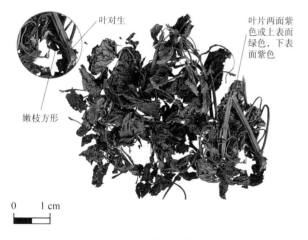

叶对生

叶片两面紫色或上表面绿色，下表面紫色

嫩枝方形

图 2-195　紫苏（饮片）

【性味归经】味辛，性温。归肺、脾经。

【功能主治】解表散寒，行气和胃。用于风寒感冒、咳嗽呕恶、妊娠呕吐、鱼蟹中毒。

【用法用量】入汤剂 5 ~ 10 g。外用适量，捣敷、研末掺或入汤剂洗。

【毒副作用与使用注意】①气虚、阴虚及温病病人慎用。②热病高热、阴虚火旺、血热妄行者禁用。

【常见易混品】野生紫苏，《湖南省中药材标准》（2009 年版）有收载。为唇形科植物野生紫苏 *Perilla frutescens* var. *purpurascens*（Hayata）H.W. Li 的干燥叶或带叶嫩枝。叶多皱缩卷曲，破碎，完整叶片展平后呈卵圆形，长 6 ~ 14 cm，宽 3 ~ 11 cm。先端长尖或急尖，基部宽楔形，边缘具圆锯齿；两面均为暗绿色，被疏柔毛；叶柄长 2.5 ~ 8 cm，密被白色毛茸。质脆，气清香，味微辛（图 2-196）。

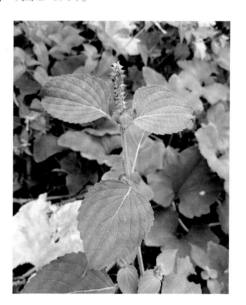

图 2-196　野生紫苏（原植物）

第三章

花类

扁豆花

载《本草图经》。为豆科植物扁豆 *Dalichos lablab* L. 的干燥花。省内多地有栽培，主要产区为桂东、浏阳、平江、隆回等县市（图3-1）。全国大部分地区有分布。

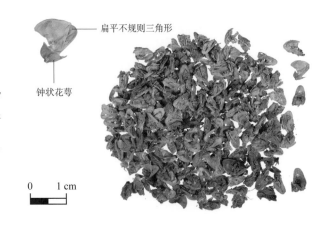
扁平不规则三角形
钟状花萼

0 1 cm

图 3-2 扁豆花（饮片）

炒扁豆花：取净扁豆花，置热锅内，用文火炒至表面黄色，取出摊凉。成品应色黄、有香气。

【性味归经】味甘，性平。归脾、胃经。

【功能主治】解暑化湿，和中健脾。用于夏伤暑湿、发热、泄泻、痢疾、赤白带下、跌打伤肿等症。

【用法用量】入汤剂3～9g，或研粉服，或用鲜花捣汁服。外用适量，鲜品捣敷。

【毒副作用与使用注意】脾胃湿热壅盛者慎用。

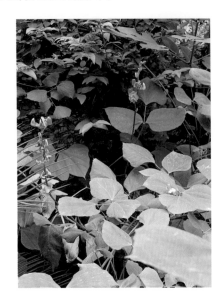

图 3-1 扁豆（原植物）

【采收加工】7～8月间采收未完全开放的花，晒干或阴干。

【药材性状】呈扁平不规则三角形，长、宽约1cm。下部有绿褐色钟状花萼，萼齿5，外被白色短柔毛。花瓣5，皱缩，黄白、黄棕或紫棕色，未开放的花外为旗瓣包围，开放后，广卵圆形的旗瓣则向外反折；两侧为翼瓣，斜椭圆形，基部有小耳；龙骨瓣镰钩状，几弯成直角，雄蕊10，其中9枚基部联合，内有一柱状雌蕊，弯曲。质软，体轻，气微香，味淡。

【现代研究】主含原花青苷、花青素、香豆素及黄酮类化合物。具有抗炎、健胃等作用。

【炮制与成品质量】扁豆花：取原药材，除去杂质及梗，筛去灰屑。成品形如药材（图3-2）。以干燥、完整、带香气、无杂质者为佳。

杜鹃花

载《本草纲目》。为杜鹃花科植物杜鹃 *Rhododendron simsii* Planch 的干燥花。本省均有分布（图3-3）。国内长江流域各省以及东北大小兴安岭广为分布。

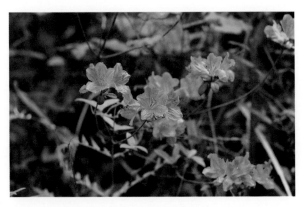

图 3-3 杜鹃（原植物）

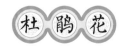

【采收加工】4~5月花盛开时采收，烘干。

【药材性状】为皱缩的花，淡红色至玫瑰色、紫色。花冠完整者展开呈宽漏斗状，长3~5 cm，5裂，裂片近倒卵形，雄蕊10枚，稀7~9枚，花丝中部有微毛，花药紫色，子房卵圆形。气清香，味酸、甘（图3-4）。

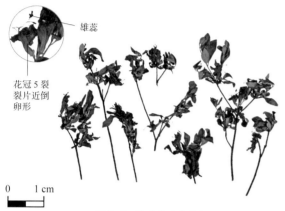

图3-4　杜鹃花（药材）

【现代研究】主含花色苷和黄酮醇类等成分。具有止咳、祛痰、抗白内障等作用。

【炮制与成品质量】取原药材，拣去枝叶，筛去灰屑。成品应朵大完整，玫瑰红色，无杂质。以花朵完整、不褪色、气清香者为佳。

【性味归经】味甘、酸，性平。归肝、脾、肾经。

【功能主治】和血，调经，止咳，祛风湿，解毒。用于月经不调、闭经、崩漏、吐血、衄血、咳血、咳嗽、跌打损伤、风湿痹痛、痈疖疮毒等症。

【用法用量】入汤剂9~15 g。外用适量，鲜品捣敷。

【毒副作用与使用注意】①少数人可出现头晕、胃肠不适、口干等反应。②无瘀阻症状者慎用。孕妇忌用。③不宜超量使用。

 葛花

载《名医别录》。为豆科植物野葛 *Pueraria lobata*（Willd）Ohwi、甘葛藤 *P. thomsonii* Benth. 的干燥花。省内以武冈、新宁、宜章等地多产（图3-5）。全国大部分地区均有分布。

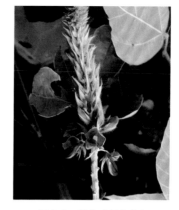

图3-5　野葛（原植物）

【采收加工】立秋后当花未全开放时采收，去枝、叶，晒干。

【药材性状】呈不规则的扁长圆形或略呈扁肾形，长0.6~1 cm，宽0.2~0.6 cm，厚0.2~0.3 cm。萼片灰绿色，基部连合，先端5齿裂，裂片披针形，表面密被黄白色毛茸。基部有2片披针状钻形的小苞片，花瓣5片等长，突出于萼外或花萼包被，蓝紫色，外部呈淡蓝紫色或淡棕色，雄蕊10枚，其中9枚连合，雄蕊细长，微弯曲，外面被毛。气微、味淡。

【现代研究】主含挥发油，油中含1-辛烯-3-醇、丁香油酚、芳樟醇及苯甲酸甲酯、丙酸甲酯、异戊酸甲酯等。具有解酒、保肝、保护胃黏膜等作用。

【炮制与成品质量】取原药材，拣去枝叶、杂质，筛去灰屑。形如药材（图3-6）。以花朵完整、不散瓣、不褪色、无杂质者为佳。

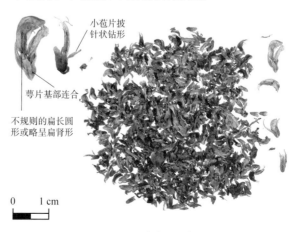

图3-6　葛花（饮片）

【性味归经】味甘，性平。归脾、胃经。

【功能主治】解酒醒脾，止血。用于伤酒烦热口渴、头痛、头晕、脘腹胀满、呕逆吐酸、不思饮食、吐血、肠风下血等症。

【用法用量】入汤剂3~9g，或入丸、散用。

【毒副作用与使用注意】非伤酒所致的头痛、头晕不宜用。

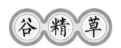

谷精草

载《本草拾遗》。为谷精草科植物谷精草 *Eriocaulon buerianum* Koern 的干燥带花茎的头状花序。本省到处有分布，尤以新宁、桑植、保靖、芷江、怀化、宜章、浏阳等地多产（图3-7）。国内主要分布于安徽、江苏、浙江、台湾、广东、江西、湖北、贵州、云南、陕西等地。

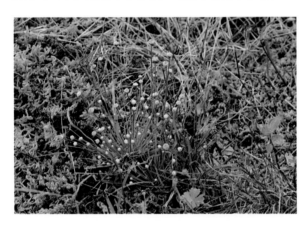

图3-7 谷精草（原植物）

【采收加工】秋季开花结珠时采收，晒干。

【药材性状】花茎纤细，长10~30 cm，直径约1 mm。表面淡黄棕色或淡黄绿色，有数条扭曲的棱线。质柔软，不易折断，顶生半球形头状花序，被粉质，直径4~5 mm，底部有苞片层层紧密排列，苞片淡黄绿色，有光泽，上部边缘密生白色短毛；花序顶部灰白色，揉碎花序，可见多数黑色花药及细小黄绿色未成熟的果实。气微，味淡（图3-8）。

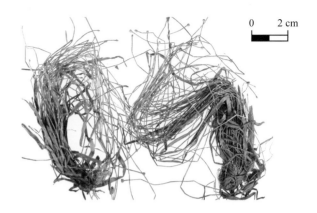

0 2 cm

图3-8 谷精草（药材）

【现代研究】主含谷精草素。具有抗病原微生物作用。

【炮制与成品质量】取原药材，除去杂质，切段。成品为不规则短段。花茎纤细，淡黄绿色，有明显扭曲的棱线。有的花茎与头状花序连接在一起。花序半球形，顶部灰白色，底部有苞片层层紧密排列，苞片淡黄绿色，有光泽；质柔软，易揉碎，揉碎后可见多数黑色花药和细小黄绿色未成熟的果实。气微，味淡（图3-9）。以珠大而紧、灰白色，花茎短、黄绿色，无根、叶及杂质者为佳。

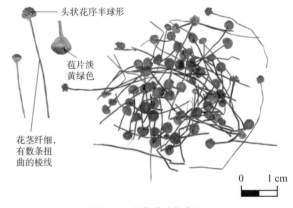

头状花序半球形

苞片淡黄绿色

花茎纤细，有数条扭曲的棱线

0 1 cm

图3-9 谷精草（饮片）

【性味归经】味辛、甘，性平。归肺、肝经。

【功能主治】疏散风热，明目退翳。用于肝经蕴热、头部风热所致的目赤肿痛、畏光多泪、目昏生翳。本品既可清肝热，又可润肝燥、疏风热、散郁滞，以治目疾见长，实证与虚证眼病均可用。

【用法用量】入汤剂 5~10 g，亦可入丸、散。

【毒副作用与使用注意】①有致全身瘙痒、形如蚁行反应的个案报道。②因血虚所致的目疾忌用。③入煎剂时忌用铁器煎煮。

【常见易混品】华南谷精草，《浙江省中药成品炮制规范》（2005 年版）以谷精草之名收载。为谷精草科植物华南谷精草 *Eriocaulon sexangulare* L. 的干燥带花茎的头状花序。本品头状花序呈半球形稍长或类球形，直径 4~6.5 mm，顶端多数微微凹陷，基部稍内陷；雌雄花紧密排列，质地坚硬，不易压扁。花序底部生薄革质总苞，总苞片近圆形，短于盘花；花茎纤细但略粗于谷精草（图 3-10）。

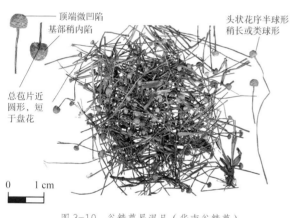

图 3-10　谷精草易混品（华南谷精草）

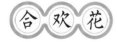 合 欢 花

载《本草衍义》。为豆科植物合欢 *Albizzia julibrissin* Durazz 的干燥花序。主产于湖南慈利、双牌等地（图 3-11）。全国大部分地区有分布。

【采收加工】5~6 月开花时选择晴天采摘，烘干或晒干。

【药材性状】合欢花：头状花序皱缩成团。花细长而弯曲，长 0.7~1 cm，淡黄棕色或淡黄褐色，具短梗。花萼筒状，先端有 5 小齿，疏生短柔毛，花冠筒长约为萼筒的 2 倍，先端 5 裂，裂片

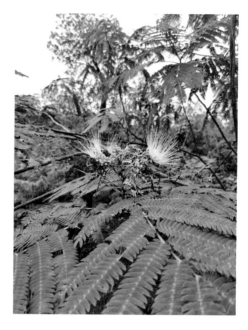

图 3-11　合欢（原植物）

披针形，疏生短柔毛，雄蕊多数，花丝细长，黄棕色或黄褐色，下部合生，上部分离，伸出花冠筒外。体轻易碎。气微香，味淡。

合欢米：花蕾米粒状，青绿色或黄绿色，有毛。下部 1/3 被萼筒包裹。

【现代研究】主含 25 种芳香成分，如反-芳樟醇氧化物、芳樟醇、异戊醇等；尚含黄酮类等成分。具有中枢抑制和抗抑郁等作用。

【炮制与成品质量】取原药材，除去杂质和变质油黑品，筛去灰屑。形如药材（图 3-12）。花以梗短、淡黄褐色、洁净无杂质者为佳；花蕾以饱满、黄绿色、无杂质者为佳。

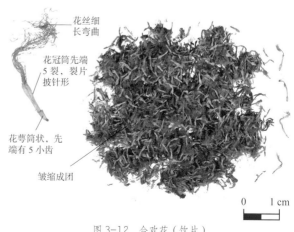

图 3-12　合欢花（饮片）

【性味归经】味甘，性平。归心、肝、脾经。

【功能主治】解郁安神，理气，明目，活络。用于忧郁失眠、心神不安、健忘、胸闷纳呆、风火眼疾、视物不清、腰痛、跌打伤痛。

【用法用量】入汤剂 3～9 g，或入丸、散用。

【毒副作用与使用注意】痰火、湿热导致的失眠不宜用。

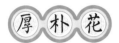

厚朴花

载《成品新参》。为木兰科植物厚朴 *Magnolia officinalis* Rehd.et Wils. 或凹叶厚朴 *Magnolia officinalis* Rehd.et Wils. var. *biloba* Rehd. et Wils. 的干燥花蕾。本省主产于江永、江华、双牌、道县、蓝山、新田，现宁乡、湘潭、东安等地有栽培（图 3-13）。国内分布于四川、湖北、安徽、浙江等地。

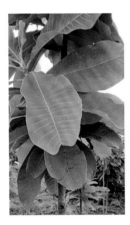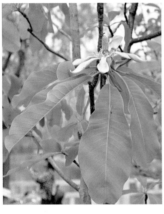

图 3-13　左：凹叶厚朴（原植物），右：厚朴（原植物）

【采收加工】春季花未开放时采摘，稍蒸后晒干或低温干燥。

【药材性状】呈长圆锥形，长 4～7 cm，基部直径 1.5～2.5 cm。红棕色至棕褐色。花被多为 12 片，肉质，外层的呈长方倒卵形，内层的呈匙形。雄蕊多数，花药条形，淡黄棕色，花丝宽而短。心皮多数，分离，螺旋状排列于圆锥形的花托上。花梗长 0.5～2 cm，密被灰黄色茸毛，偶

无毛。质脆，易破碎。气香，味淡。

【现代研究】主含厚朴酚、和厚朴酚、樟脑。具有降压、镇咳等作用。

【炮制与成品质量】拣净杂质，去梗，筛去泥屑。形如药材（图 3-14）。以含苞未开、身干、完整、柄短、色棕红、香气浓者为佳。

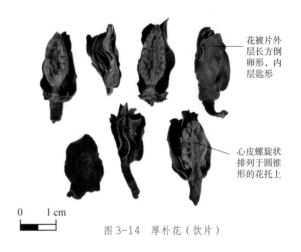

花被片外层长方倒卵形，内层匙形

心皮螺旋状排列于圆锥形的花托上

0　　1 cm

图 3-14　厚朴花（饮片）

【性味归经】味苦，性微温。归脾、胃经。

【功能主治】芳香化湿，理气宽中。用于脾胃湿阻气滞、胸脘痞闷胀满、纳谷不香。

【用法用量】入汤剂 3～9 g。或入丸、散。外用适量，研末。

【毒副作用与使用注意】阴虚液燥者忌用。

鸡冠花

载《滇南本草》。为苋科植物鸡冠花 *Celosia cristata* L. 的干燥花序。系栽培观赏植物，本省及全国各地均有分布（图 3-15）。

【采收加工】秋季花盛开时采收，把花序连一部分茎秆割下，捆成小把晒干或晾干后，剪去茎秆即成。

【药材性状】穗状花序多扁平而肥厚，似鸡冠状。长 8～25 cm，宽 5～20 cm。上缘宽，具皱褶，密生线状鳞片，下端渐狭小，常残留扁平的茎。表面红色、紫红色或黄白色；中部以下密生多数小花，各小花有膜质苞片及花被片。果实盖裂，

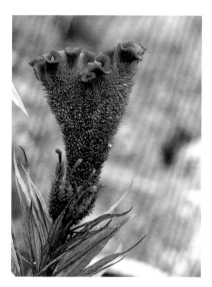

图 3-15　鸡冠花（原植物）

种子圆肾形，黑色，有光泽。体轻，质柔韧。气微，味淡。

【现代研究】主含山柰苷、苋菜红苷、苋菜红素、松醇等成分。具有止血、抗氧化、延缓衰老、抗疲劳、增强免疫、抗肿瘤等作用。

【炮制与成品质量】取原药材，除去杂质及残留的茎叶，干切成块，筛去灰屑。成品为不规则块状，表面形如药材，切面黄白色，纤维性（图 3-16）。以朵大而扁，色泽鲜明者为佳。习惯认为白色者质优。

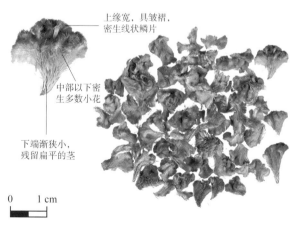

上缘宽，具皱褶，密生线状鳞片

中部以下密生多数小花

下端渐狭小，残留扁平的茎

0　1 cm

图 3-16　鸡冠花（饮片）

【性味归经】味甘、涩，性凉。归肝、大肠经。

【功能主治】收敛止血，止带，止泻。用于痔漏下血、咯血、吐血、崩漏下血、血淋尿血、赤白

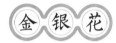

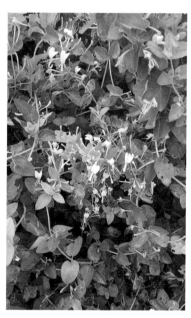

痢疾和赤白带下等症。有报道可用于青光眼。

【用法用量】入汤剂 6～12 g，亦可入丸、散。外用适量，煎水熏洗或研粉调敷。

【毒副作用与使用注意】①湿滞未尽者不宜早用。②孕妇慎用。儿童不宜用。③服药期间忌食鱼、猪肉。

金 银 花

载《履巉岩本草》。为忍冬科植物忍冬 *Lonicera japonica* Thunb. 的干燥花蕾或带初开的花。本省广有分布，主产桂阳、耒阳、新宁、溆浦、隆回、安化、衡阳、攸县、醴陵、桃源、宁乡、汉寿等县市（图 3-17）。国内山东、河南、河北等省亦为主产区。

图 3-17　忍冬（原植物）

【采收加工】应及时分批采摘，一般在 5 月中、下旬采第一批花，6 月中、下旬采第二批花。当花蕾上部膨大，由绿变白、尚未开放时采收最为适宜。采后应立即晾干或烘干，防止沤花发霉变质。

【药材性状】花蕾呈细棒槌状，上粗下细，略弯曲，长 2～3 cm，上部直径约 3 mm，下部直径

约 1.5 mm。表面黄白色或绿白色，密被短柔毛，偶见叶状苞片。花萼绿色，先端 5 裂，裂片有毛，长约 2 mm。开放者花冠筒状，先端二唇形，雄蕊 5 个，附于筒壁，黄色；雌蕊 1 个，子房无毛。气清香，味淡、微苦。

【现代研究】主含有机酸类成分，如绿原酸、异绿原酸、咖啡酸等；并含黄酸类成分，如木犀草苷、忍冬苷、金丝桃苷、槲皮素等；尚含挥发油、环烯醚萜苷、三萜皂苷等。具有抗病毒、抗菌、解热、抗炎、抗氧化、抗过敏及保肝等作用。

【炮制与成品质量】取原材料拣去枝叶，筛去灰屑杂质。成品同原药材（图 3-18）。以花蕾肥大、未开放、色绿白、气清香、无杂质者为佳。

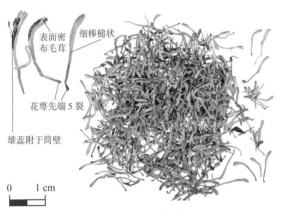

表面密布毛茸
细棒槌状
花萼先端 5 裂
雄蕊附于筒壁

0　1 cm

图 3-18　金银花（饮片）

【性味归经】味甘，性寒。归肺、心、胃经。

【功能主治】清热解毒，疏散风热。用于外感风热及温病初起发热、暑热；更多用于痈肿疮毒、热毒血痢、喉痹等症。为治疗疮疡、泻痢和外感热病的常用药。上呼吸道感染及热病早期、急性肠炎、细菌性痢疾、阑尾炎、乳腺炎、肺脓肿、败血症、多种癌症常配伍用之。

【用法用量】入汤剂 6～15 g，大剂量可用至 30 g，亦可入丸、散用。外用适量，研粉调敷，或煎水外洗，或鲜品捣敷。一般用生品，解表用量宜轻，解毒用量宜重，治血痢及便血宜用金银花炭。

【毒副作用与使用注意】①过量或长时间服用可降低食欲。②脾胃虚寒及疮疡属阴证者慎用。

 菊 花

载《神农本草经》。为菊科植物菊 *Chrysanthemum morifolium* Ramat. 的干燥头状花序。全省各地均有分布，主产于长沙、湘潭、邵东、衡阳、隆回、宁乡等地，均为栽培。国内大部分地区均有栽培。商品因产地及加工方法不同分为白菊、亳菊、滁菊、贡菊、杭菊等。本省主产白菊（图 3-19）。

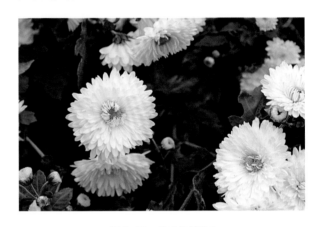

图 3-19　菊（原植物）

【采收加工】霜降前花正盛开时采收，割下花枝，捆成小把，倒挂阴干，然后摘取花序。

【药材性状】呈不规则的球状或压扁状，直径约 2 cm，瓣多紧密。外层为数层类白色舌状花，呈扁平花瓣状，中心由多数黄色管状花聚合而成，基部有总苞，系由 3～4 层苞片组成。体轻，质柔润，干时松脆。气清香，味淡微苦。

【现代研究】主含挥发油、氨基酸、黄酮类及微量维生素 B_1 等成分。具有抗菌、抗病原体、抗炎、增强毛细血管抵抗力、降压等作用。

【炮制与成品质量】取原药材，拣净叶梗、花柄，筛去灰屑。形如药材（图 3-20）。以花朵完整、颜色鲜艳、气清香、无杂质者为佳。

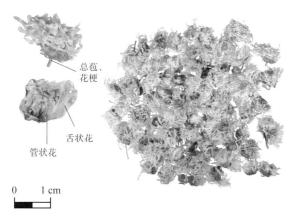

图 3-20　菊花（饮片）

【性味归经】味甘、苦，性微寒。归肺、肝经。

【功能主治】散风清热，平肝明目，清热解毒。用于风热感冒、头痛眩晕、目赤肿痛、眼目昏花、疮痈肿毒。

【用法用量】入汤剂 5 ~ 10 g，或入丸、散；或泡茶。外用适量，煎水洗；或捣敷。

【毒副作用与使用注意】气虚胃寒、食少泄泻、阳虚或头痛而恶寒者均忌用。

款冬花

载《神农本草经》。为菊科植物款冬 *Tussilago farfara* L. 的干燥花蕾。分布于湖南衡山、石门、桑植、平江、慈利等地。国内陕西、山西、河南、甘肃、青海、四川、内蒙古等地亦产。

【采收加工】在立冬前后花尚未出土时挖取，摘下花蕾，不宜水洗和受潮，以免变黑，放通风处晾干，待水分收干后烘干。不宜日晒及用手翻动，并防止雨雪冰冻，干燥时间不宜过长。

【药材性状】呈不规则长棒状。单生或 2 ~ 3 个花序基部连生，习称"连三朵"。长 1 ~ 2.5 cm，直径 0.5 ~ 1 cm，上端较粗，下端渐细或有短柄，外面被有多数鳞片状苞片，苞片表面呈紫红色或淡红色；内表面密被白色茸毛状物，折断后成白色细丝，形如"蜘蛛丝"。下部苞片呈钝三角形，上部呈卵圆形，基部具白色茸毛一束，中部呈宽

卵形，背面满布白色茸毛，舌状花及管状花细小，长约 2 mm。子房下位，均有冠毛。气清香，味微苦、辛，带黏性，久嚼似棉絮。

【现代研究】主含款冬花碱、克氏千里光碱、倍半萜类、款冬花酮、甾醇类、芸香苷、金丝桃苷、三萜草苷、鞣质、挥发油等成分。具有镇咳、祛痰、平喘等作用。

【炮制与成品质量】款冬花：取原药材，除去残梗、皮、芦，筛去灰屑。形如药材（图 3-21）。

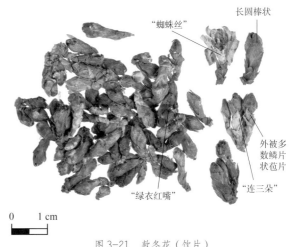

图 3-21　款冬花（饮片）

蜜款冬花：取炼蜜用适量开水稀释后，加入净款冬花中，拌匀，闷透，置锅内，用文火炒至不黏手为度，取出放凉。形如药材，表面蜜黄色、滋润、有蜜香气。以朵大、色紫红、无花梗者为佳。

【性味归经】味辛、微苦，性温。归肺经。

【功能主治】润肺下气，止咳化痰。用于新久咳嗽、喘咳痰多、劳嗽咳血等症。现临床多用于感冒、上呼吸道炎症、哮喘等症。

【用法用量】入汤剂 5 ~ 10 g，亦可熬膏，或入丸、散。外感暴咳宜生用，内伤久咳宜蜜炙用。

【毒副作用与使用注意】①可见恶心、呕吐、心烦、失眠等不良反应。研究发现有一定肝毒性及致癌活性。②肝功能不全者不宜用。有胃肠道疾患及大便溏泻者慎用。③孕妇、乳母不宜用。④用量不宜超过 10 g。

莲房

载《食疗本草》。为睡莲科植物莲 *Nelumbo nucifera* Gaertn. 的成熟花托。本省均有分布，尤以洞庭湖区和湘潭地区为最（图3-22）。全国大部分地区有栽培。

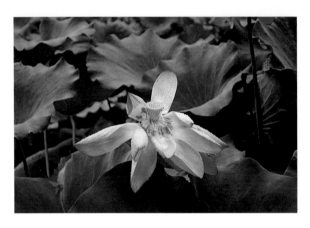

图3-22 莲（原植物）

【采收加工】秋季果实成熟时，割下莲蓬，除去果实及梗。晒干。

【药材性状】呈倒圆锥状或漏斗状，多撕裂，直径5～8 cm，高4.5～6 cm。表面灰棕色至紫棕色，具细纵纹及皱纹，顶面有多数圆形孔穴，基部有花梗残基。质疏松，破碎面海绵状，棕色。气微，味微涩（图3-23）。

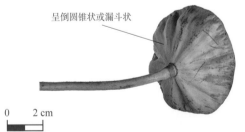

呈倒圆锥状或漏斗状

0　2 cm

图3-23 莲房（药材）

【现代研究】主含金丝桃苷、槲皮素-3-二葡萄糖苷及少量莲子碱等，尚含烟酸、维生素B₁、维生素B₂和维生素C、槲皮素。具有抗炎、抗心律失常和止血作用。

【炮制与成品质量】取原药材，除去杂质及灰屑，

切碎。成品呈不规则碎块状。表面灰棕色至紫棕色，具细纵纹及皱纹，可见有多数圆形孔穴，及花梗残基。质疏松，破碎面海绵样，棕色。气微，味微涩（图3-24）。以个大或块大、紫红色者为佳。

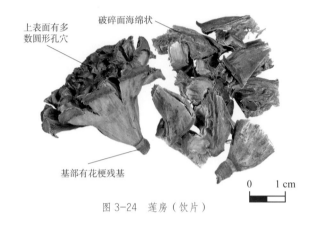

上表面有多数圆形孔穴

破碎面海绵状

基部有花梗残基

0　1 cm

图3-24 莲房（饮片）

【性味归经】味苦、涩，性温。归肝经。

【功能主治】散瘀止血，去湿解毒。用于崩漏、月经过多、胎漏下血、血痢、血淋及瘀血腹痛、恶露不尽等出血证及出血兼有瘀滞证的治疗；尚可用于痔疮、皮肤湿疮、乳裂及睾丸鞘膜积液等症的治疗。

【用法用量】入汤剂5～15 g，或入丸、散剂。外用适量，煎水洗或研粉调敷。

【毒副作用与使用注意】①用治崩漏时多炒炭入药。②内无瘀滞者慎用。孕妇慎用。

莲花

载《日华子本草》。为睡莲科植物莲 *Nelumbo nucifera* Gaertn. 的干燥花蕾。本省均有分布，尤以洞庭湖区、湘潭等地为最（图3-22）。全国大部分地区有栽培。

【采收加工】6～7月采摘，将含苞待放的大花蕾或将开花的花瓣阴干。

【药材性状】呈圆锥形，长2.5～5 cm，直径2～3 cm。表面灰棕色，花瓣多层。散落的花瓣卵形或椭圆形，皱缩或折褶，表面具多数细脉，

光滑柔软。去掉花瓣，中心有幼小的莲蓬，顶端平坦，上面有小孔十余个，基部渐窄，周围着生多数雄蕊。气香，味微涩。

【现代研究】主含黄酮类成分，如槲皮素、木犀草苷、异槲皮苷、山柰酚等。具有止血等作用。

【炮制与成品质量】取原药材，拣去杂质，筛去灰屑。形如药材（图 3-25）。以花瓣肥厚、质地柔软、气清香无杂质者为佳。

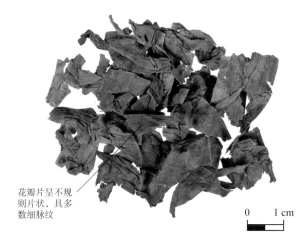

花瓣片呈不规则片状，具多数细脉纹

0 1 cm

图 3-25 莲花（饮片）

【性味归经】味苦、甘，性平。归肝、心经。

【功能主治】散瘀止血，去湿消风。用于跌伤、呕血、血淋、崩漏下血、天疱湿疮、疥疮瘙痒等症。

【用法用量】入汤剂 6 ~ 9 g；研粉 1 ~ 1.5 g。外用适量，鲜品贴敷患处。

【毒副作用与使用注意】忌与地黄、葱、蒜同用。

 莲 须

载《本草纲目》。为睡莲科植物莲 Nelumbo nucifera Gaertn 的干燥雄蕊。全省均有分布，尤以洞庭湖区和湘潭地区为最（图 3-22）。全国大部分地区有栽培。

【采收加工】夏季花盛开时采取雄蕊，阴干。

【药材性状】干燥的雄蕊呈线状，花药长 1~1.5 cm，

直径约 0.5 mm，多数扭转，呈螺旋状，黄色或淡棕黄色，2 室，纵裂，内有多数黄色花粉。花丝呈丝状而略扁，稍弯曲，长 1 ~ 1.6 cm，棕黄色或棕褐色。质轻。气微香，味微涩。

【现代研究】主含槲皮素、木犀草苷、异槲皮苷等成分。具有抗溃疡、抗血栓、镇痛、抗乙型肝炎病毒、促子宫收缩等作用。

【炮制与成品质量】取原药材除去杂质，筛去灰屑。形如药材（图 3-26）。以色黄、有清香气、洁净无杂质者为佳。

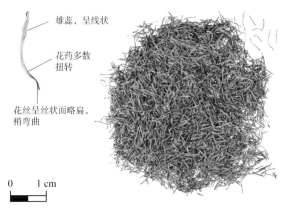

雄蕊，呈线状

花药多数扭转

花丝呈丝状而略扁，稍弯曲

0 1 cm

图 3-26 莲须（饮片）

【性味归经】味甘、涩，性平。归心、肾经。

【功能主治】固肾涩精，止血，清心。用于遗精、尿频、遗尿、带下、吐血、崩漏。

【用法用量】入汤剂 3 ~ 5 g，或入丸、散。

【毒副作用与使用注意】不宜与地黄、葱、蒜同用。

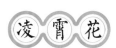 凌 霄 花

载《神农本草经》。为紫葳科植物凌霄 Campsis grandiflora（Thunb）K.Schum. 或美洲凌霄 Campsis radicans（L.）Seem. 的干燥花。湖南多地有分布，桑植、永顺、怀化、城步、宜章、长沙、涟源、衡山等地产量较大（图 3-27）。美洲凌霄多有栽培。国内华东、中南及河北、四川、贵州等地有分布。

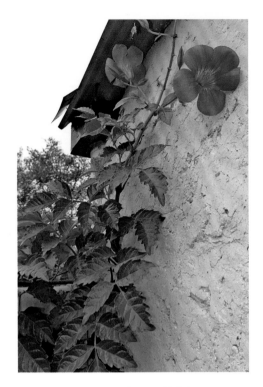

图 3-27 凌霄（原植物）

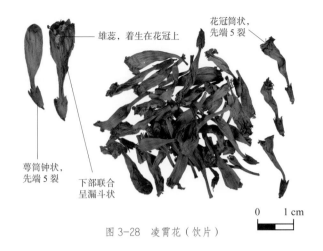

图 3-28 凌霄花（饮片）

【采收加工】7～10月择晴天采摘刚开放的花朵，晒干或低温干燥。

【药材性状】凌霄：多皱缩卷曲，黄褐色至棕褐色，完整花朵长 4～5 cm。萼筒钟状，长 2～2.5 cm，裂片 5，裂至中部，萼筒基部至萼齿尖有 5 条纵裂。花冠先端 5 裂，裂片半圆形，下部联合呈漏斗状，表面可见细脉纹，内表面较明显，雄蕊 4，着生在花冠上，2 长 2 短，花药个字形，花柱 1，柱头扁平。气清香，味微苦、酸。

美洲凌霄：完整花朵长 6～7 cm。萼筒长 1.5～2 cm，硬革质，先端 5 齿裂，裂片短三角状，长约为萼筒的 1/3，萼筒外无明显的纵棱；花冠内表面具明显的深棕色脉纹。

【现代研究】主含芹菜素、β-谷甾醇、辣红素、水杨酸、阿魏酸等。具有镇痛、抗炎、平喘、抗过敏及抗菌作用。

【炮制与成品质量】取原药材，拣去枝叶、杂质，筛去灰屑。成品形如药材（图 3-28）。以完整、朵大、色黄棕、无花梗者为佳。

【性味归经】味甘、酸，性寒。归肝、心包经。

【功能主治】活血祛瘀，凉血祛风，止痒。用于月经不调、经闭、癥瘕积聚、崩漏、产后乳肿、风疹发红、皮肤瘙痒、痤疮等。尚用于晚期妊娠引产、泌尿系结石、肝脾大、巅顶头痛、酒渣鼻等。

【用法用量】入汤剂 5～9 g，或入散剂。外用适量，研粉调涂。

【毒副作用与使用注意】①气血虚弱、内无瘀热者忌用。②孕妇禁用。

【常见易混品】泡桐花，为玄参科植物泡桐 Paulownia fortunei（Seem.）Hemsl. 或毛泡桐 Paulownia tomentosa（Thunb.）Steud. 的干燥花。本品形状与凌霄花十分相似。主要区别，一是泡桐花萼筒较短而肥厚，表面被有毛茸；二是花冠亦具毛，呈漏斗状，灰棕色，花冠内可见紫色的斑点（图 3-29）。

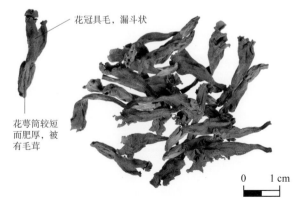

图 3-29 凌霄花易混品（泡桐花）

玫瑰花

载《本草纲目拾遗》。为蔷薇科植物玫瑰 *Rosa rugosa* Thunb. 的干燥花蕾。本省及全国各地均有分布，多为栽培（图3-30）。

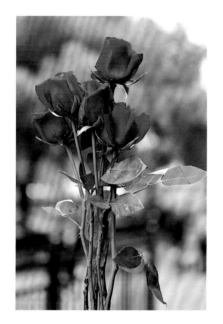

图3-30 玫瑰（原植物）

【采收加工】5～6月盛花期前，采摘已充分膨大但未开放的花蕾，文火烘干或阴干；或采后装入纸袋，贮石灰缸内，封盖，每年梅雨期更换新石灰。

【药材性状】呈类球形、类圆锥形或不规则团状，直径1～2.5 cm。花托半球形，与花萼基部合生；萼片5，披针形，黄绿色或棕绿色，被细柔毛；花瓣多皱缩，展平后宽卵形，呈覆瓦状排列，紫红色，有的黄棕色；雄蕊多数，黄褐色。体轻，质脆，气芳香浓郁，味微苦、涩。

【现代研究】主含挥发油、黄酮类、多糖及鞣质等。具有抗心肌缺血、改善微循环、抗氧化、解毒等作用。

【炮制与成品质量】取原药材，拣去杂质，筛去灰屑。形如药材（图3-31）。以花蕾完整、无破碎、气芳香浓郁者为佳。

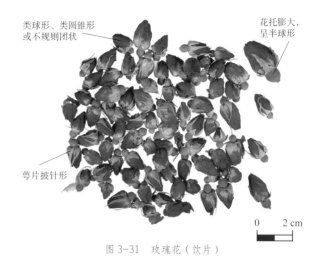

类球形、类圆锥形
或不规则团状

花托膨大，
呈半球形

萼片披针形

0　　2 cm

图3-31 玫瑰花（饮片）

【性味归经】味甘、微苦，性温。归肝、脾经。

【功能主治】行气解郁，和血止痛。用于肝胃气痛、食少呕恶、月经不调、乳房胀痛、乳痈、跌打损伤、瘀滞肿痛等症。临床上尚用于肝风头痛、食管痉挛、新久风痹、痢疾、肿毒初起、美容等。

【用法用量】入汤剂3～6 g，亦可浸酒、熬膏或泡茶饮。

【毒副作用与使用注意】①阴虚有热者不宜用。②孕妇慎用。儿童不宜用。

密蒙花

载《雷公炮炙论》。为马钱科植物密蒙花 *Buddleja officinalis* Maxim. 的干燥花蕾及花序。湖南石门、芷江、张家界及湘西等地有分布（图3-32）。国内湖北、四川、陕西、河南、云南、广西等地亦产。

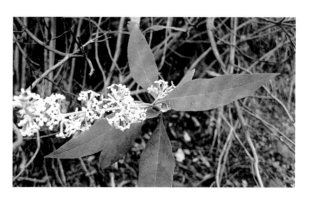

图3-32 密蒙花（原植物）

【采收加工】春季采收未开放的花蕾及花序晒干，储于干燥容器内，置通风干燥处，防潮、防蛀。

【药材性状】小花序花蕾密集，呈不规则圆锥状，长 1.5 ~ 5 cm；棕黄色，密被锈色茸毛，单个花蕾呈短棒状，上端略膨大，长 0.3 ~ 1 cm，直径 0.1 ~ 0.2 cm，花萼钟状，先端 4 裂；稍膨大，裂片卵形，花冠内表面紫棕色，毛茸极稀疏；雄蕊 4，着生在花冠管中部。气微香，味微辛、苦。

【现代研究】主含黄酮类成分，如蒙花苷、芹菜苷等。具有抗病原微生物、降血糖、抗血管内皮细胞增生等作用。

【炮制与成品质量】取原药材，拣去枝梗、杂质，筛去灰屑。形如药材（图 3-33）。以花蕾密集、色灰黄、茸毛多者为佳。

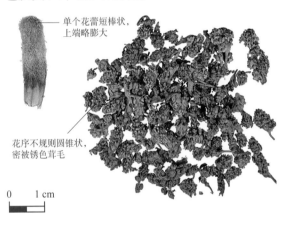

单个花蕾短棒状，上端略膨大

花序不规则圆锥状，密被锈色茸毛

0   1 cm

图 3-33　密蒙花（饮片）

毛茸。总苞片 6 ~ 8 枚，花梗粗糙，多弯曲呈钩状。单个花蕾呈短棒状，长 0.6 ~ 1 cm，为单被花，筒状，先端 4 裂。质脆，易碎。气微，味淡（图 3-34、图 3-35）。

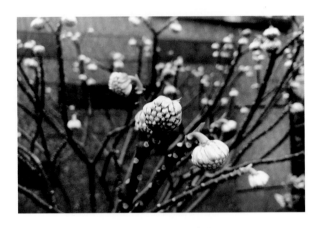

图 3-34　结香（原植物）

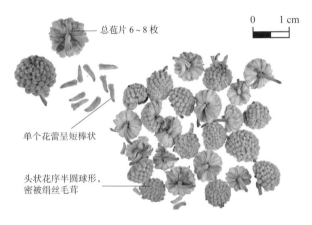

总苞片 6 ~ 8 枚

0   1 cm

单个花蕾呈短棒状

头状花序半圆球形，密被绢丝毛茸

图 3-35　密蒙花易混品（结香花）

【性味归经】味甘，性微寒。归肝经。

【功能主治】祛风清热，润肝明目，退翳。用于肝热目赤肿痛、畏光多泪、目昏生翳、视物不明等症。急性或慢性结膜炎常用之，尤以慢性结膜炎表现肝肾阴虚有热者为宜。

【用法用量】入汤剂 3 ~ 9 g，或入丸、散用。

【毒副作用与使用注意】①肝经风热目疾不宜用。②孕妇、儿童慎用。

【常见易混品】结香，为瑞香科植物结香 Edgeworthia chrysantha Lindl. 的花蕾。花蕾多数散生或由多数小花结成半圆球形的头状花序。直径 1.5 ~ 2 cm，表面密被淡绿黄色有光泽的绢丝

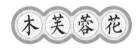
木芙蓉花

载《滇南本草》。为锦葵科植物木芙蓉 Hibiscus mutabilis L. 的干燥花。本省广为分布，多为栽培（图 3-36）。国内华东、中南、西南及辽宁、河北、陕西、台湾等地有栽培。

【采收加工】8 ~ 10 月采摘初开放的花朵，晒干或烘干。

【药材性状】呈不规则卵圆形。长 1.5 ~ 3 cm，直径 1.5 ~ 2.5 cm。小苞片 8 ~ 12 枚，线形，被毛；花萼钟状，上部 5 裂，灰绿色，表面被星状毛；

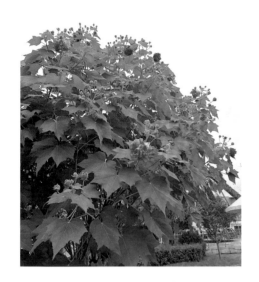

图 3-36　木芙蓉（原植物）

花冠淡红色至棕色，皱缩，中心有黄褐色的花蕊。质软，气微，味微辛。

【现代研究】主含黄酮苷和花色苷，如异槲皮苷、金丝桃苷、芸香苷、槲皮素等。具有抗菌、消炎、化痰等作用。

【炮制与成品质量】取原药材，拣去枝叶，筛去灰屑入药。形如药材（图 3-37）。以花朵完整、不散瓣、不褪色、气清香者为佳。

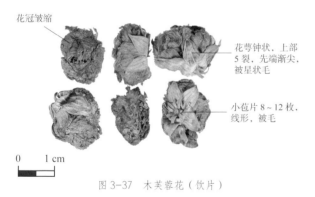

花冠皱缩

花萼钟状，上部5裂，先端渐尖，被星状毛

小苞片 8～12 枚，线形，被毛

0　　1 cm

图 3-37　木芙蓉花（饮片）

【性味归经】味辛、微苦，性凉。归肺、心、肝经。

【功能主治】清热解毒，凉血止血，消肿排脓。用于肺热咳嗽、咯血、目赤肿痛、崩漏、白带、腹泻、腹痛、痈肿、疮疖、毒蛇咬伤、水火烫伤、跌打损伤等症。

【用法用量】入汤剂 9～15 g，鲜品 30～60 g。外

用适量，研粉调敷，或鲜品捣敷。

【毒副作用与使用注意】孕妇忌用。非实热证忌用。

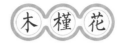

载《日华子本草》。为锦葵科植物木槿 *Hibiscus syriacus* L. 或白花重瓣木槿 *H.syriacus* L.f. albus plenus London 的干燥花。本省及全国各地均有分布（图 3-38）。

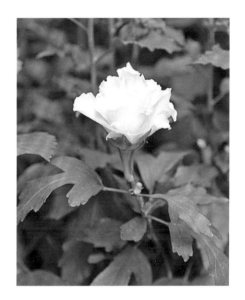

图 3-38　白花重瓣木槿（原植物）

【采收加工】7 月下旬至 8 月下旬，即大暑至处暑期间，选择晴天早晨，花未全开时采摘，晒干。

【药材性状】多皱缩成团或呈不规则形，长2～4 cm，宽 1～2 cm，全体被毛，花萼钟形，黄绿色或黄色，先端 5 裂，裂片三角形，萼筒外方有苞片 6～7，条形，萼筒下常带花梗，长3～7 mm，花萼、苞片、花梗表面均密被细毛及星状毛。花瓣 5 片或重瓣，黄白色至棕黄色，基部与雄蕊合生，并密生白色长柔毛；雄蕊多数，花丝下部连合成为筒状，包围花柱，柱头 5 分歧，伸出花丝筒外。质轻脆。气微香，味淡。

【现代研究】花含类胡萝卜素类色素，如叶黄素 -5，6- 环氧化物、隐黄质、菊黄素、花药黄

质；花瓣含黄酮苷，如花旗松素-3-O-β-D-吡喃葡萄糖苷、蜀葵苷元-7-β-D-吡喃葡萄糖苷等；花蕾含类β胡萝卜素、叶黄素、隐黄质、菊黄质、花药黄质等。具有抗菌和抗炎作用。

【炮制与成品质量】取原药材，拣去杂质，筛去灰屑。形如药材（图3-39）。以花完整、不散瓣、色黄绿、无杂质者为佳。

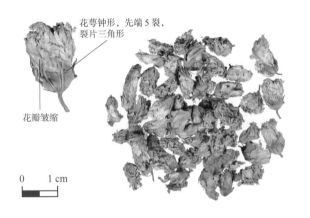

花萼钟形，先端5裂，裂片三角形

花瓣皱缩

0   1 cm

图 3-39　木槿花（饮片）

【性味归经】味甘、微苦，性凉。归脾、肺、肝经。

【功能主治】清热凉血，解毒消肿，止咳。用于肠风下血、赤白痢疾、带下量多、肺热咳嗽、疮疖痈肿、烫伤等症。

【用法用量】入汤剂3～9g；鲜品30～60g。研粉服1.5～3g。外用适量，研粉麻油调搽；或用鲜品捣烂敷。

【毒副作用与使用注意】①脾胃虚寒者慎用。②孕妇慎用。儿童慎用。

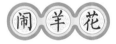

载《本草纲目》。为杜鹃花科植物羊踯躅 *Rhododedron molle* G.Don 的干燥花。本省各地均有分布（图3-40）。国内江苏、浙江、安徽、江西等地亦产。

【采收加工】每年4～5月开花时选择晴天采摘，立即晒干。

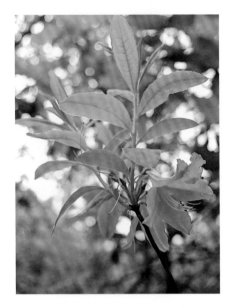

图 3-40　羊踯躅（原植物）

【药材性状】本品数朵花簇生于一总柄上，多脱落为单朵，灰黄色至黄褐色，皱缩。花萼5裂，裂片半圆形至三角形，边缘有较长的细毛；花冠钟状，筒部较长，约至2.5 cm，顶端卷折，5裂，花瓣宽卵形，先端钝或微凹；雄蕊5，花丝卷曲，顶孔裂，雌蕊1，柱头头状；花梗长1～2.8 cm，棕褐色，有短茸毛。气微，味微麻。

【现代研究】主含木藜芦毒素或杜鹃花毒素、石柄素、羊踯躅素、日本杜鹃素等。具有镇痛、抗菌、杀虫及对心血管系统的作用。

【炮制与成品质量】取原药材，拣去枝、梗、叶及杂质，筛去灰屑。成品形如药材（图3-41）。以干燥、黄灰色、无杂质者为佳。

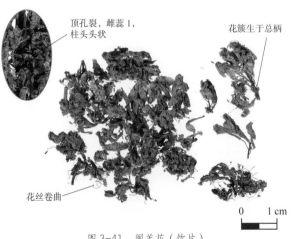

顶孔裂，雌蕊1，柱头头状

花簇生于总柄

花丝卷曲

0   1 cm

图 3-41　闹羊花（饮片）

【性味归经】味辛，性温。有大毒。归肝经。

【功能主治】祛风除湿，散瘀消肿，止痛，杀虫，疗癣。用于风湿痹痛、偏正头痛、跌打损伤肿痛、皮肤癣疮、风虫牙痛等。风湿性关节炎、高血压、心律失常可配伍用之。

【用法用量】入汤剂 0.3 ~ 0.6 g，研粉 0.15 ~ 0.3 g，亦可入丸、散或浸酒。外用适量，研粉调敷，或鲜品捣烂敷。

【毒副作用与使用注意】①口服本品过量或服用过久，可致中毒，轻者表现为恶心、呕吐、腹痛、腹泻、心率减慢、血压下降、动作失调、呼吸困难；重则可因呼吸停止而死亡。②气血虚弱者禁用。老年人及心脏病、溃疡病病人忌用。③本品有大毒，必须严格控制用量，不得超量。④不可入眼，入眼可致人昏盲。⑤不宜与天南星、川乌、草乌同用。

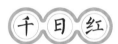

载《花镜》。为苋科植物千日红 *Gomphrena globosa* L. 的花序。省内多分布于双牌、蓝山、会同、石门、长沙等地（图 3-42），全国各地庭园均有栽培。

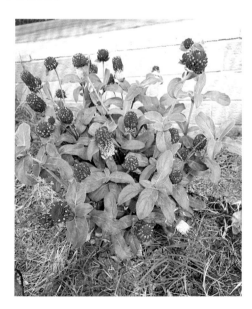

图 3-42 千日红（原植物）

【采收加工】夏、秋两季采摘花序。鲜用或晒干。

【药材性状】花序呈球形或长圆形，多数单一，少数 2 ~ 3 个聚生，直径 1.3 ~ 2 cm，紫红色、浅红色或白色，总苞片 2，对生，绿色，心形或卵形，两面具毛。花覆瓦状排列，每花具干膜质状苞片，卵形，长 3 ~ 5 mm，白色，顶端红色；另有小苞片 2，三角状披针形，包围花被，紫红色、浅红色或白色，膜质，有光泽。花被 5，线状披针形，长约 5 mm，不展开，色浅，顶端紫红色或浅红色。外面密被白色长柔毛。雄蕊 5，花丝联合成管状，花药黄色。胞果类球形，内有棕色种子 1 枚，直径约 1.5 mm，质硬，有光泽。气微，味淡。

【现代研究】花含千日红苷、异千日红苷、甜菜苷等。具有祛痰和平喘等药理作用。

【炮制与成品质量】取原药材，拣去茎叶、杂质，筛去灰屑。形如药材（图 3-43）。以完整、不散瓣、质地松泡、无杂质者为佳。

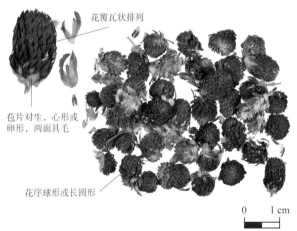

花覆瓦状排列

苞片对生，心形或卵形，两面具毛

花序球形或长圆形

0   1 cm

图 3-43 千日红（饮片）

【性味归经】味甘、微咸，性平。归肺、肝经。

【功能主治】止咳平喘，清肝明目，清热解毒。用于咳嗽哮喘、百日咳、小儿夜啼、目赤肿痛、羞明目涩、肝热眩晕、头痛、痢疾、疮疖肿毒等症。

【用法用量】入汤剂 3 ~ 9 g；全草 15 ~ 30 g。外用适量，捣烂敷患处，或煎水洗患处。

【毒副作用与使用注意】脾胃虚弱者慎用。孕妇、儿童慎用。

山银花

载《中国药典》。为忍冬科植物灰毡毛忍冬 *Lonicera macranthoides* Hand.-Mall.、红腺忍冬 *Lonicera hypoglauca* Miq.、华南忍冬 *Lonicera confusa* DC. 或黄褐毛忍冬 *lonicera fulvotomentosa* Hsu et S.C. Cheng 的干燥花蕾或带初开的花。《湖南药物志》以金银花为名，认定为忍冬科植物红腺忍冬的花蕾，分布于全省，主产于隆回（图3-44）。国内四川、贵州、广西、重庆等南方地区均有分布。

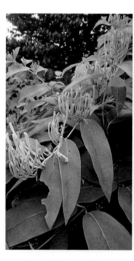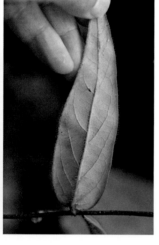

图3-44　左：红腺忍冬（原植物），右：黄褐毛忍冬（原植物）

【采收加工】4~6月采收未开放的花蕾，置通风处阴干或摊成薄层晒干。

【药材性状】红腺忍冬：细长棒状，长2.5~5 cm，直径0.8~2 cm。表面黄白色、绿色或黄棕色，无毛或疏被毛，开放者花冠下唇反转。花柱无毛。气清香，味淡。

黄褐毛忍冬：长1~3.4 cm，直径1.5~2 mm。花冠表面淡黄棕色或黄棕色，密被黄色茸毛。

【现代研究】主含绿原酸。具有抑菌、抗氧化、抗病毒等作用。

【炮制与成品质量】取原药材，拣去枝叶，筛去灰屑、杂质。形如药材（图3-45）。以花蕾大、含苞待放，色黄白、滋润丰满、香气浓者为佳。

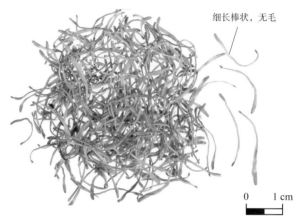

细长棒状，无毛

0　　1 cm

图3-45　山银花（饮片）

【性味归经】味甘、淡，性寒。归肺、心、胃经。

【功能主治】祛风，清热，解毒。用于风热感冒咳嗽、咽喉肿痛、目赤肿痛、肺痈、乳痈等。

【用法用量】入汤剂6~15 g。外用适量，煎水洗，或鲜品捣烂外敷。

【毒副作用与使用注意】脾胃虚寒者慎用。

柿蒂

载《本草拾遗》。为柿树科植物柿 *Diospyros kali* Thunb 的干燥宿萼。本省及全国各地均有分布，多系栽培（图3-46）。

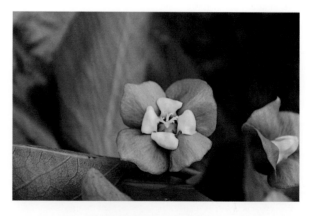

图3-46　柿（原植物）

【采收加工】霜降至冬至期间采摘果实时收集，

洗净，晒干。

【药材性状】呈扁圆形，直径 1.5～2.5 cm，中央较厚，微隆起，有果实脱落后的圆形疤痕，边缘较薄，4 裂，裂片多反卷或已破碎；基部有果梗或圆孔状果梗痕。外表面黄褐色或表面黄棕色，密被细茸毛。质硬而脆。气微，味涩。

【现代研究】主含黄酮类、三萜类、酚酸类及鞣质等成分。具有镇静、抗惊厥、抗心律失常、抗生育及对胃肠平滑肌的作用。

【炮制与成品质量】取原药材，拣去杂质，洗净，去柄，干燥或打碎。形如药材（图 3-47）。以红棕色、味涩、表面带柿霜者为佳。

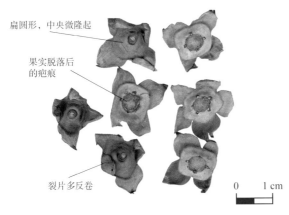

扁圆形，中央微隆起
果实脱落后的疤痕
裂片多反卷
0　　1 cm

图 3-47　柿蒂（饮片）

【性味归经】味苦、涩，性平。归胃经。

【功能主治】降气止呃。用于胃失和降的呃逆、嗳气、噎膈、反胃等。慢性胃炎、膈肌痉挛等引起的呃逆、呕吐可配伍用之。

【用法用量】入汤剂 5～10 g，亦可入丸、散。外用适量，研粉撒。

【毒副作用与使用注意】①个别病人用药后可出现困倦、轻度嗜睡、直立性低血压等反应。②无气滞气逆者慎用。③婚后欲生育者及孕妇禁用。儿童慎用。

【常见易混品】油柿蒂，为柿树科植物油柿 *Diospyros kaki* Thunb. var. *sylvestris* Makino. 的干燥宿萼。呈扁圆形，表面黄褐色或红棕色，直径 1～2.5 cm，中央厚，极隆起呈盔帽状。边缘 4

裂片多向下反卷，基部具凹陷的果柄痕或呈圆孔状，偶见有果柄残留（图 3-48）。本品在广东、香港等地作柿蒂使用。

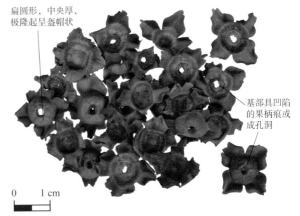

扁圆形，中央厚，极隆起呈盔帽状
基部具凹陷的果柄痕或成孔洞
0　　1 cm

图 3-48　柿蒂易混品（油柿蒂）

夏枯草

载《神农本草经》。为唇形科植物夏枯草 *Prunella valgaris* L. 的干燥果穗。本省多有分布，以石门、桑植、永顺、沅陵、花垣、怀化、邵阳、宜章、祁阳、衡山等县市产之较多（图 3-49）。全国大部分地区均有分布。

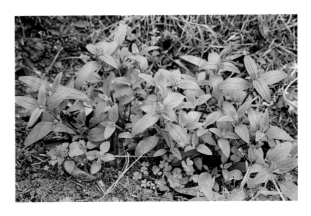

图 3-49　夏枯草（原植物）

【采收加工】6～7 月间，穗呈棕红色时摘取果穗，剪去果柄，晒干。

【药材性状】果穗呈圆长棒状，略压扁，长 1.5～8 cm，直径 0.8～1.6 cm，淡棕色或棕红色，少数基部有短茎。全穗由数轮至十数轮宿萼与苞片组成，每轮有对生的苞片2枚，呈扇形，长约8 mm，宽约1.2 cm，膜质，先端尖尾状，脉纹明显，外被白色粗毛，每1苞片内有花2~3朵，花冠多已脱落，残留花冠长约13 mm，宿萼2唇形，上唇3齿裂，下唇2齿裂，闭合，内有小坚果4枚。果实椭圆形，尖端有白色突起。坚果遇水后，表面能形成白色黏液层。质轻柔，不易破裂。气微清香，味淡。

【现代研究】主含有机酸类、三萜类、黄酮类、甾类、香豆素、挥发油等成分。具有抗病原微生物、降血压、降血糖、抗肿瘤等作用。

【炮制与成品质量】取原药材，摘去柄，除去杂质，筛去灰屑。形如药材（图3-50）。以色棕红、穗大、果柄短者为佳。

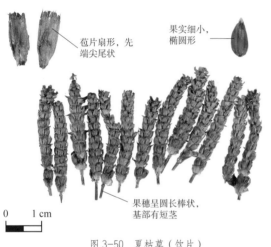

苞片扇形，先端尖尾状

果实细小，椭圆形

果穗呈圆长棒状，基部有短茎

0　1 cm

图3-50　夏枯草（饮片）

【性味归经】味辛、苦，性寒。归肝、胆经。

【功能主治】清肝明目，散结解毒，降压。用于目赤畏光、目珠疼痛、头痛眩晕、耳鸣、瘿瘤、瘰疬、乳痈、疝腮、痈疖肿毒等症。高血压、颈淋巴结炎、淋巴结结核、淋巴结肿瘤、纵隔肿瘤、乳腺癌、单纯甲状腺肿、急性结膜炎、流行性角膜炎、慢性咽喉炎、腮腺炎、急性黄疸型肝炎等常配伍用之。

【用法用量】入汤剂9~15 g，单味使用可酌加剂量，亦可煎膏服或入丸、散。外用煎水洗或捣敷。

【毒副作用与使用注意】①可致头晕目眩、心悸、眼结膜充血、咽喉及唇舌肿胀、鼻塞流涕、语言不利，或见恶心、呕吐、胃脘不适、腹痛腹泻，或全身散在性粟粒样丘疹、瘙痒等过敏反应。②脾胃虚弱、食欲不佳、大便溏泻者慎用。③孕妇、儿童慎用。④本品对胃有刺激，长时间服用应加党参、白术等补脾胃的药物。

辛　夷

载《神农本草经》。为木兰科植物望春花 *Magnolia biondii* Pamp.、玉兰 *Magnolia denudata* Desr. 或武当玉兰 *Magnolia sprengeri* Pamp. 的干燥花蕾。湖南以望春花和玉兰为主。望春花生于湘西、湘北等地山坡林中（图3-51）；玉兰生于常绿阔叶树和落叶阔叶树混交林中，本省均有分布，但以洞口、武冈、新宁、城步、永兴、宜章、炎陵、浏阳、郴州、衡阳多见。国内河南、四川、安徽、浙江、陕西、湖北等地亦产。

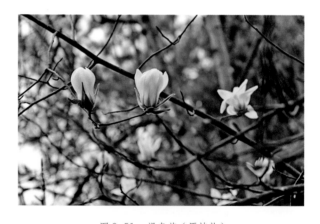

图3-51　望春花（原植物）

【采收加工】1~3月齐花梗处剪下未开放的花蕾，白天置阳光下曝晒，晚上堆成垛发汗，使里外干湿一致。晒至五成干时，堆放1~2日，再干燥至全干。如遇雨天，可烘干。

【药材性状】望春花：呈毛笔头形或长卵形，有的基部具木质短枝梗，其上可见类白色点状皮孔。花蕾长1.2~1.5 cm，直径0.8~1.5 cm，苞片2~3层，每层2片，两层苞片间有小鳞芽，苞片表面密被灰白色或灰绿色有光泽的长茸毛，内表面无毛，棕紫色或棕褐色。花被片9，棕色，外轮3片，较小，内两轮各3，外轮稍大，除去花被，有多数棕黄色或黄绿色的雄蕊和雌蕊，呈螺旋状排列。质轻脆。气芳香，味辛、凉而稍苦。

玉兰：花蕾长1.5~3 cm，直径1~1.5 cm，基部枝梗较粗壮，皮孔浅棕色，苞片表面密被灰白色或灰绿色茸毛，花被片9，内外轮同形。

【现代研究】主含木脂素类、黄酮类、生物碱类、挥发油类成分。具有抗过敏、抗炎、降压及兴奋子宫等作用。

【炮制与成品质量】取原药材，除去杂质、枝梗，筛去灰屑。形如药材（图3-52）。以完整未开放花蕾、内瓣紧密、色灰绿、有光泽、无枝梗、香气浓者为佳。

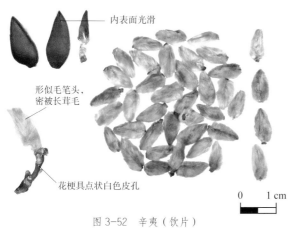

内表面光滑

形似毛笔头，密被长茸毛

花梗具点状白色皮孔

0　　1 cm

图3-52　辛夷（饮片）

【性味归经】味辛，性温。归肺、胃经。

【功能主治】散风寒，通鼻窍。用于风寒表证和鼻科疾病，尤善治鼻渊头痛，亦用于头风头痛、齿痛、面黯、肌肤瘙痒。鼻炎、鼻窦炎、慢性气管炎等可辨证用之。亦常用于护肝美容，香发止痒。

【用法用量】入汤剂3~10 g，入煎剂熏鼻10~30 g，均须布包入煎。鼻腔黏膜给药，可根据剂型不同而定。尚可用水浸泡、蒸馏液滴鼻。

【毒副作用与使用注意】①可见头晕、心慌、胸闷不适、恶心呕吐、全身瘙痒、皮疹等过敏反应，或见目赤、口渴、鼻腔干燥等。②鼻部疾患属实热内盛、阴虚火旺及气虚者，虽偶感风寒但诸窍不通时不宜用。血虚、阴虚头痛者忌用。③因有兴奋子宫作用，故孕妇忌用。④用量一般不宜超过15 g。

【常见易混品】紫玉兰，《中华人民共和国药典》（1963年版）收载的辛夷即为本品。为木兰科植物辛夷 *Magnolia. liliflora* Desr. 的干燥花蕾。主产长江流域诸省。药材似毛笔头状，长1.6~3 cm，直径0.8~1.2 cm；花梗棕褐色，表面有灰黄色圆点状皮孔。苞片表面呈棕红色至棕褐色，多为两层，外面毛茸黄绿色，苞片基部具腋芽。花被片常3轮，深紫色，外轮花被片小，呈花萼状，长三角形或条形。气香，味辛凉微苦（图3-53、图3-54）。

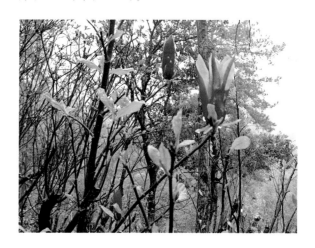

图3-53　紫玉兰（原植物）

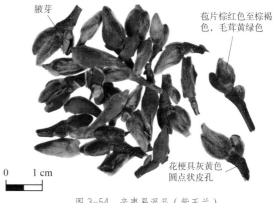

腋芽

苞片棕红色至棕褐色，毛茸黄绿色

花梗具灰黄色圆点状皮孔

0　　1 cm

图3-54　辛夷易混品（紫玉兰）

197

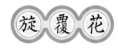

旋覆花

载《神农本草经》。为菊科植物旋覆花 *Lnula japonica* Thunb. 或欧亚旋覆花 *Lnula britannica* L. 的干燥头状花序。省内长沙、衡山、洞口、凤凰、双牌、慈利、石门、桂东、桑植、蓝山等县有分布（图3-55）。国内河南、江苏、河北、浙江、安徽、黑龙江、吉林、辽宁等地亦产。

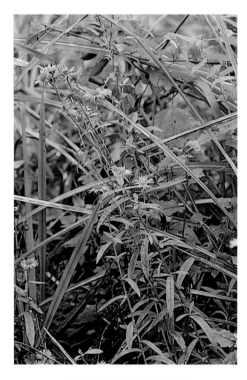

图 3-55　旋覆花（原植物）

【采收加工】7～10月分批采收花序，晒干。储干燥容器内，置阴凉干燥处，防潮。

【药材性状】呈扁球形或类球形，直径1～2.5 cm。总苞苞片约5层，覆瓦状排列，苞片外层叶质，内层膜质，披针形或条形，长4～6 mm，灰黄色，总苞基部有时残留花梗，苞片及花梗表面被白色茸毛。舌状花1列，黄色，长约1 cm，花瓣多卷曲，常脱落，先端3齿裂；子房顶端有多数白色冠毛，长约5 mm。有时可见椭圆形小瘦果，体轻，质脆易散碎。气微，味微苦。

【现代研究】主含蒲公英甾醇、槲皮素、异槲皮

素、氯原酸、咖啡酸等。具有平喘、镇咳、抗菌、杀虫等作用。

【炮制与成品质量】取原药材，拣去梗、叶、杂质即可。形如药材（图3-56）。以朵大、金黄色、有白茸毛、无枝梗杂质者为佳。

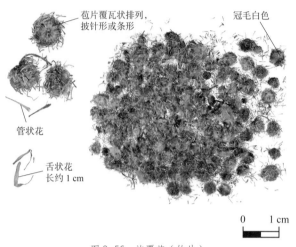

苞片覆瓦状排列，披针形或条形

冠毛白色

管状花

舌状花长约1 cm

0　　1 cm

图 3-56　旋覆花（饮片）

【性味归经】味苦、辛、咸，性微温。归肺、脾、胃、大肠经。

【功能主治】降气，消痰，行水，止呕。用于风寒咳嗽、痰饮蓄结、喘咳痰多、呕吐噫气、心下痞硬及头目眩胀、牙痛等症。对痰涎壅肺，不论寒证、热证均可配伍使用。尚可用于胃肠神经症、胃扩张、百日咳、瘰症、眩晕、肠梗阻等。

【用法用量】入汤剂3～9 g，须布包入煎。

【毒副作用与使用注意】①可见头晕、胸闷、心慌、恶心、呕吐、咽喉刺痒、胃肠不适等反应。②阴虚劳嗽、津伤燥咳、体虚便溏者不宜用。③孕妇、儿童慎用。

【常见易混品】水朝阳花，为菊科植物水朝阳旋覆花 *Inula helianthus-aquatilis* C. Y. Wu ex Ling. 的干燥头状花序。完整的头状花序呈扁球形，直径1～2 cm。总苞由5层苞片组成，苞片外面具长柔毛。舌状花1列，金黄色，舌片长条形，先端3齿裂，常卷曲皱缩，中央为密集的管状花，长约4 mm。子房先端有白色冠毛4～10枚，长不及管状花。微具菊花的香气，味微苦（图3-57）。

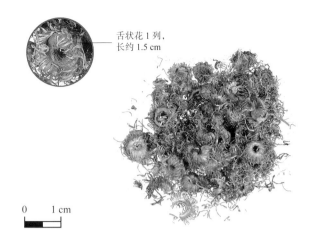

舌状花 1 列，
长约 1.5 cm

0   1 cm

图 3-57　旋覆花易混品（水朝阳花）

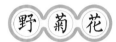

载《本草正》。为菊科植物野菊
Chrysanthemum indicum L. 的干燥头状花序。本
省及全国各地均有分布（图 3-58）。

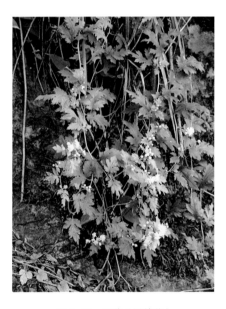

图 3-58　野菊（原植物）

【采收加工】9 ~ 10 月开花盛期分批采收，鲜用
或晒干。

【药材性状】头状花序类扁球形，直径 0.3 ~ 1.5 cm，
棕黄色，总苞片 4 ~ 5 层，外层苞片卵形或条形，
表面中部灰绿色或淡棕色，常被有白毛，边缘
膜质；中层苞片卵形；内层苞片长椭圆形，膜

质，表面无毛，总苞基部有的残留总花梗。舌
状花 1 轮，黄色，皱缩卷曲，展平后，舌片长
1 ~ 1.3 cm，先端全缘或 2 ~ 3 齿裂；管状花多
数，深黄色。气芳香，味苦。

【现代研究】主含黄酮类成分，如蒙花苷、矢车
菊苷等；并含挥发油，如菊花内酯、野菊花三
醇、野菊花酮等。具有抗病原微生物、抗炎、解
热、抗肿瘤等作用。

【炮制与成品质量】取原药材，拣去枝叶、杂质，
筛去灰屑。形如药材（图 3-59）。以完整、色
黄、气香者为佳。

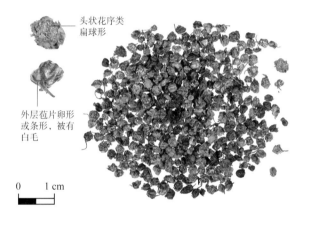

头状花序类
扁球形

外层苞片卵形
或条形，被有
白毛

0   1 cm

图 3-59　野菊花（饮片）

【性味归经】味苦，辛，性微寒。归心、肝经。

【功能主治】清热解毒，燥湿，泻火平肝，凉血
消肿。为治疗疮疖、痈肿的常用药，尤适于头部
和背部的疔疮。用于痈疽发背、疔疮肿毒、麻疹
热毒、丹毒、痄腮、乳痈、肠痈、瘰疬、目赤肿
痛、湿热泻痢、黄疸、毒蛇咬伤等。毛囊炎、蜂
窝织炎等外科化脓性炎症，以及淋巴结结核、黄
疸型肝炎、肠炎、痢疾、肺心病感染等可辨
证用之。

【用法用量】入汤剂 9 ~ 15 g，鲜品可用 30 g。外
用适量，煎水洗或鲜品捣敷。

【毒副作用与使用注意】①少数病人用药后可出
现胃部不适、食欲减退、肠鸣、腹泻等反应。
②脾胃虚寒或体质虚寒者慎用。③孕妇、儿童慎
用。④内服用量不宜过大，入汤剂不宜久煎。

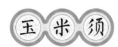

载《四川中药志》。为禾本科植物玉蜀黍 *Zea mays* L. 的干燥花柱和柱头。系栽培作物，本省及全国各地均有分布（图 3-60）。

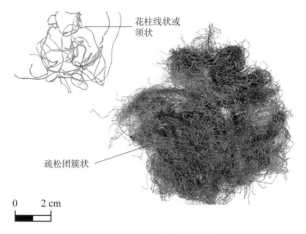

花柱线状或须状

疏松团簇状

0   2 cm

图 3-61　玉米须（饮片）

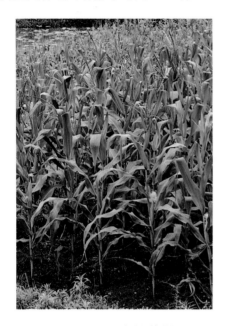

图 3-60　玉蜀黍（原植物）

【采收加工】于玉米成熟时采收，摘取花柱，晒干。

【药材性状】常集结成疏松团簇状，花柱线状或须状，淡绿色、黄绿色至棕红色，有光泽，略透明，柱头 2 裂，叉开，长至 3 mm，质柔软。气微，味淡。

【现代研究】主含脂肪油、挥发油、树胶样物质、树脂、苦味糖苷、皂苷、生物碱、隐黄质、维生素 C 等成分。具有利尿、降压、抑制蛋白质排泄、促进胆汁分泌等作用。

【炮制与成品质量】取原药材，拣选去杂，筛去灰屑，分散较大团簇或切碎。成品呈线状、须状或不规则段状，淡黄色或棕红色，有光泽，柱头短。质柔软。气微，味微甜（图 3-61）。以质地柔软、有光泽者为佳。

【性味归经】味甘、淡，性平。归肾、胃、肝、胆经。

【功能主治】利水消肿，通淋，利湿退黄，清肝利胆，降压。用于水湿停蓄之水肿、小便不利，膀胱湿热之小便短赤涩痛，以及黄疸、眩晕、头痛等症。慢性肾炎、晚期血吸虫病腹水、尿道结石、黄疸型肝炎、胆囊炎、胆结石、高血压、糖尿病等常用之。

【用法用量】入汤剂 15 ~ 30 g，大剂量 30 ~ 60 g，鲜品可加倍；或炒炭研粉服。外用适量，烧烟吸入。

【毒副作用与使用注意】①长期大量使用可增加氯化钠的排泄，引起高钾血症；并可诱发支气管哮喘。②过敏体质者忌用。孕妇慎用。③与蛤蚧或田螺同煮食用，可引起中毒。

载《神农本草经》。为瑞香科植物芫花 *Daphne genkwa* Sieb. et Zucc. 的干燥花蕾。省内主产于衡阳、桑植、慈利、石门、安化、龙山、湘潭等地（图 3-62）。国内分布于福建、浙江、江苏、安徽、湖北、四川、山东、河南、河北、陕西。

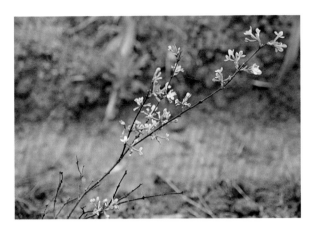

图 3-62　芫花（原植物）

【采收加工】春季花未开放时采收，除去杂质，干燥。

【药材性状】常 3～7 朵簇生于短花轴上，基部有苞片 1～2 片，多脱落为单朵。单朵呈棒槌状，多弯曲，长 1～1.7 cm，直径约 1.5 mm；花被筒表面淡紫色或灰绿色，密被短柔毛，先端 4 裂，裂片淡紫色或黄棕色。质软。气微，味甘、微辛。

【现代研究】含芫花素、羟基芫花素、芹菜素、谷甾醇、苯甲酸及刺激性油状物。具有利尿、镇咳、祛痰、镇痛、抗惊厥、促进肠蠕动、抗生育、抗菌、抗白血病、扩张冠脉等作用。

【炮制与成品质量】芫花：取原药材，除去杂质。形如药材（图 3-63）。以花蕾多而整齐、淡紫色者为佳。

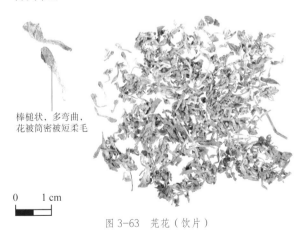

棒槌状，多弯曲，
花被筒密被短柔毛

0　　1 cm

图 3-63　芫花（饮片）

醋芫花：取净芫花，加醋拌匀，润透，置锅内用文火炒至醋吸尽，呈微黄色，取出，晾干（每芫花 100 kg，用醋 25 kg）。形如芫花，表面微黄色。微有醋香气。

【性味归经】味苦、辛，性温。有毒。归肺、脾、肾经。

【功能主治】泻水逐饮。外用杀虫疗疮。用于水肿胀满、胸腹积水、痰饮积聚、气逆咳喘、二便不利；外治疥癣秃疮、痈肿、冻疮。

【用法用量】入汤剂 1.5～3 g。醋芫花研末吞服，每次 0.6～0.9 g，每日 1 次。外用适量。

【毒副作用与使用注意】①孕妇禁用。②不宜与甘草同用。

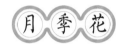

载《本草纲目》。为蔷薇科植物月季 *Rosa Chinensis* Jacg. 的干燥花。省内及全国各地均有栽培（图 3-64）。

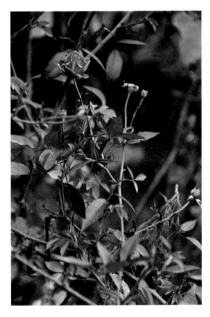

图 3-64　月季（原植物）

【采收加工】6～9 月选晴天采收半开放的花朵，及时摊开晾干，或用微火烘干。

【药材性状】类球形，杂有散碎的花瓣。直径 1.5～2.5 cm，呈淡紫红色或紫红色。花瓣多数呈长圆形，覆瓦状排列，有纹理，中央为黄色花蕊。花萼绿色，先端裂为 5 片，下端略有膨大呈长圆形的花托（壶形）。质脆，易破碎。气清香、味淡、微苦而涩。

【现代研究】主含挥发油、没食子酸、槲皮苷、鞣质、色素等。具有镇痛、抗凝血、抗氧化、抗肿瘤及抗真菌等作用。

【炮制与成品质量】取原药材，除去杂质，摘去枝梗，筛去灰屑。形如药材（图3-65）。以花朵完整、紫红色、未开放、气清香者为佳。

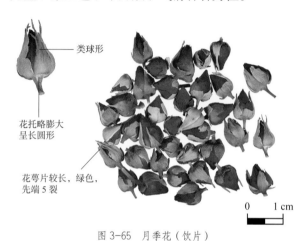

类球形

花托略膨大呈长圆形

花萼片较长，绿色，先端5裂

0   1 cm

图3-65　月季花（饮片）

【性味归经】味甘，性温。归肝经。

【功能主治】活血调经，疏肝解郁，消肿解毒。用于气滞血瘀、月经不调、痛经、闭经、小腹胀痛、外伤瘀肿疼痛，以及瘰疬、疮疡肿毒等症。

【用法用量】入汤剂3～6g，鲜品9～15g，不宜久煎；亦可泡服或研粉服。外用适量，鲜品捣敷患处，或干品研粉调搽患处。

【毒副作用与使用注意】①过量服用可引起剧烈腹痛、腹泻、头冒冷汗。②脾虚便溏者慎用。③孕妇及月经过多者忌用。儿童不宜用。

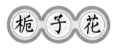
栀子花

载《滇南本草》。为茜草科植物栀子 *Gardenia jasminoides* Ellis、大花栀子 *Gardenia jasminoides* var *fortuniana*（Lindl）Hara 的干燥花。湖南各地均有分布，多为庭园栽培（图3-66）。全国大部分地区均有分布。

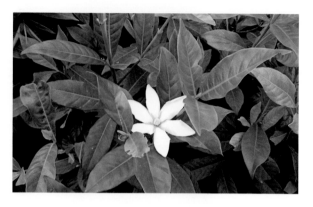

图3-66　栀子（原植物）

【采收加工】6～7月采摘，鲜用或晒干。

【药材性状】为不规则团块或类三角锥形。表面淡棕色或棕色。萼筒卵形或倒卵形，先端5～7裂，裂片线状披针形。花冠旋卷，花冠下部连成筒状，裂片多数，倒卵形至倒披针形。雄蕊6，花丝极短。质轻，易碎。气芳香，味淡。

【现代研究】主含三萜类成分。具有抗菌、消炎、镇咳等作用。

【炮制与成品质量】取原药材，拣去枝叶、杂质，筛去灰屑。形如药材（图3-67）。以花朵完整、色淡棕、气香浓、无杂质者为佳。

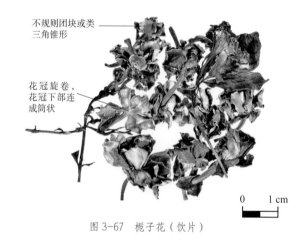

不规则团块或类三角锥形

花冠旋卷，花冠下部连成筒状

0   1 cm

图3-67　栀子花（饮片）

【性味归经】味苦，性寒。归肺、肝经。

【功能主治】清肺止咳，凉血止血。用于肺热咳嗽、鼻衄等症。支气管炎、急性肺炎、鼻出血可配伍用之。

【用法用量】入汤剂5～10g。或焙干研粉吹鼻。

【毒副作用与使用注意】肺寒咳嗽者不宜用。

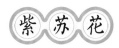

载《名医别录》。为唇形科植物紫苏 *Perilla frutescens* (L.) Britt. 的干燥花。湖南各地均有栽培或野生（图2-193）。全国各地亦有分布。

【采收加工】9～10月采收，摊在地上或悬于通风处阴干。

【药材性状】为穗状花序，多皱缩，苞卵状三角形，具缘毛；萼钟形，先端5裂，外面下部密生柔毛，花冠二唇形，棕红色或淡棕红色，雄蕊4，2强；子房4裂，花柱基底生，柱头2浅裂。气微，味微辛（图3-68）。

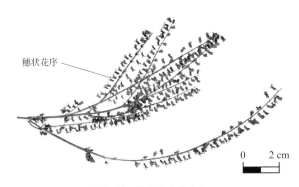

穗状花序

0 2 cm

图 3-68 紫苏花（药材）

【现代研究】主含挥发油。具有解热、抑菌、祛痰止咳作用。

【炮制与成品质量】取原药材，除去杂质、梗叶，筛去灰屑。形如药材（图3-69）。以花朵完整、棕红色、不散瓣、无杂质者为佳。

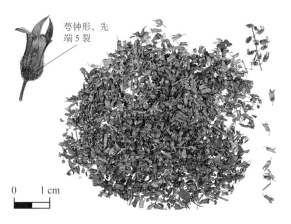

萼钟形，先端5裂

0 1 cm

图 3-69 紫苏花（饮片）

【性味归经】味辛，性温。归肺、脾经。

【功效主治】行气宽中，止咳消痰。用于风寒咳嗽、胸腹胀满、食欲不振、呕吐酸水。

【用法用量】入汤剂或泡茶服，每日3～10 g。

【使用注意】温病初起、感冒风热、胃热火升而呕逆、阴虚、气虚者，均应慎用。

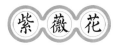

载《滇南本草》。为千屈菜科植物紫薇 *Lagerstraemia indica* L. 的干燥花。喜生于1000 m左右的山谷、丘陵灌木丛林中及沟边阴湿肥沃的土壤，有野生，有栽培。本省均有分布，以石门、永顺、龙山、古丈、沅陵、城步、道县、江永、江华、宜章等县市多见（图3-70）。全国大部分地区均有分布。

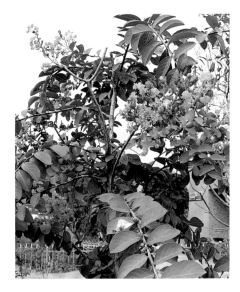

图 3-70 紫薇（原植物）

【采收加工】5～9月开花时采收，鲜用或干燥用。

【药材性状】花淡红紫色，直径约3 cm；花萼绿色，先端6浅裂，宿存；花瓣6，下部有细长的爪，瓣面近圆形而呈皱纹状，边缘有不规则的缺刻；雄蕊多数，生于萼筒基部，外轮6枚，花线较长。气微，味淡。

【现代研究】主含紫薇碱、印车前明碱、双氢轮叶十齿草碱、十齿草明碱等成分。具有抗菌消炎、镇痛等药理作用。

【炮制与成品质量】取原药材，拣去枝、叶、杂质，筛去灰屑。形如药材（图3-71）。以花朵完整、红紫色、不散瓣、无杂质者为佳。

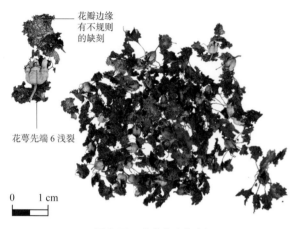

花瓣边缘有不规则的缺刻

花萼先端6浅裂

0　1 cm

图 3-71　紫薇花（饮片）

【性味归经】味苦、微酸，性寒。归心、肺、肝、胃经。

【功能主治】清热解毒，活血止痛，安胎，解毒。用于疮疖痈疽、小儿胎毒、疥癣、血崩、带下、肺痨咳嗽、小儿惊风。

【用法用量】入汤剂 10～15 g，或研粉服。外用适量，研粉调敷或煎水洗。

【毒副作用与使用注意】孕妇禁用。

第四章

叶类

艾 叶

载《名医别录》。为菊科植物艾 Artemisia argyi Lévl. et Vant 的干燥叶。省内均有分布,多生长于荒地、林缘,并有大面积栽培(图4-1)。全国大部分地区均有分布。

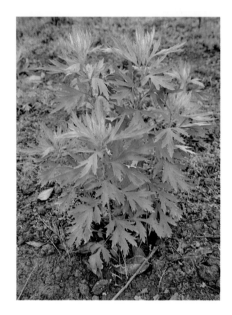

图4-1 艾(原植物)

【采收加工】多在培育当年9月、翌年6月花未开时割取地上部分,摘取叶片嫩梢,晒干。

【药材性状】叶多皱缩、破碎,有短柄。完整叶片展平后呈卵状椭圆形,羽状深裂,裂片椭圆状披针形,边缘有不规则粗锯齿,上表面灰绿色或深黄绿色,有稀疏的柔毛及腺点,下表面密生灰白色茸毛。质柔软。气清香,味苦(图4-2)。

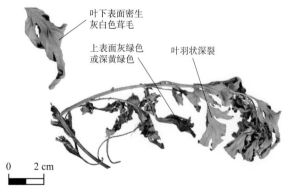

叶下表面密生
灰白色茸毛

上表面灰绿色
或深黄绿色

叶羽状深裂

0   2 cm

图4-2 艾叶(药材)

【现代研究】主含挥发油、倍半萜类、环木菠烷型三萜及黄酮类化合物等。具有止血、抑菌、祛痰、镇咳、平喘、抗过敏、抗诱变、抗肿瘤、抗炎及对免疫功能的影响等作用。

【炮制与成品质量】艾叶:拣选除去杂质、枝梗,筛去灰屑。形如药材(图4-3)。以质嫩、柔软、气清香、无杂质者为佳。

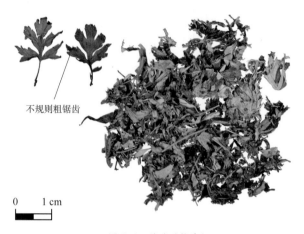

不规则粗锯齿

0   1 cm

图4-3 艾叶(饮片)

醋艾叶:取净艾叶,按每100 kg用醋15 kg,先行拌入艾叶中,待醋吸尽,至锅内微炒至干。性状同艾叶,具醋香气。

艾叶炭:取净艾叶,按炒炭法,炒至表面焦黑色。

艾绒:取净艾叶经捣研成绒状,无叶脉细梗,气清香,味苦。

【性味归经】味辛、苦,性温。有小毒。归肝、脾、肾经。

【功能主治】温经止血,散寒止痛,调经安胎,除湿止痒,温通经络。用于虚寒性出血证、妇女崩漏、吐血、衄血、冷痢脓血,以及下焦虚寒之少腹冷痛、经寒不调、经行腹痛、宫冷不孕、寒湿滞下、胎动不安,尚用于皮肤湿疹瘙痒、疥癣、泄泻等症。并可制成艾条,作艾灸之用。

醋艾叶能缓和对胃的刺激性,增强祛寒止痛作用。功能性子宫出血、慢性气管炎、过敏性疾病、烧伤创面、细菌性痢疾、疟疾、放射性皮肤溃疡、阴缩证等可辨证用之。

【用法用量】入汤剂 3 ~ 9 g，或入丸、散剂，或鲜品捣汁服。治咳喘，宜生用后下。祛寒止痛多用醋炙品。止血多用艾叶炭。外用适量，煎水熏洗，或炒热温熨，或捣绒制成艾条供温灸用。

【毒副作用与使用注意】①艾叶中的挥发油可引起皮肤黏膜灼热潮红；口服对胃肠可产生刺激性，尚可引起肝细胞的代谢障碍，发生中毒性黄疸型肝炎；可使中枢神经过度兴奋，导致惊厥。一般一次服用艾叶 20 ~ 30 g，即可引起中毒。②阴虚血热者慎用。孕妇慎用。儿童不宜内服。③用量一般不宜超过 10 g。

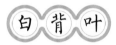

载《南宁市药物志》。为大戟科植物白背叶 *Mallotus applta*（Loureiro）Mueller Argoviensis 的干燥叶。本省均有分布，沅陵、永顺、新晃、通道、城步、绥宁、资兴、宜章、株洲等地多产。国内广东、广西、福建、浙江、安徽、河南等地有分布（图 4-4）。

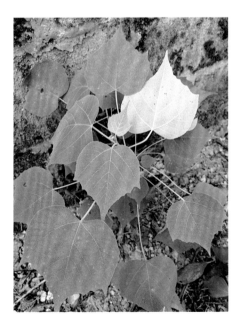

图 4-4　白背叶（原植物）

【采收加工】全年均可采收。鲜用或晒干。

【药材性状】呈卵圆形，叶片具长柄，长 7 ~ 12 cm，宽 5 ~ 14 cm，先端渐尖，基部近截形或短截形，全缘或不规则 3 浅裂；上表面绿褐色或黄绿色近无毛，下表面灰白色或白色，密被星状毛，有细密棕色腺点。基出脉 5 条，叶脉于下表面隆起，质脆。气微，味苦、涩（图 4-5）。

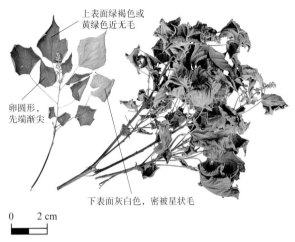

上表面绿褐色或黄绿色近无毛

卵圆形，先端渐尖

下表面灰白色，密被星状毛

0　　2 cm

图 4-5　白背叶（药材）

【现代研究】主含酚类、氨基酸、鞣质等成分。具有抑制钉螺、抑制逆转录酶和 DNA 聚合酶等作用。

【炮制与成品质量】取原药材，拣去枝梗、杂质，洗净，切成长短不一的粗丝条状。成品丝片表面绿褐色或黄绿色，下表面灰白色或白色，质脆。气微，味微苦、涩。以质嫩、完整、无枝梗杂质者为佳。

【性味归经】味苦、微涩，性平。归肝、脾、胃经。

【功能主治】清热解毒，祛湿，止血。用于疮疖、鹅口疮、湿疹、跌打损伤、外伤出血及中耳炎等。

【用法用量】入汤剂 1.5 ~ 9 g。外用适量，研粉撒，或煎水洗，或取汁滴耳，或鲜品捣烂敷患处。

【毒副作用与使用注意】①非热毒及湿热证不宜用。②孕妇、儿童慎用。

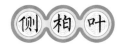

载《名医别录》。为柏科植物侧柏 *Platycladus orientalis*（L.）Franco 的干燥枝梢及叶。本省均有分布，多为栽培（图4-6）。全国大部分地区有产。

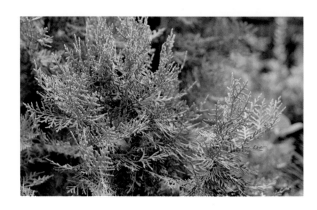

图4-6 侧柏（原植物）

【采收加工】全年均可采收，以6~9月采收者为佳。干燥后取下小枝叶，扎成小把，置通风处风干，不宜暴晒。

【药材性状】叶细小鳞片状，交互对生，贴伏于枝上，深绿色或黄绿色。质脆，易折断。气清香，味苦涩、微辛。

【现代研究】主含挥发油，油中含 α－侧柏酮、侧柏烯、小茴香酮等；尚含黄酮类成分，如香橙素、槲皮素、杨梅树皮素、扁柏双黄酮等；另含多种矿物质。具有镇静、祛痰作用，对多种细菌或病毒有抑制作用。

【炮制与成品质量】侧柏叶：取原药材，除去粗的枝梗、杂质。形如药材（图4-7）。以质嫩、青绿色、无碎末、气清香者为佳。

侧柏叶炭：取净侧柏叶入锅内，用文火炒至表面黑褐色，内部焦黄色。形如侧柏叶，表面黑褐色。质脆，易折断，断面焦黄色。气香，味微苦涩。

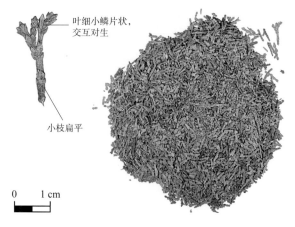

叶细小鳞片状，交互对生

小枝扁平

0　1 cm

图4-7 侧柏叶（饮片）

【性味归经】味苦、涩，性寒。归肺、肝、脾经。

【功能主治】凉血止血，清肺止咳，生发乌发。用于吐血、衄血、咯血、便血、崩漏下血、尿血、热咳、燥咳、血热脱发、须发早白等症。临床常用于溃疡病并发出血、痔疮出血、皮肤感染性疾病、百日咳、肺结核、腮腺炎、烫火伤、慢性气管炎、细菌性痢疾或带状疱疹等。

【用法用量】入汤剂 6~12 g，亦可鲜品捣汁服，或入丸、散。外用适量，煎水洗，或鲜品捣敷，或研粉调敷，或制成酊剂涂搽。化痰止咳宜生用，止血多炒炭用。

【毒副作用与使用注意】①多服、久服可致胃部不适或食欲减退等消化反应；少数病例可见过敏性皮疹或眼睑、面部、下肢浮肿等反应。②脾胃虚寒者慎用。③孕妇忌用。儿童慎用。

载《本草便读》。为山茶科植物茶 *Camellia Sinensis*（L.）O.Kuntze（*Thea sinensis* L.）的干燥芽叶。本省均有分布和栽培（图4-8）。全国大部分地区有栽培。

【采收加工】培育3年即可采叶。4~6月采春茶及夏茶。采收标准因各种茶类对鲜叶原料要求不同，一般红、绿茶采摘标准是1芽1~2叶；粗老茶可 1 芽 4～5 叶。加工方法因茶叶种类不同而有差异，可分全发酵、半发酵、不发酵三大类。绿茶：鲜叶采摘后，经杀青、揉捻、干燥而成。绿茶加工后用香花熏制成花茶。红茶：鲜叶经凋萎、揉捻、发酵、干燥而成。还可加工成茶砖。

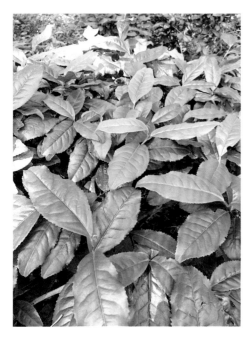

图 4-8　茶（原植物）

【药材性状】常卷缩成条状或薄片状。完整叶片展平后，呈披针形或长椭圆形，长 1.5～4 cm，宽 0.5～1.5 cm，先端急尖或钝尖，叶基楔形下延，边缘具锯齿。上下表面均有柔毛。羽状网脉，主脉在下表面较凸出。叶柄短，被白色柔毛。老叶革质，较大，近光滑。气微弱而清香，味苦、涩。

【现代研究】主含嘌呤类生物碱，以咖啡碱为主。尚含鞣质、挥发油、三萜皂苷、维生素、黄酮等成分。具有兴奋神经中枢、兴奋心脏、扩张冠状动脉血管、松弛平滑肌、利尿、降血脂、降血压、降血糖、抗动脉粥样硬化、抗癌、抗诱变、增强胃分泌、收敛、抑菌、抗病毒及维生素 P 样等作用。

【炮制与成品质量】取原药材，除去杂质、枝梗、老叶，筛去灰屑。形如药材（图 4-9）。以叶嫩绿、气清香者为佳。

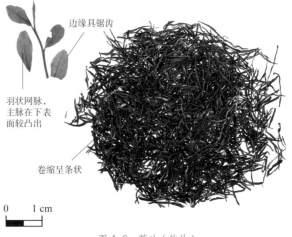

边缘具锯齿

羽状网脉，主脉在下表面较凸出

卷缩呈条状

0　　1 cm

图 4-9　茶叶（饮片）

【性味归经】味苦、甘，性凉。归心、肺、胃、肾经。

【功能主治】清头目，除烦渴，消食，化痰，利尿，解毒止痢。用于风热头目昏痛、心烦口渴、睡眠不安和多睡善寐、肢体困倦、纳食呆滞、赤白下痢、腹痛泄泻、小便不通、湿热黄疸等症。

【用法用量】入汤剂 3～9 g，或入丸、散，或沸水泡。外用适量，研粉调敷，或鲜品捣敷。

【毒副作用与使用注意】①多服、久服可以瘦身；少数人饮茶后可致失眠。②脾胃虚寒者慎用。失眠及习惯性便秘病人忌用。③正在服用人参、土茯苓及含铁药物者忌用。④服用使君子时如同时饮茶，可引起呃逆。

大 青 叶（马大青）

载《湖南省中药饮片炮制规范》。为马鞭草科植物大青 *Clerodendrum cyrtophyllum* Turczaninow 的干燥叶。全省均有分布（图 1-56），以石门、沅陵、新晃、芷江、城步、江永、炎陵、宜章、浏阳、长沙、衡山等地多产。国内湖北、江西、广西、福建等地亦产。

【采收加工】6～9月枝叶繁茂时采收。阴干或晒干。

【药材性状】呈长椭圆形至卵状椭圆形，长5～16 cm，宽2.5～6 cm。上表面黄绿色至棕黄色，顶端渐尖或急尖，基部圆形或宽楔形，全缘或微波状，下表面有小腺点，色泽较浅，叶脉上面平坦，下面明显隆起。有的有叶柄，呈细圆柱形。质脆易碎。气微弱，味微苦涩。

【现代研究】主含大青苷、黄酮类等成分。具有抗病毒、抗炎等作用。

【炮制与成品质量】取原药材，除去杂质，洗净，切寸段。为不规则段。上表面黄绿色至棕黄色，下表面色较浅，叶脉隆起；气微，味微苦涩（图4-10）。以叶大、色黄绿、无柄者为佳。

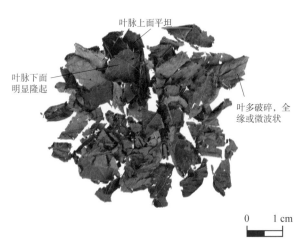

图4-10 大青叶（马大青，饮片）

【性味归经】味苦，性寒。归胃、心经。

【功能主治】清热解毒，凉血止血。用于外感热盛、烦渴、咽喉肿痛、口疮、黄疸、热毒痢、急性肠炎、痈疽肿毒、衄血、血淋、外伤出血等。

【用法用量】入汤剂9～15 g。外用适量，煎水洗，或鲜品捣敷。

【毒副作用与使用注意】脾胃虚寒者慎用。

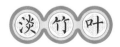

载《本草纲目》。为禾本科植物淡竹叶

Lophatherum gracile Brongn. 的干燥茎叶。淡竹叶野生于山坡、林下或沟边阴湿处，全省均有分布（图4-11）。国内主要分布于浙江、江苏、湖北、广东、安徽、江西、四川、福建、河南等地。

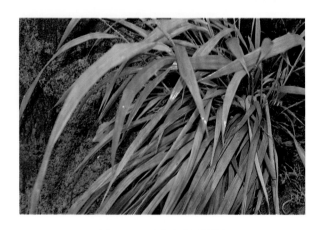

图4-11 淡竹叶（原植物）

【采收加工】栽后3～5年开始采收。在6～7月将开花时，除留种以外，其余一律离地2～5 cm处割取地上部分，晒干，理顺扎成小把即成。但在晒时不能间断，以免脱节；夜间不能露天堆放，以免黄叶。可连续收获数年。

【药材性状】茎圆柱形，稍扁，长25～30 cm，直径1.5～2 mm。表面淡黄绿色，有节，断面中空。茎上包有开裂的叶鞘。叶片多皱缩卷曲，展平后披针形，长5～20 cm，宽1～3.5 cm。表面淡绿色或黄绿色，叶脉平行，具横行小脉，形成长方形网络状，下面尤为明显。体轻，质柔韧。气微，味淡（图4-12）。

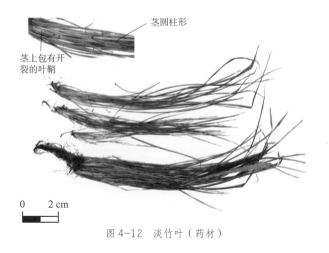

图4-12 淡竹叶（药材）

【现代研究】主含三萜类、甾醇类成分。具有解热、抗病原微生物作用。

【炮制与成品质量】取原药材，拣去杂质、老梗，洗净，切成咀段或寸段。为不规则带叶茎枝小段。切面中空，叶鞘开裂。叶片淡绿色或黄绿色，叶脉平行。体轻、质柔韧。气微，味淡（图4-13）。以色青绿、叶大、梗少、无根及花穗者为佳。

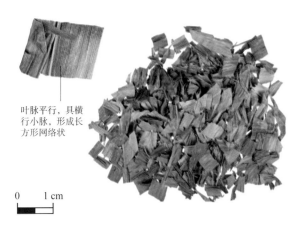

叶脉平行，具横行小脉，形成长方形网络状

0   1 cm

图 4-13　淡竹叶（饮片）

【性味归经】味甘、淡，性寒。归心、胃、小肠经。

【功能主治】清热泻火，除烦止渴，利尿通淋。用于热病烦渴、口舌生疮及小便不利、淋涩淋痛等症。本品善清心火，对夏季感受暑热所出现的心烦、口舌生疮等心火症状用之最宜。急性感染引起的发热、烦渴、泌尿系统感染、尿路结石等可用之。

【用法用量】入汤剂 5～10 g，亦可入丸、散用。

【毒副作用与使用注意】①有引起恶心、呕吐等胃肠道反应的报道。②脾胃虚寒、大便溏泻者慎用。③孕妇忌用。④使用本品时不宜同时使用发汗药或涌吐药。

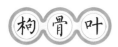枸骨叶

载《本草纲目拾遗》。为冬青科植物枸骨

Ilex cornuta Lindl.ex Paxt. 的干燥叶。本省均有分布（图 4-14）。国内浙江、江苏、安徽、江西、湖北、河南、广西等地有分布。

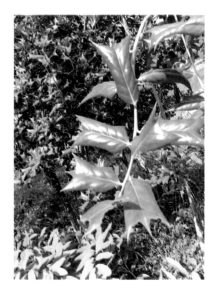

图 4-14　枸骨（原植物）

【采收加工】秋季采收，晒干。

【药材性状】呈类方形或矩圆状长方形，偶有长卵圆形，长 3～8 cm，宽 1～3 cm。先端有 3 个较大的硬刺齿，顶端 1 枚常反曲，基部平截或宽楔形，两侧有时各有刺齿 1～3 枚，边缘稍反卷。长卵圆形叶常无刺齿。上表面黄绿色或绿褐色，有光泽，下表面灰黄色或灰绿色。叶脉羽状，叶柄较短。革质，硬而厚。气微，味微苦。

【现代研究】主含三萜类、黄酮类及有机酸、甾醇、鞣质、倍半萜等成分。具有增加冠脉血流量与强心作用，以及避孕和抗生育作用。

【炮制与成品质量】取原药材，拣去枝梗、杂质，筛去灰屑。形如药材（图 4-15）。以叶大、色绿、无枝梗者为佳。

【性味归经】味苦，性凉。归肝、肾经。

【功能主治】清虚热，益肝肾，祛风湿。用于阴虚发热、咳嗽咯血、劳伤失血、阴虚内热所致的消渴、热病口渴、头晕目眩，以及腰膝酸软、风湿痹痛、白癜风等。并治肺痨咳血、骨蒸潮热。

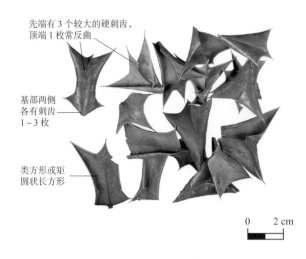

先端有 3 个较大的硬刺齿，顶端 1 枚常反曲

基部两侧各有刺齿 1~3 枚

类方形或矩圆状长方形

0   2 cm

图 4-15　枸骨叶（饮片）

【用法用量】入汤剂 9~15 g，亦可开水泡服。外用适量，捣汁或煎膏涂。

【毒副作用与使用注意】①脾胃虚寒或肾阳不足者慎用。②孕妇、儿童慎用。

载《食疗本草》。为睡莲科植物莲 *Nelumbo nucifera* Gaertn. 的干燥叶。生于池塘、水田，本省均有分布，尤以洞庭湖区与湘潭地区为最（图3-22）。全国大部分地区有分布。

【采收加工】6~9 月花开放时采收，晒至七八成干时，除去叶柄，折成半圆形或折扇形，再晒至全干，捆成小捆即可。晒时要勤翻动，以免霉烂变质。或将莲叶切成丝后晒干。

【药材性状】呈半圆形或折扇形，展开后呈类圆形，全缘或稍呈波状，直径 20~50 cm。上表面深绿色或黄绿色，较粗糙；下表面淡灰棕色，较光滑，有粗脉 21~22 条，自中心向四周射出；中心有突起的叶柄残基。质脆，易破碎。稍有清香气，味微苦。

【现代研究】主含荷叶碱等多种生物碱；尚含黄酮类、荷叶苷、草酸、琥珀酸、苹果酸、酒石酸、葡萄糖酸及鞣质、维生素等。具有调节胃肠功能、抑菌、抗炎、降脂、减肥等作用。

【炮制与成品质量】荷叶：取净荷叶，喷水，稍润，切丝，干燥。成品为丝状片，色绿或黄绿，有清香气，味微苦（图 4-16）。以叶大、完整、色绿、无斑点、气清香者为佳。

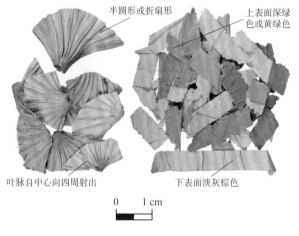

半圆形或折扇形

上表面深绿色或黄绿色

叶脉自中心向四周射出

下表面淡灰棕色

0   1 cm

图 4-16　荷叶（饮片）

荷叶炭：取净荷叶，置铁锅内，上面盖一口径较小的锅，锅上贴一白纸条，或放数粒大米，两锅接合处用盐泥封固，上压重物，用文武火加热，煅至贴在盖锅底上的白纸或大米显焦黄色为度，停火，待凉透后取出。或置锅内，用武火加热，炒至表面焦黑色，内部焦褐色，喷淋清水，灭尽火量，取出晾干。成品呈不规则的片状，表面棕褐色或黑褐色。气焦香，味涩。

【性味归经】味苦，性平。归肝、脾、胃经。

【功能主治】清暑利湿，升发清阳，止血。用于暑湿证身热烦渴、头痛眩晕及暑湿泄泻、腹胀痞满、不思饮食、水气水肿、吐血、衄血、便血、崩漏、产后血虚眩晕等。中暑、慢性结肠炎、高脂血症常配伍用之。

【用法用量】入汤剂 3~10 g，鲜品 15~30 g，荷叶炭 3~6 g，亦可入丸、散。外用适量，煎水洗或鲜品捣敷。

【毒副作用与使用注意】①寒湿困脾证不宜用。气血亏虚者慎用。②过量、久服可致人瘦弱。③本品畏桐油、茯苓、白银。

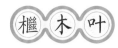

载《植物名实图考》。为金缕梅科植物檵木 Loropetalum hinense（R.Br.）Oliv. 的干燥叶。湖南各地均有分布。红檵木为本省特有，主产浏阳（图 4-17）。目前全国各地多有栽培。

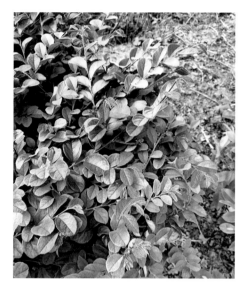

图 4-17　檵木（原植物）

【采收加工】全年均可采摘，晒干。

【药材性状】叶多皱缩卷曲，完整叶展平后呈椭圆形或卵形，长 1.5～4 cm，宽 1～2.5 cm。先端锐尖，基部钝，稍偏斜，全缘或有细锯齿。上表面灰绿色或浅棕褐色，下表面色较淡，两面疏生茸毛。叶柄被棕色茸毛。气微，味涩、微苦（图4-18）。

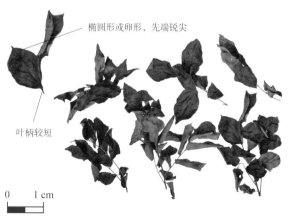

椭圆形或卵形，先端锐尖

叶柄较短

0　　　1 cm

图 4-18　檵木叶（药材）

【现代研究】主含没食子酸、鞣质、黄酮类等成分。具有止血、抗菌、增加冠状动脉血流量及强心、扩张外周血管等作用。

【炮制与成品质量】取原药材，拣去枝梗、杂质，筛去灰屑。形如药材。以叶片完整、色灰绿、洁净无杂质者为佳。

【性味归经】味微苦、涩，性凉。归心、肺、肝经。

【功能主治】收敛止血，清热解毒，涩肠止泻，收湿敛疮。用于吐血、衄血、咯血、便血崩漏、创伤出血、水火烫伤、痈肿疮疡、泄泻、痢疾等。临床多用于鼻出血、上消化道出血、子宫出血、外伤止血、烧烫伤、肠炎、急慢性痢疾等。有报道本品对便血、子宫出血等疗效更可靠。

【用法用量】入汤剂 15～30 g，亦可用鲜品捣汁服。外用适量，煎水洗或含漱，或研粉敷，或鲜品捣敷。

【毒副作用与使用注意】①脾胃虚寒者慎用。②孕妇慎用。儿童慎用。

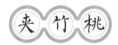

载《植物名实图考》。为夹竹桃科植物夹竹桃 Nerium indicum Mill. 的干燥叶。本省及全国各地均有分布，且多为栽培（图 4-19）。

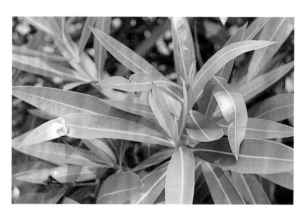

图 4-19　夹竹桃（原植物）

【采收加工】对 2～3 年以上的植株，结合整枝修剪，采集叶片，晒干或炕干。

【药材性状】叶窄披针形，长可达 15 cm，宽约 2 cm，先端渐尖，基部楔形，全缘稍反卷，上面深绿色，下面淡绿色，主脉于下面凸起，侧脉细密而平行；叶柄长约 5 mm。厚革质而硬。气特异，味苦。有毒（图 4-20）。

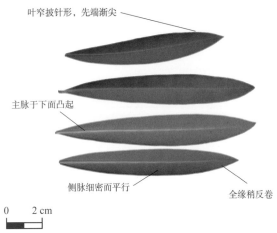

叶窄披针形，先端渐尖

主脉于下面凸起

侧脉细密而平行

全缘稍反卷

0　　2 cm

图 4-20　夹竹桃（药材）

【现代研究】主含欧夹竹桃苷、三萜皂苷、芸香苷、橡胶肌醇等成分。具有强心、镇静、抗肿瘤、杀钉螺、兴奋子宫、免疫兴奋等作用。

【炮制与成品质量】取原药材，拣去枝、梗，筛去灰屑，整叶入药，或切寸段入药。以叶大、完整、色绿者为佳。

【性味归经】味苦，性寒。有毒。归心经。

【功能主治】强心利尿，祛痰定喘，镇痛，祛瘀。用于心悸、怔忡、气喘、水肿、尿少及痰壅咳嗽喘息或癫痫。现代用于各种原因引起的心力衰竭。

【用法用量】入汤剂 0.3 ~ 0.9 g，研粉服，每次 0.05 ~ 0.1 g。外用适量，捣敷或制成酊剂外涂。

【毒副作用与使用注意】①可见胃肠功能紊乱及心脏和神经系统的毒副反应，如头晕头痛、恶心呕吐、腹痛腹泻、烦躁、谵语，继则四肢麻木、肢冷、汗出、肢端紫斑、面色苍白、呼吸急促表浅、体温与血压下降。严重者心律失常、脉搏不规则、心房所致心室纤颤、急性心源性脑缺血综合征；瞳孔散大，视物模糊，对光不敏感、进行性嗜睡、昏迷、痉挛抽搐、休克、心搏停止而死亡。②体质虚弱者忌用。孕妇禁用。儿童忌用。③本品有毒，不可超量、久服。

载《本草纲目》。为芸香科植物橘 *Citrus reticulata* Blanco 及其栽培变种的干燥叶。全省大部分地区均有栽培，主产于沅江、邵阳、永州、石门、安仁等地（图 4-21）。国内江苏、安徽、浙江、江西、台湾、湖北、广东、广西、海南、四川、贵州、云南等地亦有栽培。

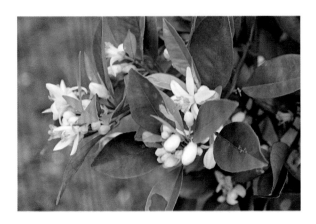

图 4-21　橘（原植物）

【采收加工】全年可采，以 12 月至翌年 2 月间采者为佳，采后阴干或晒干。

【药材性状】叶多卷缩或破碎，完整的叶片展平后呈菱状长椭圆形或椭圆形，长 5 ~ 8 cm，宽 2 ~ 4 cm，先端渐尖，基部楔形，全缘或微波状。表面灰绿色或黄绿色，光滑，对光可见众多的透明小油点。叶柄常缺，偶有者，狭翅也不明显。质脆，易碎裂。气香，味苦。

【现代研究】主含挥发油、维生素 C、多糖等成分。具有镇咳、祛痰、镇痛等作用。

【炮制与成品质量】取原药材，除去杂质。整叶入药，或切宽丝入药（图 4-22）。以叶片完整、表面黄绿色、气香浓者为佳。

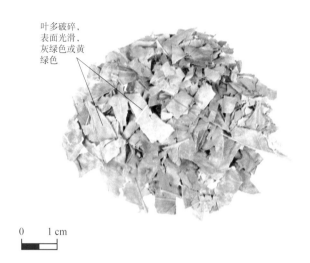

叶多破碎，表面光滑，灰绿色或黄绿色

0 1 cm

图 4-22 橘叶（饮片）

【性味归经】味苦、辛，性平。归肝、胃经。

【功能主治】疏肝行气，化痰散结。用于乳痈、乳房结块、胸胁胀痛、疝气。

【用法用量】入汤剂 6 ~ 15 g，鲜品可用 60 ~ 120 g，或捣汁服。外用适量，捣烂外敷。

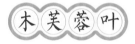

载《图经本草》。为锦葵科植物木芙蓉 *Hibiscus mutabilis* L. 的干燥叶。原产于本省（图 4-23），现国内华东、中南、西南及辽宁、河北、陕西、台湾等地有栽培。

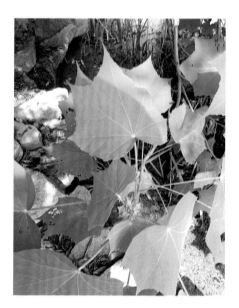

图 4-23 木芙蓉（原植物）

【采收加工】夏、秋两季采收，晒干。

【药材性状】叶多卷缩或破碎，完整者展平后呈卵圆状心形，3 ~ 7 浅裂，裂片三角形。上表面暗黄绿色，下表面灰绿色，叶脉 7 ~ 11 条，两面突起。气微，味微辛（图 4-24）。

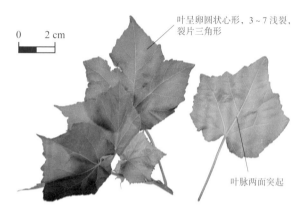

叶呈卵圆状心形，3 ~ 7 浅裂，裂片三角形

0 2 cm

叶脉两面突起

图 4-24 木芙蓉叶（药材）

【现代研究】含黄酮苷、酚类、氨基酸、还原糖、黏液质等成分。具有抗炎、抗菌等作用。

【炮制与成品质量】取原药材，除去杂质，喷淋清水，稍润，切碎，干燥。成品为不规则的丝状或碎块，被毛，上表面暗黄绿色，下表面灰绿色。气微，味微辛。以叶片完整者为佳。

【性味归经】味微辛，性凉。归肺、肝经。

【功能主治】清肺凉血，消肿排脓。用于肺热咳嗽、肥厚性鼻炎、淋巴结炎、阑尾炎、痈疽脓肿、急性中耳炎、烧伤、烫伤。

【用法用量】入汤剂 10 ~ 30 g。外用适量，研末调敷或捣敷。

【毒副作用与使用注意】孕妇禁服。

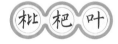

载《名医别录》。为蔷薇科植物枇杷 *Eriobotrya japonica*（Thunb.）Lindl. 的干燥叶。省内大部分地区均有分布，野生或栽培（图 4-25）。国内分布于中南及陕西、甘肃、江苏、安徽、浙江、江西、福建、台湾、四川、贵州、云南等地。

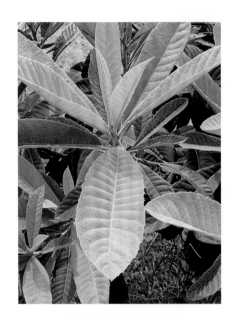

图 4-25 枇杷（原植物）

【采收加工】全年均可采收，晒至七八成干时，扎成小把，再晒干。

【药材性状】呈长圆形或倒卵形，长 12～30 cm，宽 4～9 cm。先端尖，基部楔形，边缘有疏锯齿，近基部全缘。上表面灰绿色、黄棕色或红棕色，较光滑；下表面密被黄色茸毛，主脉于下表面显著突起，侧脉羽状；叶柄极短，被棕黄色茸毛。革质而脆，易折断。气微，味微苦（图4-26）。

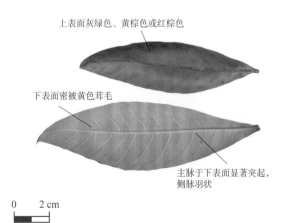

上表面灰绿色、黄棕色或红棕色

下表面密被黄色茸毛

主脉于下表面显著突起，侧脉羽状

0　　2 cm

图 4-26　枇杷叶（鲜药材）

【现代研究】含挥发油，主成分为橙花叔醇和金合欢醇，另含苦杏仁苷、熊果酸、齐墩果酸、酒石酸、柠檬酸、苹果酸、鞣质、维生素 B 及维生素 C 等成分。具有平喘、镇咳、祛痰等作用。

【炮制与成品质量】枇杷叶：除去茸毛，用水喷润，切丝，干燥。成品呈丝条状。表面灰绿色、黄棕色或红棕色，较光滑。下表面可见茸毛，主脉突出。革质而脆。气微，味微苦（图 4-27）。以叶大、色灰绿、不破碎者为佳。

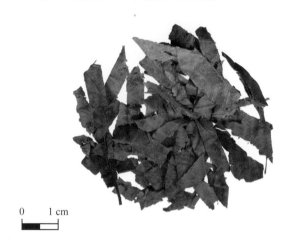

0　　1 cm

图 4-27　枇杷叶（饮片）

蜜枇杷叶：取枇杷叶丝，加炼蜜和适量开水，拌匀，稍闷，置锅内用文火炒至不黏手为度，取出，放凉。形如枇杷叶丝，表面黄棕色或红棕色，微显光泽，略带黏性。具蜜香气，味微甜。

【性味归经】味苦，性微寒。归肺、胃经。

【功能主治】清肺止咳，降逆止呕。用于肺热咳嗽、气逆喘急、胃热呕逆、烦热口渴。

【用法用量】入汤剂 6～10 g，大剂量可用至 30 g，鲜品 15～30 g，或熬膏，或入丸、散。

【毒副作用与使用注意】胃寒呕吐及肺感风寒咳嗽者忌服。

载《神农本草经》。为桑科植物桑 *Morus alba* L. 的干燥叶。生于田野、村舍、旷地、水边，多为栽培。本省均有分布（图 4-28）。全国大部分地区均产，以南部育蚕区产量较大。

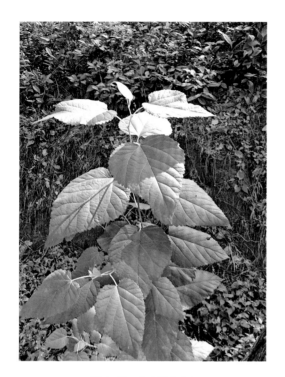

图 4-28 桑（原植物）

【采收加工】冬至、春初或农历十月至十一月霜降后采叶，也有 5~6 月间采叶者。摘取肥大的叶，去净枝干，阴干或晒干。

【药材性状】干燥叶多卷缩、破碎，完整者有柄，叶片展开后卵圆形或广卵形，长 8~15 cm，宽 7~13 cm，有的不规则分裂，先端渐尖，基部圆形或心形，边缘有粗锯齿，上表面黄绿色或浅黄棕色，下表面色稍浅，叶脉突起，小脉网状，脉上被疏毛，脉基具簇毛。质脆。气微，味淡、微苦涩（图 4-29）。

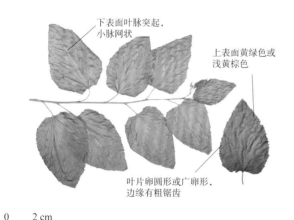

下表面叶脉突起，
小脉网状

上表面黄绿色或
浅黄棕色

叶片卵圆形或广卵形，
边缘有粗锯齿

图 4-29 桑叶（药材）

【现代研究】主含黄酮类成分，另含甾体类、香豆素类、挥发油与生物碱、萜类等成分。具有抗炎、抗凝血、降血糖、降血压、抗氧化、抗应激反应及抗疲劳等作用。

【炮制与成品质量】桑叶：取原药材，除去杂质，搓碎，去柄，筛去灰屑。成品为不规则碎片，黄绿色或浅棕黄色，质脆。气微，味淡、微苦涩（图 4-30）。以叶片完整、大而厚、色黄绿、质脆、无杂质者为佳。

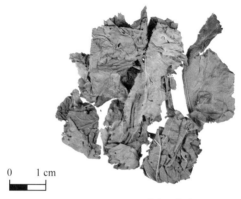

图 4-30 桑叶（饮片）

蜜桑叶：取净桑叶与炼蜜水拌匀，待吸尽闷润，炒至深黄色不黏手为度，取出放凉。成品形同桑叶，表面深黄色，微有光泽，略带黏性。叶微甜。

【性味归经】味甘、苦，性寒。归肺、肝经。

【功能主治】疏散风热，清肺润燥，清肝明目。用于外感风热、温病初起之发热头痛、汗出恶风、咳嗽胸痛，或肝经实热和风热所致目疾、燥热伤肺、血热吐血等。风热感冒、百日咳、角膜溃疡、食管炎、萎缩性胃炎、慢性胆囊炎、支气管扩张、急性结膜炎、银屑病、下肢水肿等可辨证用之。

【用法用量】入汤剂 5~10 g，用于疏散风热，一般多生用；百日咳或肺燥及阴虚有热的咳嗽等常蜜炙用。

【毒副作用与使用注意】①用本品的制剂治银屑病时，引起全身皮肤弥漫性潮红、肿胀、大量脱屑、发热等反应。②外感风寒、肺寒咳嗽忌用。

石韦

载《神农本草经》。为水龙骨科植物庐山石韦 *Pyrrosia Sheareri*（Bak.）、石韦 *Pyrrosia lingua*（Thunb.）Farwell 或有柄石韦 *Pyrrosia Petiolosa*（Christ）Ching 的干燥叶。省内主产于双牌、江华、宁远、宜章、安仁、桂东、张家界、湘潭等地（图4-31）。国内安徽、江苏、浙江、福建、台湾、广东、广西、江西、湖北、四川、贵州、云南等地亦有分布。

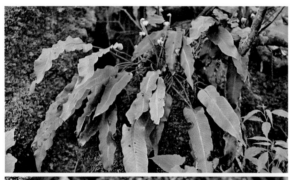

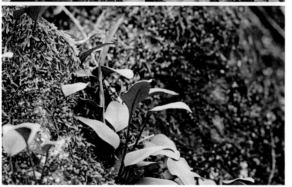

图4-31 上：庐山石韦（原植物），下：有柄石韦（原植物）

【采收加工】全年均可采收。将其洗净，晒干即可。

【药材性状】庐山石韦：叶片略皱缩，展平后呈披针形，长10～25 cm，宽3～5 cm。先端渐尖，基部耳状偏斜，全缘，边缘常向内卷曲；上表面黄绿色或灰绿色，散布有黑色圆形小凹点；下表面密生红棕色星状毛，有的侧脉间布满棕色圆点状的孢子囊群。叶柄具四棱，长10～20 cm，直径1.5～3 mm，略扭曲，有纵槽。叶片革质。气微，味微苦涩（图4-32）。

有柄石韦：叶片多卷曲呈筒状，展平后呈长圆形或卵状长圆形，长3～8 cm，宽1～2.5 cm。基部楔形，对称；下表面侧脉不明显，布满孢子囊群。叶柄长3～12 cm，直径约1 mm（图4-32）。

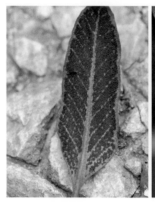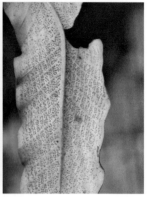

图4-32 石韦鲜药材（左：有柄石韦，右：庐山石韦）

石韦：叶片披针形或长圆状披针形，长8～12 cm，宽1～3 cm。基部楔形，对称。孢子囊群在侧脉间，排列紧密而整齐。叶柄长5～10 cm，直径约1.5 mm（图4-33）。

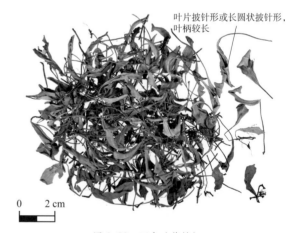

叶片披针形或长圆状披针形，叶柄较长

0 2 cm

图4-33 石韦（药材）

【现代研究】主含有机酸类、黄酮及其苷类、达玛烷型三萜类成分。具有镇咳、祛痰、抗菌、抗病毒、保肾、降血糖等作用。

【炮制与成品质量】取原药材，除去杂质及梗，洗净，稍润，切丝，干燥，筛去碎屑。成品呈丝状，黄绿色或灰绿色（图4-34）。以叶大、质厚、背面有毛、呈黄绿色者为佳。

【性味归经】味甘、苦，微寒。归肺、膀胱经。

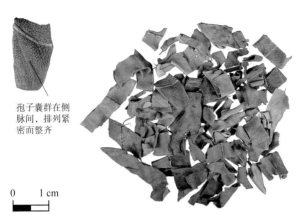

孢子囊群在侧脉间，排列紧密而整齐

0　　1 cm

图 4-34　石韦（饮片）

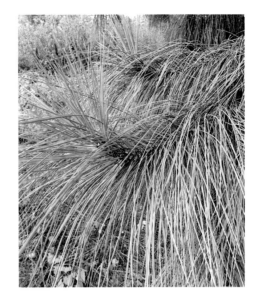

图 4-35　马尾松（原植物）

【功能主治】利水通淋，清肺止咳，凉血止血。用于热淋、血淋、石淋、小便不通、淋沥涩痛、肺热咳嗽、血热吐衄、尿血、崩漏等。有报道，以本品配大枣可治疗白细胞减少和慢性支气管炎；尚可治乳糜尿、苯中毒性贫血。

【用法用量】入汤剂 6～12 g，大剂量可用至 15 g。外用适量，研粉涂敷。

【毒副作用与使用注意】①少数病人服药后可出现心慌、胸中不适、饥饿感、尿量增多及头晕等反应。②脾胃虚寒者慎用。无湿热者勿用。真阴亏虚者禁用。孕妇不宜用。儿童慎用。③不宜超量使用。

松　叶

载《名医别录》。为松科植物马尾松 *Pinus massoniana* Lamb. 的鲜叶或干燥针叶。全省各地均有分布（图 4-35）。国内陕西、江苏、安徽、浙江、江西、福建、台湾、河南、湖北、广东、广西、四川、贵州、云南等地亦有分布。

【采收加工】全年均可采收，但以 12 月采者为佳，晒干或鲜用。

【药材性状】干燥的松叶呈针状，长 6～18 cm，直径约 0.1 cm。2 针一束，基部有长约 0.5 cm 的鞘，叶片深红棕色或灰暗绿色，表面光滑，一侧有纵沟。质脆，气微香，味微苦涩（图 4-36）。

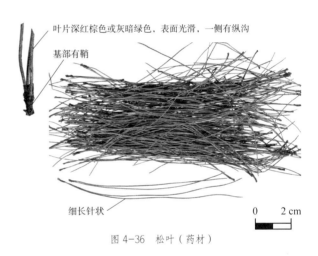

叶片深红棕色或灰暗绿色，表面光滑，一侧有纵沟

基部有鞘

细长针状

0　　2 cm

图 4-36　松叶（药材）

【现代研究】主含挥发油、黄酮类、树脂及糖类、胡萝卜素、维生素 C 等成分。具有镇静、解热、镇痛、抗炎、降血脂、延缓衰老、抗病毒，以及镇咳、祛痰等作用。

【炮制与成品质量】取原药材，拣去枝梗、杂质，洗净，切寸段，干燥。成品表面深红棕色或绿黄色，光滑，侧有纵沟。气微香，味微苦涩。以色红棕或黄绿、有香气、洁净无杂质者为佳。

【性味归经】味苦，性温。归心、脾经。

【功能主治】安神，益气，祛风湿，杀虫止痒。用于气血亏虚之倦怠乏力、心悸失眠、心神不宁，以及风湿痹痛、湿疹、癣疮、冻疮、头风头

219

痛、风牙肿痛等病症。跌打损伤、神经衰弱、慢性肾炎、高血压等可辨证用之。尚可用于预防乙型肝炎、流行性感冒。

【用法用量】入汤剂 6～15 g，鲜品 30～60 g，或浸酒服。外用适量，鲜品捣敷或煎水洗。

【毒副作用与使用注意】①阴血虚而内燥者慎用。②孕妇、儿童慎用。

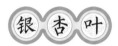

载《滇南本草》。为银杏科植物银杏 *Ginkgo biloba* L. 的干燥叶。生于海拔 500～1000 m 的酸性土壤、排水良好的天然林中。湖南多地有分布，且多为栽培（图 4-37）。国内山东、浙江、江西、安徽、广西、湖北、四川、江苏、贵州等地亦有分布。

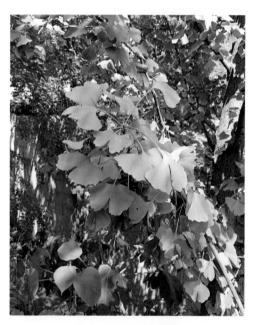

图 4-37 银杏（原植物）

【采收加工】8～10 月分期分批采摘，晒干、烘干或鲜用。

【药材性状】叶多皱褶或破碎，完整者呈扇形，长 3～12 cm，宽 5～15 cm。黄绿色或浅棕黄色，上缘呈不规则的波状弯曲，有的中间凹入，深者可达叶长的 4/5。具二叉状平行叶脉，细而

密，光滑无毛，易纵向撕裂。叶基楔形，叶柄长 2～8 cm。体轻、气微，味微苦涩（图 4-38）。

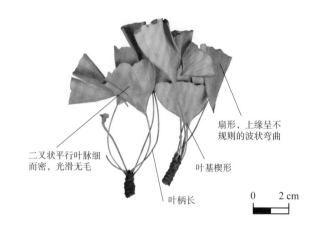

二叉状平行叶脉细而密，光滑无毛

扇形，上缘呈不规则的波状弯曲

叶基楔形

叶柄长

0   2 cm

图 4-38 银杏叶（药材）

【现代研究】主含黄酮类、β-谷甾醇、豆甾醇及维生素等，并含儿茶素和表儿茶素等成分。具有抗心肌缺血、抗凝、镇痛、降血糖、抗炎、对脑损伤后的修复作用，以及降血脂、抗缺氧和延缓衰老、抑制气管平滑肌收缩等作用。

【炮制与成品质量】取原药材，拣去枝梗、杂质，筛去灰屑。形如药材。以叶片完整、色黄绿、洁净无杂质者为佳。

【性味归经】味甘、苦、涩，性平。归心、肺经。

【功能主治】活血化瘀，通络止痛，敛肺平喘，化浊降脂。用于瘀血阻络、胸痹心痛、中风偏瘫、肺虚咳喘及泻痢、雀斑、高脂血症等。冠心病心绞痛、高胆固醇血症、急性脑梗死、慢性支气管炎及支气管哮喘、肠炎、痢疾、婴幼儿秋季腹泻可配伍用之。

【用法用量】入汤剂 9～12 g，或入丸、散，或用提取物制成片剂、注射剂。外用适量，煎水洗或鲜品捣敷，或捣汁涂。

【毒副作用与使用注意】①可见食欲减退、恶心、便秘、腹胀、口干、鼻塞、头晕、头痛、耳鸣及过敏性皮疹等不良反应。②内有实邪及出血倾向者不宜用。③脾胃虚弱及皮肤过敏者应慎用。④孕妇忌用。儿童慎用。

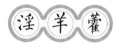

载《神农本草经》。为小檗科植物淫羊藿 Epimedium brevicornu Maxim.、箭叶淫羊藿 Epimedium sagittatum（Sieb.et Zucc.）Maxim.、柔毛淫羊藿 Epimedium pubescens. Maxim. 或朝鲜淫羊藿 Epimedium koreanum Nakai 的干燥叶。柔毛淫羊藿湖南湘西、常德等地有分布，多生于山坡、林下、草丛等阴湿地带。箭叶淫羊藿湖南衡山、长沙、麻阳、桂东、炎陵、江华、会同、凤凰、桑植、安化、新邵、洞口、绥宁、新化等地有分布，多生于山地、密林、岩石缝中、溪旁或阴处潮湿地（图4-39）。国内主产于吉林、陕西、甘肃、河北、湖南、湖北、广东、广西、江西、江苏、福建等地。

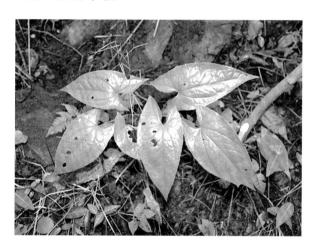

图 4-39　箭叶淫羊藿（原植物）

【采收加工】夏、秋两季采收，割取茎叶，除去杂质，晒干。

【药材性状】淫羊藿：三出复叶；小叶片卵圆形，长 3~8 cm，宽 2~6 cm；先端微尖，顶生小叶基部心形，两侧小叶较小，偏心形，外侧较大，呈耳状，边缘具黄色刺毛状细锯齿；上表面黄绿色，下表面灰绿色，主脉 7~9 条，基部有稀疏细长毛，细脉两面突起，网脉明显；小叶柄长 1~5 cm。叶片近革质。气微，味微苦。

箭叶淫羊藿：三出复叶，小叶片长卵形至卵状披针形，长 4~12 cm，宽 2.5~5 cm；先端渐尖，两侧小叶基部明显偏斜，外侧呈箭形。下表面疏被粗短伏毛或近无毛。叶片革质（图4-40）。

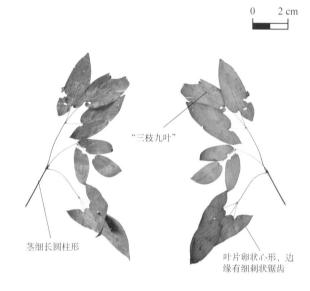

图 4-40　淫羊藿（药材）

柔毛淫羊藿：叶下表面及叶柄密被茸毛状柔毛。

朝鲜淫羊藿：小叶较大，长 4~10 cm，宽 3.5~7 cm，先端长尖。叶片较薄。

【现代研究】主含淫羊藿苷、淫羊藿次苷、宝藿苷、大花淫羊藿苷 A、箭藿苷、金丝桃苷、多糖等成分。具有性激素样作用，能增强免疫、抗骨质疏松、抗肝损伤、抗肾损伤、改善心脑功能、延缓衰老等作用。

【炮制与成品质量】淫羊藿：取原药材除去杂质，摘取叶片，喷淋清水，稍润，切丝，干燥。成品呈黄绿色的丝状片（图4-41）。以梗少、叶多、色黄绿、不破碎者为佳。

炙淫羊藿：取羊脂油加热熔化，加入淫羊藿丝，用文火炒至均匀有光泽，取出，放凉。成品油润，颜色变黄。

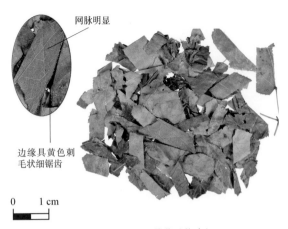

网脉明显

边缘具黄色刺
毛状细锯齿

0　1 cm

图 4-41　淫羊藿（饮片）

【性味归经】味辛、甘，性温。归肾、肝经。

【功能主治】补肾壮阳，益精健骨，祛风除湿。用于阳痿、遗精、闭经、不孕、腰膝酸软、筋骨不健、风湿痹痛、麻木拘挛等症。对不射精、精子生成减少与异常、精子活力低下及子宫发育不良、月经不调或不排卵均有促进作用。

【用法用量】入汤剂 6 ~ 10 g，大剂量可用至 15 g，亦可浸酒或入丸、散剂用。

【毒副作用与使用注意】①阴虚火旺，五心烦热，有梦交、遗精、性欲亢进、阳强易举等表现者忌用。②孕妇慎用。③本品性较燥烈，能伤阴动火，故用量不宜过大。

第五章

果实种子类

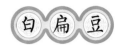

载《本草纲目》。为豆科植物扁豆 *Dolichos lablab* L. 的干燥成熟种子。主产湖南平江、隆回、浏阳、桂东，以桂东、平江所产质量为佳（图 3-1）。全国各地亦有栽培。

【采收加工】多在 9 ~ 10 月间种子成熟时，摘取荚果，剥出种子，晒干。

【药材性状】呈扁椭圆形或扁卵圆形，长 8~13 mm，宽 6 ~ 9 mm，厚约 7 mm。表面淡黄白色或淡黄色，平滑，略有光泽，一侧边缘有隆起的白色眉状种阜。质坚硬。种皮薄而脆，子叶 2，肥厚，黄白色。气微，味淡，嚼之有豆腥气。

【现代研究】主含脂肪酸类成分，尚含胡芦巴碱、维生素 B$_1$、维生素 C、胡萝卜素、蔗糖及植物凝集素等。具有增强 T 淋巴细胞活性作用。

【炮制与成品质量】白扁豆：取原药材，除去杂质。用时捣碎。形如药材（图 5-1）。以粒大、饱满、色白、无虫伤者为佳。

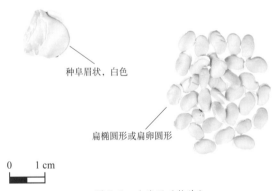

种阜眉状，白色

扁椭圆形或扁卵圆形

0　　1 cm

图 5-1　白扁豆（饮片）

炒白扁豆：取净白扁豆，置炒制容器内，用文火炒至黄色，略显焦斑。形如扁豆。表面略有焦斑，有酥香气。

【性味归经】味甘，性微温。归脾、胃经。

【功能主治】健脾化湿，和中消暑，解毒。用于脾虚夹湿证、暑湿证，症见食欲不振、体倦乏力、大便溏泻或呕吐泄泻、胸闷腹胀，以及妇女脾虚湿浊带下。并能解酒毒、砒毒、河豚毒。炒白扁豆健脾化湿。用于脾虚泄泻，白带过多。

【用法用量】入汤剂 9 ~ 15 g，大剂量可用至 30 g；入丸、散剂，6 ~ 10 g。消暑解毒宜生用，健脾止泻或治白带过多症宜炒用。

【毒副作用与使用注意】①寒湿及湿热重证不宜用。②扁豆内含毒性蛋白，不宜生用，生用可出现恶心、呕吐、腹痛、腹泻、心慌、畏寒、头晕头痛、四肢麻木等不良反应。需炒后入汤剂或丸散服。

【附注】扁豆衣：为豆科植物扁豆 *Dolichos lablab* L. 的干燥种皮。呈不规则卷缩囊壳状、凹陷或卷缩成不规则瓢片状，大小不一，长约 1 cm，厚不超过 1 mm，表面光滑，乳白色或淡黄白色，完整的种阜半月形，类白色。质硬韧，体轻。气微，味淡（图 5-2）。

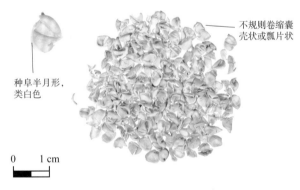

不规则卷缩囊壳状或瓢片状

种阜半月形，类白色

0　　1 cm

图 5-2　扁豆衣（饮片）

载《日用本草》。为银杏科植物银杏 *Ginkgo biloba* L. 的干燥成熟种子。湖南各地均有栽培或野生（图 4-37、图 5-3）。国内其他省区亦有分布。

【采收加工】秋末种子成熟后采收，除去肉质外种皮，稍蒸或略煮后，烘干。

【药材性状】略呈椭圆形，一端稍尖，另一端钝，长 1.5 ~ 2.5 cm，宽 1 ~ 2 cm，厚约 1 cm。表面

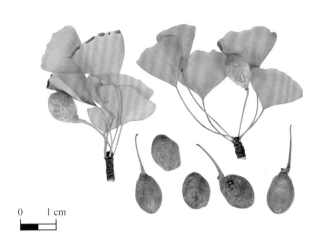

图 5-3　白果（果实）

黄白色或淡棕黄色，平滑，具 2～3 条棱线。中种皮（壳）骨质，坚硬。内种皮膜质，种仁宽卵球形或椭圆形，一端淡棕色，另一端金黄色，横断面外层黄色，胶质样，内层淡黄色或淡绿色，粉性，中间有空隙。气微，味甘、微苦（图 5-4）。

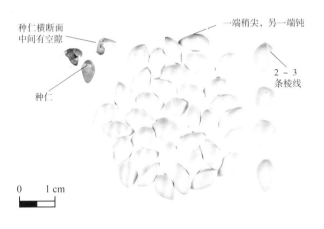

种仁横断面
中间有空隙

一端稍尖，另一端钝

种仁

2～3
条棱线

图 5-4　白果（药材）

【现代研究】主含有毒成分银杏毒素，还含 6-（8-十五碳烯基）-2，4-二羟基苯甲酸、6-十三烷基 -2，4-二羟基苯甲酸、腰果酸、蛋白质、脂肪、糖类及多种微量元素。具有抗菌、祛痰、免疫抑制、抗过敏、降压等作用。

【炮制与成品质量】白果仁：取白果，除去杂质及硬壳。成品表面黄绿色或淡棕色，胚乳厚，粉质而脆，中间有空隙，可见细长条形的胚。气微，味甘微苦。以粒大、色黄白、种仁饱满、断面色淡黄白者为佳。

炒白果仁：取净白果仁，置炒制容器内，用文火炒至有香气。形如白果仁，表面黄色，有焦斑，微具香气（图 5-5）。

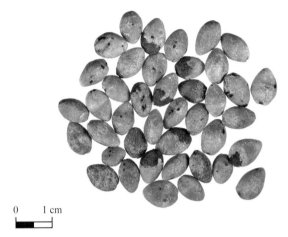

图 5-5　炒白果仁

【性味归经】味甘、苦、涩，性平。有毒。归肺、肾经。

【功能主治】敛肺定喘，止带浊，缩小便。用于哮喘、痰嗽、带下白浊、遗精、遗尿、尿频等症。

【用法用量】入汤剂 5～10 g，亦可入丸散。外用适量，捣敷。

【毒副作用与使用注意】①服用过量易致中毒，出现发热、呕吐、腹痛、腹泻、惊厥、抽搐、肢体强直、皮肤青紫、瞳孔散大、脉弱而乱，甚者昏迷不醒。严重者可致延髓麻痹，呼吸、心搏停止而死亡。②实邪壅滞、咳喘痰稠、咳吐不爽者忌用或慎用。孕妇、儿童慎用。③须严格控制用量，避免发生中毒反应。

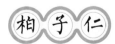

载《神农本草经》。为柏科植物侧柏 *Platycladus orientalis*（L.）Franco 的干燥成熟种仁。湖南各地有栽培（图 5-6）。国内山东、河南、河北、陕西、湖北、甘肃、云南等地亦产。

【采收加工】秋、冬两季采收成熟种子，晒干，除去残留的种皮杂质，收集净仁。

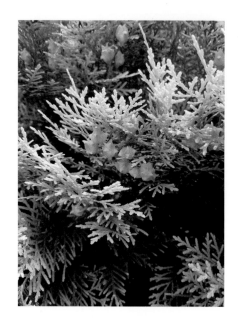

图 5-6 侧柏（原植物）

【药材性状】呈长卵形或长椭圆形，长 4 ~ 7 mm，直径 1.5 ~ 3 mm。表面黄白色或淡黄棕色，外包膜质内种皮，顶端略尖，有深褐色的小点，基部钝圆。质软，富油性。气微香，味淡。

【现代研究】含大量脂肪油及少量挥发油、皂苷、甾醇、维生素、蛋白质，挥发油中含柏木醇、谷甾醇和双萜类成分。具有镇静、抗惊厥等作用。

【炮制与成品质量】柏子仁：取原药材，除去杂质和残留的种皮。形如药材（图 5-7）。以粒饱满、黄白色、油性大而不泛油、无皮壳杂质者为佳。

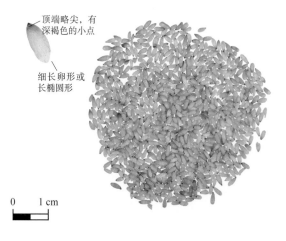

顶端略尖，有深褐色的小点

细长卵形或长椭圆形

图 5-7 柏子仁（饮片）

柏子仁霜：取净柏子仁，碾碎如泥，经微热，压榨除去大部分油脂，含油量符合要求后，

取残渣研制成符合规定的松散粉末。成品为均匀、疏松的淡黄色粉末，微显油性，气微香。

【性味归经】味甘，性平。归心、肾、大肠经。

【功能主治】养心安神，止汗，润肠通便。用于心阴虚及心血虚之心悸、怔忡、虚烦失眠，心肾两虚之失眠健忘、多梦遗精，阴血亏虚之肠燥便秘，妇人血虚月经不调，肾虚足膝酸软、盗汗、久嗽虚喘等。

【用法用量】入汤剂 3 ~ 10 g。柏子仁霜主要用于失眠兼见大便溏泻者，用量 9 ~ 15 g。或入丸、散。

【毒副作用与使用注意】①少数病人用药后可见大便稀溏，但一般停药后可自愈。②便溏及有痰湿者慎用。孕妇、儿童忌用。

【常见易混品】刺柏仁：为柏科植物刺柏 *Juniperus formosana* Hayata 的干燥成熟种仁。形似柏子仁。主要区别：一是种仁略短而圆润；二是顶端略弯尖；三是种仁先端没有深褐色的小点（图 5-8）。

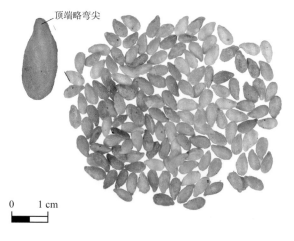

顶端略弯尖

图 5-8 柏子仁易混品（刺柏仁）

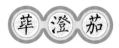

荜 澄 茄

载《雷公炮炙论》。为樟科植物山鸡椒 *Litsea cubeba* (Lour.)Pers. 的干燥成熟果实。省内石门、桑植、慈利、永顺、花垣、保靖、城步、

新宁、武冈、通道、道县、浏阳等市县均产（图5-9）。国内山西、陕西、甘肃、浙江、河南、湖北、广东、广西、四川、贵州、云南、西藏有分布。

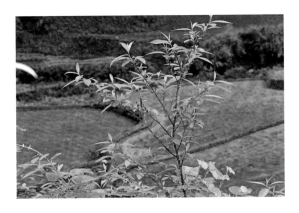

图5-9　山鸡椒（原植物）

【采收加工】在果实充分成长而未成熟仍呈青色时采收，连果枝摘下，晒干，干燥后摘下果实（每粒须连小柄）。

【药材性状】呈类球形。直径3～6 mm。表面棕褐色至黑褐色，有网状皱纹，基部偶有宿萼及细果梗。除去外皮可见硬脆的果核，种子1，子叶2，黄棕色，富油性。气芳香，味稍辣而微苦。

【现代研究】主含挥发油，油中含柠檬醛、柠檬烯、对伞花烃、丁香酚等；尚含脂肪酸类，如月桂酸、癸酸、油酸等。具有调节胃肠运动、抗胃溃疡、镇痛、镇静、抗菌等作用。

【炮制与成品质量】取原药材，除去杂质及残留果柄，洗净，晒干。形如药材（图5-10）。以粒大饱满、油性足、香气浓者为佳。

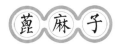

类球形、网状皱纹

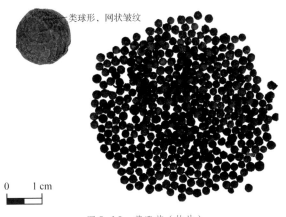

0 　 1 cm

图5-10　荜澄茄（饮片）

【性味归经】味辛，性温。归脾、胃、肾、膀胱经。

【功能主治】温中散寒，行气止痛。用于胃寒呕吐、呃逆、脘腹冷痛、寒疝腹痛及寒湿郁滞或下焦虚寒所致小便不利、浑浊等。

【用法用量】入汤剂1～3 g，亦可入丸、散。外用适量，研粉擦牙或嗅鼻。

【毒副作用与使用注意】①有的用药后可出现不思饮食、腹痛、嗳气、腹泻，或见猩红样斑疹、肾区及尿路疼痛、蛋白尿等。②阴虚火旺或实热火盛者忌用。孕妇、儿童慎用。③每日用量不宜超过3 g。

蓖 麻 子

载《新修本草》。为大戟科植物蓖麻 *Ricinus communis* L. 的干燥成熟种子。全省各地均有种植或野生（图5-11）。全国大部分地区有分布，华南和西南地区为野生。

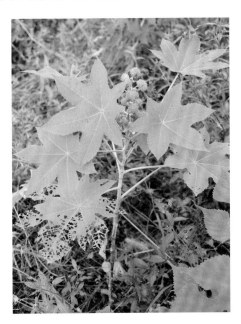

图5-11　蓖麻（原植物）

【采收加工】8～10月蒴果呈棕色未开裂时，选晴天，分批剪下果序，摊晒，脱粒，扬净灰屑、杂质，收集干净种子。

【药材性状】呈椭圆形或卵形，稍扁，长 0.9~1.8 cm，宽 0.5~1 cm。表面光滑，有灰白色与黑褐色或黄棕色与红棕色相间的花斑纹（亦称大理石样纹理）。一面较平，另一面较隆起，较平的一面有 1 条隆起的种脊；一端有灰白色或浅棕色突起的海绵状种阜。种皮薄而脆，胚乳肥厚，白色，富油性。子叶 2，菲薄，气微，味微苦辛（图 5-12）。

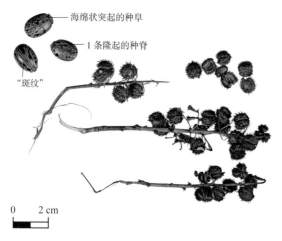

海绵状突起的种阜
1 条隆起的种脊
"斑纹"

0   2 cm

图 5-12 蓖麻子（药材）

【现代研究】主含脂肪油，油中含单甘油酯、三酰甘油等；尚含蛋白质、糖类、酚性物质、甾醇、磷脂及少量脂肪酸。另含两种有毒成分蓖麻毒蛋白与蓖麻碱。具有泻下、抗肿瘤、抗生育作用。蓖麻毒蛋白有强烈毒性。

【炮制与成品质量】取原药材，除去果壳、杂质，洗净，干燥。形如药材。以粒大、饱满、油性大者为佳。

【性味归经】味甘、辛，性平。有毒。归大肠、肺经。

【功能主治】泻下通滞，拔毒消肿。用于大便秘结、痈疽肿毒、喉痹、瘰疬、疥癞癣疮、水肿胀满等。

【用法用量】一般不入煎剂，多入丸散，用量 2~5 g。外用适量，捣敷或调敷。

【毒副作用与使用注意】①本品内服外用均可引起中毒，出现咽喉及食管烧灼感、恶心、呕吐、腹痛、腹泻，或血性下痢。有的可见嗜睡、定向力丧失、木僵、痉挛、发热、剧烈头痛、惊厥、昏迷等中枢神经系统症状。严重中毒时，可出现凝血、溶血及肝、肾功能损害，见黄疸、血尿、蛋白尿、尿少甚至尿闭等。最后可因脱水、休克、惊厥、呼吸抑制，甚至心力衰竭等而危及生命。②脾胃虚弱、大便溏泄者忌用。③孕妇、儿童禁用。

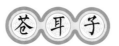
苍 耳 子

载《神农本草经》。为菊科植物苍耳 *Xanthium sibiricum* Patr. 的干燥成熟带总苞的果实。全省各地均产（图 5-13），全国各地亦有分布。

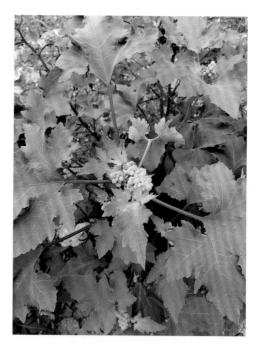

图 5-13 苍耳（原植物）

【采收加工】9~10 月果实成熟，由青转黄，叶已大部分枯萎脱落时，选晴天割下全株，脱粒，扬净。

【药材性状】呈纺锤形或卵圆形，长 1~1.5 cm，直径 0.4~0.7 cm。表面黄棕色或黄绿色，密生 1~1.5 mm 的钩刺，顶端有两枚较粗的刺，分离或相连，基部有果柄痕。质硬而韧，横切面中央有纵隔膜，分成两室，各有卵形瘦果 1 枚，瘦果略呈纺锤形，一面较平坦，顶端具 1 突起的花柱基，果皮薄，灰黑色，具纵纹。种皮膜质，浅灰色，子叶 2，有油性。气微，味微苦。

【现代研究】主含苍耳苷、苍耳内酯、隐苍耳内酯、咖啡酸、查耳酮衍生物、水溶性苷、葡萄糖、果糖、氨基酸及脂肪油。具有抗炎、镇痛、免疫抑制、抗病原微生物及抗氧化作用。

【炮制与成品质量】苍耳子：取原药材，除去杂质。形如药材（图 5-14）。以粒大、饱满、色灰绿或黄绿色者为佳。

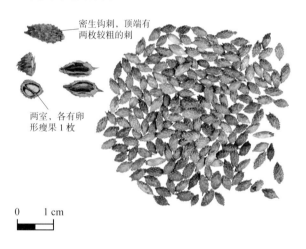

密生钩刺，顶端有两枚较粗的刺

两室，各有卵形瘦果 1 枚

0   1 cm

图 5-14   苍耳子（饮片）

炒苍耳子：取净苍耳子，置炒制容器内，用文火炒至表面黄褐色，有香气逸出，去刺，筛净。形如苍耳子，表面黄褐色，略带焦斑，有刺痕。微有香气。

【性味归经】味辛、苦，性温。有毒。归肺经。

【功能主治】散风寒，通鼻窍，祛风湿，止痒止痛。用于鼻渊、鼻鼽、鼻塞流涕等多种鼻科疾病，或风寒头痛、风湿痹痛、风疹、湿疹等。

【用法用量】入汤剂 3~10 g，入丸、散 1~3 g。

【毒副作用与使用注意】①苍耳子种仁和子叶含有毒蛋白和毒苷，能损害心、肝、肾等内脏器官，引起出血及坏死，其中肝损害最严重。此外，能使毛细血管扩张，血管壁通透性增强，引起广泛出血，有的可致眼睛突然失明。有的可见

恶心、呕吐、上腹不适、疼痛、腹泻、黄疸及消化道出血、肝大有压痛、中毒性肝炎，或见心率减慢、节律不齐、窦性心动过速、口鼻出血、面色苍白、发绀、循环衰竭、呼吸衰竭、急性肾衰竭等严重反应。②气血亏虚所致的眩晕头痛忌用。鼻科疾病、皮肤病等属热证的不宜单用。孕妇、儿童慎用。③本品有毒，不可超量使用。入药必须炒制，严禁生品入药。④有的炮制品没有炒去钩刺或部分炒焦，应引起注意。

【常见易混品】大苍耳子，为菊科植物蒙古苍耳 *Xanthium mongolicum* Kitagawa 的干燥成熟带总苞的果实。呈纺锤形或椭圆形，长 1.2~1.7 cm，直径 0.5~0.7 cm。表面黄绿色或暗棕色，全体有钩刺，刺长 0.3~0.5 cm。顶端有两枚较粗的刺，分离或相连，基部有梗痕。外皮坚韧，内分 2 室，各有 1 枚瘦果。瘦果呈纺锤形，一面较平坦，果皮灰黑色。种子浅灰色，种皮膜质。子叶 2，有油性。气微，味微苦（图 5-15）。

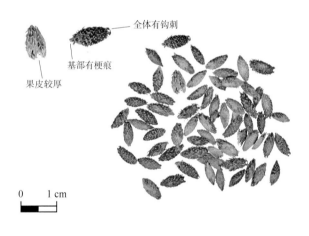

全体有钩刺

基部有梗痕

果皮较厚

0   1 cm

图 5-15   苍耳子易混品（蒙古苍耳）

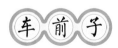

载《神农本草经》。为车前科植物车前 *Plantago asiatica* L. 或平车前 *Plantago depressa* Willd. 的干燥成熟种子。全省各地均有分布，以平车前为多，主产于桑植（图 2-25）。全国以北

方分布较广。

【采收加工】在6～10月陆续剪下黄色成熟果穗，晒干，搓出种子，除去杂质。

【药材性状】车前子：呈长圆形稍扁，或类三角形，边缘较薄。长0.10～0.22 cm，宽0.07～0.12 cm。表面棕黑色至棕色，略粗糙不平。放大镜下可见背面微隆起，腹面略平坦，中央或一端有灰白色（或黑色）凹陷的点状种脐。切面可见乳白色的胚乳及胚。种子放水中，有黏液释出，覆盖种子。气微，嚼之稍有黏性。

平车前：呈扁长椭圆形，少数呈类三角形。体较小，长0.1～0.18 cm，宽0.06～0.1 cm。表面黑棕色或棕色。背面略隆起，腹面较平坦，中央有明显的白色凹陷点状种脐。

【现代研究】主含环烯醚萜类、苯乙醇苷类成分等。具有利尿、缓泻、抗炎、祛痰、镇咳等作用。

【炮制与成品质量】车前子：取原药材，除去杂质。形如药材（图5-16）。以粒大、均匀饱满、质坚硬、色黑者为佳。

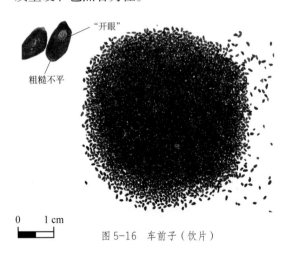

图5-16 车前子（饮片）

盐车前子：取净车前子，置炒制容器内，以文火加热，炒至起爆裂声时，喷洒盐水，炒干。每车前子100 kg，用食盐2 kg。形如车前子，表面黑褐色。气微香，味微咸。

【性味归经】味甘，性寒。归肝、肾、肺、小肠经。

【功能主治】清热利尿通淋，渗湿止泻，清肝明目，清肺化痰。用于水肿、小便不利、热淋涩痛、暑湿泄泻、目赤肿痛、痰热咳嗽等。

【用法用量】入汤剂9～15 g，应布包入煎。或入丸、散用。

【毒副作用与使用注意】①可见四肢、肩背、头顶、耳后、眼睑等部位皮肤过敏反应，如散在性红斑、见边界清晰、多形性、明显隆起于皮面、紧张坚硬、颜色鲜红、中间颜色较深、结节突起，伴瘙痒、肿痛、发热、心烦、口干口苦等症状。②阳气下陷、肾虚滑精者慎用。孕妇慎用。③不宜超量使用，最大剂量不宜超过15 g。

载《神农本草经》。为芸香科植物橘 *Citrus reticulata* Blanco 及其栽培变种的干燥成熟果皮。湖南沅江、石门、溆浦及邵阳等地多产（图4-21）。国内广东、江西、福建等地亦盛产。

【采收加工】9～12月间，在果实面红只占1/4时，摘下果实，剥取果皮，阴干或晒干。

【药材性状】常剥成数瓣，基部相连，有的呈不规则的片状，厚0.1～0.4 cm。表面橙红色或红棕色，有细皱纹及凹下的点状油室（习称"鬃眼"）。内表面浅黄白色，粗糙，附黄白色或黄棕色筋络状维管束。质稍硬而脆。气香，味辛、苦（图5-17）。

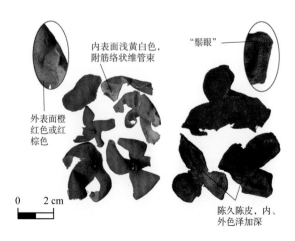

图5-17 陈皮（药材）

【现代研究】主含黄酮类成分，如橙皮苷、川陈皮素、新陈皮苷、橘皮素、二氢川陈皮素等；尚含辛弗林等。具有调节胃肠运动、抗过敏、祛痰、平喘、抗肿瘤、抗炎、抗氧化等作用。

【炮制与成品质量】取原药材，除去杂质，喷淋清水，润透，切丝，干燥。成品呈不规则的条状或丝状。表面橙红色或红棕色、暗红色，有细皱纹和凹下的点状油室。内表面浅黄白色，粗糙，有时可见黄白色或黄棕色筋络状维管束。气香，味辛、苦。以皮薄、片大、色红、油润、无果肉、香气浓者为佳。

【性味归经】味苦、辛，性温。归肺、脾经。

【功能主治】理气健脾，燥湿化痰，降逆止呕。用于脾胃气滞及脾胃气虚运化不良所致的胸腹胀满、气逆不舒、食欲不佳、消化不良、呕吐腹泻等。亦可用于湿浊中阻、痰湿阻滞、肺失宣降所致咳嗽痰多等。

【用法用量】入汤剂3~10 g，或入丸、散服。

【毒副作用与使用注意】①有个案报道用药后出现便血，或见喷嚏不止、流涕流泪、咳嗽、胸闷等过敏反应。②气虚、阴虚者及内有实热者不宜用。自汗证、吐血者及痘疹灌浆时忌用。患消化道疾病者慎用。

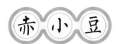

载《神农本草经》。为豆科植物赤小豆 *Vigna umbellata* Ohwi et Ohashi 或赤豆 *Vigna angularis* Ohwi et Ohashi 的干燥成熟种子。湖南省内均有栽培，赤小豆有野生种（图5-18），国内河北、吉林、江苏、安徽及长江以南地区亦广为栽培或野生。

【采收加工】秋季果实成熟而未开裂时拔取全株，晒干，打下种子，除去杂质，再晒干。

【药材性状】赤小豆：呈长圆形而稍扁，长0.5~0.8 cm，直径0.3~0.5 cm。表面紫红色或

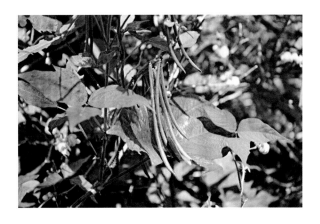

图5-18 赤小豆（原植物）

暗红褐色，微有光泽或无光泽；一侧有线形突起的种脐，偏向一侧，白色，约为全长的2/3，中间凹陷成纵沟；另侧有1条不明显的棱脊。质硬，不易破碎。子叶2，乳白色。气微，味微甘，嚼之有豆腥气。

赤豆：呈短圆柱形，两端较平截或钝圆，直径0.4~0.6 cm。表面暗红棕色，有光泽，种脐不突起。

【现代研究】主含三萜皂苷成分赤豆皂苷Ⅰ~Ⅵ；尚含糖类、蛋白质、脂肪及多种维生素和微量元素。具有健胃、利尿、抑菌及抑制精子作用。

【炮制与成品质量】取原药材，除去杂质及非红色者，抢水洗净，干燥，筛去灰屑。用时捣碎。形如药材（图5-19）。以身干、粒饱满、色紫红发暗者为佳。

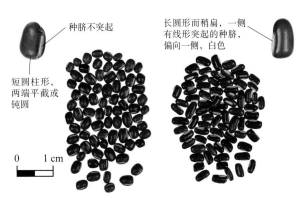

图5-19 赤小豆饮片（左：赤豆，右：赤小豆）

【性味归经】味甘、酸，性平。归心、小肠经。

【功能主治】祛湿利水，消肿解毒，和血排脓，

退黄疸。用于水肿胀满、脚气水肿、热淋血淋、痈肿疮毒、肠痈腹痛、泻痢脓血、湿热黄疸、风湿热痹等。为滋养性利水消肿良药，对水肿、脚气偏于虚者尤宜。

【用法用量】入汤剂 9～30 g，亦可入丸、散或煮粥饮食。外用适量，研粉外敷。

【毒副作用与使用注意】①可见皮肤瘙痒、焮红灼热、荨麻疹等过敏反应，或伴见恶心、呕吐、心悸等。大量食用可致孕妇流产。②口燥咽干、五心烦热、潮热盗汗属阴虚津伤者慎用。尿多者忌用。孕妇不宜用。③本品的最大用量不宜超过 30 g。

【常见易混品】① 相思豆，为豆科植物相思子 *Abrus precatarius* L. 的种子。呈椭圆形，少数近于球形，长径 5～7 mm，短径 4～5 mm，表面红色，种脐白色椭圆形，位于腹面的一端，在其周围呈乌黑色，占种皮表面的 1/4～1/3，种脊位于种脐一端，呈微凸的直线状。种皮坚硬，不易破碎，内有 2 片子叶和胚根，均为淡黄色。有青草样气，味涩（图 5-20）。

② 豆角子，为豆科植物豇豆干燥成熟的种子，长椭圆形，表面紫红色，种脐白色，长椭圆形，位于腹面中部（图 5-20）。

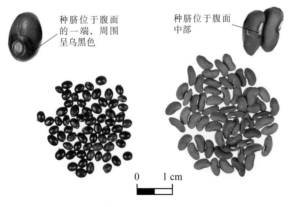

图 5-20　赤小豆易混品（左：相思子，右：豆角子）

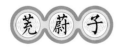

载《神农本草经》。为唇形科植物益母草

Leonurus japonicus Houtt. 的干燥成熟果实。本省长沙、宁乡、浏阳、湘乡等地多产（图 2-173），其他县市及全国各地有分布。

【采收加工】秋季果实成熟时采割地上部分，晒干，打下果实，除去杂质。

【药材性状】呈三棱形，长 2～3 mm，宽约 1.5 mm。表面灰棕色至灰褐色，有深色斑点，一端稍宽，平截状，另一端渐窄而钝尖。果皮薄，子叶类白色，富油性。气微，味苦。

【现代研究】含益母草宁碱、水苏碱及脂肪油 26%，油中主成分为油酸及亚麻酸，另含维生素 A 样物质。具有降压、祛痰、镇咳、平喘、解痉、利尿、抗肿瘤等作用。

【炮制与成品质量】茺蔚子：取原药材，除去杂质，抢水洗净，干燥，筛去灰屑。形如原药材（图 5-21）。以粒大饱满、无杂质者为佳。

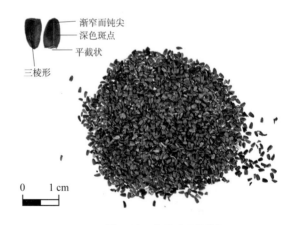

图 5-21　茺蔚子（饮片）

炒茺蔚子：取净茺蔚子，照清炒法炒至有爆声，有香气逸出，取出，放凉。形如药材，稍鼓起，颜色较深，捏碎有香气。

【性味归经】味辛、苦，性微寒。归心包、肝经。

【功能主治】活血调经，清肝明目。用于月经不调、经闭痛经、目赤翳障、头晕胀痛。

【用法用量】入汤剂 5～10 g，或入丸、散；或捣绞取汁。

【毒副作用与使用注意】①肝血不足，瞳孔散大及孕妇忌服。②服食大量的茺蔚子后可导致中毒。临床中毒症状为突然全身无力，下肢不能活动呈瘫痪状态，但神志、言语清楚，苔脉多正常。

楮实子

载《名医别录》。为桑科植物构树 *Broussonetia papyrifera*（L.）Vent. 的干燥成熟果实。生于山坡林缘或村寨道旁。全省均有分布（图5-22）。国内河南、湖北、山西、甘肃、浙江、福建、安徽、四川、山东、江苏、江西、陕西、广西等地亦产。

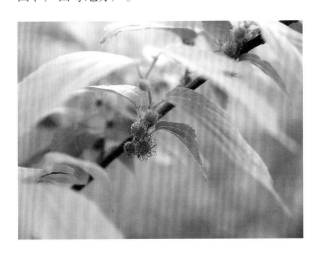

图5-22 构树（原植物）

【采收加工】秋季果实成熟时采收，晒干，除去灰白色膜状宿萼和杂质。

【药材性状】略呈球形或卵圆形，稍扁，直径约1.5 mm。表面红棕色，有网状皱纹或颗粒状突起，一侧有棱，一侧有凹沟，有的具果梗。质硬而脆，易压碎。胚乳类白色，富油性。气微，味淡。

【现代研究】果实含皂苷、B 族维生素及油脂。种子含油，油中含非皂化物、饱和脂肪酸、油酸、亚油酸等。具有增强免疫力、改善记忆、延缓衰老等作用。

【炮制与成品质量】取药材除去杂质灰屑，干燥。形如药材（图5-23）。以粒大饱满、色红棕、洁

净无杂质者为佳。

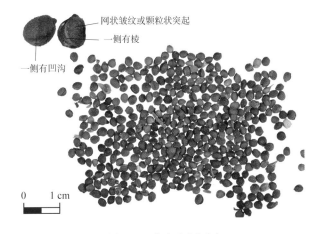

网状皱纹或颗粒状突起
一侧有棱
一侧有凹沟

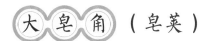

图5-23 楮实子（饮片）

【性味归经】味甘，性寒。归肝、肾经。

【功能主治】滋肾，清肝，明目，利尿。用于腰膝酸软、虚劳骨蒸、头晕目眩、目生翳膜、风泪不止、盗汗及喉痹、喉风、水肿胀满等症。

【用法用量】入汤剂6～12 g，亦可入丸、散。

【毒副作用与使用注意】①脾胃虚寒者忌用。②有的书中将其列为补血药，但实际以用于肝肾阴虚为主。

大皂角（皂荚）

载《神农本草经》。为豆科植物皂荚 *Gleditsia sinensis* Lam. 的干燥成熟果实。省内广泛分布（图5-24）。国内东北、华北、华中、华东、华南及甘肃、陕西、四川、贵州等地亦有分布。

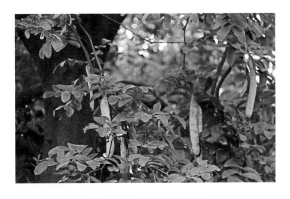

图5-24 皂荚（原植物）

【采收加工】秋季果实成熟变黑时采收，除去杂质，干燥。

【药材性状】呈长条形而扁，或稍弯曲，长 15 ~ 25 cm，宽 2 ~ 3.5 cm，厚 0.8 ~ 1.4 cm。表面不平，红褐色或紫红色，被灰白色粉霜，擦去后有光泽。两端略尖，基部有短果柄或果柄断痕，背缝线突起成棱脊状。质坚硬，摇之有响声。剖开后呈浅黄色，内含多数种子。种子扁椭圆形，外皮黄棕色而光滑，质坚实。气微，味辛辣，嗅其粉末则打喷嚏（图 5-25）。

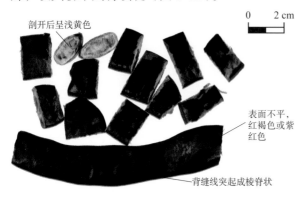
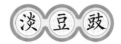

剖开后呈浅黄色

表面不平，红褐色或紫红色

背缝线突起成棱脊状

图 5-25　大皂角（上：饮片，下：药材）

【现代研究】主含皂荚苷、二十九烷、正二十七烷、豆甾醇、谷甾醇以及鞣质等。具有祛痰及抗菌等作用。

【炮制与成品质量】取原药材，除去杂质，洗净，稍润，切咀段，干燥，筛去灰屑。成品呈扁段状。切面黄白色，有的可见种子脱落后的痕迹，凹窝状。以肥厚、饱满、质坚者为佳。

【性味归经】味辛、咸，性温。有小毒。归肺、肝、胃、大肠经。

【功能主治】祛痰止咳，开窍通闭，杀虫散结。用于痰咳喘满、中风口噤、痰涎壅盛、神昏不语、癫痫、喉痹、二便不通、痈肿、疥癣等。

【用法用量】内服 1 ~ 1.5 g，多入丸、散。外用适量，研末吹鼻取嚏或研末调敷患处。

【毒副作用与使用注意】①本品有毒，超量服用可产生全身毒性，致中枢神经系统先痉挛、后麻痹，或致呼吸中枢麻痹死亡。②孕妇及咯血病人忌服。儿童忌用。

【常见易混品】菜豆（别名四季豆）：为豆科植物菜豆的栽培品种（图 5-26）。

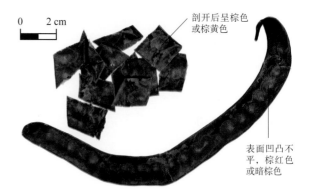

剖开后呈棕色或棕黄色

表面凹凸不平，棕红色或暗棕色

图 5-26　大皂角易混品（菜豆）

淡豆豉

载《名医别录》。为豆科植物大豆 Glycine max（L.）Merr. 的成熟种子的发酵加工品。全省及我国东北等多地均有分布（图 5-27）。

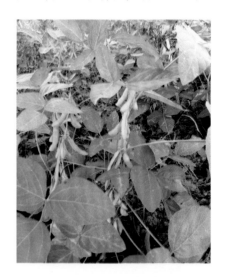

图 5-27　大豆（原植物）

【采收加工】原料多为黑色大豆，方法为取桑叶、青蒿各 70 ~ 100 g，加水煎煮，滤过，煎液拌入净大豆 1000 g 中，待吸尽后，蒸透，取出，稍晾，再置容器内，用煎过的桑叶、青蒿渣覆盖，在室温 25 ~ 28 ℃和相对湿度 80%下使其发酵，至长淡黄色霉衣时取出，除去药渣，加适量水搅拌，置容器内保持 50 ~ 60 ℃再闷 15 ~ 20 日，至充分发酵、香气逸出时，取出，略蒸，干燥。

【药材性状】呈椭圆形，略扁，长 0.6 ~ 1 cm，直径 0.5 ~ 0.7 cm。表面黑色，皱缩不平，无光泽，上附有黄灰色膜状物。质柔软，断面棕黑色。气香，味淡微甘。

【现代研究】主含蛋白质、脂肪、糖类、酶及异黄酮类成分、维生素、淡豆豉多糖及微量元素等。具有抗动脉硬化、降血糖及抗骨质疏松等作用。

【炮制与成品质量】淡豆豉：取原药材，除去杂质。形如药材（图 5-28）。以质疏松、有香气、附有膜状物者为佳。

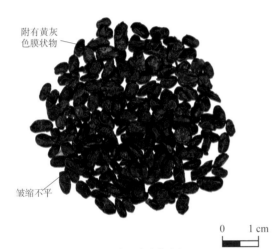

附有黄灰色膜状物

皱缩不平

0   1 cm

图 5-28　淡豆豉（饮片）

炒豆豉：取净豆豉，置锅内，用文火炒至表面微焦，有香气逸出时，取出放凉。形如淡豆豉，气微香。

【性味归经】味苦、辛，性凉。归肺、胃经。

【功能主治】解表，除烦，宣发郁热。用于外感表证之寒热头痛、烦躁、胸闷、虚烦不眠。

【用法用量】入汤剂 6 ~ 12 g，亦可入丸、散。

【毒副作用与使用注意】①本品主要用于感冒轻症和宣发郁热、烦闷，重症不宜用。②已入盐的豆豉不可用。③古本草著作多以"豉"或"香豉"为名。至清代才多以淡豆豉为正名。④有的著作将其列为辛温解表药，使用时应注意。

载《本草纲目》。为豆科植物刀豆 Canavalia gladiata(Jacq.)DC. 的干燥成熟种子。全省各地及国内长江以南各省区均有栽培（图 5-29）。

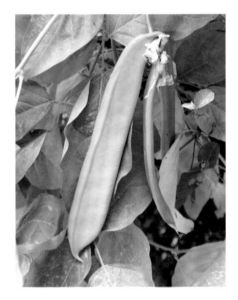

图 5-29　刀豆（原植物）

【采收加工】在播种当年 8 ~ 11 月采摘成熟果实，剥取种子，晒干。

【药材性状】呈扁卵形或扁肾形，长 2 ~ 3.5 cm，宽 1 ~ 2 cm，厚 0.5 ~ 1.2 cm。表面淡红色至红紫色，微皱缩，略有光泽。边缘具眉状黑色种脐，习称"黑眉"，长约 2 cm，上有白色细纹 3 条。质硬，难破碎。种皮革质，内表面棕绿色而光亮；子叶 2，黄白色，油润。气微，味淡，嚼之有豆腥气。

【现代研究】主含淀粉、蛋白质、氨基酸及胺类成分，如刀豆四胺、γ-胍氧基丙胺等；尚含可溶性糖、赤霉素 A21、赤霉素 A22 等。具有抗代谢、抗肿瘤等作用。

【炮制与成品质量】取原药材，除去杂质。形如药材（图 5-30）。以个大、饱满、色鲜艳、干燥者为佳。

子叶黄白色

"黑眉"，上有白色细纹3条

0   1 cm

图 5-30 刀豆（饮片）

【性味归经】味甘，性温。归胃、肾经。

【功能主治】温中，降气止呃，温肾助阳。用于中焦虚寒之呃逆、呕吐、腹胀、久痢、小儿疝气、鼻渊及肾虚腰痛等。

【用法用量】入汤剂 6～9 g，或炒后研粉服。

【毒副作用与使用注意】①过量服用可出现恶心呕吐、痉挛抽搐、心率加快、血压升高，甚至昏迷。②胃热炽盛见口臭、牙龈肿痛者忌用。孕妇慎用。③刀豆的果壳亦入药，功能下气、活血，用于反胃、呃逆、久痢、闭经、喉痹、喉癣等。用量 10～15 g。

稻芽

载《名医别录》。为禾本科植物稻 *Oryza sativa* L. 的成熟果实经发芽干燥的炮制加工品。省内各地均有栽培（图 1-140）。全国各地特别是长江以南各省区均有大面积生产。

【采收加工】将稻谷用水浸泡后，沥起，置于篾器或其他适宜容器，在室温 25～28 ℃，相对湿度适宜的环境内，待须根长至约 1 cm 时，干燥。

【药材性状】呈扁长椭圆形，两端略尖，长 7～9 mm，直径约 3 mm。外稃黄色，有白色细茸毛，具 5 脉。一端有 2 枚对称的白色条形浆片，长 2～3 mm，于一个浆片内侧伸出弯曲的须根 1～3 条，长 0.5～1.2 cm。质硬，断面白色，

粉性。气微，味淡。

【现代研究】含淀粉酶，尚含蛋白质、脂肪油、淀粉、麦芽糖、葡萄糖、果糖、腺嘌呤、胆碱、少量 B 族维生素及 18 种氨基酸等。具有健胃、消食等作用。

【炮制与成品质量】稻芽：取原药材，除去杂质。形如药材（图 5-31）。以颗粒饱满、均匀、有芽、色黄者为佳。

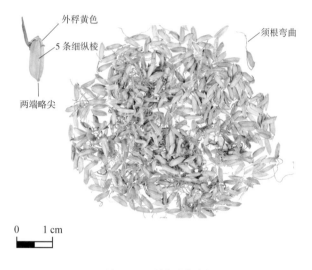

外稃黄色

5 条细纵棱

须根弯曲

两端略尖

0   1 cm

图 5-31 稻芽（饮片）

炒稻芽：取净稻芽，置炒制容器内，用文火炒至表面深黄色。形如稻芽但芽多已不见，表面深黄色。有香气。

焦稻芽：取净稻芽，置炒制容器内，用中火炒至表面焦黄色。形如稻芽，表面焦黄色。有焦香气。

【性味归经】味甘，性温。归脾、胃经。

【功能主治】消食和中，健脾开胃。用于脾胃虚弱、食积不消、腹胀口臭、不饥食少等。炒稻芽偏于消食，用于不饥食少。焦稻芽善化积滞，用于积滞不消。

【用法用量】入汤剂 9～15 g，大剂量 30 g，亦可入丸、散剂。

【毒副作用与使用注意】①湿热积滞者慎用。②孕妇慎用。③《中华人民共和国药典》将谷芽（粟芽）、稻芽分列入药。

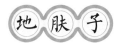

载《神农本草经》。为藜科植物地肤 *Kochia scoparia*(L.) Schrad. 的干燥成熟果实。全省多地有分布或栽培（图5-32），国内江苏、山东、河北、河南等省区产量亦较大。

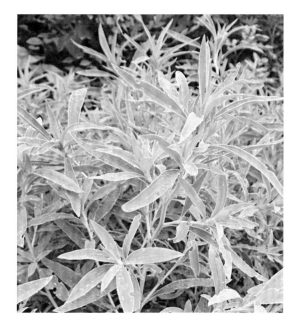

图 5-32 地肤（原植物）

【采收加工】8～10月果实成熟时，割取全株，晒干，打下果实，除去杂质。

【药材性状】呈扁球状五角星形，直径 1～3 mm。外被宿存花被，表面灰绿色或淡棕色，周围具三角形膜质小翅 5 枚，背面中心有微突起的点状果梗痕及放射状脉纹 5～10 条，剥离花被，可见膜质果皮，半透明。种子扁卵形，长约 1 mm，黑色。气微，味微苦。

【现代研究】主含皂苷类，如齐墩果酸、地肤子皂苷 Ic、地肤子皂苷 B$_2$ 等；尚含甾类、三萜类成分等。具有抑菌、利尿、抗过敏、降糖、调节肠胃功能等作用。

【炮制与成品质量】地肤子：取原药材，筛去灰屑。形如药材（图5-33）。以果实充实饱满、色灰绿、无杂质者为佳。

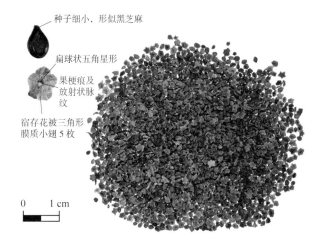

种子细小，形似黑芝麻

扁球状五角星形

果梗痕及放射状脉纹

宿存花被三角形膜质小翅 5 枚

图 5-33 地肤子（饮片）

【性味归经】味辛、苦，性寒。归肾、膀胱经。

【功能主治】清热利湿，祛风止痒。用于小便涩痛、阴痒带下、风疹、湿疹、疥癣、皮肤瘙痒等。

【用法用量】入汤剂 9～15 g，亦可入丸、散。外用适量，煎汤熏洗。

【毒副作用与使用注意】①偶见皮肤瘙痒、起风团，伴口腔起疱、面红耳赤等过敏反应。②内无湿热、小便过多者忌用。孕妇慎用。③用量不宜超过 15 g。④本品恶桑螵蛸。

【常见易混品】灰菜子，为藜科植物藜 *Chenopodium album* 的干燥成熟果实。胞果呈钝三角球形，稍压扁，直径约 1 mm；草绿色至暗绿色，花被紧抱果实，周围无膜质小翅，基部有短果柄，隆线 5 条（图5-34）。

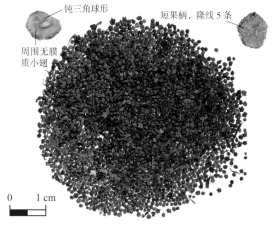

钝三角球形

短果柄，隆线 5 条

周围无膜质小翅

图 5-34 地肤子易混品（灰菜子）

237

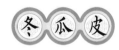

载《开宝本草》。为葫芦科植物冬瓜 *Benincasa hispida*(Thunb.)Cogn. 的干燥外层果皮。全省及全国各地均有栽培（图5-35）。

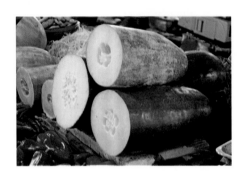

图5-35 冬瓜（原植物）

【采收加工】食用冬瓜时，收集削下的外果皮，晒干。

【药材性状】为不规则的碎片，常向内卷曲，大小不一。表面灰绿色或黄白色，有的被白霜，有的较光滑不被白霜。内表面较粗糙，有的可见筋脉状维管束。体轻，质脆。气微，味淡。

【现代研究】主含挥发性成分、三萜类化合物、胆甾醇衍生物、多种维生素、糖、胡萝卜素、葡萄糖、果糖、蔗糖、有机酸、淀粉及多种无机元素。具有利尿等作用。

【炮制与成品质量】取原药材，除去杂质，洗净，切块或宽丝，筛去灰屑，干燥。形如药材（图5-36）。以皮薄、条长、色淡绿、有粉霜、干燥、洁净者为佳。

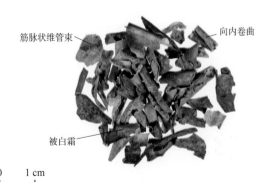

筋脉状维管束　　　　　向内卷曲

被白霜

0　1 cm

图5-36 冬瓜皮（饮片）

238

【性味归经】味甘，性凉。归脾、小肠经。

【功能主治】利尿消肿。用于水肿胀满、小便不利、暑热口渴、小便短赤等。对一般体弱或脚气引起的轻症水肿、小便不利尤宜。

【用法用量】入汤剂 9～30 g。外用适量，煎水洗。

【毒副作用与使用注意】①脾胃虚寒者慎用。孕妇慎用。②现有以西瓜皮伪充者，应予注意。

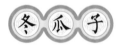

载《新修本草》。为葫芦科植物冬瓜 *Benincasa hispida*（Thunb.）Cogn 的干燥成熟种子。全省及全国大部分地区均产（图5-35）。

【采收加工】食用冬瓜时，收集种子，洗净，选成熟者，晒干。

【药材性状】呈扁平的长卵圆形或长椭圆形，长约 1 cm，宽约 6 mm。外皮黄白色，有时有裂纹，一端钝圆，另一端尖，尖端有 2 个小突起，其一较小者为种脐；另一突起较大，上有一明显的珠孔。边缘光滑（单边冬瓜子）或两面边缘均有一环形的边（双边冬瓜子）。剥去种皮后，可见乳白色的种仁，有油性。气微，味微甜。

【现代研究】含皂苷、脂肪、尿素、瓜氨酸等成分。具有免疫促进、祛痰、利尿、护肝等作用。

【炮制与成品质量】冬瓜子：取原药材，拣净杂质，用时捣碎。形如药材。以白色、粒饱满、无杂质者为佳。

炒冬瓜子：用文火微炒至呈黄白色。形如冬瓜子，微鼓起，表面有焦斑，揉碎有香气（图5-37）。

【性味归经】味甘，性凉。归肺、脾、大肠经。

【功能主治】清肺化痰，消痈排脓，利湿。用于痰热咳嗽、肺痈、肠痈、白浊、带下、脚气、水肿、淋证。

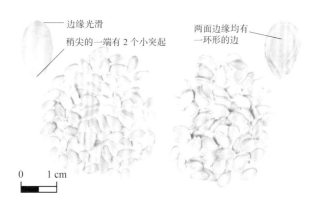

边缘光滑

稍尖的一端有 2 个小突起

两面边缘均有一环形的边

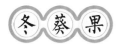

0　　1 cm

图 5-37　炒冬瓜子（左：单边冬瓜子，右：双边冬瓜子）

【用法用量】入汤剂 10 ~ 15 g，或研末服。外用适量，研膏涂敷。

【毒副作用与使用注意】①脾胃虚寒者慎用。孕妇不宜用。②外用应研粉调敷。③本品性凉，不宜久服。

冬葵果

载《神农本草经》。为锦葵科植物冬葵 *Malva verticillata* L. 的干燥成熟果实。《全国中药炮制规范》（1988 年版）以"冬葵子"为名收载，入药部位为种子，《中华人民共和国药典》（1990 年版）一部根据入药部位以"冬葵果"为名正式收载。全省及全国各地有栽培（图 5-38）。

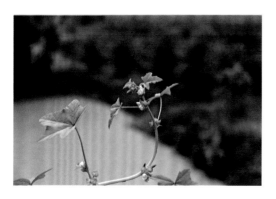

图 5-38　冬葵（原植物）

【采收加工】夏、秋两季果实成熟时采收，除去杂质，阴干。

【药材性状】呈扁球状盘形，直径 4 ~ 7 mm。外被膜质宿萼，宿萼钟状，黄绿色或黄棕色，有的

微带紫色，先端 5 齿裂，裂片内卷，其外有条状披针形的小苞片 3 片。果梗细短。果实由分果瓣 10 ~ 12 枚组成，在圆锥形中轴周围排成 1 轮，分果类扁圆形，直径 1.4 ~ 2.5 mm。表面黄白色或黄棕色，具隆起的环向细脉纹。种子肾形，棕黄色或黑褐色。气微，味涩。

【现代研究】主含脂肪油、蛋白质及多糖类成分。具有利尿、缓泻及促乳汁分泌等作用。

【炮制与成品质量】冬葵果：取原药材，除去杂质，洗净，干燥。或揉散后除去中轴。饮片多为分果，形如药材（图 5-39）。以颗粒饱满、坚老者为佳。

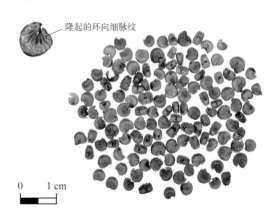

隆起的环向细脉纹

0　　1 cm

图 5-39　冬葵果（饮片）

炒冬葵果：取净药材，炒至微有香气。形如冬葵果，颜色加深，微有香气。

盐冬葵果：取净药材，加食盐水闷透，蒸半小时。每冬葵果 100 kg，用食盐 1.2 kg。形如冬葵果，微有咸味。

【性味归经】味甘、涩，性凉。归大肠、小肠、膀胱经。

【功能主治】清热利尿，消肿。用于尿闭、水肿、口渴以及尿路感染等。

【用法用量】入汤剂 3 ~ 9 g，亦可入散剂。

【毒副作用与使用注意】①超量可致中毒，出现视物模糊、复视、精神异常兴奋、烦躁不安及幻觉、谵语等精神失常表现。②气虚下陷、脾虚肠滑者禁用。③孕妇忌用。儿童不宜用。

【常见易混品】望江南子，《浙江省中药饮片炮制规范》（2015年版）有收载。为豆科植物望江南 *Cassia occidentalis* L. 的种子。种子卵形而扁，一端稍尖，直径 3～4 mm，扁平，顶端具斜生黑色条状的种脐，两面四周暗绿色，中央有褐色椭圆形斑点，刚成熟时四周有白色细网纹，储藏后渐脱落而平滑。质地坚硬。味香，富黏液（图5-40）。

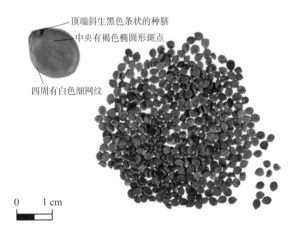

图5-40　冬葵果易混品（望江南子）

载《神农本草经》。为红豆杉科植物榧 *Torreya grandis* Fort. 的干燥成熟种子。全省以张家界、古丈、桃江、东安、平江、安化、衡山、新化、宁乡和新宁等地多产（图5-41）。国内江苏、浙江、福建、安徽、河南、贵州、湖北、江西等省区有分布。

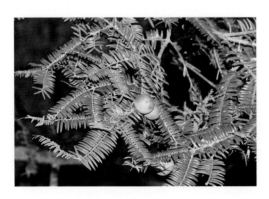

图5-41　榧（原植物）

【采收加工】10～11月间种子成熟时采收，除去肉质假种皮，取出种子，晒干。

【药材性状】呈卵圆形或长卵圆形，长 2～3.5 cm，直径 1.3～2 cm。表面灰黄色或淡黄棕色，有纵皱纹，一端钝圆，可见椭圆形的种脐，另端稍尖。种皮质硬，厚约 1 mm。种仁表面皱缩，外胚乳灰褐色，膜质；内胚乳黄白色，肥大，富油性。气微，味微甜而涩（图5-42）。

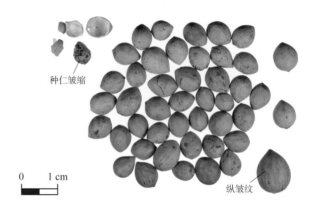

图5-42　榧子（药材）

【现代研究】主含脂肪油，并含麦朊、甾醇、草酸、葡萄糖、多糖、挥发油、鞣质等成分。具有驱虫、调脂等作用。

【炮制与成品质量】榧子：取原药材，去壳取仁。种仁表面皱缩，外胚乳灰褐色，膜质；内胚乳黄白色，肥大，富油性。以身干、个大、饱满、壳薄、不破碎、不泛油、种仁黄白色、松脆者为佳。

炒榧子仁：①取净榧子仁置锅内，用文火加热，炒至深黄色，有香气逸出时，取出放凉。②砂烫榧子仁，先将砂子置锅内炒热，再加入净榧子仁，炒至表面深黄色，略见焦斑，取出，筛去砂子。形如榧子仁，表面深黄色，微带焦斑，内部黄色，有香气。

【性味归经】味甘，性平。归肺、胃、大肠经。

【功能主治】杀虫消积，润肺止咳，润燥通便。用于钩虫、蛔虫、绦虫等多种肠道寄生虫所致的虫积腹痛、小儿疳积及肠燥便秘、肺燥咳嗽、痔疮等。

【用法用量】入汤剂 9～15 g。①驱绦虫、姜片虫可用 30～60 g，炒熟去壳取种仁嚼食可减量。亦可去壳生用，打碎入煎。②治钩虫病 1 日 30～40 g，炒熟去壳，早晨空腹 1 次嚼食，连服至大便虫卵消失为止。

【毒副作用与使用注意】①中毒反应可见头晕、恶心、呕吐、口干、疲乏、全身无力、烦躁不安、便秘、食欲减退；偶见心肌供血不足、气促、呼吸困难、腰腹疼痛、口唇发绀、四肢毛细血管扩张、皮肤呈现紫斑。②脾虚泄泻及肠滑大便稀溏者慎用。肺热咳嗽者不宜用。孕妇忌用。③入汤剂宜生用。

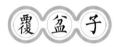

载《神农本草经集注》。为蔷薇科植物华东覆盆子 Rubus chingii Hu 的干燥果实。省内主产于安化、桃江、永顺、石门、江永、江华、新田等地。国内浙江、福建、湖北等地亦产。

【采收加工】7～8 月间果实饱满呈绿色但未完全成熟时采收，将摘下的果实拣净梗、叶，置沸水中烫 1～2 分钟或略蒸，取出，置烈日下晒干。

【药材性状】为聚合果，由多数小核果聚合而成，呈圆锥形或扁圆锥形，高 0.6～1.3 cm，直径 0.5～1.2 cm。表面黄绿色或淡棕色，顶端钝圆，基部中心凹入。宿萼棕褐色，下有果梗痕。小果易剥落，每个小果呈半月形，背面密被灰白色茸毛，两侧有明显的网纹，腹部有突起的棱线。体轻，质硬。气微，味微酸涩。

【现代研究】主含有机酸、糖类及少量维生素 C；尚含没食子酸、β-谷甾醇、覆盆子酸。具有抑菌及雌激素样作用。

【炮制与成品质量】覆盆子：取原药材，除去杂质，筛去灰屑。形如药材（图 5-43）。以粒大、饱满、完整、结实、色灰绿、无叶梗、具酸味者为佳。

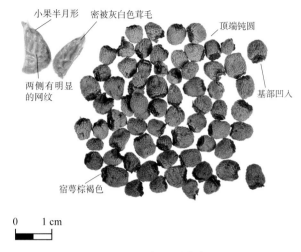

图 5-43 覆盆子（饮片）

盐覆盆子：取净覆盆子，加盐水拌匀，闷润至盐水被吸尽后，置蒸器内蒸透，取出干燥。每覆盆子 100 kg，用食盐 2 kg。盐制后颜色加深，微咸。

【性味归经】味甘、酸，性温。归肝、肾、膀胱经。

【功能主治】益肾固精缩尿，养肝明目。用于遗精滑精、遗尿尿频、阳痿早泄、宫冷不孕，以及肝肾精血亏虚而致目失营养、视物昏花者。

【用法用量】入汤剂 6～12 g，或入丸、散，亦可浸酒或熬膏。

【毒副作用与使用注意】①肾虚有火、小便短涩者不宜用。②不宜与四氯化碳同用。

【常见易混品】①山莓，为同科植物山莓 R.corchorifolius Linnaeus f. 的干燥近成熟果实。《湖南省中药材标准》（2009 年版）以覆盆子之名收载，《湖南省中药饮片炮制规范》（2010 年版）与华东覆盆子共同收载于覆盆子项下。呈长圆锥形或半球形，高 5～10 mm，直径 3～7 mm。表面黄绿色或淡棕色，密被灰白色茸毛。顶端钝圆，基部扁平或微凹入。宿萼黄绿色或棕褐色，5 裂，裂片先端反卷，基部着生极多花丝。果柄细长或留有残痕。气微，味酸微涩（图 5-44、图 5-45）。

②蓬蘽，为蔷薇科植物蓬蘽 Rubus hirsutus

Thunb. 的干燥果实。为多数小核果聚合而成的聚合果，呈卵形或长卵形，有的稍扁。高 1~2 cm，直径 0.5~1.1 cm。表面黄绿色或淡红棕色，无毛。顶端钝圆，基部有果柄，成熟度较高的常见果肉跟宿萼之间留有一截果柄。宿萼棕褐色，萼片卵状披针形或三角状披针形，常反卷。小果易剥落，每个小果呈半月形，两侧有明显的网纹，腹部有突起的棱线。体轻，质稍硬，饱满粒折断常见中空。气微，味微酸涩（图 5-44、图 5-45）。

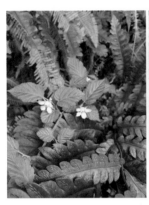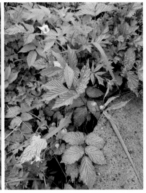

图 5-44 左：山莓（原植物），右：蓬蘽（原植物）

萼片卵状披针形或
三角状披针形，反卷

基部着生极多花丝

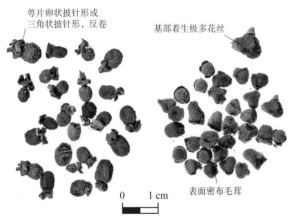

表面密布毛茸

0   1 cm

图 5-45 覆盆子易混品（左：蓬蘽，右：山莓）

 黑 豆

载《图经本草》。为豆科植物大豆 *Glycine-max*(L.)Merr. 的干燥成熟种子。全省及全国多地有种植（图 5-27）。

【采收加工】8 ~ 10 月果实成熟后采收，晒干，打下种子，除去杂质。

【药材性状】呈椭圆形或类球形，稍扁，长 6 ~ 12 mm，直径 5 ~ 9 mm。表面黑色或灰黑色，光滑或略有皱纹，具光泽，一侧边缘具淡黄白色长椭圆形种脐。质较坚硬。种皮薄，内表面呈灰黄色，除去种皮，可见子叶 2，黄绿色，肥厚。气微，味淡，嚼之有豆腥味。

【现代研究】主含黄酮类、皂苷类，以及蛋白质、脂肪、多种维生素等成分。具有雌激素样作用。

【炮制与成品质量】取原药材，除去杂质。形如药材（图 5-46）。以粒饱满、色黑光亮者为佳。

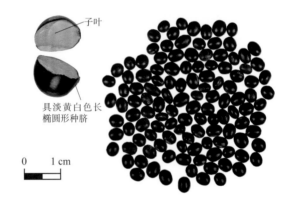

子叶

具淡黄白色长
椭圆形种脐

0   1 cm

图 5-46 黑豆（饮片）

【性味归经】味甘，性平。归脾、肾经。

【功能主治】益精明目，养血祛风，利水，解毒。用于阴虚烦渴、头晕目昏、体虚多汗、肾虚腰痛、水肿尿少、痹痛拘挛、手足麻木、药食中毒。

【用法用量】入汤剂 9 ~ 30 g，或入丸、散。外用适量，研粉撒，或煮汁涂。

【毒副作用与使用注意】①脾虚腹胀、肠滑泄泻者慎用。②小儿不宜多食。

【附注】稆豆衣：为豆科植物大豆 *Glycine max*（L.）Merr. 的黑色种皮。为不规则形的小片，有的呈卷曲状，大者宽约 0.7 cm。表面棕黑色或黑色，常附有一层灰白色的物质，有的具光泽，可见淡黄色长椭圆形种脐，内表面淡棕褐色至棕褐色，光滑。质薄而脆。具豆腥气，味淡（图 5-47）。

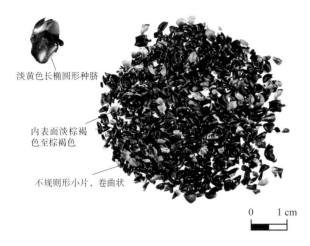

淡黄色长椭圆形种脐

内表面淡棕褐色至棕褐色

不规则形小片，卷曲状

0   1 cm

图 5-47 穞豆衣（饮片）

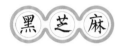

载《神农本草经》。为脂麻科植物脂麻
Sesamum indicum L. 的干燥成熟种子。湖南各地
均产（图 5-48），国内主产于山东、河南、湖北、
四川等地。

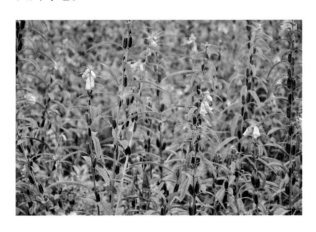

图 5-48 黑芝麻（原植物）

【采收加工】8～10 月果实成熟后采收，晒干，
打下种子，除去杂质。

【药材性状】呈扁卵圆形，一端钝圆，一端尖，
长约 3 mm，宽约 2 mm。表面黑色，平滑或有
网状皱纹，放大镜下可见细小疣状突起，尖端有
棕色圆点状种脐。种皮薄，纸质，内有薄膜状胚
乳。子叶 2 枚，白色，富油性。气微，味甘，有
油香气。

【现代研究】主含脂肪油（油中含油酸、亚油酸
等）、植物蛋白、氨基酸、木脂素、植物甾醇、
糖类、磷脂及 10 余种矿物质、多种维生素等成
分。具有抗动脉粥样硬化、抗肝损伤、抗炎等
作用。

【炮制与成品质量】黑芝麻：取原药材，除去杂
质，洗净，晒干。形同原药材（图 5-49）。以粒
饱满、色黑者为佳。

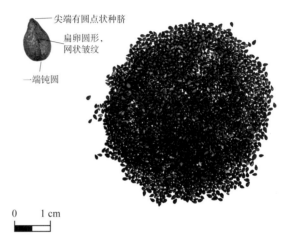

尖端有圆点状种脐

扁卵圆形，网状皱纹

一端钝圆

0   1 cm

图 5-49 黑芝麻（饮片）

炒黑芝麻：取净黑芝麻，炒至有爆声。形如
黑芝麻，微鼓起，表面黑色，有焦香气。

【性味归经】味甘，性平。归肝、肾、大肠经。

【功能主治】补肝肾，益精血，润肠燥。用于精
血亏虚、头晕眼花、耳鸣耳聋、须发早白、病后
脱发、肠燥便秘。炒后能补益肝肾，填精补血，
润肠通便。

【用法用量】入汤剂 9～15 g，大剂量可用至
30 g。亦可入丸散。内服宜炒熟用。外用适量，
煎水洗浴或捣敷。

【毒副作用与使用注意】①临床报道，有人食用
后引起食入性哮喘，主要表现为哮喘、皮肤瘙
痒、荨麻疹、血管性水肿、咳嗽、汗出、恶心呕
吐、腹痛，少数伴有打喷嚏、流清涕、咽痒和便
意感，双肺听诊有哮鸣音。②脾虚便溏者不
宜服。

载《神农本草经》。为芸香科植物青椒 *Zanthoxylum schinifolium* Sieb et Zucc. 或花椒 *Zanthoxylum bungeanum* Maxim 的干燥成熟果皮。花椒主产省内石门、张家界、新宁、通道，其他县市偶有栽培（图 5-50）。国内华中、华南、西南及辽宁、河北、陕西、甘肃、山东、江苏、安徽、浙江等地区亦有栽培。青椒全省均产。全国各地有分布。

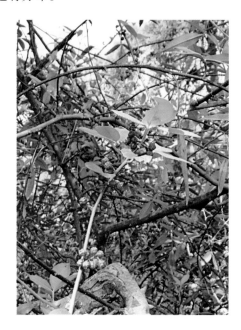

图 5-50　花椒（原植物）

【采收加工】培育 2~3 年，9~10 月果实成熟时，选晴天剪下果穗，摊开晾晒，待果实开裂，果皮与种子分开后，晒干。

【药材性状】青椒（香板子）：多为 2~3 个上部离生的小蓇葖果，集生于小果梗上，蓇葖果球形，沿腹缝线开裂，直径 3~4 mm。表面灰绿色或暗绿色，散有多数油点及细密的网状隆起皱纹；内表面灰白色，光滑。内果皮常由基部与外果皮分离。残存种子呈卵形，长 3~4 mm，直径 2~3 mm，表面黑色，有光泽。气香，味微甜而辣。

花椒（红椒）：蓇葖果多单生，直径 4~5 mm。表面紫红色或棕红色，散有多数疣状突起的油点，直径 0.5~1 mm，对光观察半透明；内表面淡黄色。香气浓，味麻辣而持久（图 5-51）。

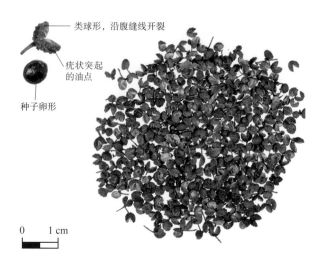

类球形，沿腹缝线开裂

疣状突起的油点

种子卵形

图 5-51　花椒（药材）

【现代研究】主含挥发油，油中含爱草脑、柠檬烯、桉叶素、月桂烯、香桧烯、芳樟醇等。具有调节胃肠运动、抗溃疡、抗炎、镇痛、抗菌等作用。

【炮制与成品质量】花椒：取原药材，除尽椒目、果柄等杂质。形如药材。青椒以色青绿、皮厚、香气浓、无细梗及椒目者为佳；花椒（红椒）以色红、无梗皮、细颗粒均匀整齐、无椒目者为佳。

炒花椒：取净花椒，置炒制容器内，用文火炒至有香气即可。形如花椒，表面焦黄色或棕褐色，内表面深黄色，香气浓郁（图 5-52）。

【性味归经】味辛，性温。归脾、胃、肾经。

【功能主治】散寒除湿，发汗，温中止痛，杀虫止痒。用于风寒咳嗽、留饮宿食、脘腹冷痛、呕吐、泄泻、虫积腹痛、牙痛、蛔虫症；外治湿疹瘙痒、阴痒、漆疮等。

【用法用量】入汤剂 3~6 g，亦可入丸、散。外用适量，鲜品捣敷或煎汤熏洗。

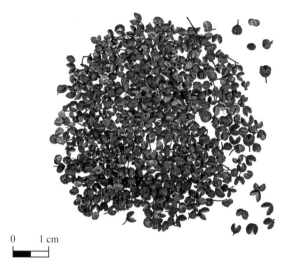

0   1 cm

图 5-52　炒花椒

【毒副作用与使用注意】①偶见过敏反应和中毒反应，如荨麻疹、舌尖及四肢发麻、腹泻、过敏性休克，或头晕、恶心、呕吐、抽搐、谵妄、昏迷、呼吸困难等。②阴虚火旺者忌用。对本品过敏者慎用。孕妇、儿童慎用。

【常见易混品】野花椒，为芸香科植物野花椒 *Zanthoxylum simulans* Hance 的干燥成熟果皮。为球形蓇葖果，直径 4～5 mm，自顶端沿腹、背缝线开裂，呈基部相连的两瓣状；基部具明显的子房柄，长 1～2 mm，着生在果柄上，有的果柄已脱落。外果皮表面黄棕色或浅红棕色，有突起或凹陷的点状油腺及皱缩网纹；内果皮光滑，淡黄色，薄革质，常与外果皮分离或卷起。气香，味微辣而稍苦（图 5-53）。

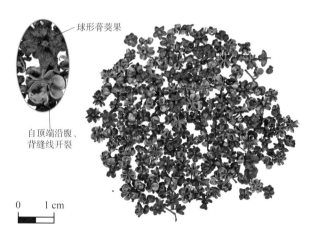

球形蓇葖果

自顶端沿腹、背缝线开裂

0   1 cm

图 5-53　花椒易混品（野花椒）

化 橘 红

载《识药辨微》。为芸香科植物化州柚 *Citrus grandis* Tomentosa 或柚 *Citrus grandis*（L.）Osbeck 的未成熟或近成熟的干燥外层果皮。前者习称"毛橘红"，后者习称"光七爪""光五爪"。省内地产以柚为多，尤以湘南江永栽培较多（图 5-54）。国内湖北、浙江、江西、福建、台湾、广东、广西、四川、贵州、云南等地亦普遍栽培。化州柚主产广东化州市。

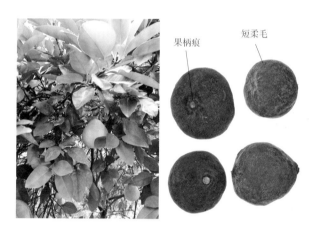

果柄痕　　　短柔毛

图 5-54　左：柚（原植物），右：化橘红（药材）

【采收加工】9～10 月果实未成熟时采收，置沸水中略烫后，将果皮割成 5 或 7 瓣，除去果瓤和部分中果皮，压制成形，晒干或阴干。柚的外皮无毛，称光橘红。化州柚的外果皮有毛，称毛橘红。

【药材性状】毛橘红（化州柚）：外层果皮分割成五、六或七角星状，习称"五爪""六爪"或"七爪"，对折，或仅尖角处折起呈梅花形，展平后直径 14～28 cm，厚 2～5 mm；也有尖椭圆形的单片，习称"尖化红"，长约 10 cm，宽约 3.5 cm。表面浅绿色、黄绿色或棕黄色，粗糙，密布圆形凹点（油室），有短柔毛；内表面黄白色，有线状或点状筋脉。质脆，断面外侧有凹下的油室 1 列，气芳香，味苦、微辛。

光橘红（柚）：果皮表面黄绿色或黄棕色，无毛。

【现代研究】主含柚皮苷、枳属苷、野漆树苷等黄酮类及柠檬醛、牻牛儿醇、芳樟醇等挥发油成分。具有祛痰、镇静、抗微生物等作用。

【炮制与成品质量】取原药材，除去杂质，洗净，闷润，切丝或块，晒干。成品为不规则的丝状片或块状片，厚0.2～0.4 cm，表面黄绿色或黄棕色，具皱纹及小凹点；内表面黄白色至淡黄棕色，有脉络纹。质脆，易折断，内侧稍有弹性。气香，味苦微辛（图5-55）。以色绿、茸毛多、香气浓者为佳。

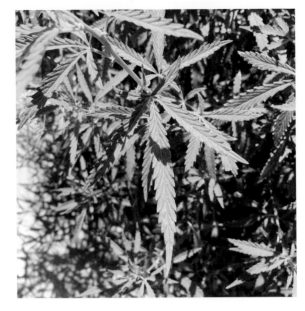

图5-56 大麻（原植物）

【采收加工】秋季果实成熟时采收，除去杂质，晒干。

【药材性状】呈卵圆形，长4～5.5 mm，直径2.5～4 mm。表面灰绿色或灰黄色，有微细的白色或棕色网纹，两边有棱，顶端略尖，基部有1圆形果梗痕。果皮薄而脆，易破碎。种皮绿色，子叶2，乳白色，富油性。气微，味淡（图5-57）。

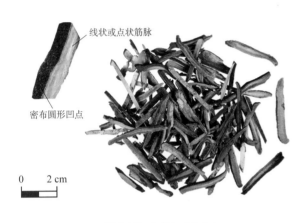

线状或点状筋脉
密布圆形凹点

0   2 cm

图5-55 化橘红（饮片）

【性味归经】味辛、苦，性温。归肺、脾经。

【功能主治】理气宽中，燥湿化痰。用于咳嗽痰多、食积伤酒、呕恶痞闷。

【用法用量】入汤剂3～6 g，或入丸、散用。

【毒副作用与使用注意】①气虚、阴虚及燥咳痰少者禁用。孕妇、儿童慎用。②有的著作中，将本品列入化痰止咳平喘药。

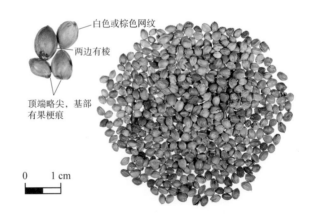

白色或棕色网纹
两边有棱
顶端略尖，基部有果梗痕

0   1 cm

图5-57 火麻仁（药材）

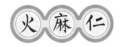
火麻仁

载《神农本草经》。为桑科植物大麻 Cannabis sativa L. 的干燥成熟果实。省内主产于桑植、慈利、石门等地（图5-56）。国内分布于东北、华北、华东、中南等地。

【现代研究】主含胡芦巴碱、L-右旋异亮氨酸三甲铵乙内酯，另含脂肪油、亚油酸、亚麻酸、油酸。具有刺激肠黏膜，使分泌增加，蠕动加快以及降低血清胆固醇等作用。

【炮制与成品质量】火麻仁：取原药材，除去杂质及果皮。形如药材。以粒大、种仁饱满者为佳。

炒火麻仁：取净火麻仁，炒至微黄色，有香气，用时捣碎。形如火麻仁，表面淡黄色，有的有焦斑，研碎有焦香气。

【性味归经】味甘，性平。归脾、胃、大肠经。

【功能主治】润肠通便。用于血虚津亏、肠燥便秘。

【用法用量】入汤剂 10～15 g；或入丸、散。外用适量，捣敷或煎水洗。

【毒副作用与使用注意】①本品含毒蕈碱和胆碱等，过量可致中毒，主要表现为神经系统症状，一般分为三型：轻型，可见头晕、口干、乏力；普通型，多见头晕、口干、步履蹒跚呈酒醉状态、唇舌及手足发麻、抽搐、心悸、颜面潮红、结膜充血、瞳孔散大、心率加快，或血压暂时升高；神经精神型，除有普通型症状外，还可见多语、烦躁、喜怒哭笑无常，甚至嗜睡、昏迷、深浅反射减弱。②脾胃虚寒、大便稀溏、阳痿、遗精、带下者慎用。孕妇忌用。儿童不宜用。③不宜超量使用。④本品畏牡蛎、白薇，恶茯苓，不宜同用。

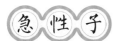

载《救荒本草》。为凤仙花科植物凤仙花 *Impatiens balsamina* L. 的干燥成熟种子。全省及全国各地均有栽培（图 5-58）。

【采收加工】8～9 月当蒴果由绿转黄时，及时分批采收，将蒴果脱粒，晒干，除去果皮和杂质。

【药材性状】呈椭圆形、扁圆形或卵圆形，长 2～3 mm，宽 1.5～2.5 mm。表面棕褐色或灰褐色，粗糙，有稀疏的白色或浅黄棕色小点，种脐位于狭端，稍突出。质坚实，种皮薄，子叶灰白色，半透明，油质。气微，味淡、微苦。

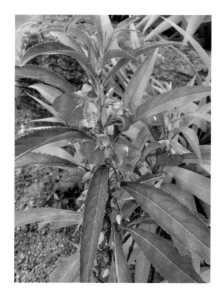

图 5-58　凤仙花（原植物）

【现代研究】主含脂肪油、甾醇类、三萜类成分，另含棕榈酸、硬脂酸、油酸及其酯类、蔗糖、车前糖、蒽醌苷等成分。具有促透皮、抗氧化、抗菌和抗肿瘤等作用。

【炮制与成品质量】取原药材，筛去灰屑杂质。形如药材（图 5-59）。以种子饱满、表面棕褐色、断面灰白色者为佳。

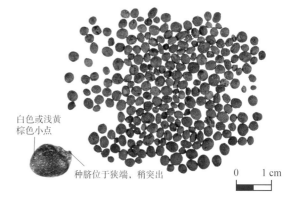

白色或浅黄棕色小点

种脐位于狭端，稍突出

0　　1 cm

图 5-59　急性子（饮片）

【性味归经】味微苦、辛，性温。有小毒。归肺、肝经。

【功能主治】破血通经，软坚消积。用于癥瘕痞块、经闭、难产、噎膈、骨鲠咽喉、龋齿疼痛、痈疽肿痛、跌打损伤、胸痹。

【用法用量】入汤剂 3～5 g，亦可入丸、散。外用适量，研粉喷喉、调敷或熬膏贴。

【毒副作用与使用注意】①少数病例用药后偶见喉干、恶心、食欲缺乏等反应。②血虚及内无瘀积者忌用。孕妇慎用。

载《本草衍义》。为蒺藜科植物蒺藜 *Tribulus terrestris* L. 的干燥成熟果实。省内主产于长沙、湘潭、衡山、邵阳、永州、永顺、凤凰等地。国内分布于河南、河北、山东、安徽、江苏、四川、山西、陕西。

【采收加工】秋季果实成熟时采割植株，晒干，打下果实，除去杂质。

【药材性状】由 5 个分果瓣组成，呈放射状排列，直径 7～12 mm。常裂为单一的分果瓣，分果瓣呈斧状，长 3～6 mm；背部黄绿色，隆起，有纵棱及多数小刺，并有对称的长刺和短刺各 1 对，两侧面粗糙，有网纹，灰白色。质坚硬。气微，味苦、辛（图 5-60）。

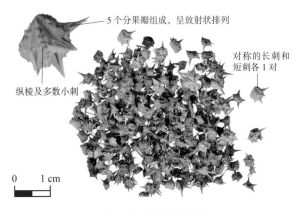

5 个分果瓣组成，呈放射状排列
对称的长刺和短刺各 1 对
纵棱及多数小刺

0   1 cm

图 5-60　蒺藜（药材）

【现代研究】含山柰酚、山柰酚 3- 葡萄糖苷、山柰酚 3- 芸香糖苷、刺蒺藜苷、过氧化物酶、脂肪油及少量挥发油、鞣质、树脂、甾醇、钾盐、微量生物碱等成分。具有降压、利尿、抗菌、抗动脉硬化和抗血小板凝聚等作用。

【炮制与成品质量】蒺藜：取原药材，除去杂质。形如药材。以颗粒均匀、饱满坚实、色灰白者为佳。

炒蒺藜：取净蒺藜，炒至微黄色，碾去刺。形如蒺藜，表面黄白色，有的可见焦斑，刺多折断，微有焦香气（图 5-61）。

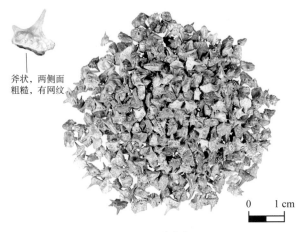

斧状，两侧面粗糙，有网纹

0   1 cm

图 5-61　炒蒺藜

盐蒺藜：取去刺蒺藜，用盐水拌匀，闷透，用小火炒至微黄色，取出晾干。形如炒蒺藜，味微咸。

【性味归经】味辛、苦，性微温。有小毒。归肝经。

【功能主治】平肝解郁，活血祛风，明目，止痒。用于头痛眩晕、胸胁胀痛、乳闭乳痈、目赤翳障、风疹瘙痒。

【用法用量】入汤剂 6～10 g；或入丸、散。外用适量，捣敷或煎水洗。

【毒副作用与使用注意】①本品有小毒，中毒表现为乏力、嗜睡、头昏、恶心、呕吐、心悸、发绀；严重者可见肺水肿、呼吸衰竭等。②阴虚及血虚气弱者禁用。孕妇忌用。儿童慎用。③不可过量使用。

载《名医别录》。为十字花科植物白芥 *Sinapis alba* L. 或芥 *Brassica juncea*（L.）Czern. et Coss. 的干燥成熟种子。前者习称"白芥子"，

后者习称"黄芥子"。湖南及全国各地均产（图5-62）。

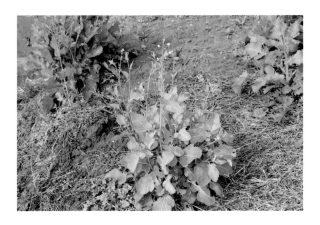

图 5-62 芥（原植物）

【采收加工】夏末秋初果实成熟时采割植株，晒干，打下种子，除去杂质。

【药材性状】白芥子：呈球形，直径 1.5 ~ 2.5 mm。表面灰白色至淡黄色。具细微的网纹，有明显的点状种脐。种皮薄而脆，破开后内有白色折叠的子叶，有油性。气微，味辛辣（图5-63）。

黄芥子：较小，直径 1 ~ 2 mm。表面黄色至棕黄色，少数呈暗红棕色。研碎后加水浸湿，则产生辛烈的特异臭气（图5-63）。

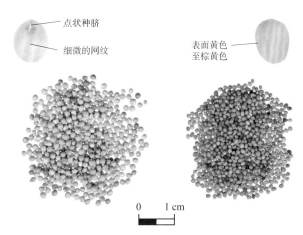

点状种脐

细微的网纹

表面黄色至棕黄色

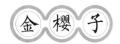

0　　1 cm

图 5-63 芥子药材（左：白芥子，右：黄芥子）

【现代研究】主含黑芥子苷、芥子酶、芥子酸、芥子碱、脂肪油、蛋白质、黏液质等。具有祛痰、镇痛等作用。

【炮制与成品质量】芥子：取原药材，除去杂质。

用时捣碎。形如药材。以子粒饱满、大小均匀、洁净无杂质者为佳。

炒芥子：取净芥子，照清炒法炒至淡黄色至深黄色（炒白芥子）或深黄色至棕褐色（炒黄芥子），有香辣气。用时捣碎。形如芥子，表面淡黄色至深黄色（炒白芥子）或深黄色至棕褐色（炒黄芥子），偶有焦斑。有香辣气。

【性味归经】味辛，性温。归肺经。

【功能主治】温肺豁痰利气，散结通络止痛。用于寒痰喘咳、胸胁胀痛、痰滞经络、关节麻木、疼痛、痰湿流注、阴疽肿毒。

【用法用量】入汤剂 3 ~ 9 g，或入丸、散。外用适量，捣敷或煎水洗。

【毒副作用与使用注意】①对皮肤黏膜有刺激性，可出现皮肤瘙痒、潮红、皮疹或荨麻疹、起水疱，过量易致腹痛、腹泻、恶心、呕吐、全身无力、呼吸急促、头晕、烦躁不安、血压下降等中毒反应。②久咳肺虚、阴虚火旺者忌服。③孕妇忌用。儿童慎用。④本品刺激性较大，不宜超量使用。

金樱子

载《名医别录》。为蔷薇科植物金樱子 *Rosa laevigata* Michx. 的干燥成熟果实。全省均产（图5-64）。国内湖北、江苏、安徽、福建等地均有分布。

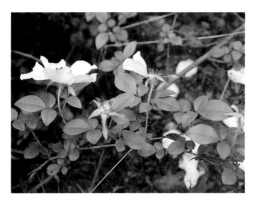

图 5-64 金樱子（原植物）

【采收加工】10～11月果实成熟变红时采摘，晾晒后放入桶内搅拌，擦去毛刺，再晒至全干。

【药材性状】为花托发育而成的假果，呈倒卵形，长2～3.5 cm，直径1～2 cm。表面红黄色或红棕色，有突起的棕色小点，系毛刺脱落后的残基。顶端有盘状花萼残基，中央有黄色柱基，下部渐尖。质硬。切开后，花托壁厚0.1～0.2 cm，内有多数坚硬的小瘦果，内壁及瘦果均有淡黄色茸毛。气微，味甘、微涩（图5-65）。

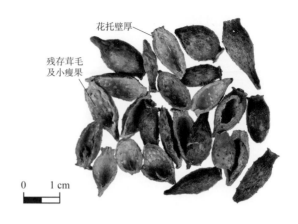

图5-66 金樱子（饮片）

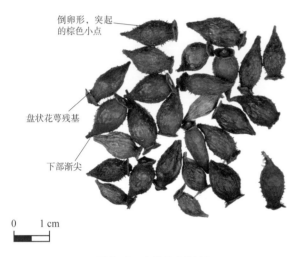

图5-65 金樱子（药材）

【现代研究】主含枸橼酸、苹果酸、鞣质、树脂、维生素C、皂苷、糖类以及少量淀粉。具有抗动脉粥样硬化及抗菌作用。

【炮制与成品质量】金樱子肉：取净金樱子，略浸，润透，纵切两瓣，除去毛、核，干燥。成品呈倒卵形纵剖瓣。表面红黄色或红棕色，有突起的棕色小点。顶端有花萼残基，下部渐尖。花托壁厚1～2 mm，内面淡黄色，残存淡黄色茸毛。气微，味甘、微涩（图5-66）。以个大、色红黄、去净毛刺者为佳。

蜜金樱子肉：取炼蜜，加适量开水稀释，淋入金樱子肉内拌匀，闷透，置炒制容器内，用文火加热，炒至表面红棕色、不黏手时，取出晾凉（习称"蜜金樱子"）。每金樱子100 kg，用炼蜜20 kg。蜜制后表面暗棕色，味甜，有焦香气。

【性味归经】味酸、甘、涩，性平。归肾、膀胱、大肠经。

【功能主治】固精缩尿，固崩止带，涩肠止泻。用于遗精滑精、遗尿尿频、崩漏带下、久泻久痢等。

【用法用量】入汤剂6～12 g，单用可至30 g。

【毒副作用与使用注意】①多服、久服可致便秘、腹痛，或接触性皮炎。②有实火、实邪者不宜用。

【常见易混品】大叶蔷薇、山刺玫，表面光滑，无刺。有用同科属植物果实混充金樱子入药者，应注意鉴别（图5-67）。

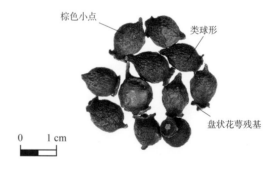

图5-67 金樱子易混品（同科属植物果实）

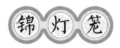

载《神农本草经》。为茄科植物酸浆 *Physalis alkekengi* L.var.*franchetii* (Mast.)Makino 的干燥宿萼或带果实的宿萼。省内主产于怀化、新宁等地

（图 5-68）。国内河南、湖北、四川、贵州、云南等地有分布。

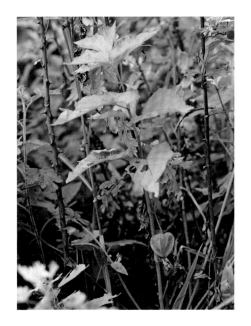

图 5-68　酸浆（原植物）

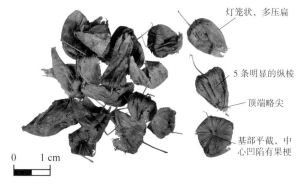

图 5-69　锦灯笼（饮片）

【采收加工】秋季果实成熟、宿萼呈红色或橙红色时采收，干燥。

【药材性状】略呈灯笼状，多压扁，长 3 ~ 4.5 cm，宽 2.5 ~ 4 cm。表面橙红色或橙黄色，有 5 条明显的纵棱，棱间有网状的细脉纹。顶端渐尖，微 5 裂，基部略平截，中心凹陷有果梗。体轻，质柔韧，中空，或内有棕红色或橙红色果实。果实球形，多压扁，直径 1 ~ 1.5 cm，果皮皱缩，内含种子多数。气微，宿萼味苦，果实味甘、微酸。

【现代研究】果实含枸橼酸，种子含酸浆甾醇 A、B，β-谷甾醇、胆甾醇、豆甾醇、胆甾烷醇等成分。具有抗癌、抑菌等作用。

【炮制与成品质量】取原药材，除去杂质。形如药材（图 5-69）。以个大完整、色橙红、洁净无杂质者为佳。

【性味归经】味苦，性寒。归肺经。

【功能主治】清热解毒，利咽化痰，利尿通淋。用于咽痛音哑、痰热咳嗽、小便不利、热淋涩痛，外治天疱疮、湿疹。

【用法用量】入汤剂 5 ~ 9 g。外用适量，捣敷患处。

【毒副作用与使用注意】脾虚泄泻者及孕妇忌用。

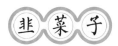

载《名医别录》。为百合科植物韭菜 Allium tuberosum Rottl. ex Spreng. 的干燥成熟种子。本品多在蔬菜地种植，全省及全国多地有栽种（图 5-70）。

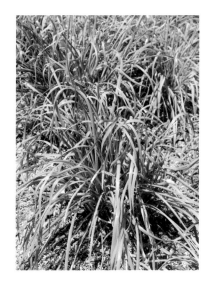

图 5-70　韭菜（原植物）

【采收加工】秋季果实成熟时采收果序，晒干，搓出种子，除去杂质。

【药材性状】呈半圆形或半卵圆形，略扁，长 2 ~ 4 mm，宽 1.5 ~ 3 mm。表面黑色，一面凸起，粗糙，有细密的网状皱纹，另一面微凹，皱纹不甚明显。顶端钝，基部稍尖，有点状突起的种脐。质硬。气特异，味微辛。

【现代研究】主含硫化物、黄酮类、生物碱、蛋白质、维生素等。主要具有性激素样等作用。

【炮制与成品质量】韭菜子：取原药材，筛去杂质。形如药材（图5-71）。以颗粒饱满、色黑、无杂质者为佳。

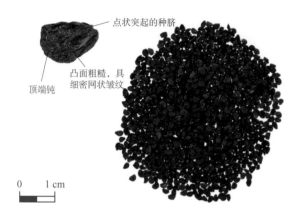

点状突起的种脐

凸面粗糙，具细密网状皱纹

顶端钝

0　1 cm

图5-71　韭菜子（饮片）

盐韭菜子：取净韭菜子，加适量盐水拌匀，闷透，置炒制容器内，以文火加热，炒干，取出，放凉。成品形如韭菜子，微鼓起，色泽加深，有香气，味咸微辛。

【性味归经】味辛、甘，性温。归肝、肾经。

【功能主治】温补肝肾，壮阳固精。用于肾阳不足、精气不固所致的阳痿、遗精、遗尿、尿频、白浊带下、泻痢、腰痛脚弱等症。

【用法用量】入汤剂3~9 g，或入丸、散用。外用适量，炒热熨；或菜油炒，待烟起，筒吸熏虫牙。

【毒副作用与使用注意】①阴虚火旺者忌用。性欲亢进者慎用。孕妇慎用。②最大剂量不宜超过12 g。③韭菜亦入药，为韭的地上部分。功能温中行气，散血解毒。

【常见易混品】葱子，《卫生部药品标准中药材》第一册1992年版有收载。为百合科植物葱 *Allium fistulosum* L.的干燥成熟种子。种子三角状扁卵形，有棱线1~2条，长3~4 mm，宽2~3 mm，表面黑色，多光滑或偶有疏皱纹，凹面平滑。基部有两突起，较短的突起顶端灰棕色或灰白色，

为种脐；较长的突起顶端为珠孔。体轻，质坚硬。气特异，嚼之有葱味（图5-72、图5-73）。

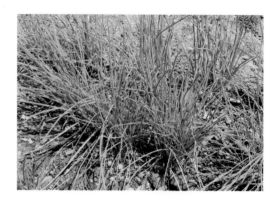

图5-72　葱（原植物）

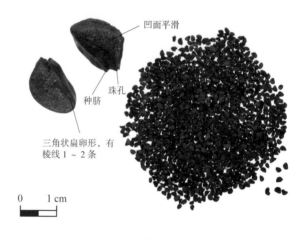

凹面平滑

珠孔

种脐

三角状扁卵形，有棱线1~2条

0　1 cm

图5-73　韭菜子易混品（葱子）

载《日华子本草》。为芸香科植物橘 *Citrus reticulata* Blanco及其栽培变种的干燥成熟种子。省内大部分地区均有栽培，主产于沅江、邵阳、永州、石门、张家界等地（图4-21）。国内分布于江苏、安徽、浙江、江西、台湾、湖北、广东、广西、海南、四川、贵州、云南等地。

【采收加工】果实成熟后收集，洗净，晒干。

【药材性状】略呈卵形，长0.8~1.2 cm，直径0.4~0.6 cm。表面淡黄白色或淡灰白色，光滑，一侧有种脊棱线，一端钝圆，另端渐尖成小柄状。外种皮薄而韧，内种皮菲薄，淡棕色，子叶

2，黄绿色，有油性。气微，味苦。

【现代研究】主含脂肪油、蛋白质，其苦味成分为黄柏内酯和闹米林。具有抗炎、镇痛等作用。

【炮制与成品质量】橘核：取原药材，除去杂质，洗净，干燥。用时捣碎。形如药材。以色白、饱满、子粒均匀者为佳。

盐橘核：取净橘核，照盐水炙法炒干，用时捣碎。形如橘核，有的可见焦斑，味微咸（图5-74）。

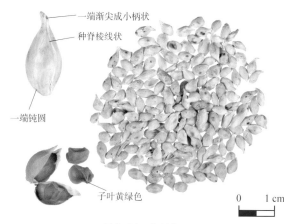

一端渐尖成小柄状
种脊棱线状
一端钝圆
子叶黄绿色

0   1 cm

图 5-74　盐橘核

【性味归经】味苦，性平。归肝、肾经。

【功能主治】理气，散结，止痛。用于小肠疝气、睾丸肿痛、乳痈肿痛。

【用法用量】入汤剂 3～9 g，或入丸、散。

【毒副作用与使用注意】虚证病人忌用。

【常见易混品】①橙核：为芸香科植物甜橙 *Citrus Sinensis*（L）Osbeck 的干燥成熟种子（图5-75）。

②沃柑：为芸香科植物沃柑 *Fertile* Orange 的干燥成熟种子。系杂交柑橘品种（图5-75）。

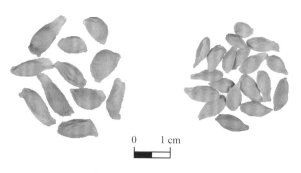

0   1 cm

图 5-75　橘核易混品（左：橙核，右：沃柑）

橘　络

载《本草求原》。为芸香科植物橘 *Citrus reticulata* Blanco 及其栽培变种的干燥果皮内层的筋络。湖南大部分地区均有栽培，主产于沅江、邵阳、永州、石门、张家界等地（图4-21）。国内分布于江苏、安徽、浙江、江西、台湾、湖北、广东、广西、海南、四川、贵州、云南等地。

【采收加工】12月至次年1月间采集，将橘皮剥下，自皮内撕下白色筋络，晒干或微火烘干。

【药材性状】呈长条形而松散的网络状或不整齐的松散状，有的上端与蒂相连，其下则筋络交叉而顺直。蒂呈圆形帽状。多为淡黄白色，陈久则变成棕黄色。每束长 6～10 cm，宽 0.5～1 cm。质轻而软，干后质脆易断。气香，味微苦。

【现代研究】主含挥发油。其中主成分为柠檬烯，还含 β－月桂烯、α－蒎烯、β－蒎烯、α－松油烯、α－侧柏烯等。具有镇咳、祛痰等作用。

【炮制与成品质量】取原药材，拣去杂质，摘除橘蒂，用水喷润后撕开，晒干。形如药材（图5-76）。以整齐、均匀、络长不碎断、色黄者为佳。

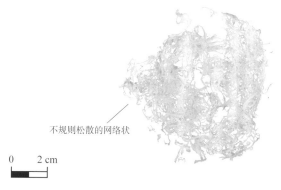

不规则松散的网络状

0   2 cm

图 5-76　橘络（饮片）

【性味归经】味甘、苦，性平。归肝、脾经。

【功能主治】通络，理气，化痰。用于经络气滞、久咳胸痛、痰中带血、伤酒口渴。

【用法用量】入汤剂 3～5 g。

【毒副作用与使用注意】便溏者忌食。

苦楝子

载《本草正》。为楝科植物楝 *Melia azedarach* L. 的干燥成熟果实。本省各地均有分布（图5-77）。国内分布于甘肃、河南、湖北、广西、四川、贵州、云南。

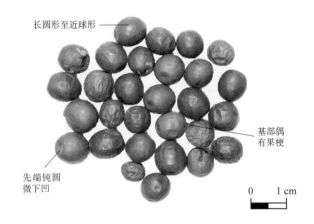

长圆形至近球形

基部偶有果梗

先端钝圆微下凹

0   1 cm

图5-78 苦楝子（饮片）

炒苦楝子：取净苦楝子，切厚片或碾碎，照清炒法炒至表面焦黄色。成品为不规则的碎片、块，表面黄棕色至焦黄色，有的可见焦斑。

【性味归经】味苦，性寒。有小毒。归肝、胃经。

【功能主治】行气止痛，杀虫。用于脘腹胁肋疼痛、疝痛、虫积腹痛、头癣、冻疮。

【用法用量】入汤剂3～10 g。外用适量，研末调涂。行气止痛炒用，杀虫生用。

【毒副作用与使用注意】①脾胃虚寒者禁服。②不宜过量及长期服用。③过量可致恶心、呕吐等副反应，甚至中毒死亡。

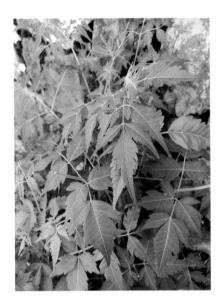

图5-77 楝（原植物）

【采收加工】秋、冬两季果实成熟呈黄色时采收，或收集落下的果实。晒干、阴干或烘干。

【药材性状】呈长圆形至近球形，长1.2～2 cm，直径1.2～1.5 cm。表面棕黄色至灰棕色，微有光泽，干皱，具深棕色小点。先端钝圆，微下凹，偶见花柱残痕，基部凹陷，有果梗痕。果肉较松软，淡黄色，遇水浸润显黏性。果核卵圆形，坚硬，具5～6棱，内分5～6室，每室含黑褐色扁椭圆形种子1粒。气特异，味酸、苦。

【现代研究】含苦楝子酮、苦楝子醇、苦楝子内酯、印楝子素、1-桂皮酰苦楝子醇酮、苦楝子二醇、苦楝新醇等成分。具有抗菌、镇痛、杀虫等作用。

【炮制与成品质量】苦楝子：取原药材，除去果柄杂质，用时捣碎。形如药材（图5-78）。以粒大、饱满、表面金黄色者为佳。

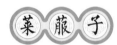

莱菔子

载《日华子本草》。为十字花科植物萝卜 *Raphanus sativus* L. 的干燥成熟种子。全省及全国各地均有栽培（图5-79）。

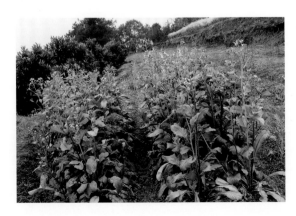

图5-79 萝卜（原植物）

【采收加工】栽种翌年 5~8 月，角果充分成熟时采割植株，晒干，搓出种子，除去杂质，再晒干。

【药材性状】呈类卵圆形或椭圆形，稍扁，长 2.5~4 mm，宽 2~3 mm。表面黄棕色、红棕色或灰棕色。一端有深棕色圆形种脐，一侧有数条纵沟。种皮薄而脆，破开后可见黄白色折叠的子叶 2，有油性。气微，味淡、微苦辛（图 5-80）。

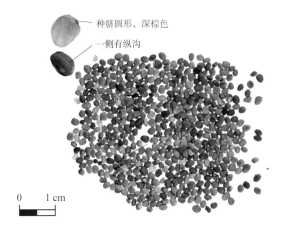

种脐圆形，深棕色
一侧有纵沟

0　　1 cm

图 5-80　莱菔子（药材）

【现代研究】主含莱菔素、芥子碱及脂肪油等成分。具有镇咳、祛痰、调节胃肠运动、降压等作用。

【炮制与成品质量】莱菔子：取原药材，筛去灰屑，除去杂质。用时捣碎。形如药材。以粒大、饱满、色红棕、油性大、无杂质者为佳。

炒莱菔子：取净莱菔子，置炒制容器内，用文火炒至微鼓起。用时捣碎。形如莱菔子，表面微鼓起，色泽加深，质酥脆，气微香（图 5-81）。

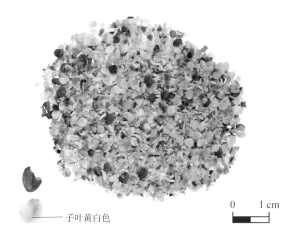

子叶黄白色

0　　1 cm

图 5-81　炒莱菔子

【性味归经】味辛、甘，性平。归肺、脾、胃经。

【功能主治】消食除胀，降气化痰，止咳平喘。用于食积不化、中焦气滞所致的脘腹胀痛、腹痛泄泻、下痢后重及痰壅喘咳等症。

【用法用量】入汤剂 5~12 g，捣碎入煎；亦可入丸、散。生用催吐风痰，炒用消食下气化痰。

【毒副作用与使用注意】①偶见口干、头痛、声嘶、神志恍惚、四肢抽搐，如与熟地黄、何首乌同煎服更易导致此类反应。②不宜与人参同用。③气血虚弱者禁用。④无食积、痰滞者慎用。⑤孕妇忌用。儿童慎用。

莲 子

载《神农本草经》。为睡莲科植物莲 *Nelumbo nucifera* Gaertn. 的干燥成熟种子。湖南省洞庭湖区域及湘潭等地县主产（图 3-22）。国内湖北、江西、江苏、福建等省区产量亦较大，但以湖南所产"湘莲"最为驰名。

【采收加工】8~9 月间果实成熟时采割莲蓬，取出果实，趁新鲜用快刀划开，剥去皮壳，晒干。

【药材性状】呈椭圆形或类球形，长 1.2~1.8 cm，直径 0.8~1.4 cm。表面浅黄棕色至红棕色，有细纵纹和较宽的脉纹。除去种皮者表面黄白色。一端中心呈乳头状突起，深棕色，多有裂口，其周边略下陷。质硬，种皮薄，不易剥离。子叶 2，黄白色，肥厚，中有空隙，具绿色莲子心。气微，味甘、微涩；莲子心味苦。

【现代研究】主含糖类、蛋白质、脂肪、钙、磷、铁、和乌胺、荷叶碱、原荷叶碱、氧黄心树宁碱和 N- 去甲亚美罂粟碱。具有健胃、抗炎、增强免疫力作用。

【炮制与成品质量】莲子：取原药材，略浸，润透，切开，去心，干燥。略呈类半球形。表面红棕色或黄白色（除去种皮者）。一端中心呈乳头状突起，棕褐色，多有裂口，其周边略下陷。质硬，种皮薄，不易剥离。子叶黄白色，肥厚，中有空隙。气微，味微甘、微涩（图5-82）。以个大、饱满、整齐者为佳。

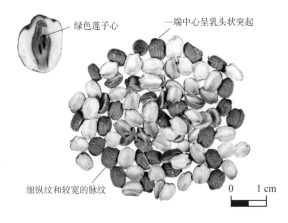

绿色莲子心

一端中心呈乳头状突起

细纵纹和较宽的脉纹

0   1 cm

图 5-82　莲子（饮片）

炒莲子：取净莲子，置炒制容器内，用文火加热，炒至表面颜色加深，内表面微黄色，有香气逸出时，取出晾凉。形如莲子，炒后表面颜色加深，有的有焦斑，内表面微黄色。

麸炒莲子：取麸皮，撒入锅内，用中火加热，待冒烟时，加入净莲子，拌炒至肉仁微黄时，取出，筛去麸皮，放凉。每莲子 100 kg，用麸皮 10 kg。形如莲子，显微黄色，气微香。

【性味归经】味甘、涩，性平。归脾、肾、心经。

【功能主治】补脾止泻，益肾涩精，止带，养心安神。用于脾气虚弱之面色萎黄、纳少腹胀、呕逆、久泻久痢，肾气不足、精关不固之遗精、白浊；脾肾亏虚之带下，以及心肾不交之虚烦、心悸、失眠等。

【用法用量】入汤剂 6～15 g。

【毒副作用与使用注意】①大剂量可致腹胀、呕吐、消化不良等反应。②腹满痞胀及大便燥结者忌用。

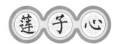
莲　子　心

本品为睡莲科植物莲 *Nelumbo nucifera* Gaertn. 的成熟种子中的干燥幼叶及胚根。湖南

省洞庭湖区域及湘潭等地县主产（图 3-22）。国内湖北、福建、江西、江苏等地产量亦较大。

【采收加工】秋季果实成熟时采割莲房，取出果实，剥取莲心或机械取心，晒干。

【药材性状】略呈细棒状，长 1～1.4 cm，直径约 0.2 cm。幼叶绿色，一长一短，卷成箭形，先端向下反折，两幼叶间可见细小胚芽。胚根圆柱形，长约 3 mm，黄白色。质脆，易折断，断面有数个小孔。气微，味苦。

【现代研究】主含生物碱、黄酮类、β－谷甾醇、β－谷甾醇脂肪酸酯、棕榈酸。具有降压、抗心律失常等作用。

【炮制与成品质量】取原药材，除去杂质。形如药材（图 5-83）。以完整、色青绿、个大者为佳。

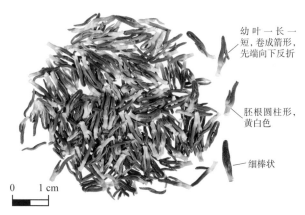

幼叶一长一短，卷成箭形，先端向下反折

胚根圆柱形，黄白色

细棒状

0   1 cm

图 5-83　莲子心（饮片）

【性味归经】味苦，性寒。归心、肾经。

【功能主治】清心除烦，交通心肾，涩精止血。用于热入心包之神昏谵语、心肾不交之失眠、遗精及血热吐血等。

【用法用量】入汤剂 2～5 g，亦可入丸、散。

【毒副作用与使用注意】①用量过大，可引起呕吐。②脾胃虚寒者忌用。

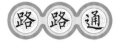
路　路　通

载《本草纲目拾遗》。为金缕梅科植物枫香树 *Liquidambar formosana* Hance 的干燥成熟果

序。全省各地均有分布（图5-84）。华中、华东、华南、西南亦产。

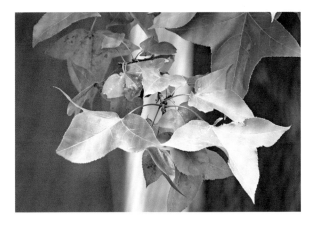

图5-84　枫香树（原植物）

【采收加工】冬季果实成熟后采收，除去杂质，干燥。

【药材性状】聚花果由多数小蒴果集合而成，呈球形，直径2~3 cm。基部有总果梗。表面灰棕色或棕褐色，有多数尖刺及喙状小钝刺，长0.5~1 mm，常折断，小蒴果顶部开裂，呈蜂窝状小孔。体轻、质硬，不易破开。气微，味淡。

【现代研究】主含萜类成分，如路路通酸、路路通内酯、爱波路立克酸、福尔木索立克酸、熊果酸等；尚含挥发油、黄酮类、甾醇等成分。具有抗炎、镇痛及护肝作用。

【炮制与成品质量】取原药材，除去果柄等杂质。形如药材（图5-85）。以个大、色灰棕、无果梗者为佳。

【性味归经】味苦，性平。归肝、肾经。

【功能主治】祛风活络，通经下乳，利水除湿，止痒。用于风湿痹痛、肢体麻木、脘腹疼痛、经闭、乳汁不通、水肿胀满、痈疽、痔瘘、风疹瘙痒、疥癣等。

【用法用量】入汤剂5~10 g。外用适量，煎水洗、烧烟熏嗅，或研粉撒。

【毒副作用与使用注意】①少数女性病人用药后可致月经量增多，故月经量多者、虚寒血崩者忌用。②孕妇、儿童不宜用作内服。③阴虚内热者忌用。④内服用量一般不宜超过10 g。

【常见易混品】悬铃木果，为悬铃木科植物悬铃木 Platanus acerifolia (Air.)Willd 的干燥成熟果序。聚花果呈圆球形，直径2.5~3.5 cm。表面灰棕色或灰绿色，有多数喙状小钝刺，坚果长约9 cm，基部有长毛，果心木质，体轻，质较硬，易破开。气微、味淡（图5-86、图5-87）。

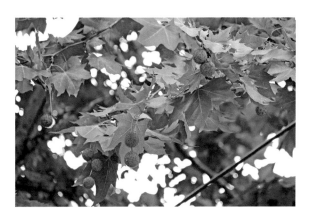

图5-86　二球悬铃木（原植物）

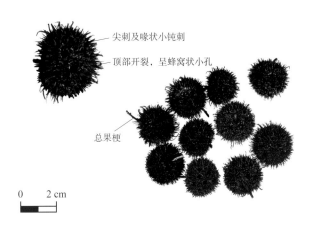

尖刺及喙状小钝刺

顶部开裂，呈蜂窝状小孔

总果梗

0　2 cm

图5-85　路路通（饮片）

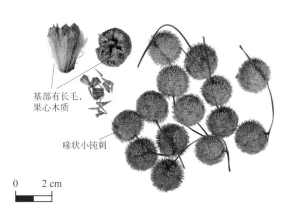

基部有长毛，果心木质

喙状小钝刺

0　2 cm

图5-87　路路通易混品（悬铃木果）

蔓荆子

载《本草经集注》。为马鞭草科植物单叶蔓荆 *Vitex trifolia* L. var. *simplicifolia* Cham. 或蔓荆 *Vitex trifolia* L. 的干燥成熟果实。省内以单叶蔓荆为主，主产于宁乡、道县、双牌、桂阳、嘉禾等地（图5-88）。国内分布于山东、浙江、江西、福建，河南、江苏、安徽、湖北、广东、广西、云南亦产。

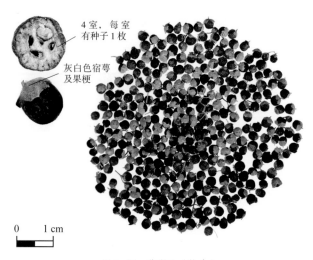

4室，每室有种子1枚

灰白色宿萼及果梗

0　1 cm

图5-89　蔓荆子（饮片）

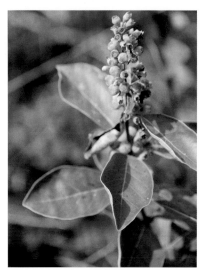

图5-88　单叶蔓荆（原植物）

【采收加工】秋季果实成熟时采收，除去杂质，晒干。

【药材性状】呈球形，直径4~6 mm。表面灰黑色或黑褐色，被灰白色粉霜状茸毛，有纵向浅沟4条，顶端微凹，基部有灰白色宿萼及短果梗。萼长为果实的1/3~2/3，5齿裂，其中2裂较深，密被茸毛。体轻，质坚韧，不易破碎。横切面可见4室，每室有种子1枚。气特异而芳香（单叶蔓荆）或微有香气（蔓荆），味淡、微辛。

【现代研究】主含挥发油、蔓荆子碱等。具有镇静、镇痛、退热等作用。

【炮制与成品质量】蔓荆子：取原药材，除去杂质。形如药材（图5-89）。以粒大、种仁饱满、气香无杂质者为佳。

炒蔓荆子：取净蔓荆子，照清炒法微炒。用时捣碎。形如蔓荆子，表面黑色或黑褐色，基部有的可见残留宿萼和短果梗。气特异而芳香，味淡、微辛。

【性味归经】味辛、苦，性微寒。归膀胱、肝、胃经。

【功能主治】疏散风热，清利头目。用于风热感冒头痛、齿龈肿痛、目赤多泪、目暗不明、头晕目眩。

【用法用量】入汤剂5~10 g，或入丸、散。外用适量，捣敷或煎水洗。

【毒副作用与使用注意】①可致风团、皮肤瘙痒等过敏反应。②血虚有热引起的头痛、目眩及脾胃虚弱者慎用。③孕妇慎用。④不宜超量使用。

【常见易混品】黄荆子，《湖南省中药材标准》（2009年版）有收载。为马鞭草科植物黄荆 *Vitex negundo* L. 或牡荆 *V.negundo* var.*Cannabifolia*（Siebold Zuccarini）Handel-Mazzetti 的干燥成熟果实。果实连同宿萼及短果柄呈倒卵状类圆形或近梨形，长3~5.5 mm，直径1.5~2 mm。宿萼灰褐色，密被棕黄色或灰白色茸毛，包被整个果实的2/3或更多，萼筒先端5齿裂，外面具5~10条脉纹。果实近球形，上端稍大略平圆，有花柱脱落的凹痕，基部稍狭尖，棕褐色。质坚硬，不易破碎，断面黄棕色，4室，每室有黄白色或黄棕色种子1颗或不育。气香，味微苦、涩（图5-90、图5-91）。

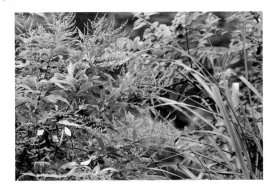

图5-90 黄荆（原植物）

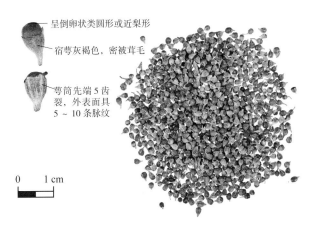

呈倒卵状类圆形或近梨形

宿萼灰褐色，密被茸毛

萼筒先端5齿裂，外表面具5~10条脉纹

0   1 cm

图5-91 蔓荆子易混品（黄荆子）

木 鳖 子

载《开宝本草》。为葫芦科植物木鳖 *Momordica cochinchinensis*（Lour.）Spreng. 的干燥成熟种子。省内以慈利、桑植、永顺、怀化、邵阳、洞口、武冈、攸县等山地多见（图5-92、图5-93）。国内华中及安徽、浙江、江西、福建、广东、广西、四川、贵州、云南等地有分布。

【采收加工】9~11月采集果实，沤烂果肉，洗净种子，晒干。

【药材性状】呈扁平圆板状，中间稍隆起或微凹陷，直径2~4 cm，厚约0.5 cm。表面灰棕色至黑褐色，有网状花纹，在边缘较大的一个齿状突起上有浅黄色种脐。外种皮质硬而脆，内种皮灰绿色，茸毛样。子叶2，黄白色，富油性。有特殊的油腻气，味苦（图5-94）。

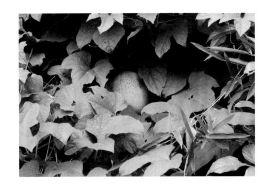

图5-92 木鳖（原植物）

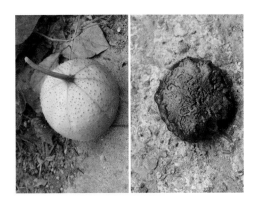

图5-93 木鳖（果实、种子）

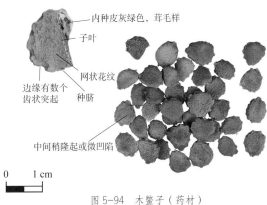

内种皮灰绿色，茸毛样

子叶

网状花纹

边缘有数个齿状突起

种脐

中间稍隆起或微凹陷

0   1 cm

图5-94 木鳖子（药材）

【现代研究】主含木鳖子酸、丝石竹皂苷元、齐墩果酸、α-桐酸等。具有抗炎及溶血作用。

【炮制与成品质量】木鳖子仁：取原药材，去壳取仁，用时捣碎。成品内种皮灰绿色，茸毛样。子叶2，黄白色，富油性。有特殊的油腻气，味苦。以子粒饱满、不破裂、体重、内仁黄白色、不泛油者为佳。

木鳖子霜：取净木鳖子仁，炒热，研末，用纸包裹，加压去油。为白色或灰白色的松散粉末。有特殊的油腻气，味苦。

炒木鳖子：取净木鳖子，去壳取仁，用清炒法炒至青烟散尽，白烟初起为度，取出放凉。用时捣碎。炒后表面为扁平圆板状。表面焦黑色，有油腻气，味苦微涩。

煨木鳖子：取净木材灰炒热，加入木鳖子，用慢火（100~150 ℃）加热，适当翻动，至外壳干裂有响声，外皮呈焦黄色时，取出，筛去灰，去硬壳取仁，放凉，捣碎。本品为淡黄色碎块，有油腻气，味苦。

【性味归经】味苦、微甘，性凉。有毒。归肝、脾、胃经。

【功能主治】散结消肿，攻毒疗疮，生肌止痛。用于痈疽、疔疮、瘰疬、痔疮、无名肿毒、癣疮、风湿痹痛、筋脉拘挛、跌打损伤等。

【用法用量】入汤剂0.9~1.2 g，但多入丸、散；外用适量，研粉，用油或醋调敷，或磨汁涂，或煎汤熏洗。

【毒副作用与使用注意】①可见恶心呕吐、头痛头晕、耳鸣、腹痛、腹泻、四肢乏力、便血、烦躁不安、意识障碍、休克等不良反应。②体质虚弱者忌用。孕妇禁服。儿童忌用。③本品毒性较强，应以外用为主，内服宜慎。

载《名医别录》。为蔷薇科植物贴梗海棠 *Chaenomeles speciosa*（Sweet）Nakai 的干燥近成熟果实。省内石门、沅陵、新宁、通道、炎陵等地多有栽种或野生（图5-95）。国内华中、华东、西南及陕西、甘肃等地有分布。

【采收加工】7~8月上旬，木瓜外皮呈青黄色时采收，用铜刀切成两瓣，不去籽，置沸水中略烫取出，低温干燥。

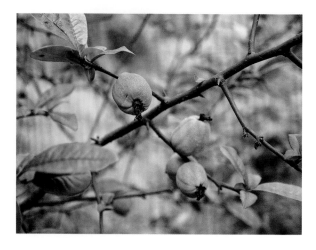

图5-95 贴梗海棠（原植物）

【药材性状】果实长圆形，多纵剖成两半，长4~9 cm，宽2~5 cm，厚1~2.5 cm。表面紫红色或红棕色，有不规则的深皱纹。剖面边缘向内卷曲，果肉红棕色，中心部分凹陷，棕黄色，种子扁长三角形，多脱落。质坚硬。气微清香，味微酸涩（图5-96）。

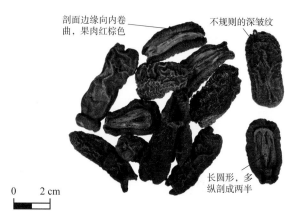

剖面边缘向内卷曲，果肉红棕色　　　　不规则的深皱纹

长圆形，多纵剖成两半

0　　2 cm

图5-96 木瓜（药材）

【现代研究】主含三萜类成分，如齐墩果酸、熊果酸等；尚含苹果酸、酒石酸、枸橼酸、琥珀酸、苯甲酸等有机酸类成分。具有镇痛、抗炎、保肝、抑菌及松弛胃肠道平滑肌等作用。

【炮制与成品质量】取原药材，洗净，润透或蒸透后切薄片，晒干。成品呈类月牙形薄片。表面紫红色或棕红色，有不规则的深皱纹。切面棕红色。气微清香，味酸（图5-97）。以外皮皱缩、色紫红、质坚实、味酸者为佳。

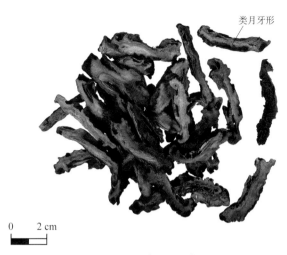

类月牙形

0   2 cm

图 5-97 木瓜（饮片）

【性味归经】味酸，性温。归肝、脾经。

【功能主治】舒筋活络，和胃化湿。用于风湿痹痛、筋脉拘挛、脚气肿痛、吐泻转筋、赤白痢疾等。

【用法用量】入汤剂 6～9 g，亦可入丸、散、酒剂。外用适量，煎水洗。

【毒副作用与使用注意】①偶见过敏反应，出现手与面部、眼睑奇痒或水肿。②传统经验认为，多食损齿及骨。③内有郁热、小便短赤者，精血虚、真阴不足之腰膝无力者，脾胃有积滞者，胃酸过多者，均不宜用。④孕妇、儿童慎用。⑤最大用量一般不宜超过 10 g，且不宜久服。⑥煎煮时忌铅、铁容器。

【常见易混品】①光皮木瓜，《湖南省中药材标准》（2009 年版）有收载，河南、山东、四川、甘肃、陕西等省中药材标准亦有收载。为蔷薇科植物木瓜 Chaenomeles sinensis (Thouin) Koehne. 的干燥近成熟果实。多呈瓣状，长 4～8 cm，宽 3～4.5 cm。表面紫红色或红棕色，平滑不皱；基部凹陷并残留果柄痕，顶端有花柱残留。切面较平坦或边缘稍向内翻，果肉厚 0.5～2 cm，粗糙，颗粒性，中央有多数种子，紧密排列成行。种子呈扁平三角形，紫褐色。气微、味涩、微酸。嚼之有沙粒感（图 5-98、图 5-99）。

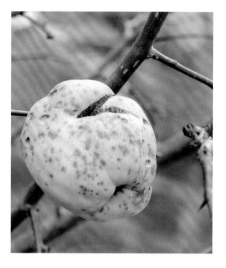

图 5-98 木瓜（原植物）

②小木瓜，为同科植物移依 *Docynia delavayi* (Franch) Schneid、印度移依 *Docynia indica* Decna 或红叶移依 *Docynia rufifolia* Rehd. 成熟果实的纵切或横切片。外形似皱皮木瓜，但个较小，呈类长条形或圆形厚片。切面棕红色或黄棕色，粗糙不平，边缘多内卷，中间具果核脱落而呈中空的 5 环状。周边棕红色或棕褐色，具不规则皱纹，略具光泽。质硬，易折断。气微，味酸涩，微甜（图 5-99）。

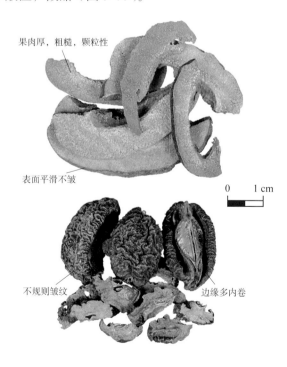

果肉厚，粗糙，颗粒性

表面平滑不皱

0   1 cm

不规则皱纹

边缘多内卷

图 5-99 木瓜易混品（上：光皮木瓜，下：小木瓜）

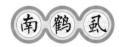
南鹤虱

载《救荒本草》。为伞形科植物野胡萝卜 *Daucus carota* L. 的干燥成熟果实。全省广泛分布（图5-100）。国内湖北、江苏、安徽、浙江、江西、四川、贵州等地亦有分布。

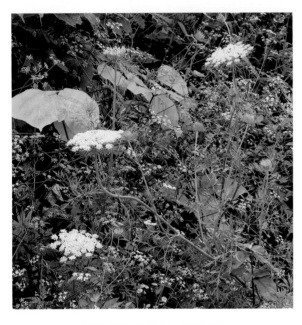

图 5-100 野胡萝卜（原植物）

【采收加工】7～9月果实成熟时割取果枝，晒干，打下果实，除去杂质。

【药材性状】双悬果椭圆形，多裂为分果，长3～4 mm，宽1.5～2.5 mm。表面浅绿棕色或棕黄色，先端有花柱残基，基部钝圆；背面隆起，具4条窄翅状次棱，翅上密生1列黄白色的钩刺，刺长约1.5 mm，次棱间的凹下处有不明显的主棱，其上散生短柔毛；接合面平坦，有3条脉纹，上具柔毛。体轻，质韧。横切面呈半圆形，种仁黄白色，显油性，每一棱线的内方有1个油管，接合面有2个油管。搓碎时有特异香气，味微辛、苦。

【现代研究】果实含挥发油，油中含细辛醚、甜没药烯、细辛醛、芳樟醇、柠檬烯、α或β-蒎烯、百里香酚、胡萝卜烯、α-姜黄烯、黄酮类、糖、氨基酸、甾醇等；种子含挥发油、脂肪油等。具有扩张动脉、降血压、收缩子宫、抗惊厥等作用。

【炮制与成品质量】取原药材，除去杂质。形如药材（图5-101）。以子粒饱满、种仁类白色、油性足、揉搓时香气浓、洁净无杂质者为佳。

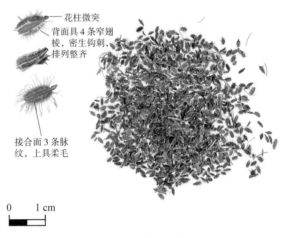

花柱微突
背面具4条窄翅棱，密生钩刺，排列整齐

接合面3条脉纹，上具柔毛

0   1 cm

图 5-101 南鹤虱（饮片）

【性味归经】味苦、辛，性平。有小毒。归脾、胃经。

【功能主治】杀虫消积。用于蛔虫病、蛲虫病、绦虫病、虫积腹痛、小儿疳积。

【用法用量】入汤剂3～9 g。或入丸、散。外用：煎水熏洗。

【毒副作用与使用注意】孕妇慎用。脾虚泄泻者应慎用。

【常见易混品】华南鹤虱，《湖南省中药材标准》（2009年版）有收载。为伞形科植物小窃衣 *Torilis japonica* (Houttuyn) de Candolle 的干燥成熟果实。矩圆形的双悬果，多裂为分果，分果长3～4 mm，宽1.5～2 mm。表面棕绿色或棕黄色，顶端有微突的残留花柱，基部圆形，常残留有小果柄。背面隆起，密生钩刺，刺的长短与排列均不整齐，状似刺猬。接合面凹陷成槽状，中央有一条脉纹。体轻。搓碎时有特异香气。味微辛、苦（图5-102、图5-103）。孕妇慎用。脾虚泄泻者应慎用。

已脱落，质硬，果肉薄，气微，味微酸涩（图5-105）。

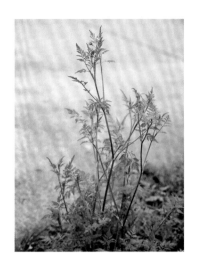

图 5-102　小窃衣（原植物）

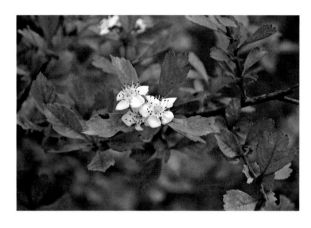

图 5-104　野山楂（原植物）

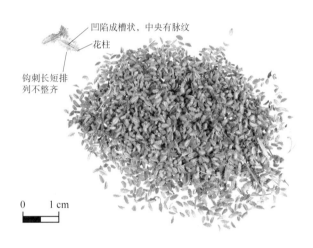

凹陷成槽状，中央有脉纹

花柱

钩刺长短排列不整齐

0　　1 cm

图 5-103　南鹤虱易混品（华南鹤虱）

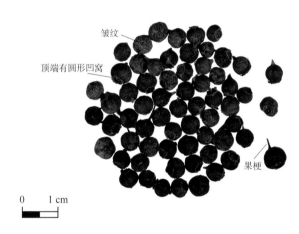

皱纹

顶端有圆形凹窝

果梗

0　　1 cm

图 5-105　南山楂（药材）

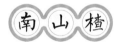

南山楂

载《中药大辞典》，名野山楂。为蔷薇科植物野山楂 *Crataegus cuneata* Sieb.et Zucc. 的干燥成熟果实。主产湘中、湘南（图5-104）。国内江苏、安徽、浙江、江西、福建、河南、湖北、广东、广西、贵州、云南等地有分布。

【采收加工】10～11月果实变成红色时采收。用剪刀剪断果柄，或摘下，横切成两半，或切片后晒干。

【药材性状】本品多为类球形，直径0.8～1.4 cm，有的压成饼状。表面棕色至棕红色，并有细密皱纹，顶端凹陷，有花萼残迹，基部有果梗或

【现代研究】含槲皮素、金丝桃苷、绿原酸、枸橼酸及其单甲酯、二甲酯、三甲酯，左旋表儿茶精，黄烷聚合物，熊果酸等。具有调脂、抗心肌缺血、抗菌等作用。

【炮制与成品质量】南山楂：取原药材，除去杂质。形如药材。以个大、质坚实、表面棕红色、洁净无杂质者为佳。

炒南山楂：取净南山楂照清炒法炒至色变深。炒后表面棕黄色，微具焦斑。

南山楂炭：取净南山楂，置炒制容器内，用武火加热，炒至表面焦黑色，内部焦褐色，取出放凉。形如南山楂，表面焦黑色，内部焦褐色（图5-106）。

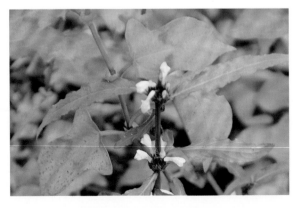

图 5-106 南山楂炭

【性味归经】味酸、甘，性微温。归肝、脾、胃经。

【功能主治】健脾消食，活血化瘀。用于食滞肉积、脘腹胀痛、产后瘀痛、漆疮、冻疮。

【用法用量】入汤剂 9～12 g。外用：煎水洗擦。

【毒副作用与使用注意】脾胃虚弱、肠燥便秘者慎用。

南天仙子

载《全国中草药汇编》。为爵床科植物水蓑衣 *Hygrophila salicifolia* (Vahl) Nees 的干燥成熟种子。全省主产永顺、保靖、怀化、新宁、桂东、宜章等地，其他地县散见（图 5-107）。我国西南及湖北、江苏、浙江、江西、广东、广西、海南等地有产。

图 5-107 水蓑衣（原植物）

【采收加工】8～10 月果熟期，割取地上部分，晒干，打下种子。

【药材性状】略呈扁平心脏形，直径 1～5 mm。表面棕红色或暗褐色，略平滑，无网纹，基部有种脐。表面有贴伏的黏液化的表皮毛，呈薄膜状，遇水则膨胀竖立，蓬松散开，黏性甚大，湿润即粘结成团。气微，味淡而黏舌。

【现代研究】主含黏液质、钾盐等。具有抗炎、抗菌等作用。

【炮制与成品质量】取原药材，筛去灰屑杂质。形如药材（图 5-108）。以粒大、饱满、色棕红、遇水有黏性者为佳。

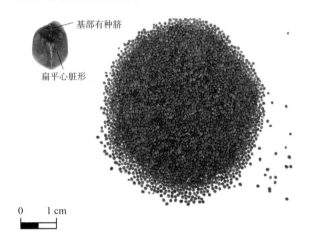

基部有种脐

扁平心脏形

图 5-108 南天仙子（饮片）

【性味归经】味苦，性寒。归心、肝经。

【功能主治】清热解毒，消肿止痛。用于乳痈红肿热痛、咽喉炎。外治虫蛇咬伤、疮疖痈肿。

【用法用量】内服入丸散，3～9 g，不入汤剂。外用适量，捣敷，或温开水调敷。

【毒副作用与使用注意】①外敷用于痈肿疮疖。但脓成或已溃者忌用。②孕妇慎用。

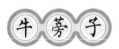

牛蒡子

载《名医别录》。为菊科植物牛蒡 *Arctium lappa* L. 的干燥成熟果实。省内主产于花垣、新晃、武冈、江华、炎陵等地县（图 5-109）。全国各地有分布。东北产者，称"关大力"。

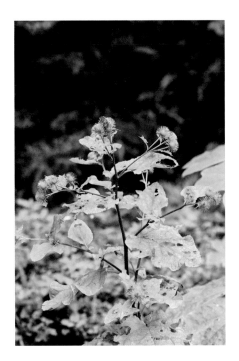

图 5-109 牛蒡（原植物）

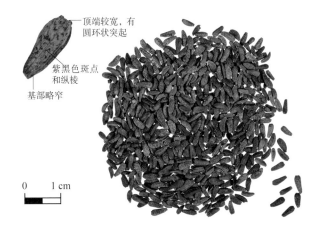

图 5-110 炒牛蒡子

【采收加工】8～9月间果实呈灰褐色时，分批采摘，堆放地上沤2～3日，晒干后，打落种子，除去杂质。

【药材性状】瘦果长倒卵形，两端平截，略扁，微弯曲，长5～7 mm，宽2～3 mm。表面灰褐色或灰棕色，散有紫黑色斑点，有数条纵棱，通常中间1～2条较明显。顶端较宽，有圆环状突起，中心有点状凸起的花柱残迹。基部略窄，有色淡的着生痕，果皮较硬，种皮淡黄色，横断面长椭圆形，子叶2，淡黄白色，富油性。气微，味苦后微辛，久嚼稍麻舌。

【现代研究】主含木脂素类、脂肪酸类及挥发油类成分，其中以牛蒡苷为《药典》限量成分。具有抗病原微生物、调节免疫、降血糖及抗肿瘤作用。

【炮制与成品质量】牛蒡子：取原药材，除去杂质，洗净，干燥。形如药材。以粒大饱满、无嫩粒、油败粒及杂质者为佳。

炒牛蒡子：取净牛蒡子，置炒制容器内，用文火加热炒至略鼓起，微有香气。形如牛蒡子，色泽加深，略鼓起。微有香气（图5-110）。

【性味归经】味辛、苦，性寒。归肺、胃经。

【功能主治】疏风清热，解毒透疹，利咽散结，通便。用于外感风热之咽喉肿痛、发热、咳嗽及麻疹透发不畅、风疹瘙痒、热毒疮肿、痄腮、目赤肿痛、便秘等症。

【用法用量】入汤剂6～12 g，炒后入煎剂，或入丸、散。外用适量，煎汤含漱。

【毒副作用与使用注意】①服用后偶见胸闷气急，喉头有阻塞感，头痛、呕吐、皮肤丘疹、瘙痒难忍等过敏反应。②风寒表证不宜用。③脾胃虚弱、大便溏泻者忌用。④孕妇慎用。

【常见易混品】大翅蓟，为菊科植物大翅蓟 *Onopordum acanthium* L. 的干燥果实。呈倒卵形，略扁，不弯曲，长4～5 mm，宽2～3 mm。表面灰棕色或灰白色，有数条细纵棱，中间一条较明显，棱间有隆起的波状横纹。顶端钝，稍凸起，有一类圆形或类方形环，中央有点状花柱残迹，基部较窄。气微，味苦（图5-111）。

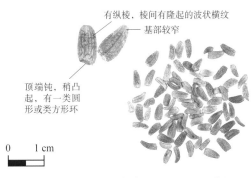

图 5-111 牛蒡子易混品（大翅蓟）

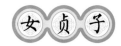

女贞子

载《神农本草经》。为木犀科植物女贞 *Ligustrum lucidum* Ait. 的干燥成熟果实。主要分布于湖南各地山坡、丘陵向阳处疏林中，家种多栽培于路边、庭园、村旁（图5-112）。国内陕西、甘肃、山东及长江以南各省区亦有分布。

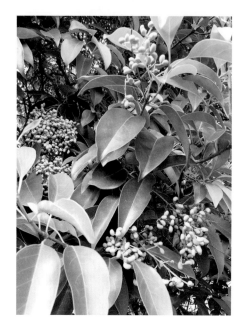

图5-112 女贞（原植物）

【采收加工】在11～12月果实变黑而有白粉时打下，除去梗、叶及杂质，直接晒干或稍蒸一下后，晒干。

【药材性状】呈卵形、椭圆形或肾形，长6～8.5 mm，直径3.5～5.5 mm。表面黑紫色或灰黑色，皱缩不平，基部有果梗痕或具宿萼及短梗。体轻。外果皮薄，中果皮较松软，易剥离，内果皮木质，黄棕色，具纵棱，破开后种子通常为1粒，肾形，紫黑色，油性。气微，味甘、微苦涩。

【现代研究】主含齐墩果酸、乙酰齐墩果酸、熊果酸等三萜类成分乙酰、女贞苷、特女贞苷、橄榄苦苷等环烯醚萜苷类成分，另含槲皮素等黄酮类成分。具有降血糖、性激素样作用，并有增强免疫力、延缓衰老、降血脂、抗肿瘤等作用。

【炮制与成品质量】女贞子：取原药材，除去杂质，干燥。形如药材（图5-113）。以粒大、饱满、色黑紫者为佳。

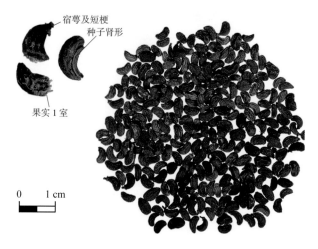

图5-113 女贞子（饮片）

酒女贞子：取净女贞子，加入适量酒，置适宜的容器内，密闭，用蒸汽加热炖至酒被完全吸尽时，放凉，取出，晾至六成干，干燥。每女贞子100 kg，用黄酒10 kg。形如女贞子，表面黑褐色或灰黑色，常附有白色粉霜。微有酒香气。

盐女贞子：取净女贞子，照盐水炙法，用文火炒干，取出，放凉。形同女贞子。呈暗褐色，微有咸味。

【性味归经】味甘、苦，性凉。归肝、肾经。

【功能主治】补肝肾，强腰膝，聪耳明目，乌须发。用于肝肾阴虚及阴虚内热证，症见眩晕耳鸣、腰膝酸软、须发早白、心悸失眠、目暗不明等。为善补肝肾之阴的清补品，兼能苦泄清内热。

【用法用量】入汤剂6～12 g，亦可熬膏或入丸、散。

【毒副作用与使用注意】①可见腹胀、腹泻等消化系统不良反应。②脾胃虚寒泄泻及阳虚者忌用。③商品中呈肾形者称"猪腰女贞"，呈卵球形者称"豆豉女贞"，前者为未完全成熟果实，后者为成熟果实。依照传统的用药认知，"豆豉女贞"的质量更优。

【常见易混品】冬青子，为冬青科植物冬青 *Ilex chinensis* Sims 的干燥成熟果实。呈椭圆形，长 6～10 mm，表面棕褐色而光亮，具细小的疣状突起，外果皮坚而脆，中果皮稍厚而松软，剥离后可见黄棕色木质状内果皮。破开后种子通常为 4 室，椭圆形，油性。气微，味苦而涩（图 5-114）。本品与完全成熟的女贞子十分相似，应注意区别。

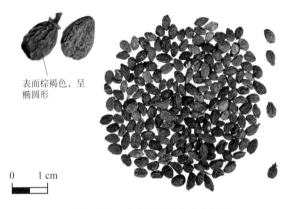
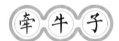

表面棕褐色，呈椭圆形

图 5-114　女贞子易混品（冬青子）

![牵牛子]

载《名医别录》。为旋花科植物裂叶牵牛 *Pharbitis nil* (L.) Choisy 或圆叶牵牛 *P. purpurea* (L.) Voigt 的干燥成熟种子。全省广泛分布，野生或栽培（图 5-115）。全国大部分地区有野生或栽培。

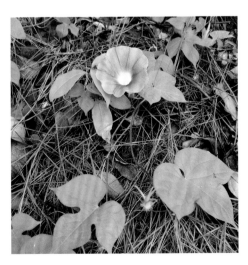

图 5-115　裂叶牵牛（原植物）

【采收加工】8～9 月果实成熟未开裂时将藤割下，晒干，收集自然脱落的种子，除去杂质。

【药材性状】形似橘瓣状，略具三棱。长 4～8 mm，宽 3～5 mm。表面灰黑色（黑丑）或淡黄白色（白丑）。背面弓状隆起，两侧面稍平坦，略具皱纹，背面正中有一条浅纵沟，腹面棱线下端为类圆形浅色种脐，微凹。质坚硬，横切面可见淡黄色或黄绿色皱缩折叠的子叶 2 片，微显油性。气微，味辛、苦，有麻舌感。有毒。

【现代研究】主含牵牛子苷等苷类成分及生物碱类、有机酸类、脂肪油类、糖类、多种赤霉素及其葡萄糖苷。具有泻下、利尿等作用。

【炮制与成品质量】牵牛子：取原药材，除去杂质。用时捣碎。形如药材（图 5-116）。以粒大饱满、无果皮等杂质者为佳。

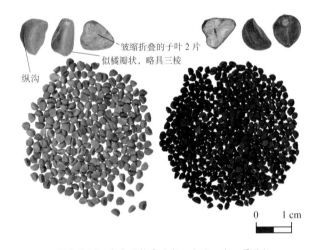

皱缩折叠的子叶 2 片
似橘瓣状，略具三棱
纵沟

图 5-116　牵牛子饮片（左：白丑，右：黑丑）

炒牵牛子：取净牵牛子，置炒制容器内，用文火炒至稍鼓起。用时捣碎。形如牵牛子，表面黑褐色或黄棕色，稍鼓起。微具香气。

【性味归经】味苦，性寒。有毒。归肺、肾、大肠经。

【功能主治】泻水通便，祛痰逐饮，杀虫攻积。用于水肿胀满、二便不通、痰饮积聚、气逆喘咳、虫积腹痛、蛔虫及绦虫病等实证。

【用法用量】入汤剂 3～6 g，须打碎入煎，入丸、散服，1 次 1.5～3 g。炒用药性较缓。

【毒副作用与使用注意】①超量或久服可引起头晕、头痛、腹痛不适、呕吐、剧烈腹痛腹泻、黏液血便，进而脱水，出现电解质紊乱。还可刺激肾脏，引起血尿，腰部不适；重者可损及神经系统，出现高热昏迷、四肢冰冷、语言障碍；并可致心率加快、心音低钝、嘴唇发绀、全身皮肤紫红、呼吸急促，甚至休克、死亡。②血分湿热证或胃气虚弱者禁用。孕妇禁用。儿童忌用。③本品为药性峻烈的泻下药，用量不可过大，应中病即止。④不宜与巴豆、巴豆霜同用。

【常见易混品】刺毛月光花子，为同科植物刺毛月光花 *C.Pavonil* Hall.f. 的干燥成熟种子。呈卵圆形略扁，具钝三棱。背面稍弓形隆起，腹面为一棱线。质硬，破碎后可见皱缩子叶 2 枚，棱的一端有圆形白色凹陷种脐（图 5-117）。

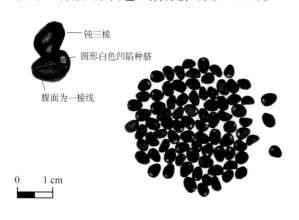

图 5-117　牵牛子易混品（刺毛月光花子）

载《神农本草经》。为睡莲科植物芡 *Euryale ferox* Salisb. 的干燥成熟种仁。省内主产新宁、武冈、长沙、洞庭湖区（图 5-118）。国内各省区均有分布。

【采收加工】在 8～9 月间分批采收，先用镰刀割去叶片，然后再收获果实。并用竹篓捞起自行浮在水面的果实。采回后用棒击破带刺外皮，洗出种子，阴干，或用稻秆覆盖 10 日左右至果壳沤烂后，淘洗出种子，搓去假种皮，放锅内微火炒，大小分开，磨出或用粉碎机打去种壳，簸尽种壳、杂质即成。

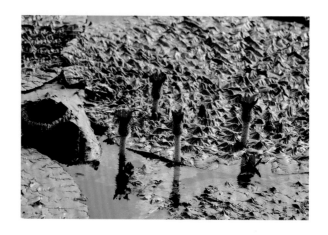

图 5-118　芡（原植物）

【药材性状】呈类球形，多为破粒，完整者直径 5～8 mm。表面有棕红色或红褐色内种皮，一端黄白色，约占全体 1/3，有凹点状的种脐痕，除去内种皮显白色。质较硬，断面白色，粉性。气微，味淡（图 5-119）。

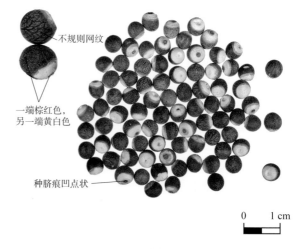

图 5-119　芡实（药材）

【现代研究】主含淀粉、蛋白质及脂肪。此外，尚含钙、磷、铁和维生素 B_1、B_2、C 及烟酸、胡萝卜素等。具有健胃、缩尿、止泻作用。

【炮制与成品质量】芡实：取原药材，除去杂质。形如药材（图 5-120）。以颗粒饱满均匀、粉性足、切面白色、无碎末及皮壳者为佳。

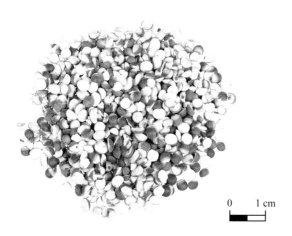

图 5-120 芡实（饮片）

炒芡实：取净芡实，置炒制容器内，用文火加热，炒至淡黄色，取出晾凉。用时捣碎。炒后表面淡黄色至黄色，偶有焦斑。

麸炒芡实：将炒制容器加热，至撒入麸皮即刻烟起，随即投入净芡实，迅速翻动，炒至表面呈微黄色时，取出，筛去麸皮，放凉。形如芡实，表面黄色或微黄色。味淡、微酸。

【性味归经】味甘、涩，性平。归脾、肾经。

【功能主治】益肾固精，健脾止泻，除湿止带。用于梦遗滑精、遗尿尿频、白浊、带下及脾气虚弱、运化失常所致面色萎黄、脘闷纳少、肠鸣便溏，或久泻久痢等。

【用法用量】入汤剂 9～15 g，或入丸、散，亦可适量煮粥食。

【毒副作用与使用注意】①偶见皮肤刺痒，或麻疹样红色小丘疹等过敏反应。②大小便不利者禁用；食滞不化者慎用。③腹满肠燥、年老体弱、阴津亏虚而大便干结者不宜用。

载《图经本草》。为芸香科植物橘 *Citrus reticulate* Blanco 及其栽培变种的干燥幼果或未成熟果实的外层果皮。本省以沅江、石门、怀化、邵阳等地多产（图 5-121）。国内江西、广东、广西等地亦产。

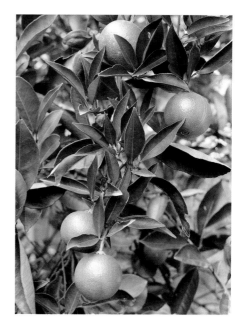

图 5-121 橘（原植物）

【采收加工】5～6 月收集自落的幼果，晒干，习称"个青皮"；7～8 月采收未成熟的果实，在果皮上纵剖成四瓣至基部，除尽瓤瓣，晒干，习称"四花青皮"或"四化青皮"。

【药材性状】个青皮：类球形，直径 0.5～2 cm。表面灰绿色或黑绿色，微粗糙，有细密凹下的油室。顶端有稍突起的花柱基，基部有圆形的果梗痕。质坚硬，断面外层果皮黄白色或淡黄棕色，厚 0.1～0.2 cm，外缘有油室 1～2 列，中央有 8～10 个瓤囊，淡棕色。气清香，味酸、苦、辛。

四花青皮：外层果皮剖成四裂瓣片，裂瓣长椭圆形。长 4～6 cm，厚 0.1～0.2 cm。表面灰绿色或黑绿色，微粗糙，密生多数油室，内表面类白色或黄白色，粗糙，附黄白色或黄棕色小筋络。质稍硬，易折断，断面外缘有 1～2 列油室。气香，味苦、辛。

【现代研究】主含挥发油，油中含右旋柠檬烯、芳樟醇等；尚含橙皮苷等黄酮类成分。具有调整胃肠功能、保肝利胆、平喘及保护缺血性脑损伤等作用。

【炮制与成品质量】青皮：取原药材，除去杂质，洗净，闷润，切厚片或丝，晒干。成品呈类圆形厚片或不规则丝状。表面灰绿色或黑绿色，密生多数油室，切面黄白色或淡黄棕色，有时可见瓤囊8~10瓣，淡棕色。气香，味苦、辛。个青皮以色黑绿、个匀、质硬、香气浓者为佳；四花青皮以外皮黑绿色、内面黄白色、香气浓者为佳（图5-122）。

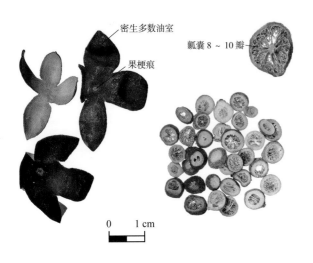

密生多数油室

果梗痕

瓤囊8~10瓣

0　1 cm

图 5-122　青皮（四花青皮、个青皮）

醋青皮：取净青皮，加适量醋拌匀，闷透，置炒制容器内，炒至微黄色，取出，放凉。每青皮 100 kg，用醋 10 kg。形如青皮，色泽加深，略有醋香气，味苦、辛。

麸炒青皮：取净青皮，照麸炒法中火炒至黄色。每青皮 100 kg，用麸皮 10 kg。形如青皮，色泽加深，切面黄色，有焦香气。

【性味归经】味苦、辛，性温。归肝、胆、胃经。

【功能主治】疏肝破气，消积化滞。用于肝郁气滞之胸胁、乳房及胃脘胀痛、疝气疼痛、乳核、乳痈、经行不畅，以及食积腹胀、腹痛、癥瘕积聚、久疟痞块等。

【用法用量】入汤剂 3~10 g，亦可入丸、散。破气消积多生用，疏肝止痛宜醋炒。

【毒副作用与使用注意】①偶见皮肤瘙痒、红肿等过敏反应。②气虚及汗多者不宜用。孕妇忌用。儿童慎用。③本品性烈耗气，不宜超量、久服。④不宜与磺胺类、氨基糖苷类抗生素、氢氧化铝及含氢氧化铝的复方制剂等同用。

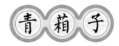

载《神农本草经》。为苋科植物青葙 *Celosia argentea* L. 的干燥成熟种子。省内及国内大部分地区有分布（图5-123）。

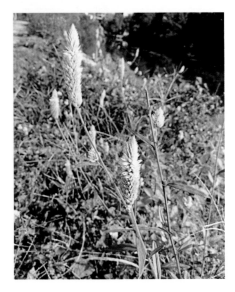

图 5-123　青葙（原植物）

【采收加工】7~9月种子成熟时，割取地上部分或摘取果穗晒干，搓出种子，过筛或簸净果壳等杂质即可。

【药材性状】呈扁圆形，少数呈圆肾形，直径 1~1.5 mm。表面黑色或红黑色，光亮，中间微隆起，侧边微凹处有种脐。种皮薄而脆。气微，味淡。

【现代研究】主含脂肪油、三萜皂苷类、淀粉、烟酸及丰富的硝酸钾，尚含多种氨基酸。具有降血糖及保肝、抗肿瘤等作用。

【炮制与成品质量】取原药材，除去杂质。形如药材（图5-124）。以颗粒饱满、色黑、光亮、洁净无杂质者为佳。

【性味归经】味苦，性微寒。归肝经。

【功能主治】清肝泻火，明目退翳。用于目赤肿痛、目生翳障等。尚可借清肝火及疏散风热的作用，用于原发性高血压和风热头痛。

【用法用量】入汤剂 9~15 g，宜布包入煎。

【毒副作用与使用注意】①本品有扩瞳作用，有的用药后可出现视物模糊。②肾阴虚所致的目疾及青光眼病人忌用。孕妇、儿童慎用。③不可超量用药。

【常见易混品】①鸡冠花子，为苋科植物鸡冠花 *Celosia cristata* 的干燥成熟种子。本品与青葙子在形状、大小、色泽等各个方面均十分相似，不易区别。放大镜下对比观察可见：鸡冠花子略大，边缘凹入者较多，放大镜下表面可见细密网纹或指纹样纹理，形状上显得不是很周正，且色泽更深（图 5-124）。

②反枝子，为苋科植物反枝子的干燥成熟的种子（图 5-124）。

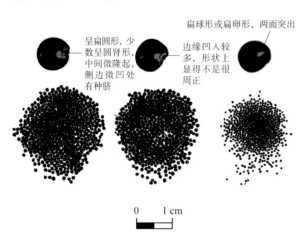

图 5-124　左：青葙子，中：青葙子易混品（鸡冠花子），右：青葙子易混品（反枝子）

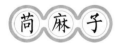

载《新修本草》。为锦葵科植物苘麻 *Abutilon theophrasti* Medic. 的干燥成熟种子。省内主产于石门、桑植、武冈等地（图 5-125）。国内分布较广。

【采收加工】8~9月果实成熟时采收，晒干后，打下种子，除去杂质。

【药材性状】呈三角状扁肾形，一端较尖，长

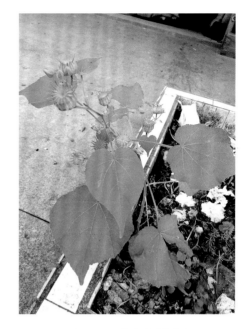

图 5-125　苘麻（原植物）

3.5~6 mm，宽 2.5~4.5 mm，厚 1~2 mm。表面灰黑色或暗褐色，有白色稀疏茸毛，边缘凹陷处有类椭圆状种脐，淡棕色，四周有放射状细纹。种皮硬，剥落后可见胚根，圆柱形，子叶 2，折叠成"W"形，胚乳与子叶交错，富油性。气微，味淡（图 5-126）。

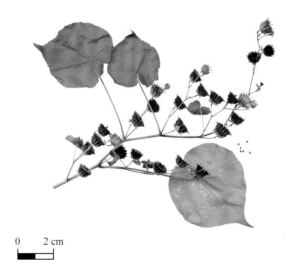

图 5-126　苘麻子（药材）

【现代研究】主含脂肪油、芸香苷、黏液质、多种糖类。具有利尿、抗炎、抑菌等作用。

【炮制与成品质量】取原药材，除去杂质。形如药材（图 5-127）。以子粒饱满、色灰褐者为佳。

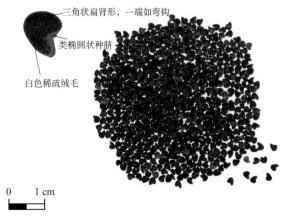

三角状扁肾形,一端如弯钩

类椭圆状种脐

白色稀疏绒毛

0   1 cm

图 5-127 茼麻子(饮片)

【性味归经】味苦,性平。归大肠、小肠、膀胱经。

【功能主治】清热解毒,利湿,退翳。用于赤白痢疾、小便淋痛、乳痈、痈疽肿毒、瘰疬、目翳等。

【用法用量】入汤剂 3~9 g,亦可入丸、散。

【毒副作用与使用注意】①脾胃亏虚、滑精者不宜用。②孕妇忌用。儿童不宜用。

 桑椹

载《新修本草》。为桑科植物桑 Morus alba L. 的干燥近成熟果穗。全省各地均有分布,多生于丘陵、山坡、村旁、田野等处,且多为人工栽培(图 5-128)。国内其他省区亦有分布。

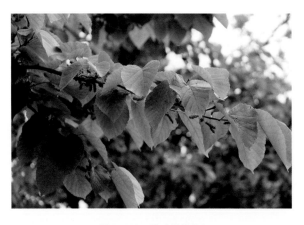

图 5-128 桑(原植物)

【采收加工】5~6 月果穗变红时采收,晒干,或略蒸后晒干。

【药材性状】为聚花果,由多数小瘦果集合而成,

呈长圆形,长 1~2 cm,直径 0.5~0.8 cm。黄棕色、棕红色至暗紫色,有短果序梗。小瘦果卵圆形,稍扁,长约 2 mm,宽约 1 mm,外具肉质花被片 4 枚。气微,味微酸而甜。

【现代研究】主含黄酮苷类成分矢车菊-葡萄糖苷、矢车菊-芸香糖苷等,脂肪酸类成分亚油酸、油酸、硬脂酸等,以及挥发油、有机酸、糖类、胡萝卜素、维生素等。具有延缓衰老、增强免疫、降血脂等作用。

【炮制与成品质量】取原药材,除去杂质。形如药材(图 5-129)。以个大、完整、色暗紫、肉厚、糖性大、无杂质者为佳。

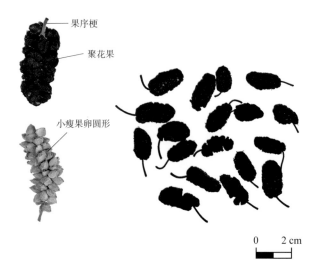

果序梗

聚花果

小瘦果卵圆形

0   2 cm

图 5-129 桑椹(饮片)

【性味归经】味甘、酸,性寒。归心、肝、肾经。

【功能主治】补血滋阴,生津润燥。用于阴血亏虚之眩晕耳鸣、心悸失眠、须发早白、津伤口渴、内热消渴、血虚便秘及瘰疬等。

【用法用量】入汤剂 9~15 g,亦可熬膏或浸酒服。

【毒副作用与使用注意】①过量食用可致风疹、鼻出血、疲倦等反应,甚至休克。②脾胃虚寒及泄泻者忌用。③孕妇忌用。

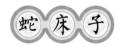 蛇床子

载《神农本草经》。为伞形科植物蛇床

Cnidium monnieri（L.）Cuss. 的干燥成熟果实。主要生长于低山坡、田野、路旁、沟地、河边湿地，湖南各地均有分布（图5-130）。全国其他省区亦有分布。

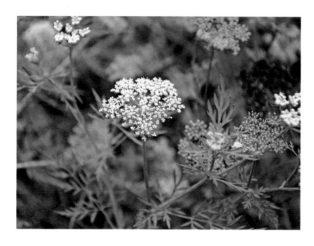

图 5-130　蛇床（原植物）

【采收加工】7~9月果实成熟时采收，摘下果实晒干或割取地上部分晒干，打落果实，簸净或筛去杂质。

【药材性状】为双悬果，呈椭圆形，长2~4 mm，直径约2 mm。表面灰黄色或灰褐色，顶端有2枚向外弯曲的柱基，基部偶有细梗。分果的背面有薄而突起的纵棱5条，接合面平坦，有2条棕色略突起的纵棱线。果皮松脆，揉搓易脱落，种子细小，灰棕色，显油性。气香，味辛凉，有麻舌感。

【现代研究】主含香豆素类成分蛇床子素、异虎耳草素、花椒毒酚等，尚含挥发油成分。具有抗滴虫、抗菌、止痒、抗变态反应、抗炎、镇痛、平喘及性激素样等作用。

【炮制与成品质量】取原药材，除去杂质。形如药材（图5-131）。以颗粒饱满、灰黄色、揉搓后香气浓、洁净无杂质者为佳。

【性味归经】味辛、苦，性温。有小毒。归肾经。

【功能主治】温肾补阳，燥湿杀虫，散寒祛风。用于阳痿、宫冷不孕、寒湿带下、湿痹腰痛、阴痒、湿疹、疥癣、湿疮、皮肤瘙痒等症。

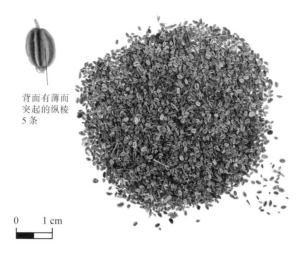

背面有薄而突起的纵棱5条

图 5-131　蛇床子（饮片）

【用法用量】入汤剂3~10 g，亦可入丸、散剂用。外用15~30 g，煎汤外洗，或研粉撒，或调敷，或制成油膏、软膏、栓剂用。

【毒副作用与使用注意】①下焦有湿热，或肾阴不足、相火易动以及精关不固者忌用。孕妇慎用。②对本品有无小毒尚有争议，但《中药志》等权威性著作中均有记载，故本书亦标为"有小毒"。

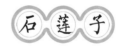

载《名医别录》。为睡莲科植物莲 *Nelumbo nucifera* Gaertn. 的经霜老熟干燥果实。省内主产于洞庭湖周边地区及湘潭等地（图3-22），全省及全国各地均有分布，野生或栽培。

【采收加工】10月莲子成熟时，割下莲蓬，取出果实晒干；或拾取落入泥中之莲实，洗净晒干。

【药材性状】呈卵圆状椭圆形，两端略尖，长1.5~2 cm，直径0.8~1.3 cm。表面灰棕色至黑棕色，平滑，有白色霜粉，先端有圆孔状柱迹或有残留柱基，基部有果柄痕。质坚硬，不易破开，破开后内有1颗种子，卵形，种皮黄棕色或红棕色，不易剥离，子叶2枚，淡黄白色，粉性，中心有一暗绿色的莲子心。气微，味微甘，胚芽苦（图5-132）。

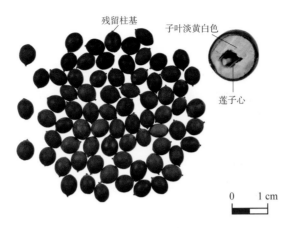

残留柱基　　子叶淡黄白色

莲子心

图 5-133　石莲子（药材）

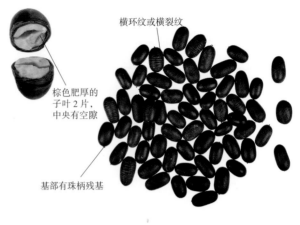

横环纹或横裂纹

棕色肥厚的
子叶 2 片，
中央有空隙

基部有珠柄残基

图 5-133　石莲子易混品（苦石莲）

【现代研究】含糖类、蛋白质、脂肪、钙、磷、铁以及和乌胺、荷叶碱、原荷叶碱、氧黄心树宁碱、N- 去甲亚美罂粟碱等。具有止泻、镇静等作用。

【炮制与成品质量】取原药材，除去杂质，洗净，干燥。用时捣碎。形如药材。以色黑、饱满、质重坚硬者为佳。

【性味归经】味甘、涩、微苦，性寒。归脾、胃、心、肺经。

【功能主治】清湿热，开胃进食，清心宁神，涩精止泄。用于噤口痢、呕吐不食、心烦失眠、遗精、尿浊、带下。

【用法用量】入汤剂 9 ～ 12 g，或入丸、散。

【毒副作用与使用注意】虚寒久痢禁服。

【常见易混品】苦石莲，为豆科植物喙荚云实 *Caesalpinia minax* Hance 的种子。主产于广东、广西、四川、贵州、云南，在云南、贵州亦名"石莲子"（傣医）。种子呈椭圆形，两端钝圆，长 1.2 ～ 2.2 cm，直径 0.7 ～ 1.2 cm。表面乌黑色，有光泽，有时可见横环纹或横裂纹。基部有珠柄残基，其旁为小圆形的合点。质坚硬，极难破开。种皮厚约 1 mm，内表面灰黄色，平滑而有光泽，除去种皮后，内为 2 片棕色肥厚的子叶，富油质，中央有空隙。气微弱，味极苦（图 5-133）。本品味苦性寒，有小毒，功能清热化湿，散瘀止痛，多供外用。

石榴皮

载《雷公炮炙论》。为石榴科植物石榴 *Punica granatum* L. 的干燥果皮。湖南各地均有栽培（图 5-134），国内大部分地区均有分布。

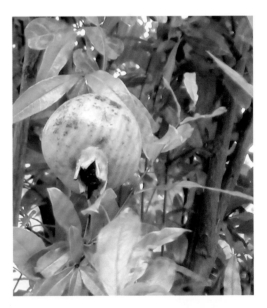

图 5-134　石榴（原植物）

【采收加工】果实顶端裂开时采摘，除去种子及隔瓤，切瓣晒干，或微火烘干。

【药材性状】呈不规则片状或瓣状，大小不一，厚 1.5 ～ 3 mm。表面红棕色、棕黄色或暗棕色，略有光泽，粗糙，有多数疣状突起。有的有突起的筒状宿萼及粗短果梗或果梗痕。内表面黄色或红棕色，有隆起呈网状的果蒂残痕。质硬而脆，断面黄色，略显颗粒状。气微，味苦涩。

【现代研究】主含鞣质、蜡、树脂、甘露醇、黏液质、没食子酸、苹果酸、果胶、和草酸钙、树胶、菊糖、非结晶糖、生物碱。具有驱虫、抗菌、抗病毒等作用。

【炮制与成品质量】石榴皮：取原药材，除去杂质，洗净，切块，干燥。成品呈不规则的长条状或不规则的块状。表面红棕色、棕黄色或暗棕色，略有光泽，有多数疣状突起，有时可见筒状宿萼及果梗痕。内表面黄色或红棕色，有种子脱落后的小凹坑及隔瓢残迹。切面黄色或鲜黄色，略显颗粒状。气微，味苦涩（图5-135）。以皮厚实、色红褐者为佳。

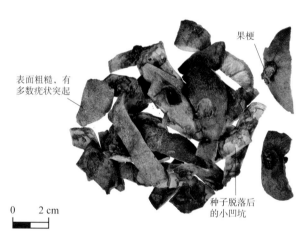

图 5-135 石榴皮（饮片）

炒石榴皮：取净石榴皮，照清炒法用中火炒至颜色加深，取出，放凉。形同石榴皮，表面颜色加深，具焦斑。

【性味归经】味酸、涩，性温。归大肠经。

【功能主治】涩肠止泻，止血，驱虫。用于中气虚弱之久泻久痢、便血、脱肛、虫积腹痛及遗精、带下、崩漏、便血等。

【用法用量】入汤剂 3~9 g，亦可入丸、散。外用适量，研粉外用或煎汤浴洗。

【毒副作用与使用注意】①本品入汤剂多生用，入丸、散多炒用。②超量可致眩晕、视物模糊、小腿痉挛、有蚁行感或震颤，并见恶心、呕吐、头痛、反射亢进、惊厥，或肌肉软弱无力、瞳孔散大、虚脱、呼吸麻痹甚而致死。③实证、湿热泻痢初起宜慎用。④孕妇、儿童慎用。

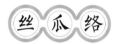

载《本草再新》。为葫芦科植物丝瓜 *Luffa cylindrica*（L.）Roem. 的干燥成熟果实的维管束。本省及全国大部分地区均有栽培（图5-136）。

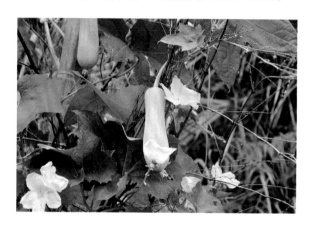

图 5-136 丝瓜（原植物）

【采收加工】夏、秋两季果实成熟、果皮变黄、内部干枯时采摘，除去外皮及果肉，洗净，晒干，除去种子。

【药材性状】本品为丝状维管束交织而成，多呈长棱形或长圆筒形，略弯曲，长 30~70 cm，直径 7~10 cm。表面淡黄白色。体轻，质韧，有弹性，不能折断。横切面可见子房3室，呈空洞状。气微，味淡。

【现代研究】含木聚糖、纤维素、甘露聚糖、半乳聚糖、木质素等。具有护肝、强心、利尿等作用。

【炮制与成品质量】取原药材，去残留种子及外皮，切段。成品为丝状维管束交织而成的小块，表面淡黄白色。体轻，质韧，有弹性，不能折断。切面可见子房3室，呈空洞状。气微，味淡

（图 5-137）。以个大、完整、筋络清晰、质韧、色淡黄白、无种子者为佳。

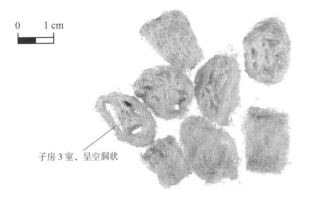

子房 3 室，呈空洞状

图 5-137　丝瓜络（饮片）

【性味归经】味甘，性平。归肺、胃、肝经。

【功能主治】通络，活血，祛风，下乳。用于痹痛拘挛、胸胁胀痛、乳汁不通、乳痈肿痛。

【用法用量】入汤剂 5～12 g，或烧存性研末，每次 1.5～3 g。外用，适量，煅存性研末调敷。

桃仁

载《神农本草经》。为蔷薇科植物桃 *Prunus persica* (L.) Batsch 或山桃 *Prunus davidiana* (Carr.) Franch. 的干燥成熟种子。本省分布广泛（图 5-138）。国内主产于四川、云南、陕西、山东、河北、山西、河南等地。

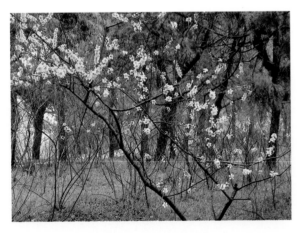

图 5-138　山桃（原植物）

【产地加工】果实成熟后采收，除去果肉及核壳，取出种子，晒干。

【药材性状】桃仁：呈扁长卵形，长 1.2～1.8 cm，宽 0.8～1.2 cm，厚 0.2～0.4 cm。表面黄棕色至红棕色，密布颗粒状突起。一端尖，中部膨大，另一端钝圆稍扁斜，边缘较薄。尖端一侧有短线形种脐，圆端有颜色略深不甚明显的合点，自合点处散出多数纵向维管束。种皮薄，子叶 2，类白色，富油性。气微，味微苦（图 5-139）。

山桃仁：呈类卵圆形，较小而肥厚，长约 0.9 cm，宽约 0.7 cm，厚约 0.5 cm（图 5-139）。

【现代研究】主含苦杏仁苷、苦杏仁酶、挥发油、脂肪油，油中主含油酸甘油酯和少量亚油酸甘油酯。具有抗血栓形成、抗凝血、抗心肌缺血等作用。

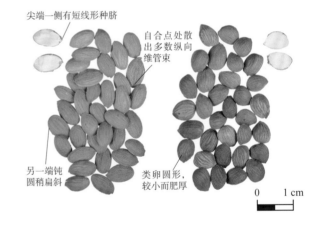

尖端一侧有短线形种脐

自合点处散出多数纵向维管束

另一端钝圆稍扁斜

类卵圆形，较小而肥厚

图 5-139　桃仁药材（左：桃，右：山桃）

【炮制与成品质量】桃仁：取原药材，除去杂质及残留硬壳，干燥，筛去灰屑。形如药材。以颗粒饱满、整齐、不破碎者为佳。

燀桃仁：取净桃仁，照燀法烫至种皮颜色变深，取出，置冷水中略泡或趁热搓下、除去种皮，选去未搓下者及油黑者，及时晒干或低温烘干，簸去灰屑。形如桃仁，表面乳白色，有细皱纹，稍有光泽，富油性（图 5-140）。

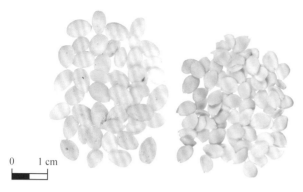

图 5-140 燀桃仁（左：桃，右：山桃）

炒桃仁：取净桃仁，炒至色微变深。形如桃仁，表面微黄色，略带焦斑，有香气。

【性味归经】味苦、甘，性平。归心、肝、大肠经。

【功效主治】活血祛瘀，润肠通便，止咳平喘。用于经闭痛经，癥瘕痞块，跌扑损伤，肠燥便秘，肺痈肠痈，咳嗽气喘。炒桃仁偏于润燥和血，多用于肠燥便秘、经闭。

【用法用量】入汤剂 5～10 g，亦可入丸、散剂。外用适量，捣敷或制膏用。

【毒副作用与使用注意】①主含苦杏仁苷，在体内可分解成氢氰酸，可麻痹延髓呼吸中枢，大量服用易引起中毒。其中毒机制及症候与苦杏仁中毒相同，首先是对中枢神经的损害，出现头晕、头痛、呕吐、心悸、烦躁不安，继则神志不清、抽搐、牙关紧闭、不省人事、瞳孔扩大、惊厥，并能损害呼吸系统引起呼吸麻痹而危及生命。临床尚有报道接触桃仁引起过敏者，表现为皮肤刺痒、出现红色疹块等。②活血，能堕胎，故孕妇忌用。气血虚弱、内无瘀血者应慎用。

葶苈子

载《神农本草经》。为十字花科植物播娘蒿 *Descurainia sophia*（L.）Webb.ex Prantl. 或独行菜 *Lepidium apetalum* Willd. 的干燥成熟种子。前者习称"南葶苈子"，后者习称"北葶苈子"。"南葶苈子"省内各地均有分布（图 5-141）。国内东北、华北、西北、西南及安徽、江苏、浙江、西藏亦产。

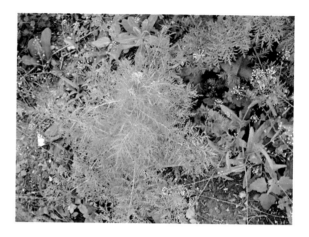

图 5-141 播娘蒿（原植物）

【采收加工】夏季果实成熟时采割植株，晒干，搓出种子，除去杂质。

【药材性状】呈扁卵形，长 1～1.5 mm，宽 0.5～1 mm。表面黄棕色或红棕色，微有光泽，具多数细微颗粒状突起，并可见 2 条纵裂的浅槽，其中一条较明显，一端钝圆，另一端渐尖而微凹，种脐位于凹入端，但不明显。气微，味微辛辣，黏性较强。

【现代研究】主含黄酮类、挥发油、脂肪酸类成分。具有镇咳、平喘、强心等作用。

【炮制与成品质量】葶苈子：取原药材，除去杂质，筛去灰屑。形如药材（图 5-142）。以籽粒饱满、色棕黄者为佳。

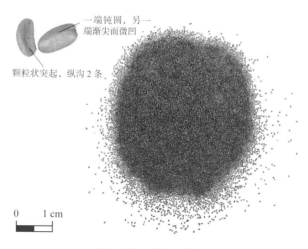

一端钝圆，另一端渐尖而微凹

颗粒状突起，纵沟 2 条

图 5-142 葶苈子（饮片）

277

炒葶苈子：取净葶苈子，置炒制容器内，用文火炒至有爆裂声。形如葶苈子，微鼓起，表面棕黄色。有焦香气，不带黏性。

【性味归经】味辛、苦，性大寒。归肺、膀胱经。

【功能主治】泻肺平喘，利水消肿。用于痰涎壅盛、喘咳痰多、肺痈、胸腹积水、痈肿恶疮、瘰疬结核等症。

【用法用量】入汤剂3~10 g，包煎；或入丸、散用。外用适量，煎水洗或研粉调敷，利水消肿宜生用；治痰饮喘咳宜炒用。肺虚痰阻喘咳宜蜜炙用。

【毒副作用与使用注意】①偶见胸闷憋气、恶心、呕吐、心慌及皮肤瘙痒、烦躁不安等报道，应注意。②虚寒性咳喘、虚寒性水肿慎用。③不宜久用。④心血管疾病、消化系统疾病及内分泌系统紊乱者慎用。⑤肺肾虚喘、脾虚肿满、膀胱气虚、小便不利者忌用。

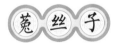

菟丝子

载《神农本草经》。为旋花科植物南方菟丝子 Cuscuta australis R. Br. 或菟丝子 Cuscuta chinensis Lam. 的干燥成熟种子。省内主产于湘潭、安乡、凤凰、安仁、石门、东安等地（图5-143）。国内分布于吉林、辽宁、河北、甘肃、宁夏、新疆、陕西、山东、安徽、江苏、浙江、福建、江西、台湾、湖北、广东、四川、云南等地。

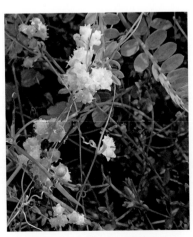

图5-143 菟丝子（原植物）

【采收加工】秋季果实成熟时采收植株，晒干，打下种子，除去杂质。

【药材性状】呈类球形，直径1~2 mm。表面灰棕色至棕褐色，粗糙，种脐线形或扁圆形。质坚实，不易以指甲压碎。气微，味淡。加热煮至种皮破裂时，可露出黄白色卷旋状的胚，形如吐丝。

【现代研究】主含黄酮类成分金丝桃苷、菟丝子苷、槲皮素等，有机酸类成分绿原酸等，其次还含多种微量元素及氨基酸等。具有性激素样、延缓衰老、改善肾阳虚证、抗骨质疏松、提高免疫、抗心脑缺血等作用。

【炮制与成品质量】菟丝子：取原药材，除去杂质，洗净，干燥。形如药材（图5-144）。以颗粒饱满、无尘土及杂质者为佳。

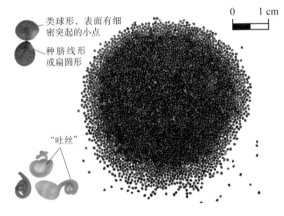

类球形，表面有细密突起的小点

种脐线形或扁圆形

"吐丝"

0   1 cm

图5-144 菟丝子（饮片）

盐菟丝子：取净菟丝子，照盐炙法炒至微鼓起。形如菟丝子，表面棕黄色，裂开，略有香气。

【性味归经】味辛、甘，性平。归肝、肾、脾经。

【功能主治】补益肝肾，固精缩尿，安胎，明目，止泻；外用消风祛斑。用于肝肾不足、腰膝酸软、阳痿遗精、遗尿尿频、肾虚胎漏、胎动不安、目昏耳鸣、脾肾虚泻；外治白癜风。

【用法用量】入汤剂6~12 g，或入丸、散。外用适量，炒研调敷。

【毒副作用与使用注意】①孕妇、血崩、阳强、便结、肾脏有火、阴虚火动者禁用。②用量一般不宜超过15 g。

【常见易混品】千穗谷子，为苋科植物千穗谷 *Amaranthus hypochondriacus* L. 的干燥成熟种子。呈稍扁的类球形，直径约 1 mm。表面黄白色，光滑，周边有一完整或不甚完整的窄边。质坚硬，不易破碎。气微，味淡（图 5-145）。

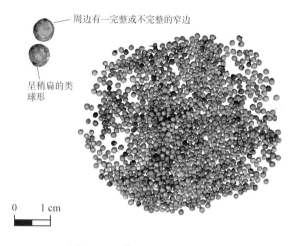

图 5-145　菟丝子易混品（千穗谷子）

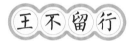

载《神农本草经》。为石竹科植物麦蓝菜 *Vaccaria segetalis* (Neck.) Garcke 的干燥成熟种子。省内主产于桂东、麻阳、长沙、石门、凤凰等地（图 5-146）。国内分布于河北、山东、辽宁、黑龙江。此外，山西、湖北、河南、安徽、陕西、江苏、浙江、江西、吉林、新疆等地亦产。

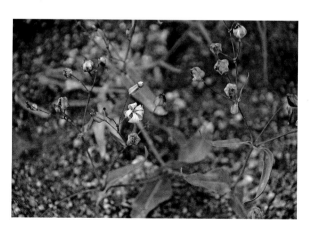

图 5-146　麦蓝菜（原植物）

【采收加工】夏季果实成熟、果皮尚未开裂时采割植株，晒干，打下种子，除去杂质，再晒干。

【药材性状】呈球形，直径约 2 mm。表面黑色，少数红棕色，略有光泽，有细密颗粒状突起，一侧有 1 凹陷的纵沟。质硬。胚乳白色，胚弯曲成环，子叶 2。气微，味微涩、苦（图 5-147）。

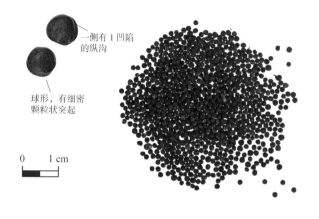

图 5-147　王不留行（药材）

【现代研究】主含王不留行皂苷 A、B、C、D 4 种；又含黄酮苷，如王不留行黄酮苷、异肥皂草苷；另含植物酸钙镁、磷脂、豆甾醇等。具有抗早孕、显著降低血液黏度、改善微循环及雌激素样作用。

【炮制与成品质量】王不留行：取原药材，除去杂质。形如药材。以干燥、子粒均匀、充实饱满、色乌黑、无杂质者为佳。

　　炒王不留行：取净王不留行，照清炒法炒至大多数爆开白花。成品呈类球形爆花状，表面白色，质松脆（图 5-148）。

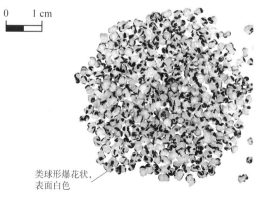

图 5-148　炒王不留行

【性味归经】味苦，性平。归肝、胃经。

【功能主治】活血通经，下乳消肿，利尿通淋。用于经闭、痛经、乳汁不下、乳痈肿痛、淋证涩痛。

【用法用量】入汤剂 5～10 g，或入丸、散。外用适量，捣敷。

【毒副作用与使用注意】①孕妇及崩漏病人忌用。②偶见致光敏性皮炎，表现为日光下引起面部、眼睛及双手明显水肿性皮炎，经对症处理后恢复。③用量不宜超过 10 g，且须炒制后用。

【常见易混品】芸薹子，为十字花科植物油菜的干燥成熟种子。类球形，直径 1～2 mm。表面褐色或暗红棕色，有细微网状纹理。种脐圆点状。子叶 2 片，黄白色，气微，味淡，微有油样感（图 5-149）。

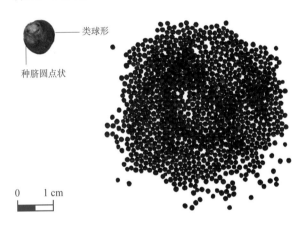

类球形

种脐圆点状

0　1 cm

图 5-149　王不留行易混品（芸薹子）

乌梅

载《神农本草经》。为蔷薇科植物梅 *Prunus mume* (Sieb.)Sieb.et Zucc. 的干燥近成熟果实。省内主产于安仁、临武、会同、炎陵、祁阳、浏阳等地（图 5-150）。国内分布于四川、浙江、福建、贵州。此外，广东、湖北、云南、陕西、安徽、江苏、广西、江西、河南等地亦产。

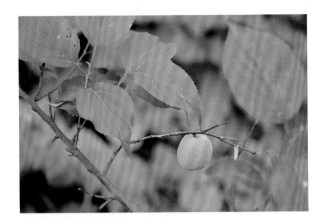

图 5-150　梅（原植物）

【采收加工】夏季果实近成熟时采收，低温烘干后闷至色变黑。

【药材性状】呈类球形或扁球形，直径 1.5～3 cm。表面乌黑色或棕黑色，皱缩不平，基部有圆形果梗痕。果核坚硬，椭圆形，棕黄色，表面有凹点；种子扁卵形，淡黄色。气微，味极酸。

【现代研究】主含枸橼酸、苹果酸、草酸、琥珀酸、延胡索酸、5-羟甲基-2-糠醛、苯甲醛、4-松油烯醇、苯甲醇、十六烷酸、苦杏仁苷、苦味酸、超氧化物歧化酶。具有抗病原生物、杀灭蛔虫、止泻、增强免疫功能等作用。

【炮制与成品质量】乌梅：取原药材，除去杂质，洗净，干燥。形如药材（图 5-151）。以个大、肉厚、核小、外皮乌黑色、不破裂露核、柔润、味极酸者为佳。

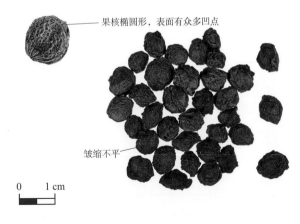

果核椭圆形，表面有众多凹点

皱缩不平

0　1 cm

图 5-151　乌梅（饮片）

乌梅炭：取净乌梅，照炒炭法炒至皮肉鼓

起。形如乌梅，皮肉鼓起，表面焦黑色。味酸略有苦味。

【性味归经】味酸、涩，性平。归肝、脾、肺、大肠经。

【功能主治】敛肺，涩肠，生津，安蛔。用于肺虚久咳、久泻久痢、虚热消渴、蛔厥呕吐腹痛。

【用法用量】入汤剂 6 ~ 12 g，或入丸、散。外用：煅研干撒或调敷。

【毒副作用与使用注意】①本品可增强抗凝效果，大剂量联用时易发生出血性不良反应。所含有机酸，可与含钙、钾、镁等金属离子的化学药物生成相应的盐，形成结石。②有实邪者忌服。胃酸过多者慎服。感冒发热，咳嗽多痰，胸膈痞闷者忌用。细菌性痢疾、肠炎的初期忌用。③妇女正常月经期以及胎产前产后忌用。④忌与猪肉同食。⑤不宜与维生素 B$_{12}$、呋喃妥因、阿司匹林、吲哚美辛及多种抗生素同用，也不宜与含钾、钙、镁等金属离子的药物同用。⑥不宜超量、久服。

【常见易混品】①杏，为蔷薇科植物杏 *Armeniaca vulgaris* Lam. 的干燥果实。呈扁球形或扁椭圆状，直径 15 ~ 20 mm。表面灰棕色或黑棕色，略皱缩，被短茸毛。果肉不易剥离。果核扁球形，直径 10 ~ 16 mm，表面较光滑。气微，味酸。（图 5-152）

②桃，为蔷薇科植物桃 *Prunus persica*(L.) Batsch 的干燥果实，呈椭圆形，灰棕色至灰黑色，有毛茸。果肉与果核易分离；果核表面有众多凹陷的小坑及扭曲的短沟纹，边缘具钝棱。气微，味淡（图 5-152）。

③李，为蔷薇科植物李 *P.Salicna* Lindl 的果实，果实呈球状卵形，直径 2 ~ 4 cm，先端微尖，基部凹陷，一侧有深沟，表面黄棕色或棕色。果肉较厚，果核扁平长椭圆形，长 0.6 ~ 1 cm，宽 0.4 ~ 0.7 cm，厚约 0.2 cm，褐黄色，有明显纵向皱纹。气微、味酸、微甜。

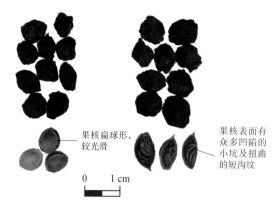

果核扁球形，较光滑

果核表面有众多凹陷的小坑及扭曲的短沟纹

0　1 cm

图 5-152　乌梅易混品（左：杏，右：桃）

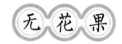 无 花 果

载《救荒本草》。为桑科植物无花果 *Ficus carica* L. 的干燥成熟或近成熟内藏花和瘦果的干燥花托。全省各地庭园有栽培（图 5-153）。国内山东、新疆、江苏、云南等地亦有栽培。

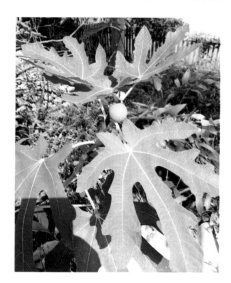

图 5-153　无花果（原植物）

【采收加工】7 ~ 10 月果实呈绿色时，分批采摘；或拾取落地的未成熟果实，鲜果用开水烫后，晒干或烘干。本品易霉蛀，需储藏干燥处或石灰缸内。

【药材性状】花托呈倒圆锥形，长约 2 cm，直径 1.5 ~ 2.5 cm；表面淡黄棕色至暗棕色、青黑色，有波状弯曲的纵棱线；顶端稍平截，中央有一半圆形突起，基部渐狭，带有果柄及残存的苞片。质坚硬，切断面黄白色，内壁着生众多细小瘦果，有时壁的上部尚见枯萎的雄花。瘦果卵形，长1～2 mm，淡黄色，外有宿萼包被。气微，味甜、略酸（图5-154）。

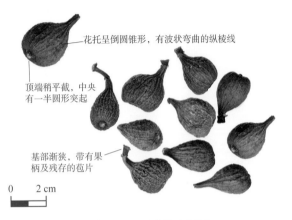

花托呈倒圆锥形，有波状弯曲的纵棱线

顶端稍平截，中央有一半圆形突起

基部渐狭，带有果柄及残存的苞片

0　2 cm

图5-154　无花果（药材）

【现代研究】主含有机酸类成分，尚含多种氨基酸、类胡萝卜素类化合物、蛋白质、脂肪、糖类及钙、铁等微量元素。具有抗肿瘤、增强免疫力、抗氧化、抑菌等作用。

【炮制与成品质量】取原药材，筛去灰屑。形如药材（图5-155）。以个大、淡黄棕色、味甜者为佳。

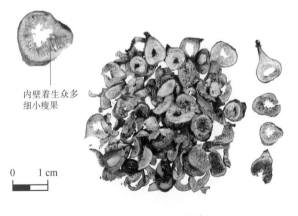

内壁着生众多细小瘦果

0　1 cm

图5-155　无花果（饮片）

【性味归经】味甘，性凉。归肺、胃、大肠经。
【功能主治】清热生津，健脾开胃，解毒消肿。用于咽喉肿痛、燥咳声嘶、乳汁稀少、肠热便秘、食欲不振、消化不良、泄泻、痢疾、痈肿、癣疾。

【用法用量】入汤剂9～15 g，大剂量可用至30～60 g，或生食鲜果1～2枚。外用：煎水洗；研末调敷或吹喉。

【毒副作用与使用注意】脾胃虚寒者忌食。

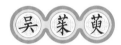

载《神农本草经》。为芸香科植物吴茱萸 *Evodia rutaecarpa* (Juss.) Benth、石虎 *Evodia rutaecarpa* (Juss.) Benth var. *officinalis* (Dode) Huang 或疏毛吴茱萸 *Evodia rutaecarpa* (Juss.) Benth var. *bodinieri* (Dode) Huang 的干燥近成熟果实。全省多地有分布，但以新晃、保靖、湘阴等地为主产区，尤以新晃为道地（图5-156）。国内陕西、甘肃、安徽、浙江、福建、台湾、湖北、广东、广西、四川、贵州、云南等地有分布。

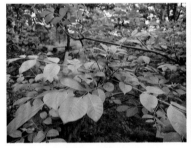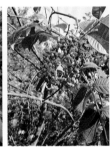

图5-156　左：石虎（原植物），右：吴茱萸（原植物）

【采收加工】栽培后3年，早熟品种7月上旬，晚熟品种8月上旬，待果成茶绿色而心皮未分离时采收，在露水未干前采摘整串果穗，切勿摘断果枝，晒干，用手揉搓，使果柄脱落，扬净。如遇雨天，用微火烘干。

【药材性状】呈类球形或略呈五角状扁球形。直径2～5 mm。表面暗黄绿色至褐色，粗糙，有多数点状突起或凹下的油点。顶端有五角星状的裂隙，基部残留被有黄色茸毛的果梗。质硬而脆，横切面可见子房5室，每室有淡黄色种子1粒。气芳香浓郁，味辛辣而苦。

【现代研究】主含生物碱类成分，如吴茱萸碱、吴茱萸次碱、吴茱萸新碱等；尚含挥发油类成分，如吴茱萸烯、罗勒烯、柠檬苦素等，以及吴茱萸酸、吴茱萸啶酮、吴茱萸苦素等。具有抑制胃肠运动、抗溃疡、止泻、抗心肌损伤、降血压、抗炎、镇痛、抗肿瘤、抗血栓等作用。

【炮制与成品质量】吴茱萸：取原药材，除去杂质。形如药材。均以饱满、色绿、香气浓、无杂质者为佳。

制吴茱萸：取甘草片，加适量水，煎汤，去渣，加入净吴茱萸，闷润吸尽后，炒至微干，取出，干燥。每吴茱萸 100 kg，用甘草片 6 kg。形如吴茱萸，表面棕褐色至暗褐色（图 5-157）。

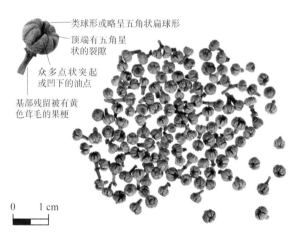

类球形或略呈五角状扁球形
顶端有五角星状的裂隙
众多点状突起或凹下的油点
基部残留被有黄色茸毛的果梗

0　1 cm

图 5-157　制吴茱萸

黄连制吴茱萸：取净黄连片或碎块，置锅内，加入适量水煎汤，捞出黄连渣，投入净吴茱萸，闷润至黄连水吸尽时，用文火炒至微干，取出晒干。每吴茱萸 100 kg，用黄连 12 kg。黄连制后表面黄褐色，气香，味苦。

【性味归经】味辛、苦，性热。有小毒。归肝、脾、胃、肾经。

【功能主治】散寒止痛，降逆止呕，助阳止泻。用于厥阴头痛、寒疝腹痛、经产腹痛、肝胃气痛、脘腹胀痛、寒湿脚气、虫牙疼痛、虚寒呕逆、五更泄泻。外治口疮、湿疹等。对寒凝湿滞所致的脘腹痛、寒凝肝经的疝痛与痛经，以及寒湿脚气痛尤为有效。

【用法用量】入汤剂 2～5 g，亦可入丸、散。外用适量，蒸热熨，或研粉调敷。

【毒副作用与使用注意】①超量或使用未经炮制的生品可致剧烈腹痛、腹泻、脱发、胸闷、头痛头晕、视力障碍、错觉等中毒反应，有的可见皮肤过敏反应。②阴虚火旺、内热盛者忌用。③孕妇忌用或慎用。儿童慎用。

【常见易混品】①巴氏吴茱萸，为芸香科植物巴氏吴茱萸 Evodia baberi Rehd et Wils. 的近成熟果实。多呈扁球形，直径 0.6～1.0 cm，分果瓣 4 个或 5 个（多数 4 个），辐射状排列；常混有个别成熟果实，开裂，呈梅花状。外果皮棕褐色，粗糙，具略凸起的腺点，内果皮淡黄棕色，光滑；残存果柄疏被淡黄棕色毛茸，略有香气。

②臭辣树，为芸香科植物臭辣树 Evodia Fargesii Dode 的干燥果实。呈星状扁球形，直径 4～8 mm，多由 5 或 4 枚中部以下离生的成熟心皮组成。表面棕色黄至绿褐色，稍粗糙，有皱纹，油点稀疏，不甚明显。顶端呈梅花状深裂，基部残留有近无毛或上端被微柔毛的果柄。横切面可是子房 5 室，每室有椭圆形种子 1 粒，黑褐色，有凸起的皱纹。质硬而脆。气微香，味苦，微辛辣，或无辛辣味（图 5-158）。

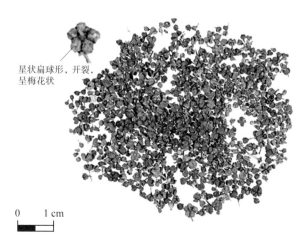

星状扁球形，开裂，呈梅花状

0　1 cm

图 5-158　吴茱萸易混品（臭辣树）

【附注】吴茱萸商品分为大花吴茱萸、中花吴茱萸、小花吴茱萸 3 种。前二者多来源于吴茱萸，后者多来源于石虎或疏毛吴茱萸。大花吴茱萸系果实成熟后采收的，多作香料使用，一般不供药用。通常认为，中花吴茱萸香气浓郁，质量更优。

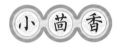

载《药性论》。为伞形科植物茴香 *Foeniculum vulgare* Mill. 的干燥成熟果实。省内及全国各地均有栽培（图 5-159）。

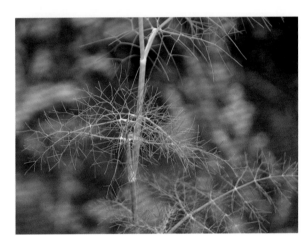

图 5-159　茴香（原植物）

【采收加工】8～10 月果实呈黄绿色并有淡黑色纵线时，选晴天割取地上部分，脱粒，扬净，亦可采摘成熟果实晒干。

【药材性状】双悬果圆柱形，有的略弯曲，长 4～8 mm，直径 1.5～2.5 mm。表面黄绿色至淡黄色，两端略尖，顶端残留有黄棕色突起的柱基，基部有时有小果柄，分果长椭圆形，背面隆起，有纵棱 5 条，接合面平坦而较宽。横切面近五边形，背面的四边等长。气特异而芳香，味微甜、辛。

【现代研究】主含挥发油，油中含反式茴香脑、茴香醛、柠檬烯、小茴香酮等成分。具有镇痛、抗菌、保肝、促进胃肠蠕动及性激素样作用。

【炮制与成品质量】小茴香：取原药材，除去杂质。形如药材（图 5-160）。以粒大、饱满、色黄绿、香气浓郁者为佳。

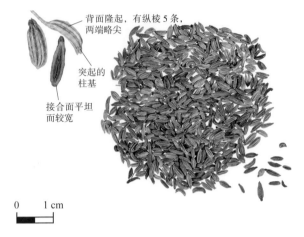

背面隆起，有纵棱 5 条，两端略尖

突起的柱基

接合面平坦而较宽

0　　1 cm

图 5-160　小茴香（饮片）

盐小茴香：取净小茴香，加适量盐水拌匀，闷透，置炒制容器内，以文火加热，炒至微黄色，取出，放凉。每小茴香 100 kg，用食盐 2 kg。形如小茴香，微鼓起，色泽加深，偶有焦斑。味微咸。

【性味归经】味辛，性温。归肝、肾、脾、胃经。

【功能主治】暖肝温肾，散寒止痛，理气开胃，止呕。用于寒疝腹痛、睾丸偏坠胀痛、痛经、少腹冷痛、脘腹胀痛、食少呕泻、尿频、遗尿及睾丸鞘膜积液等，为治疝要药。

【用法用量】入汤剂 3～6 g，亦可入丸、散。外用，适量，研粉调敷或炒热温熨。

【毒副作用与使用注意】①可见过敏反应，如胸闷、气短、呼吸困难、面色苍白、大汗淋漓、心跳加快、逐渐意识蒙眬以致完全丧失、血压下降等。②阴虚内热者忌用。有过敏史者慎用。孕妇慎用。③不宜超量或长时间服用。

【常见易混品】①莳萝子，为同科植物莳萝 *Anethum graveolens* L. 的果实。其外形特征是较小而圆，分果呈广椭圆形、扁平，长 0.3～0.4 cm，宽 0.2～0.3 cm，背棱稍突起，侧棱延展成翅（图 5-161）。

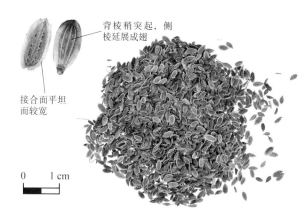

背棱稍突起，侧棱延展成翅

接合面平坦而较宽

图 5-161　小茴香易混品（莳萝子）

②野茴香，为同科植物沙茴香 *Ferula borealis* Kuan 的果实（图 5-162）。

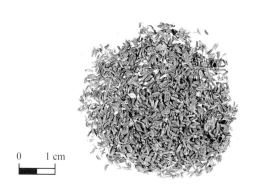

图 5-162　小茴香易混品（野茴香）

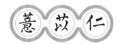

载《神农本草经》。为禾本科植物薏苡 *Coix lacryma-jobi* L. var. *ma-yuen.* (Roman.) Stapf 的干燥成熟种仁。省内主产于绥宁、邵东、宁乡等地（图 5-163）。全省及全国各地均有栽培。

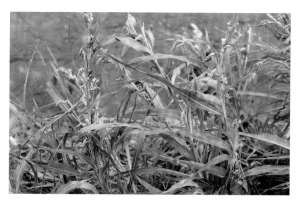

图 5-163　薏苡（原植物）

【采收加工】秋季果实成熟时采割植株，晒干，打下果实，再晒干，除去外壳、黄褐色种皮和杂质，收集种仁。

【药材性状】呈宽卵形或长椭圆形，长 4～8 mm，宽 3～6 mm。表面乳白色，光滑，偶有残存的黄褐色种皮；一端钝圆，另一端较宽而微凹，有 1 淡棕色点状种脐；背面圆凸，腹面有 1 条较宽而深的纵沟。质坚实，断面白色，粉性。气微，味微甜（图 5-164）。

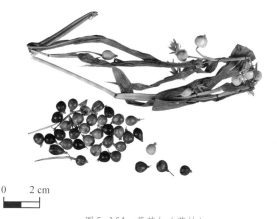

图 5-164　薏苡仁（药材）

【现代研究】含蛋白质、脂肪、糖类、多种氨基酸、薏苡素、薏苡酯、三萜化合物。具有增强免疫力、抗肿瘤、降血糖、降血钙、降血压、抑制胰蛋白酶、诱发排卵等作用。

【炮制与成品质量】薏苡仁：取原药材，除去杂质。形如药材（图 5-165）。以粒大、饱满、色白、完整者为佳。

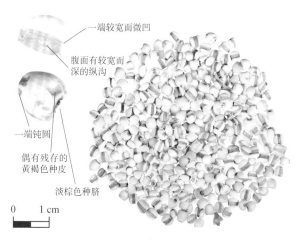

一端较宽而微凹

腹面有较宽而深的纵沟

一端钝圆

偶有残存的黄褐色种皮

淡棕色种脐

图 5-165　薏苡仁（饮片）

麸炒薏苡仁：取净薏苡仁，照麸炒法炒至微黄色。形如薏苡仁，微鼓起，表面微黄色。

【性味归经】味甘、淡，性凉。归脾、胃、肺经。

【功能主治】利水渗湿，健脾止泻，除痹，排脓，解毒散结。用于水肿、脚气、小便不利、脾虚泄泻、湿痹拘挛、肺痈、肠痈、赘疣、癌肿。

【用法用量】入汤剂 9～30 g，或入丸、散，浸酒，煮粥，做羹。

【毒副作用与使用注意】①本品性滑，对子宫颈有兴奋作用，可促使子宫收缩，故有诱发流产的可能。②脾虚无湿、大便燥结者慎用。

【常见易混品】草珠子，为禾本科植物草珠子 *Coix lacryma-jibi* L. 的干燥种仁。性状与薏苡仁相似，不同的是种仁呈宽卵形，长 4～5 mm，宽 4～6 mm。表面乳白色，略透明，偶有残存的红棕色的种皮；两端平截，一端有棕黑色点状种脐；断面白色或半透明角质样。种壳厚而坚硬（图 5-166）。

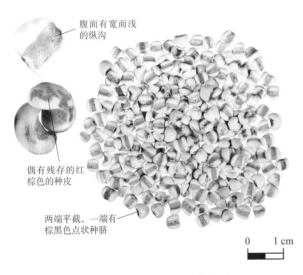

腹面有宽而浅的纵沟

偶有残存的红棕色的种皮

两端平截，一端有棕黑色点状种脐

0　1 cm

图 5-166　薏苡仁易混品（草珠子）

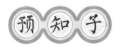

载《开宝本草》。为木通科植物木通 *Akebia quinata* (Thunb.) Decne、三叶木通 *Akebia trifoliata* (Thunb.) Koidz. 或白木通 *Akebia*

trifoliata (Thunb.) Koidz.var.*australis* (Diels) Rehd. 的干燥近成熟果实。湖南省内各地均散见，木通多产于省内石门、城步、通道、岳阳、衡阳等地；三叶木通产于桑植、石门、永顺、花垣、泸溪、凤凰、新晃、洞口、芷江、新宁、武冈、通道等地；白木通多产于石门、桑植、永顺、凤凰、溆浦、新晃、芷江、城步、宁远、宜章、浏阳、衡阳等地（图 5-167）。国内黄河中下游及长江流域各省均有分布。

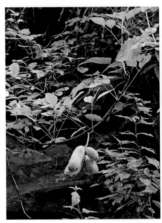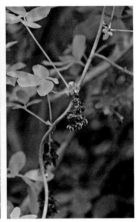

图 5-167　左：三叶木通（原植物），右：木通（原植物）

【采收加工】夏、秋两季果实绿黄时采收，晒干，或置沸水中略烫后晒干。

【药材性状】木通果：果实肾形或长椭圆形，稍弯曲，长 3～9 cm，直径 1.5～3.5 cm；表面土棕色，有不规则纵皱网纹，先端钝圆，基部有果梗痕，质坚实而重，果瓤白色，粉性；种子多数，略呈三角形，紫红色，表面略平坦。气微香，味苦。

三叶木通果：果实长圆形或略呈肾形，长 3～8 cm，直径 2～3 cm。表面浅灰棕色或黄棕色，有不规则纵向网状皱纹，未熟者皱纹细密，先端钝圆，有时可见圆形柱头残基，基部具圆形稍内凹的果柄痕。果皮革质，较厚。断面淡灰黄色，内有多数种子，包埋在灰白色果瓤内。果肉气微香，味微涩。种子扁长卵形或不规则三角形，略扁平，宽约 5 mm，厚约 2 mm。表面红棕色或深红棕色，有光泽，密布细网纹。先端稍尖，基部钝圆，种脐略偏向一边，其旁可见白色种阜。种皮薄，油质，胚细小，长约 1 mm。气微弱，味苦，有油腻感。

白木通果：果实卵形或椭圆形，长约 8 cm，直径 3~3.5 cm。表面微显褐色，光滑或具粗纵皱网纹，多细小龟裂。商品有时切成纵片，果皮略光滑，微向内凹，果瓤土灰色，木质。种子三角状，紫红色，表面有致密细纵纹。

【现代研究】主含皂苷类成分，如木通皂苷 A~G、α-常春藤皂苷等；尚含脂肪油等。具有抑菌、镇痛等作用。

【炮制与成品质量】取原药材，洗净，稍泡，捞出，沥干余水，润透，切厚片，晒干。呈类圆形或长椭圆形厚片。表面黄棕色至黑褐色，有不规则深皱纹。切面果皮薄，边缘稍内卷。有的稍显角质样。切面果瓤类白色、灰白色或土灰色，可见红棕色种子镶嵌其中。气微香，味苦（图5-168）。以完整、肥壮、质重、色土黄、皮皱、大小均匀、不开裂者为佳。

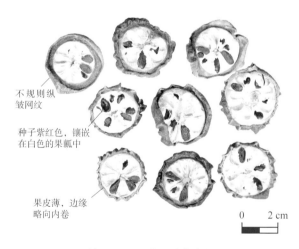

不规则纵
皱网纹

种子紫红色，镶嵌
在白色的果瓤中

果皮薄，边缘
略向内卷

0   2 cm

图 5-168 预知子（饮片）

【性味归经】味苦，性寒。归肝、胆、胃、膀胱经。

【功能主治】疏肝和胃，理气散结，利尿通淋。用于肝郁气滞所致的胸胁痛、肝胃气痛、疝气痛、痛经、瘰疬痰核及小便不利、石淋等。

【用法用量】入汤剂 3~9 g，亦可入丸、散。

【毒副作用与使用注意】①无气滞气结慎用。②孕妇、儿童慎用。

 栀子

载《神农本草经》。为茜草科植物栀子 *Gardenia jasminoides* Ellis 的干燥成熟果实。省内主产于浏阳、涟源、邵东、邵阳、武冈、湘潭、长沙、衡山、祁东、醴陵、攸县、耒阳、桂阳、宁远、江永、郴州、岳阳等地，省内其他地区散见（图5-169）。国内分布于华中、华南、西南及山东、江苏、安徽、浙江、福建等省区。

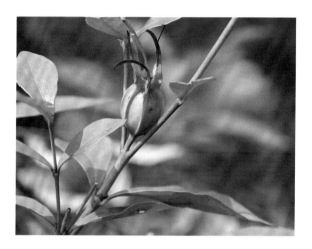

图 5-169 栀子（原植物）

【采收加工】霜降后果实成熟呈红黄色时采收（青黄色的可堆放几天，使颜色转红），除去果梗和杂质，放入甑内蒸至上汽，或在沸水中烫15 分钟左右，取出晒至半干，再用火烘干。

【药材性状】呈长卵形或长椭圆形，长 1.5~3.5 cm，直径 1~1.5 cm，表面橙红色或黄棕色，略具光泽，有 6 条翅状纵棱，棱间常有一条明显的分枝状纵脉纹。顶端有宿萼，基部稍尖，有残留果梗。果皮薄，革质，果肉黄红色，内藏多数种子，粘结成团，种子扁卵圆形，红黄色或深红色，密具细小疣状突起。气微，味微酸而苦。水浸液呈金黄色而清澈（图5-170）。

287

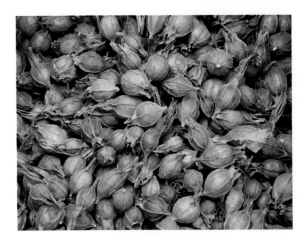

图 5-170 栀子（药材）

【现代研究】主含环烯醚萜类、类胡萝卜素、有机酸类及挥发油、多糖、胆碱、多种微量元素等成分。具有抗病毒、解热、抗炎、镇痛、利胆、保肝等作用。

【炮制与成品质量】栀子：取原药材，除去杂质，碾碎。成品呈不规则的碎块。果皮表面红黄色或棕红色，有的可见翅状纵棱。种子多数，扁卵圆形，深红色或红黄色。气微，味微酸而苦（图5-171）。以身干、果实饱满均匀、内外色红、无杂质者为佳。

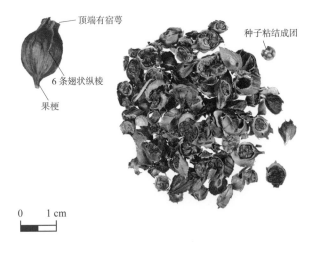

顶端有宿萼
种子粘结成团
6条翅状纵棱
果梗

0　　1 cm

图 5-171　栀子（饮片）

炒栀子：取净栀子，置炒制容器内，用文火炒至黄褐色，取出，放凉。形如栀子碎块，黄褐色。

焦栀子：取净栀子，置炒制容器内，用中火炒至表面焦褐色或焦黑色，果皮内表面和种子表面为黄棕色或棕褐色，取出，放凉。形状同栀子或为不规则的碎块，表面焦褐色或焦黑色。果皮内表面棕色，种子表面为黄棕色或棕褐色。气微，味微酸而苦。

栀子炭：取净栀子置锅内，用武火加热，炒至表面黑褐色，喷淋清水少许，灭尽火星，取出凉透。炒炭品表面黑褐色或焦黑色。

【性味归经】味苦，性寒。归心、肺、三焦经。

【功能主治】泻火除烦，清热利湿，凉血解毒，消肿止痛。用于热病心烦、火毒炽盛、高热神昏、口疮口臭、湿热黄疸、小便短赤、热淋、血淋、血热出血、痈肿疮毒、跌打损伤等。焦栀子凉血止血。用于血热吐血、衄血、尿血、崩漏。

【用法用量】入汤剂 6～10 g，亦可入丸、散。外用适量，研粉调敷。

【毒副作用与使用注意】①超量使用可致头昏、心悸、腹痛、恶心、呕吐、小便量多，全身乏力、出冷汗、头晕目眩不能站立，继则昏迷。②脾胃虚寒或便溏食少者忌用。病邪在表及虚火上升所致的咽痛、头痛者忌用。③孕妇慎用。

【常见易混品】①水栀子，为茜草科植物水栀子 Gardenia jasminoides var. radicans Makino 的干燥成熟果实。药材呈长圆形，长 3～5～（7）cm，直径 1.2～1.8 cm。表面棕黄色至棕褐色，有翅棱 6 条，较凸出，且多卷折，顶端宿萼较大。果皮较厚。除去果皮，种子多数，圆形或长卵形。水浸液棕红色（图 5-172）。

②杂交栀子，系用栀子与水栀子杂交培育而成。主产于福建、江西，果实较栀子大、挂果密、产量高。药材的外观性状，福建产者略偏向于水栀子，多较长、大，色泽较深；江西产者略偏向于栀子。水浸液呈淡红黄色，略显浑浊（图5-172）。

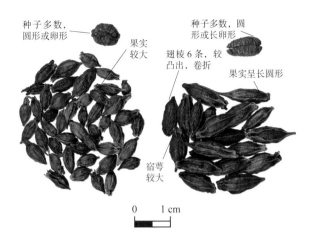

图 5-172 栀子易混品（左：栽培栀子，右：水栀子）

枳椇子

载《新修本草》。为鼠李科植物枳椇 *Hovenia acerba* Lindl. 的干燥成熟种子。本省大部分地区有分布（图 5-173）。国内秦岭以南有分布。

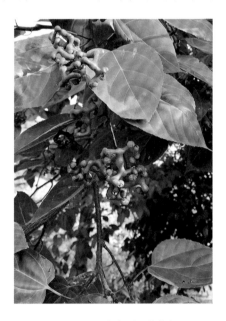

图 5-173 枳椇（原植物）

【采收加工】9～11 月果实成熟时连肉质花序一并摘下，晒干，取出种子。

【药材性状】呈扁平圆形，背面稍隆起，腹面较平坦。直径 0.3～0.5 cm，厚 0.1～0.15 cm。表面红棕色、棕黑色或绿棕色，有光泽，于放大镜下可见散在凹点。基部凹陷处有点状淡色种脐，顶端有微凸的合点，腹面有纵行隆起的种脊。气微，味微涩。

【现代研究】主含黑麦草碱等生物碱及皂苷、黄酮类、没食子儿茶素、葡萄糖、苹果酸钙等成分。具有中枢抑制、降压、保肝、解酒毒、抗肿瘤等作用。

【炮制与成品质量】取原药材，除去杂质。形如药材（图 5-174）。以粒大、饱满肥厚、色棕红者为佳。

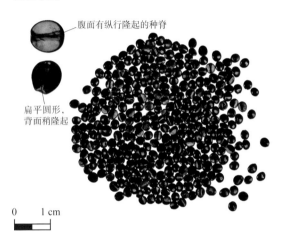

图 5-174 枳椇子（饮片）

【性味归经】味甘，性平。归胃经。

【功能主治】解酒毒，除烦渴，利二便。主要用于解酒，见酒醉烦热、口渴、呕吐、大小便不利者。亦可用于风湿性关节炎。

【用法用量】入汤剂 6～15 g，亦可浸酒或入丸散。

【毒副作用与使用注意】①脾胃虚寒者禁用。②孕妇、儿童不宜用。③本品反乌头。多食损齿。

#

载《神农本草经》。为芸香科植物酸橙 *Citrus aucantium* L. 及其栽培变种的干燥未成熟果实。省内主产于沅江、益阳、怀化、龙山、耒阳、常宁、宁乡、麻阳、辰溪、泸溪、溆浦、安仁、衡东、汉寿、双峰等地（图 5-175）。国内秦岭以南有分布，多为栽培，亦有野生。

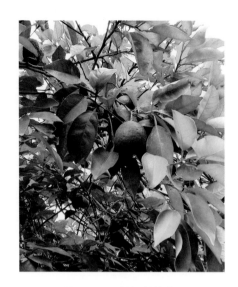

图 5-175　酸橙（原植物）

【采收加工】7月下旬至8月上旬，果实近成熟但尚绿时采摘，自中部横切成两半，晒干或低温干燥。

【药材性状】呈半球形，直径 3～5 cm。外果皮褐色或棕褐色，有颗粒状突起。突起的顶端有凹点状油室，形如细小的"火山口"。有明显的花柱残迹或果梗痕。切面中果皮黄白色，光滑而稍隆起，厚 0.4～1.3 cm，边缘散有 1～2 列油室。质坚硬，不易折断。瓤囊 7～12 瓣，少数至 15 瓣，汁囊干缩呈棕色至棕褐色，内藏种子。气微香，味苦、微酸（图 5-176）。

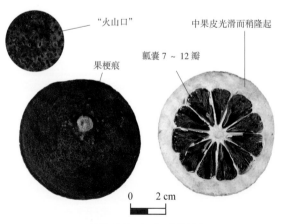

"火山口"

中果皮光滑而稍隆起

果梗痕

瓤囊 7～12 瓣

0　　2 cm

图 5-176　枳壳 （药材）

【现代研究】主含黄酮类成分，如柚皮苷、橙皮苷、新陈皮苷、柚皮芸香苷等；尚含挥发油、生物碱类。具有调节胃肠功能及心血管系统与子宫

的作用。

【炮制与成品质量】枳壳：取原药材，除去杂质，洗净，润透，切薄片，干燥后筛去碎落的瓤核。成品呈不规则弧状条形薄片。切面外果皮棕褐色至褐色，中果皮黄白色至黄棕色，近外缘有 1～2 列点状油室，内侧有的有少量紫褐色瓤囊（图 5-177）。以外皮色绿褐、果肉厚、质坚硬、香气浓者为佳。

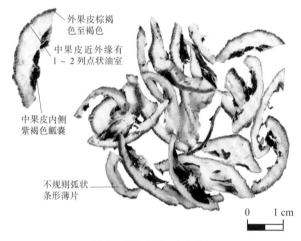

外果皮棕褐色至褐色

中果皮近外缘有 1～2 列点状油室

中果皮内侧紫褐色瓤囊

不规则弧状条形薄片

0　　1 cm

图 5-177　枳壳 （饮片）

麸炒枳壳：将炒制容器加热，至撒入麸皮即刻烟起，随即投入净枳壳片，迅速翻动，炒至表面颜色变深时，取出，筛去麸皮，放凉。形如生品，色较深，偶有焦斑。

【性味归经】味苦、辛、酸，性微寒。归脾、胃经。

【功能主治】理气宽中，行滞消胀。用于胸胁气滞、胀满疼痛、食积不化、痰饮内停等症。

【用法用量】入汤剂 3～10 g，或入丸、散。

【毒副作用与使用注意】①脾胃虚弱者慎用。②孕妇慎用。

【常见易混品】胡柚，为柚与柑橘自然杂交而形成的一个杂交种胡柚 *Citrus aurantium* 'Changshanhuyou' 的干燥未成熟果实，主产于浙江。多切制成成品后混充枳壳，其表面、切面、中果皮的厚度等与枳壳成品十分相似。主要区别在于，胡柚中果皮的质地没有枳壳致密，因此侧切面常内陷；有的成品可见中果皮与果实的中柱相连；口尝有橘类的辛味；表面无枳壳的"火山口"特征（图 5-178）。

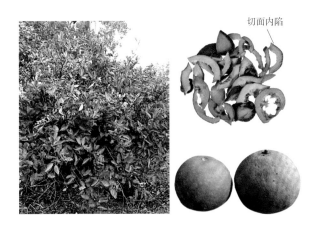

图 5-178 枳壳易混品胡柚（左：原植物，右上：饮片，右下：果实）

载《神农本草经》。为芸香科植物酸橙 *Citrus aurantium* L. 及其栽培变种或甜橙 *Citrus sinensis* Osbeck 的干燥幼果。省内主产沅江、益阳、怀化、龙山、耒阳、常宁、宁乡、麻阳、辰溪、泸溪、溆浦、安仁、衡东、汉寿、双峰等地（图 5-175）。国内秦岭或长江以南有分布。

【采收加工】5~6 月间采摘幼果或待其自然脱落后拾其幼果，大者横切成两半，晒干或低温干燥。

【药材性状】酸橙枳实：呈半球形，少数为球形。直径 0.5~2.5 cm。外果皮表面黑绿色或暗棕绿色，具颗粒状突起和皱纹。放大镜下观察，颗粒状突起的顶点有凹陷的油室，形如细小的"火山口"。有明显的花柱残迹或果梗痕。切面中果皮略隆起，黄白色或黄褐色，厚 0.3~1.2 cm，边缘有 1~2 列油室，瓤囊棕褐色。质坚硬。气清香，味苦、微酸（图 5-179）。

甜橙枳实：呈球形或半球形，表面黑褐色，较平滑，具微小颗粒状突起。基部有微内陷的果柄痕，先端有明显凸起的圆点状花柱残基。切面类白色，较平滑，不凸起，中果皮厚 3~5 mm，

味酸、苦（图 5-179）。

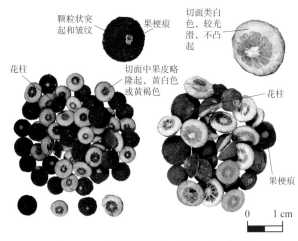

图 5-179 枳实药材（左：酸橙，右：甜橙）

【现代研究】主含橙皮苷、新橙皮苷、川陈皮素等黄酮类成分；尚含挥发油、生物碱、萜类等。具有调节胃肠功能、增强心肌收缩力、镇痛及对子宫、阴道平滑肌的作用。

【炮制与成品质量】枳实：取原药材，除去杂质，洗净，润透，切薄片，干燥。成品呈不规则弧状条形或圆形薄片。切面外果皮黑绿色至暗棕绿色，中果皮部分黄白色至黄棕色，近外缘有 1~2 列点状油室，条片内侧或圆片中央具棕褐色瓤囊。气清香，味苦、微酸。均以皮青黑、肉厚、色白、瓤小、体坚实、香气浓者为佳。酸橙个小而横切成两半者，有的切面光滑而稍隆起，灰白色，中心棕褐色，类圆形，形似鹅眼，俗称"鹅眼枳实"，质量最优。

麸炒枳实：将炒制容器加热，至撒入麸皮即刻烟起，随即投入净枳实片，迅速翻动，炒至表面颜色变深时，取出，筛去麸皮，放凉。形如枳实片，色较深，有的有焦斑。气焦香，味微苦、微酸。

【性味归经】味苦、辛、酸，性微寒。归脾、胃经。

【功能主治】破气消积，化痰除痞。用于积滞内停、痞满胀痛、泻痢后重、大便不通、痰滞气阻、胸脘痞闷、胸痹结胸等。

【用法用量】入汤剂 3~10 g，大剂量可用至 15 g。

须用麸炒枳实。

【毒副作用与使用注意】①大剂量服用可出现流涎、腹胀等反应。②非气滞邪实者忌用。脾胃虚弱者慎用。③孕妇忌用。儿童慎用。④不宜与单胺氧化酶抑制药合用，因合用后可发生"酪胺反应"，呈醉酒状态，见颜面潮红、血压升高等症。⑤不宜超量、久服。

【常见易混品】①个青，为芸香科植物橘 Citrus reticulata Blanco 及其栽培变种的干燥幼果。呈类球形，直径 0.5 ~ 2 cm。表面灰绿色或黑绿色，微粗糙，有细密凹下的油室，顶端有稍突起的柱基，基部有圆形果梗痕。质硬，切面中果皮薄，厚 0.1 ~ 0.2 cm，外缘有油室 1 ~ 2 列。气清香，味酸、苦、辛。

②柚，《广东省中药材标准》（2011 年版）有收载。为芸香科植物柚 Citrus grandis 的干燥幼果，常切片后冒充枳实。成品表面黄棕色至黄褐色，有明显的颗粒状突起及不甚明显的凹陷油室；切面黄白色至淡黄棕色，中果皮特厚，瓤囊细小，有的成品不见瓤囊；切面较光滑而平整，但不凸出。味苦，微酸（图 5-180）。

③胡柚，为柚与橘自然杂交种，与枳实成品十分相似，主要区别在于胡柚枳实果皮特别厚，瓤囊特别小（图 5-180）。

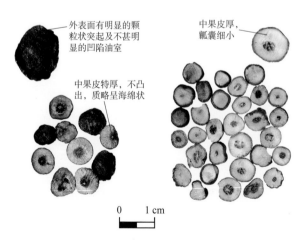

图 5-180 枳实易混品（左：柚，右：胡柚）

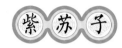

载《药性论》。为唇形科植物紫苏 Perilla frutescens (L.) Britt. 的干燥成熟果实。全省各地均有分布，野生或栽培（图 2-193）。国内分布于湖北、江苏、河南、山东、江西、浙江、四川等地。

【采收加工】秋季果实成熟时采收，除去杂质，晒干。

【药材性状】呈卵圆形或类球形，直径约 1.5 mm。表面灰棕色或灰褐色，有微隆起的暗紫色网纹，基部稍尖，有灰白色点状果梗痕。果皮薄而脆，易压碎。种子黄白色，种皮膜质，子叶 2，类白色，有油性。压碎有香气，味微辛。

【现代研究】主含挥发油，油中富含不饱和脂肪酸和亚麻酸、亚油酸等。具有镇咳、平喘、祛痰、滑肠、抗肿瘤等作用。

【炮制与成品质量】紫苏子：取原药材，除去杂质，洗净，干燥。形如药材（图 5-181）。以颗粒饱满、均匀、灰棕色、无杂质者为佳。

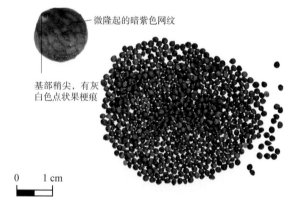

图 5-181 紫苏子（饮片）

炒紫苏子：取净紫苏子，炒至有爆声。形如紫苏子，表面灰褐色，有细裂口，有焦香气。

【性味归经】味辛，性温。归肺经。

【功能主治】降气化痰，止咳平喘，润肠通便。用于痰壅气逆、咳嗽气喘、肠燥便秘。

【用法用量】入汤剂 3～10 g，或入丸、散。

【毒副作用与使用注意】气虚久嗽、阴虚喘逆、脾虚便滑者忌用。

【常见易混品】野生紫苏子，《湖南省中药材标准》（2009 年版）有收载。为唇形科植物野生紫苏 *Perilla frutescens* var. *purpurascens* (Hayata) H.W. Li 的干燥成熟果实（图 2-194）。呈类圆形，背面圆而腹面略隆起，直径约 1 mm。表面灰棕色或棕黄色，具微隆起的暗褐色网状纹理，基部稍尖，有灰色点状果梗痕。果皮薄而脆。种皮膜质，内有类白色子叶两片，富油性。压碎后

微有香气，味淡微辛（图 5-182）。

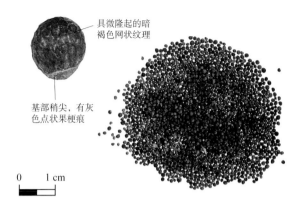

具微隆起的暗褐色网状纹理

基部稍尖，有灰色点状果梗痕

0　　1 cm

图 5-182　紫苏子易混品（野生紫苏子）

第六章

茎木类

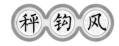

载《植物实名图考》。为防己科植物秤钩风 *Diploclisia affinis* (Oliver) Diels 的干燥根、根茎及老茎。省内主产于衡阳、邵东、湘潭、桑植、永顺、新晃、城步、双牌、江华、临武等地。国内主产于浙江、江西、福建、湖北、广东、广西、贵州、云南等地。

【采收加工】秋季采挖，除去嫩茎及枝叶，砍成长段，干燥。

【药材性状】呈扁圆柱形，略弯曲，直径 1～5 cm。表面暗红棕色或灰棕色，粗糙；有不规则的沟纹、裂隙和疤痕，皮孔明显。外皮脱落后呈黄白色，具明显纵沟。体重，质坚硬，难折断，折断面皮部纤维性，木部裂片状。切面上具 2～7 层偏心性同心环纹，导管孔明显。根茎及老茎的断面有髓部。气微，味微苦。

【现代研究】主含三萜、三萜皂苷、生物碱、蛇皮甾等成分。具有对 T 淋巴细胞和 B 淋巴细胞增殖的促进作用、增强机体免疫功能。

【炮制与成品质量】取原药材，除去杂质，洗净，稍泡，润透切厚斜片，干燥，筛去灰屑。成品为扁圆形厚片。表面暗红棕色或灰棕色，粗糙，可见不规则的沟纹、裂隙、疤痕或皮孔。切面较光滑，有 2～7 层偏心性同心环纹。有的有髓。气微，味微苦（图 6-1）。以条粗、断面灰褐色者为佳。

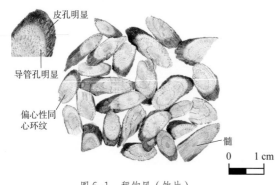

图 6-1　秤钩风（饮片）

【性味归经】味苦，性凉。归肝、膀胱经。

【功能主治】祛风除湿，活血止痛，利尿解毒。用于风湿痹痛、跌扑损伤、小便淋涩、毒蛇咬伤。

【用法用量】入汤剂 9～15 g。外用适量，鲜品捣敷。

【毒副作用与使用注意】①体质虚弱者慎用。②孕妇忌用。儿童慎用。

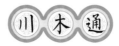

为毛茛科植物小木通 *Clematis armandii* Franch. 或绣球藤 *Clematis montana* Buch. -Ham. 的干燥藤茎。本省各地有分布（图 6-2）。国内主产于四川、贵州等地。

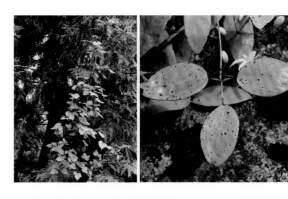

图 6-2　左：绣球藤（原植物），右：小木通（原植物）

【采收加工】春、秋两季采收，除去粗皮，晒干，或趁鲜切薄片，晒干。

【药材性状】呈长圆柱形，略扭曲，长 50～100 cm，直径 2～3.5 cm。表面黄棕色或黄褐色，有纵向凹沟及棱线；节处多膨大，有叶痕及侧枝痕。残存皮部易撕裂。质坚硬，不易折断。断面边缘不整齐，残存皮部黄棕色，木部浅黄棕色或浅黄色，有黄白色放射状纹理及裂隙，其间布满导管孔，髓部较小，类白色或黄棕色，偶有空腔。气微，味淡。

【现代研究】主含以齐墩果酸为苷元的绣球藤皂苷 A、B，还含无羁萜、β-香树脂醇、β-谷甾醇等成分。具有利尿、抗炎、抑菌等作用。

【炮制与成品质量】取原药材，除去杂质，洗净，闷润透心后切薄片，干燥，筛去灰屑。成品为椭圆形斜片或类圆形薄片。表面残存皮部黄棕色，有纵向凹沟及棱线，残存皮部易撕裂。切片厚0.2～0.4 cm，切面边缘不整齐，木部浅黄棕色或黄白色，具黄白色放射状纹理及裂隙，其间布满孔状导管，髓部较小，类白色或黄棕色，偶有空腔。质坚硬，气微，味淡（图6-3）。以断面色黄白，无黑心者为佳。

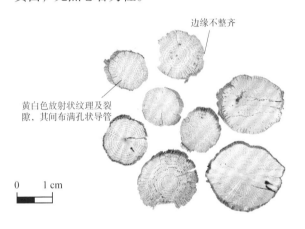

图6-3 川木通（饮片）

【性味归经】味苦，性寒。归心、小肠、膀胱经。

【功能主治】利尿通淋，清心除烦，通经下乳。用于淋证、水肿、心烦尿赤、口舌生疮、经闭乳少、湿热痹痛。

【用法用量】入汤剂，每日3～6 g。

【毒副作用与使用注意】①在用于水钠潴留导致的水肿时，由于川木通在促进钠排出的同时，亦能排钾，易出现低钾血症的不良反应，故长期服用时应适当补钾。②孕妇忌用。气弱津伤、精滑遗尿、小便过多者忌用。③本品用量不可过大，有报道一次使用60 g引起急性肾衰竭，应予警惕。

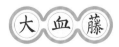

载《图经本草》。为木通科植物大血藤 *Sargentodoxa cuneata*(Oliv.)Rehd.et Wils. 的干燥藤茎。省内主产于石门、张家界、沅陵、新晃、城步、绥宁、新宁、武冈、江华、炎陵、衡阳等地（图6-4）。国内湖北、四川、江西、河南、江苏、浙江、安徽等地亦产。

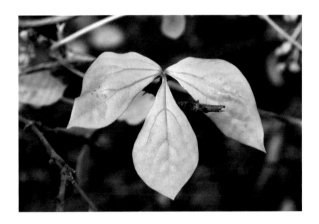

图6-4 大血藤（原植物）

【采收加工】8～9月采收，切段，长30～60 cm，或切片，晒干。

【药材性状】呈圆柱形，略弯曲，长30～60 cm，直径1～3 cm。表面灰棕色，粗糙，外皮常呈鳞片状剥落，剥落处显暗红棕色，有的可见膨大的节和略凹陷的枝痕和叶痕。质硬，断面皮部红棕色，有数处向内嵌入木部，木部黄白色，有多数细孔状导管，射线呈放射状排列。气微，味微涩（图6-5）。

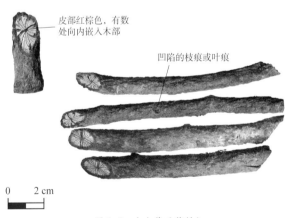

图6-5 大血藤（药材）

【现代研究】主含大黄素、大黄素甲醚、β-谷甾醇、胡萝卜苷、大黄酚、香草酸以及红藤多糖、鞣质等成分。具有抗菌、抑制血小板聚集、抑制胃肠道平滑肌等作用。

【炮制与成品质量】取原药材，除去杂质，洗净，润透，切厚片，干燥，筛去灰屑。成品为棕色或灰棕色厚片，周边灰棕色，外皮常呈鳞片状剥落，剥落处显暗红棕色，切面皮部红棕色，有数处向内嵌入木部，木部黄白色，有多数细孔状导管，射线呈放射状排列。质硬。气微，味微涩（图6-6）。以条匀、径粗者为佳。

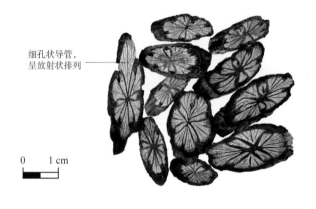

细孔状导管，
呈放射状排列

0   1 cm

图6-6 大血藤（饮片）

【性味归经】味苦，性平。归大肠、肝经。

【功能主治】清热解毒，活血，祛风止痛。用于肠痈腹痛、热毒疮疡、经闭、痛经、跌扑肿痛、风湿痹痛、虫积腹痛。

【用法用量】入汤剂9～15 g，或酒煮、浸酒服。外用适量，研粉调敷。

【毒副作用与使用注意】①超量、久服易导致出血倾向。②孕妇忌用；有凝血功能障碍的病人、非热毒及湿热壅滞者不宜用。

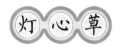

载《开宝本草》。为灯心草科植物灯心草 *Juncus effuses* L. 的干燥茎髓。省内主产于石门、沅陵、新晃、芷江、洞口、新宁、宜章等地（图6-7）。国内主产于江苏、福建、四川、贵州、云南等地。

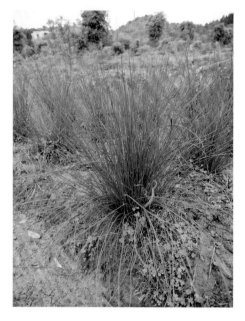

图6-7 灯心草（原植物）

【采收加工】夏末至秋季割取茎，晒干，取出茎髓，理直，扎成小把。

【药材性状鉴别】呈细长圆柱形，长达90 cm，直径1～3 mm，表面白色或淡黄白色，置放大镜下观察，有隆起的细纵纹及海绵状的细小孔隙，微有光泽。质轻柔软，有弹性，易拉断，断面不平坦，白色。气微，味淡（图6-8）。

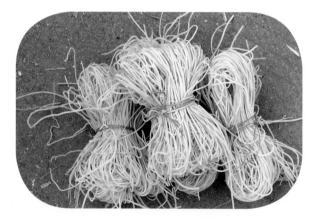

图6-8 灯心草（药材）

【现代研究】主含多种菲类衍生物，如灯心草二酚、去氢灯心草二酚、去氢灯心草醛等；尚含纤维、脂肪油、蛋白质及多聚糖等。具有镇静、抑菌及抗氧化等作用。

【炮制与成品质量】灯心草：取原药材，除去杂质，剪成段片，干燥，筛去灰屑。成品呈细圆柱形段片，长 2 ~ 3 cm，直径 0.1 ~ 0.3 cm。表面白色或淡黄白色，有细纵纹。体轻，质软，略有弹性，易拉断，切面白色。气微，味淡（图 6-9）。以色白、条长、粗细均匀、有弹性者为佳。

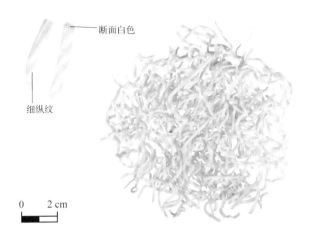

断面白色

细纵纹

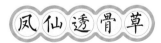

图 6-9　灯心草（饮片）

灯心炭：取净灯心草，照煅炭法制炭。成品呈炭黑色，有光泽。质轻松，易碎。

【性味归经】味甘、淡，性微寒。归心、肺、小肠经。

【功能主治】清心火，利小便。用于心烦失眠、尿少涩痛、口舌生疮。

【用法用量】入汤剂 1.5 ~ 3 g，不宜久煎。亦可入丸、散。治心烦失眠可以朱砂拌用，处方写朱灯心。外用适量，煅存性研粉用。

【使用注意】①小儿用灯心草可见厌食等报道。②下焦虚寒、小便失禁者禁用。孕妇慎用。③治疗口疮多用灯心炭研粉，涂抹于患处。

凤仙透骨草

载《本草正》。为凤仙花科植物凤仙花 *Impatiens balsamina* Linnaeus 的干燥茎。全省及全国各地均有栽培（图 5-58）。

【采收加工】夏秋间植株生长茂盛时割取地上部分，除去叶及花果，晒干。

【药材性状】呈长柱形，少数有分枝，长 30 ~ 60 cm，直径 3 ~ 8 mm，下端直径可达 2 cm。表面黄棕色至红棕色，干瘪皱缩，具明显的纵沟，节部膨大，叶痕深棕色。体轻质脆，易折断，断面中空，或有白色、膜质髓部。气微，味微酸。

【现代研究】主含山柰酚 -3- 葡萄糖苷、槲皮素 -3- 葡萄糖苷、蹄纹天竺素 -3- 葡萄糖苷、矢车菊素 -3- 葡萄糖苷及飞燕草素 -3- 葡萄糖苷等。具有抗炎、抗菌、止痛作用。

【炮制与成品质量】取原药材，除去杂质、根叶及花果，洗净，润透，切长段，干燥，筛去灰屑。成品干瘪皱缩。表面黄棕色或红棕色，具纵沟纹。节处膨大，可见互生的深棕色叶痕。体轻，质脆，易折断，切面中空或有髓。气微，味微酸（图 6-10）。以色红棕、不带叶者为佳。

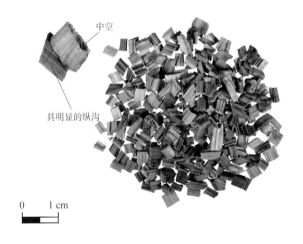

中空

具明显的纵沟

图 6-10　凤仙透骨草（饮片）

【性味归经】味苦、辛，性温。有小毒。归肺、肝经。

【功能主治】祛风湿，活血，消肿，止痛，解毒。用于风湿痹痛、跌打肿痛、闭经、痛经、痈肿、丹毒、鹅掌风、蛇虫咬伤。

【用法用量】入汤剂 6 ~ 9 g。外用适量，煎水熏洗患处。

【毒副作用与使用注意】①孕妇忌用。②体质虚弱者慎用。

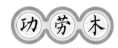

载《成品新参》。为小檗科植物阔叶十大功劳 *Mahonia bealei*(Fort.)Carr. 或细叶十大功劳 *Mahonia fortunei*(Lindl.)Fedded 的干燥茎。省内主产于石门、永顺、凤凰、沅陵、溆浦、芷江、城步、绥宁、炎陵、永兴、宜章、长沙等地（图6-11）。国内安徽、陕西、广东、广西、浙江、江西、福建、河南、湖北、四川等地亦有分布。

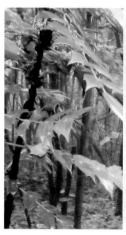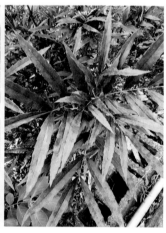

图6-11　左：阔叶十大功劳（原植物），右：细叶十大功劳（原植物）

【采收加工】四季均可采收，鲜用或晒干；亦可先将茎外层粗皮刮掉，然后剥取茎皮，鲜用或晒干。

【药材性状】呈圆柱形，直径 0.7～1.5 cm，多切成长短不一的段条或块片。表面灰棕色，有众多纵沟、横裂纹及突起皮孔；嫩茎较平滑，节明显，略膨大，节上有叶痕。外皮易剥离，剥离后可见内部鲜黄色。质坚硬，折断面纤维性或破裂状；横断面皮部棕黄色，木部鲜黄色，可见数个同心性环纹及排列紧密的放射状纹理，髓部淡黄色。气微，味苦。

【现代研究】主含生物碱类成分，如小檗碱、药根碱、尖刺碱、巴马汀等。具有抗菌、抗肿瘤、抗硅沉着病等作用。

【炮制与成品质量】取原药材，除去杂质，洗净，

润透，斜切薄片，干燥，筛去灰屑。成品为薄片，表面灰棕色，有明显的纵沟纹和横向细裂纹，有的外皮较光滑。质硬，切面皮部薄，棕黄色，木部鲜黄色，可见数个同心性环纹及排列紧密的放射状纹理，髓部淡黄色。气微，味苦（图6-12）。以色鲜黄、味苦者为佳。

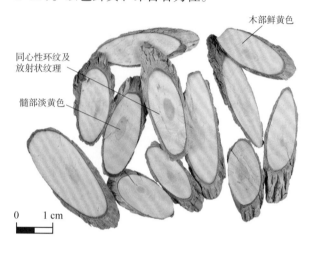

图6-12　功劳木（饮片）

【性味归经】味苦，性寒。归肝、胃、大肠经。

【功能主治】清热燥湿，泻火解毒。用于湿热泻痢、黄疸尿赤、目赤肿痛、胃火牙痛、疮疖痈肿。

【用法用量】入汤剂 9～15 g。外用适量，研粉调敷。

【毒副作用与使用注意】①少数病人用药后可有胃肠道反应。②脾胃虚寒者忌用；孕妇、儿童慎用。

载《名医别录》。为茜草科植物钩藤 *Uncaria rhynchophylla*(Miq.)Miq. ex Havil.、大叶钩藤 *U. macrophylla* Wall.、毛钩藤 *U. hirsuta* Havil.、华钩藤 *U. sinensis*(Oliv.) Havil. 或无柄果钩藤 *U. sessilifructus* Roxb. 的干燥带钩茎枝。省内主产于慈利、沅陵、永顺、保靖、凤凰、怀化、会同、洞口、永兴、宜章等地（图6-13）。国内浙江、福建、广东、广西、江西、四川、贵州等地

亦有分布。

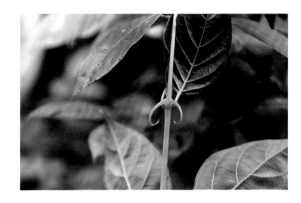

图6-13　钩藤（原植物）

【采收加工】移栽后3～4年采收，在春季发芽前或在秋后嫩枝已长老时，把带有钩的枝茎剪下，再用剪刀在着生钩的两头平齐或稍长剪下，每段长3cm左右，晒干或蒸后晒干。

【药材性状】茎枝呈圆柱形或类方柱形，长2～3cm，直径0.2～0.5cm。表面红棕色至紫红色者具细纵纹，光滑无毛，黄绿色至灰褐色者有的可见白色点状皮孔，被黄褐色柔毛。多数枝节上对生两个向下弯曲的钩，或仅一侧有钩，另一侧为突起的疤痕。钩略扁或稍圆，先端细尖，基部较阔；钩基部的枝上可见叶柄脱落后的窝点状痕迹和环状的托叶痕。质坚韧，断面黄棕色，皮部纤维性，髓部黄白色或中空。气微，味淡（图6-14）。

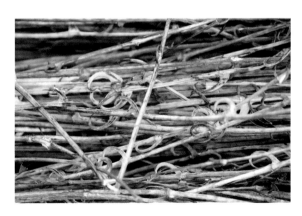

图6-14　钩藤（药材）

【现代研究】主含多种吲哚类生物碱、黄酮类化合物、儿茶素类化合物等。具有降血压、镇静、抗癫痫、抗惊厥、抗心律失常、抑制血小板聚集及抗血栓、降血脂等作用。

【炮制与成品质量】取原药材，去老梗及杂质，洗净，干燥，筛去灰屑。形如药材（图6-15）。以双钩形如锚状、茎细、钩结实、光滑、色红褐或紫褐者为佳。

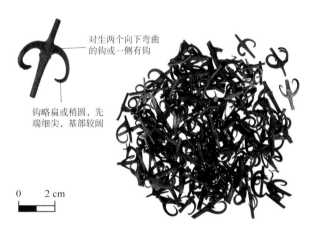

对生两个向下弯曲的钩或一侧有钩

钩略扁或稍圆，先端细尖，基部较阔

图6-15　钩藤（饮片）

【性味归经】味甘，性凉。归肝、心包经。

【功能主治】熄风定惊，清热平肝。用于肝风内动、惊痫抽搐、高热惊厥、感冒夹惊、小儿惊啼、妊娠子痫、头痛眩晕。主治关节肿痛、半身不遂、癫痫、水肿、跌打损伤。

【用法用量】入汤剂3～12g，宜后下，不宜久煎；或入散剂。

【毒副作用与使用注意】①个别高血压病人服用钩藤总碱治疗量时，可出现心动过缓、心悸、头晕、皮疹、月经量减少等。②孕妇及脾胃虚寒者慎用；气虚无热者、肝功能不全或月经不调者不宜用。

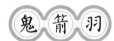

载《神农本草经》。为卫矛科植物卫矛 *Euonymus alatus*（Thunb.）Sieb. 的干燥具翅状物的枝条或翅状物。省内及全国大部分地区均有分布（图6-16）。

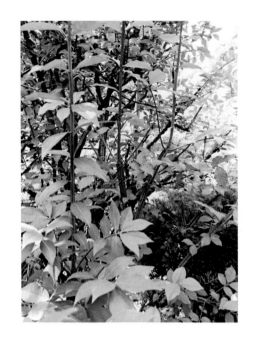

图 6-16 卫矛（原植物）

【采收加工】全年均可采，割取枝条后，除去嫩枝及叶，晒干或收集翅状物，晒干。

【药材性状】为带翅状物的圆柱形枝条或翅状物。枝条顶端多分枝，长 40～60 cm，枝条直径 2～6 mm，表面较粗糙，暗灰绿色至灰黄绿色，有纵纹及皮孔，皮孔纵生，灰白色，略突起而向外反卷。翅状物扁平状，靠近基部处稍厚，向外渐薄，宽 4～10 mm，厚约 2 mm，表面深灰棕色至暗棕红色，具细长的纵直纹理或微波状弯曲，翅极易剥落，枝条上常见断痕。枝坚硬而韧，难折断，断面淡黄白色，粗纤维性。气微，味微苦。

【现代研究】主含 4- 豆甾烯 -3- 酮、4- 豆甾烯 -3、6- 二酮、β- 谷甾醇、6-β- 羟基 -4- 豆甾烯 -3- 酮、去氢双儿茶精、香橙素、d- 儿茶精、鬼箭羽碱、雷公藤碱、卫矛碱等成分。具有降血糖及强心作用等。

【炮制与成品质量】取原药材，除去杂质，洗净，润透，切长段，干燥，筛去灰屑。成品为长段，表面灰绿色或灰黄绿色，粗糙，有细纵棱及顺槽纹，四面生有灰褐色扁平的羽翅，形似箭羽。羽翅茎上轮状排列，质松脆，切面黄白色，纤维

状。无臭，味淡、微苦涩（图 6-17）。以枝条均匀、翅状物齐全者为佳。

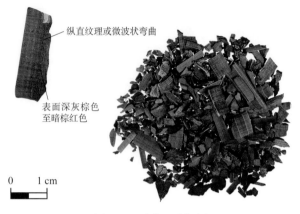

纵直纹理或微波状弯曲

表面深灰棕色至暗棕红色

0   1 cm

图 6-17 鬼箭羽（饮片）

【性味归经】味苦、辛，性寒。归肝经。

【功能主治】破血通经，解毒消肿，杀虫。用于月经不调、产后瘀血腹痛、跌打损伤肿痛、心腹疼痛、癥瘕结块、风湿痹痛。

【用法用量】入汤剂 3～9 g，或泡酒；或入丸、散。外用适量，捣敷或煎汤洗，或研粉调敷。

【毒副作用与使用注意】非瘀血热毒肿痛者不宜用；孕妇禁用；气虚崩漏、月经过多者禁服。

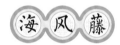

海 风 藤

载《本草再新》。为胡椒科植物风藤 *Piper kadsura* (Choisy) Ohwi 的干燥藤茎。省内主产于永顺、新晃、芷江、新宁、武冈、江永等县。国内浙江、福建、广东、台湾等地有分布。

【采收加工】9～10 月采割全株，洗净，晒干。

【药材性状】呈扁圆柱形，微弯曲，长 15～60 cm，直径 0.3～2 cm。表面灰褐色或褐色，粗糙，有纵向棱状纹理及明显的节，节间长 3～12 cm。节部膨大，上生不定根。体轻，质脆，易折断，断面不整齐，皮部窄，木部宽广，灰黄色，导管孔多数，射线灰白色，放射状排列，皮部与木部交界处常有裂隙，中心有灰褐色髓。气香，味微苦、辛（图 6-18）。

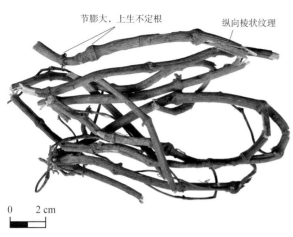

节膨大，上生不定根　　　　　纵向棱状纹理

0　　2 cm

图 6-18　海风藤（药材）

【现代研究】主含细叶青蒌藤素、细叶青蒌藤烯酮、细叶青蒌藤醌醇、细叶青蒌藤酰胺、β－谷甾醇、豆甾醇及挥发油等成分。具有抗炎、镇痛、抗脑出血、抗氧化等作用。

【炮制与成品质量】取原药材，除去杂质，浸泡，润透，切中段，干燥，筛去灰屑。成品直径 0.3～2 cm。周边灰褐色或褐色，粗糙，切面皮部窄，木部广，灰黄色，导管孔多数，射线灰白色，放射状排列，中心有灰褐色髓。节部膨大，上生不定根。体轻，质脆。气香，味微苦、辛（图 6-19）。以茎条粗壮、均匀、气香浓者为佳。

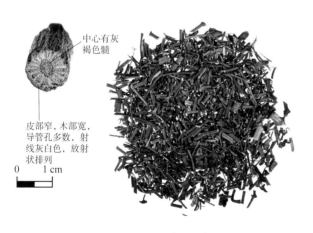

中心有灰褐色髓

皮部窄，木部宽，导管孔多数，射线灰白色，放射状排列

0　　1 cm

图 6-19　海风藤（饮片）

【性味归经】味辛、苦，性微温。归肝经。
【功能主治】祛风湿，通经络，止痹痛。用于风寒痹痛、肢节疼痛、筋脉拘挛、屈伸不利。

【用法用量】入汤剂 6～12 g，亦可浸酒服。
【毒副作用与使用注意】①偶见恶心、呕吐及皮肤过敏反应。②孕妇忌用。③感冒未愈者、妇女月经期及心脏病病人不宜用。

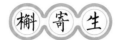

载《东北药用植物志》。为桑寄生科植物槲寄生 *Viscum coloratum* (Komar.)Nakai 的干燥带叶茎枝。湖南大部分地区均有分布。国内东北、华北、华东、华中及陕西、宁夏、甘肃、青海、台湾、广西有分布。

【采收加工】一般在冬季采收（河南、湖南则在 3～8 月采），用刀割下，除去粗枝，扎成小把，或用沸水捞过（使不变色），阴干或晒干。

【药材性状】茎枝呈圆柱形，2～5 叉状分枝，长约 30 cm，直径 0.3～1 cm；表面黄绿色、金黄色或黄棕色，有纵皱纹；节膨大，节上有分枝或枝痕；体轻，质脆，易折断，断面不平坦，皮部黄色，木部色较浅，射线放射状，髓部常偏向一边。叶对生于枝梢，易脱落，无柄；叶片呈长椭圆状披针形，长 2～7 cm，宽 0.5～1.5 cm；先端钝圆，基部楔形，全缘；表面黄绿色，有细皱纹，主脉 5 出，中间 3 条明显；革质。气微，味微苦，嚼之有黏性。

【现代研究】主含黄酮类成分，尚含三萜类、其他苷类及棕榈酸、琥珀酸、阿魏酸等有机酸。具有降压、抗心肌缺血、强心、抗心律失常、改善微循环、抗血小板聚集、抗肿瘤等作用。

【炮制与成品质量】取原药材，除去杂质，略洗，润透，切中段，干燥，筛去灰屑。成品为中段，直径 0.3～1 cm。表面黄绿色、金黄色或黄棕色，切面黄色；体轻，质脆，易折断。叶呈宽丝片状，表面黄绿色，有细皱纹。气微，味微苦，嚼之有黏性（图 6-20）。以枝嫩、色黄绿、叶多者为佳。

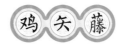

叶片革质，
有细皱纹

皮部黄色，
木部色较浅

射线放射状，
髓偏向一边

0　　1 cm

图 6-20　槲寄生（饮片）

【性味归经】味苦，性平。归肝、肾经。

【功能主治】祛风湿，补肝肾，强筋骨，安胎元。用于风湿痹痛、腰膝酸软、筋骨无力、崩漏经多、妊娠漏血、胎动不安、头晕目眩。

【用法用量】入汤剂 9 ~ 15 g。

【毒副作用与使用注意】①个别病人可见全身不适、恶心呕吐、右侧肋部钝痛、嗜睡、眼部刺激感、共济失调或癫痫发作。②风寒表证未解时不宜用。③不宜与乌头、毛花苷 C（西地兰）共用。

【常见易混品】①硬序重寄生，为檀香科植物硬序重寄生 *Phacellaria rigidula* 的干燥茎叶，主产于云南、贵州，在产地称"硬寄生""木寄生"，并作槲寄生使用。成品性状与槲寄生十分相似：茎枝圆柱形，节膨大，表面黄绿色，光滑，切面绿色；叶片细小或破碎，完整者线状披针形，暗绿色。主要区别：质坚硬，难折断，不易切削。茎的横切面皮层薄，木部宽广，绿色，无髓及髓射线（无次生结构）；叶片细小，细长鱼鳍状，暗绿色（图 6-21）。

②扁枝槲寄生，《四川省中药饮片炮制规范》（2015 年版）有收载。为桑寄生科植物扁枝槲寄生 *Viscum articulatum* Burm.f. 的带叶茎枝。茎基部圆柱形，两侧各具一棱，常二歧或三歧叉状分歧，节膨大，小枝节间呈扁平圆柱形，边缘薄，上端稍宽，基部渐窄，间节长 1.5 ~ 2.5 cm；表

面黄绿色或黄棕色，具纵肋 3 ~ 5 条；体轻，质韧，不易折断，断面不平坦，黄白色，髓部常呈狭缝状。叶呈鳞片状，易脱落，无柄。气微，味微苦（图 6-21）。

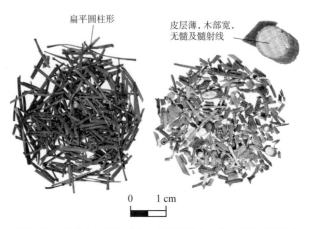

扁平圆柱形

皮层薄，木部宽，
无髓及髓射线

0　　1 cm

图 6-21　槲寄生易混品（左：扁枝槲寄生，右：硬序重寄生）

鸡 矢 藤

载《生草药性备要》。为茜草科植物鸡矢藤 *Paederia scandens* (Lour.) Merr. 的地上部分。湖南大部分地区均有分布（图 6-22）。国内山东、安徽、江苏、浙江、江西、福建、台湾、广东、广西、湖北等地亦产。

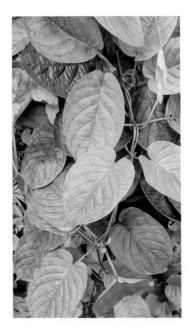

图 6-22　鸡矢藤（原植物）

【采收加工】9～10月，割取地上部分，晒干或晾干。

【药材性状】茎呈扁圆柱形，稍扭曲，无毛或近无毛，茎表面中部部位相对两侧常内凹。老茎灰棕色，直径3～12 mm，栓皮常脱落，有纵皱纹及叶柄断痕。质硬而脆，易折断，断面平坦，呈"8"字形，木质部导管小孔清晰。嫩茎黑褐色，直径1～3 mm，质韧，不易折断，断面纤维性，灰白色或浅绿色。叶对生，多皱缩或破碎，完整者展平后呈宽卵形或披针形，长5～15 cm，宽2～6 cm，先端尖，基部楔形、圆形或浅心形，全缘，绿褐色，两面无柔毛或近无毛、叶柄长1.5～7 cm，无毛或有毛。气特异，味微苦、涩。

【现代研究】主含鸡屎藤苷、鸡屎藤次苷及生物碱、齐墩果酸等。叶含熊果酚苷及挥发油等。具有镇痛、镇静、抗惊厥、降压、抗菌和抗病毒作用。

【炮制与成品质量】取原药材，除去杂质，切中段，干燥，筛去灰屑。成品为中段，茎扁圆柱形，直径2～5 mm，老茎灰白色，无毛，有纵皱纹或横裂纹，嫩茎黑褐色，被柔毛，质韧，切面纤维性，灰白色或浅绿色。叶对生，有柄，多卷曲或破碎，完整者展平后呈宽卵形或披针形，宽3～6 cm；先端尖，基部楔形，全缘，绿褐色，两面无柔毛或仅下表面被毛，主脉明显。气特异，味微苦、涩（图6-23）。以条匀、叶多、气浓者为佳。

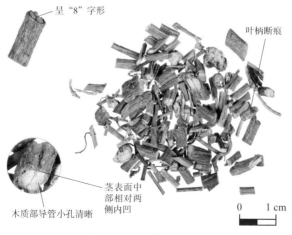

呈"8"字形

叶柄断痕

木质部导管小孔清晰

茎表面中部相对两侧内凹

0 1 cm

图6-23　鸡矢藤（饮片）

【性味归经】味甘、微苦，性平。归心、肝、脾、肾经。

【功能主治】祛风除湿，消食化积，解毒消肿，活血止痛。用于风湿痹痛、食积腹胀、腹泻、痢疾、中暑、黄疸、肝炎、肝脾大、咳嗽、瘰疬、肠痈、无名肿毒、脚湿肿烂、烫火伤、湿疹、皮炎、跌打损伤、蛇咬蝎蛰。

【用法用量】入汤剂9～15 g，大剂量可用至30 g，亦可浸酒。外用适量，捣敷，或煎水洗。

【毒副作用与使用注意】①偶见恶心、呕吐等胃肠道反应。②脾胃虚弱且无湿热积滞者慎用。③孕妇、儿童慎用。

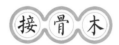

载《新修本草》。为忍冬科植物接骨木 *Sambucus williamsii* Hance 的干燥茎叶。湖南大部分地区均有分布（图6-24）。国内江苏、福建、四川、广西、浙江等地亦产。

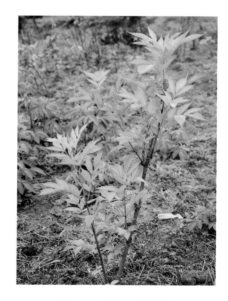

图6-24　接骨木（原植物）

【采收加工】5～7月采收，鲜用或晒干。

【药材性状】干燥茎枝多加工为斜向横切的薄片，呈长椭圆状，长2～6 cm，厚约3 mm，皮部完整或剥落，表面绿褐色，有纵行条纹及棕黑点状突起的皮孔；木部黄白色，年轮呈环状，极明显，且有细密的白色髓线，向外射出，质地细致；髓部通常褐色，完整或枯心成空洞，海绵状，容易开裂。质轻，气味均弱。

【现代研究】主含苷类，如接骨木花色素苷、花色素葡萄糖苷、氰醇苷等；尚含棕榈酸蛇麻脂醇酯、十三烷酸等成分。具有利尿、抗病毒、降血脂、抗癌等作用。

【炮制与成品质量】取原药材，除去杂质，洗净，润透，切中段，干燥，筛去灰屑。成品为中段，表面灰褐色或绿褐色，有纵裂纹及多数点状皮孔，外皮剥落后有纵向凹沟。质坚硬，切面不平坦，皮部薄，木部黄白色，髓部疏松，呈棕黄色海绵状。气微，味淡（图6-25）。以片完整、黄白色、无杂质者为佳。

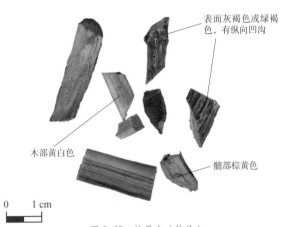

表面灰褐色或绿褐色，有纵向凹沟

木部黄白色

髓部棕黄色

0　　1 cm

图6-25　接骨木（饮片）

【性味归经】味甘、苦，性平。归肝经。

【功能主治】祛风，利湿，活血，止痛。用于风湿筋骨疼痛、腰痛、水肿、风痒、瘾疹、产后血晕、跌打肿痛、骨折、创伤出血。

【用法用量】入汤剂15～30 g，亦可入丸、散。外用适量，煎汤熏洗，或研粉撒涂，或鲜品捣敷。

【毒副作用与使用注意】①用于跌打损伤以生品效果较好。②脾胃虚弱者慎用。③孕妇禁用；儿童忌用。④不宜超量使用。

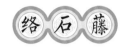

络 石 藤

载《神农本草经》。为夹竹桃科植物络石 *Trachelospermum jasminoides* (Lindl.)Lem. 的干燥带叶藤茎。湖南及全国大部分地区均产（图6-26）。

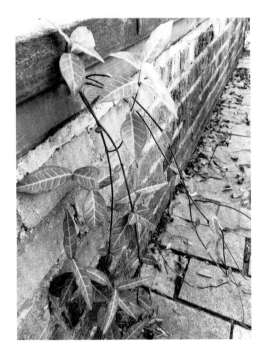

图6-26　络石（原植物）

【采收加工】秋季落叶前采收，晒干。

【药材性状】茎呈圆柱形，弯曲，多分枝，长短不一，直径1～5 mm，表面红褐色，有点状皮孔和不定根；质硬，断面淡黄白色，常中空。叶对生，有短柄；展平后叶片呈椭圆形或卵状披针形，长1～8 cm，宽0.7～3.5 cm；全缘，略反卷，上表面暗绿色或棕绿色，下表面色较淡；革质。气微，味微苦（图6-27）。

【现代研究】主含络石苷、去甲络石苷、牛蒡苷、穗罗汉松树脂酚苷、橡胶肌醇等。具有抗炎、镇痛及抗癌作用。

【炮制与成品质量】取原药材，除去杂质，洗净，润透，切中段，干燥，筛去灰屑。成品为不规则中段，茎呈圆柱形，直径1～5 mm，表面红

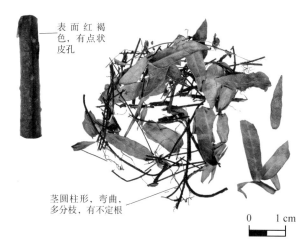

表面红褐色，有点状皮孔

茎圆柱形，弯曲，多分枝，有不定根

0　　1 cm

图 6-27　络石藤（药材）

褐色，有点状皮孔和不定根；质硬，切面淡黄白色，常中空。叶为粗宽丝。上表面暗绿色或棕绿色，下表面色较淡；革质。气微，味微苦（图6-28）。以茎条均匀、带叶者为佳。

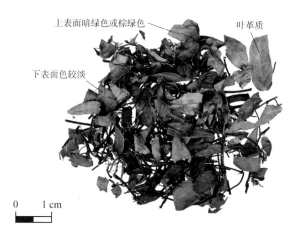

上表面暗绿色或棕绿色

叶革质

下表面色较淡

0　　1 cm

图 6-28　络石藤（饮片）

【性味归经】味苦，性微寒。归心、肝、肾经。

【功能主治】祛风通络，凉血消肿。用于风湿热痹、经脉拘挛、腰膝酸痛、喉痹、痈肿、跌扑损伤、外伤出血。

【用法用量】入汤剂6～12 g。外用适量，鲜品捣敷。

【毒副作用与使用注意】孕妇、阴虚畏寒、大便溏泻者忌用；寒湿痹病不宜用。

木 通

载《神农本草经》。为木通科植物木通 Akebia quinata (Thunb.) Decne.、三叶木通 Akebia trifoliata (Thunb.) Koidz. 或白木通 Akebia trifoliata (Thunb.) Koidz.var.australis (Diels) Rehd. 的干燥藤茎。省内主产三叶木通，全省各地散见，石门、城步、通道、岳阳、衡东等县有大面积栽培（图5-167）。国内陕西、山东、江苏、安徽、江西、河南、湖北、广东、四川、贵州等地亦有分布。

【采收加工】藤茎在移植后5～6年开始结果，在8～11月割取部分老藤，晒干或烘干。

【药材性状】呈圆柱形，常稍扭曲，长30～70 cm，直径0.5～2 cm。表面灰棕色至灰褐色，外皮粗糙而有许多不规则的裂纹或纵沟纹，具突起的皮孔。节部膨大或不明显，具侧枝断痕。体轻，质坚实，不易折断，断面不整齐，皮部较厚，黄棕色，可见淡黄色颗粒状小点，木部黄白色，射线呈放射状排列，髓小或有时中空，黄白色或黄棕色。气微，味微苦而涩。

【现代研究】主含白桦脂醇、齐墩果酸、常春藤皂苷元，木通皂苷 Sta、Stb、Stc、Std、Ste、Stf 等。此外，尚含有豆甾醇、β-谷甾醇、胡萝卜苷、肌醇、蔗糖及钾盐。具有利尿、抗炎和抑菌等作用。

【炮制与成品质量】取原药材，除去杂质，用水浸泡，泡透后捞出，切短段，干燥，筛去灰屑。成品为圆柱形短段，直径1～2 cm。切面皮部黄棕色，纤维性，较厚，木部黄白色或灰白色，髓小或中空，周边灰棕色至灰褐色，可见突起的皮孔和侧枝痕。体轻，质坚实。气微，味微苦而涩（图6-29）。以条匀、内色黄者为佳。

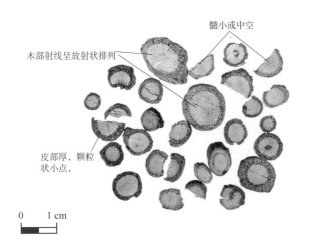

木部射线呈放射状排列

髓小或中空

皮部厚，颗粒状小点，

0　1 cm

图6-29　木通（饮片）

【性味归经】味苦，性寒。归心、小肠、膀胱经。

【功能主治】利尿通淋，清心除烦，通经下乳。用于淋证、水肿、心烦尿赤、口舌生疮、经闭乳少、湿热痹痛。

【用法用量】入汤剂3~6 g，亦可入丸、散。

【毒副作用与使用注意】①因在利尿过程中，在促进排钠的同时亦排钾，易出现低钾血症，故长时间服用时应补钾。②内无湿热或气虚津伤、精滑遗尿、小便过多者忌用。③孕妇忌用；儿童慎用。④不宜过量、久服。

木　贼

载《嘉祐本草》。为木贼科植物木贼 *Equisetum hyemale* L. 的干燥地上部分。本省各地均有分布。国内主产于黑龙江、吉林、辽宁、陕西、湖北等省，以陕西产量大，辽宁质量好。

【采收加工】夏、秋两季采割，除去杂质，晒干或阴干。

【药材性状】茎呈长管状，不分枝，长40~60 cm，直径2~7 mm，表面灰绿色或黄绿色，有纵棱18~30条，棱上有多数细小光亮的疣状突起，有粗糙感。节明显，节间长2.5~9 cm，节上着生筒状鳞叶，鞘筒基部和鞘齿棕黑色，中部淡黄棕色，体轻，质脆，易折断，断面中空，周边有

多数圆形小空腔。气微，味甘淡，微涩，嚼之有砂粒感。

【现代研究】主含黄酮类，如山奈素、山奈酚等；尚含有机酸、生物碱、挥发油等成分。具有扩张血管、降低血压、降脂、抗凝及镇静、抗惊厥等作用。

【炮制与成品质量】取原药材，除去杂质及残根，洗净，稍润，切段，干燥。成品为细圆柱形短段，长5~10mm。多有节。表面灰绿色或黄绿色，有多数纵棱，其上有多数小光亮的疣状突起，节处有筒状深棕色的鳞叶。质脆，切面中空，周边有多数圆形小腔，排列成环状。气微，味甘淡，微涩，嚼之有砂粒感（图6-30）。以茎粗长、色绿、质厚、不脱节者为佳。

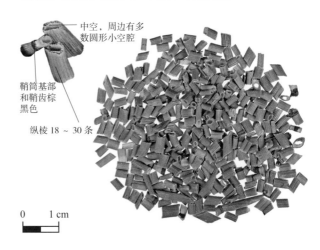

中空，周边有多数圆形小空腔

鞘筒基部和鞘齿棕黑色

纵棱18~30条

0　1 cm

图6-30　木贼（饮片）

【性味归经】味甘、苦，性平。归肺、肝经。

【功能主治】疏散风热，明目退翳，止血。用于风热之邪引起的目赤、迎风流泪、目生云翳、肠风下血、血痢、脱肛、喉痛、痈肿等。现代临床用于急性或慢性结膜炎、角膜炎、急性泪囊炎、急性或慢性肝炎、便血和痔疮等。

【用法用量】入汤剂3~9g，或入丸、散。外用适量，研粉撒。

【毒副作用与使用注意】①气血亏虚者慎用。②眼病由于发怒及暑热所伤，暴赤肿痛者不宜用。③孕妇慎用。④不宜超量、久服。

【常见易混品】节节草，《福建省中药材标准》（2006年版）有收载。为木贼科木贼属植物节节草 Equisctum ramosissimum Desf. 的全草。茎细圆柱形，直径1~2mm。表面灰绿色，有肋棱6~20条，粗糙，可见小疣状突起1列。中部以下多分枝，分枝常具2~5小枝。叶轮生，退化连接成筒状鞘，似漏斗状，亦具棱。鞘口随棱纹分裂成长尖三角形的裂齿，齿短，外面中心部分及基部黑褐色，先端及缘渐成膜质，常脱落。体轻，质脆，易折断，断面中空。气微，味甘淡、微涩（图6-31、图6-32）。

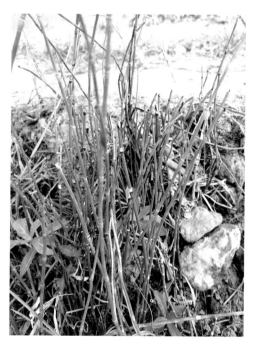

图6-31　节节草（原植物）

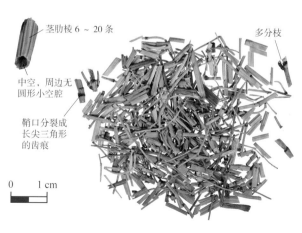

图6-32　木贼易混品（节节草）

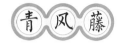

载《本草纲目》。为防己科植物青藤 Sinomenium acutum(Thunb.)Rehd. et Wils. 和毛青藤 Sinomenium acutum(Thunb.)Rehd. et Wils.var. cinereum Rehd.et Wils. 的干燥藤茎。湖南为主要产区之一，怀化、常德等地有大面积种植（图6-33）。国内河南、安徽、江苏、浙江、福建、广东、广西、湖北、四川、贵州、陕西等地有分布。

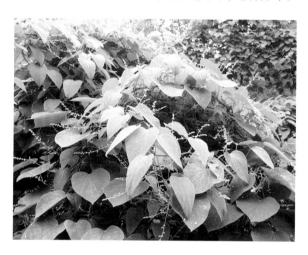

图6-33　青藤（原植物）

【采收加工】6~7月割取藤茎，除去细茎枝和叶，晒干，或用水润透，切段，晒干。

【药材性状】呈长圆柱形，常微弯曲，长20~70 cm或更长，直径0.5~2 cm。表面绿褐色至棕褐色，有的灰褐色，有细纵纹和皮孔。节部稍膨大，有分枝。体轻，质硬而脆，易折断，断面不平坦，灰黄色或淡灰棕色，皮部窄，木部射线呈放射状排列，髓部淡黄白色或黄棕色。气微，味苦。

【现代研究】主含青风藤碱、青藤碱、尖防己碱、N-去甲尖防己碱、白兰花碱、光千金藤碱、木兰花碱、四氢表小檗碱、异青藤碱、土藤碱、豆甾醇、β-谷甾醇、消旋丁香树脂酚及十六烷酸甲酯等。青藤碱有抗炎、镇静、镇痛、镇咳等作用。

【炮制与成品质量】取原药材，除去杂质，稍泡，润透，切厚片，干燥，筛去灰屑。成品为厚片，直径 0.5 ~ 2 cm。表面绿褐色至棕褐色。切面灰黄色或灰棕色，皮部窄，木部射线呈放射状排列，髓部淡黄白色或黄棕色。气微，味苦（图6-34）。以藤茎粗壮、无嫩枝和叶及杂质者为佳。

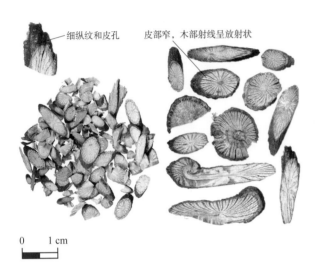

细纵纹和皮孔

皮部窄，木部射线呈放射状

0   1 cm

图6-34 青风藤（饮片）

【性味归经】味苦、辛，性平。归肝、脾经。

【功能主治】祛风湿，通经络，利小便。用于风湿痹痛、关节肿胀、麻木瘙痒。

【用法用量】入汤剂 6 ~ 12 g，亦可浸酒服。外用适量，煎水洗。

【毒副作用与使用注意】①可见皮肤发红、瘙痒、皮疹、头昏、头痛、腹痛、畏寒发热、过敏性紫癜、血小板减少、白细胞总数及粒细胞明显减少、心率加快、血压下降、呼吸困难，甚至呼吸、循环衰竭。②孕妇及体质虚弱者慎用。③本品有毒，不宜超量使用。

【常见易混品】防己科植物华防己的藤茎，过去亦作为青风藤的来源之一。《湖南省中药饮片炮制规范》（2010 年版）已以"称钩风"之名收载。其形状与青风藤近似，但表面灰棕色，有明显横向皮孔。体重，质坚硬不易折断，断面有多层环纹，一般 2 ~ 7 圈，且呈偏心性，并有无数小孔（导管），味微苦。应注意区别使用。

桑枝

载《图经本草》。为桑科植物桑 *Morus alba* L. 的干燥嫩枝。湖南各地均有分布（图4-28），多生于丘陵、山坡、村旁、田野等处，且多为人工栽培。国内其他省区亦有分布。

【采收加工】5 ~ 6 月采收，略晒，趁新鲜时切成长 30 ~ 60 cm 的段或斜片，晒干。

【药材性状】呈长圆柱形，少有分枝，长短不一，直径 0.5 ~ 1.5 cm。表面灰黄色或黄褐色，有多数黄褐色点状皮孔及细纵纹，并有灰白色略呈半圆形的叶痕和黄棕色的腋芽。质坚韧，不易折断，断面纤维性。切片厚 0.2 ~ 0.5 cm，皮部较薄，木部黄白色，射线放射状，髓部白色或黄白色。气微，味淡（图6-35）。

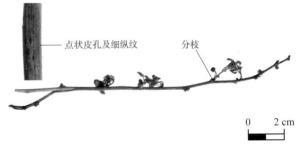

点状皮孔及细纵纹

分枝

0   2 cm

图6-35 桑枝（药材）

【现代研究】主含鞣质、蔗糖、果糖、水苏糖、葡萄糖、麦芽糖、棉子糖、阿拉伯糖、木糖、生物碱及氨基酸等成分。具有抗炎、增强免疫、抗菌、抗病毒、抗癌、利尿、调血脂等作用。

【炮制与成品质量】桑枝：取原药材，除去杂质，洗净，润透，切薄片，干燥，筛去灰屑。成品为类圆形或椭圆形薄片。表面灰黄色或黄褐色，有黄褐色点状皮孔及细纵纹，有的可见灰白色略呈半圆形的叶痕和黄棕色的腋芽。切面光滑，皮部较薄，木部黄白色，射线放射状，髓部白色或黄白色。气微，味淡（图6-36）。以质嫩、断面黄白色者为佳。

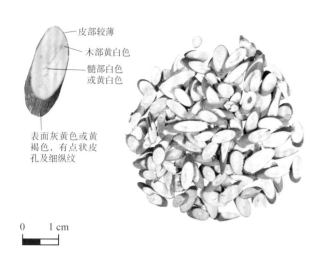

皮部较薄
木部黄白色
髓部白色或黄白色
表面灰黄色或黄褐色，有点状皮孔及细纵纹

0　1 cm

图 6-36　桑枝（饮片）

炒桑枝：取净桑枝，置锅内用武火炒至表面微黄色，偶见焦斑，取出，放凉。形如桑枝，切面深黄色，偶见焦斑，略有炒香气。

酒桑枝：取净桑枝，加黄酒拌匀（每桑枝100 g，用黄酒 10 mL），闷润至酒被吸尽，置锅内用文火加热炒干，取出，放凉。形如桑枝，色泽加深，或见焦斑，微具酒香气。

【性味归经】味微苦，性平。归肝经。

【功能主治】祛风湿，利关节。用于风湿痹病，肩臂、关节酸痛麻木。

【用法用量】入煎汤 9~15 g，大剂量可用 30~60 g，亦可熬膏或入丸、散剂。外用适量，煎水熏洗。

【毒副作用与使用注意】①偶见恶心、呕吐、腹痛、腹泻等反应。②寒饮束肺者不宜用。寒湿痹症慎用；孕妇慎用。

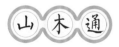

载《湖南省中药材标准》。为毛茛科植物钝齿铁线莲 Clematis apiifolia var.argentilucida (Levl. et Vant) W.T.Wang 的干燥藤茎。省内主产于张家界、沅陵、新晃、芷江等地（图 6-37）。我国长江流域及浙江、福建、广东、广西、云南、四川、贵州等地亦有分布。

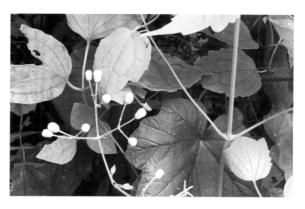

图 6-37　钝齿铁线莲（原植物）

【采收加工】7~10 月采收，鲜用或晒干。

【药材性状】呈圆柱形，略扭曲，直径 2~3.5 cm。表面黄棕色或黄褐色，有纵向凹沟及棱线，节部多膨大，有叶痕及侧枝痕，残存皮部易撕裂。质坚硬，不易折断。断面木部黄白色，可见放射状纹理，其间布满小孔。髓部较小，类白色。气微，味淡（图 6-38）。

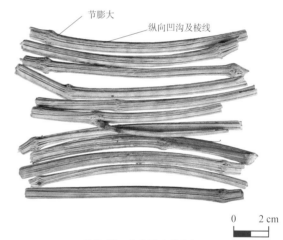

节膨大
纵向凹沟及棱线

0　2 cm

图 6-38　山木通（药材）

【现代研究】主含羟基齐墩果酸、正十六烷酸、正二十六烷酸、丁香酸等。具有镇痛、抗炎、止血、利尿等功效。

【炮制与成品质量】取原药材，除去杂质，大小分开浸泡，润透，除去栓皮，横切厚片，干燥。成品为类圆形厚片，直径 2~3.5 cm。表面黄棕色或黄褐色，切面木部黄白色，可见放射状纹理，其间布满小孔。髓部较小，类白色。质坚硬，不易折断。气微，味淡（图 6-39）。以条匀、断面黄白色、无细枝及叶等杂质者为佳。

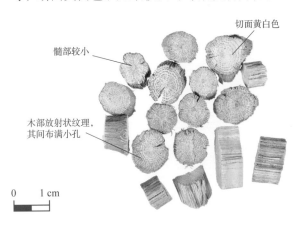

髓部较小

切面黄白色

木部放射状纹理，
其间布满小孔

0 1 cm

图 6-39 山木通（饮片）

【性味归经】味苦，性温。归脾、胃、肝经。

【功能主治】消食止痢，利尿消肿，通经下乳。用于食滞腹胀、泄泻痢疾、湿热淋证、水肿、妇女闭经及乳汁不通。

【用法用量】入汤剂 6~15 g。外用适量，鲜品捣敷发泡。

【毒副作用与使用注意】①服用剂量过大，可引起胃部不适、呕吐、腹泻、食欲减退、头痛、胸闷、四肢无力或面部浮肿等反应。②孕妇慎服。

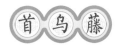 首乌藤

载《本草纲目》。为蓼科植物何首乌 *Polygonum multiflorum* Thunb. 的干燥藤茎。湖南是主要产区之一，全省广布，家种药材主要产地为龙山、桑植、武陵源区、永顺、花垣、保靖、慈利、石门、桃源、安化、新化、溆浦、新晃、新邵、武冈、隆回，道地药材产地为龙山、慈利、永顺、花垣（图 1-88）。国内河南、湖北、江苏、浙江等地亦产。

【采收加工】6~10 月采割带叶藤茎，或 8~12 月采割藤茎，捆成把，晒干或烘干。

【药材性状】呈长圆柱形，稍扭曲，具分枝，长短不一，直径 4~7 mm。表面紫红色或紫褐色，粗糙，具扭曲的纵皱纹，节部略膨大，有侧枝

痕，外皮菲薄，可剥离。质脆，易折断，断面皮部紫红色，木部黄白色或淡棕色，导管孔明显，髓部疏松，类白色。切断者呈圆柱形的段。表面紫红色或紫褐色，切面皮部紫红色，木部黄白色或淡棕色，导管孔明显，髓部疏松，类白色。气微，味微苦涩（图 6-40）。

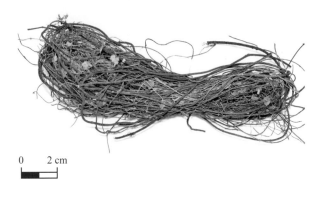

0 2 cm

图 6-40 首乌藤（药材）

【现代研究】主含大黄素、大黄酚、大黄素甲醚等蒽醌类化合物。具有镇静、催眠、降脂、泻下作用。

【炮制与成品质量】取原药材，除去杂质，洗净，润透，切短段，干燥，筛去灰屑。成品为圆柱形短段，直径 4~7 mm。表面紫红色或紫褐色，粗糙，具扭曲的纵皱纹，节部略膨大，有侧枝痕，外皮菲薄，可剥离。质脆，易折断，切面皮部紫红色，木部黄白色或淡棕色，导管孔明显。髓部疏松，类白色。气微，味微苦涩（图 6-41）。以粗壮均匀、表面紫褐色者为佳。

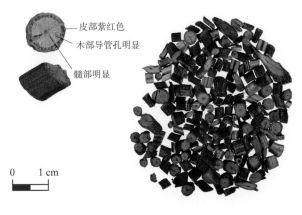

皮部紫红色

木部导管孔明显

髓部明显

0 1 cm

图 6-41 首乌藤（饮片）

【性味归经】味甘，性平。归心、肝经。

【功能主治】养血安神，祛风通络。用于失眠多梦、血虚身痛、肌肤麻木、风湿痹痛、皮肤瘙痒。

【用法用量】入汤剂 9~15 g。外用适量，煎水洗患处，或用鲜品捣敷。

【毒副作用与使用注意】①少数病人可能有皮疹、瘙痒、皮肤刺痛、畏冷发热等过敏反应。②躁狂属实火者忌服。

载《名医别录》。为松科植物油松 *Pinus tabulaeformis* Carr. 或马尾松 *P. massoniana* Lamb. 茎节的瘤状节或分枝节。本省主产马尾松，全省各地均有分布（图 4-35）。油松主产于辽宁、河北、山东、河南、山西、陕西、甘肃等地；马尾松主产于江苏、浙江、安徽、江西、福建、湖北等地。

【采收加工】多于采伐时或木器厂加工时锯取之，经过选择修整，晒干或阴干。

【药材性状】油松：呈扁圆节段状或不规则的片状、块状，长短粗细不一。表面黄棕色、灰棕色或红棕色，稍粗糙，有的带有棕色至黑棕色油脂斑，或有残存的栓皮。质坚硬而重。横断面木部淡棕色，心材色稍深，可见同心环纹，有时可见散在棕色小孔状树脂道，显油性。髓部小，淡黄棕色，纵断面纹理直或斜，不均匀。有松节油香气，味微苦、辛。

马尾松：表面黄棕色、浅黄棕色或红棕色，纵断面纹理直或斜，较均匀。

【现代研究】主含树脂酸、脂肪酸、单萜、倍半萜类等成分。具有抗炎、镇痛等作用。

【炮制与成品质量】取原药材，除去粗皮及杂质，锯成短段，劈成粗丝或碎块，除去无油部分，筛去粗丝或碎块。成品表面红棕色或棕黄色。质坚，切面显油润。有松节油香气，味微辛（图 6-42）。

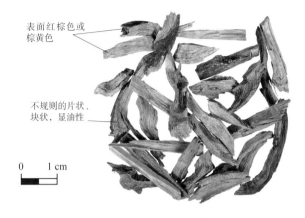

表面红棕色或棕黄色

不规则的片状、块状、显油性

0　　1 cm

图 6-42　松节（饮片）

【性味归经】味苦，性温。归心、肺经。

【功能主治】祛风，燥湿，舒筋活络，止痛。用于寒湿痹痛、历节风痛、转筋挛急、腿脚痿软、鹤膝风、关节屈伸不利及跌打损伤等。

【用法用量】入汤剂 10~15 g，亦可浸酒或浸醋服。外用适量，浸酒涂搽，或研粉调敷。

【毒副作用与使用注意】①松节所含挥发油对局部组织有刺激性，可透过皮肤及消化道吸收，或呼吸道吸入。对消化道可致胃部灼热感、恶心、呕吐、腹泻、肠绞痛刺激征；泌尿系可出现蛋白尿、血尿、尿痛、排尿困难等激惹征，严重者可致肾衰竭，或致肺水肿。②阴虚、血虚及内有燥热者慎用。③孕妇、儿童不宜用。④最大用量不宜超过 30 g，否则易引起中毒反应。

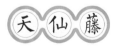

载《图经本草》。为马兜铃科植物马兜铃 *Aristolochia debilis* Sieb. et Zuce. 或北马兜铃 *Aristolochia contorta* Bge. 的干燥地上部分。省内主产马兜铃，全省各地散见，桑植、石门、永顺、新宁、江华、株洲、衡山等县有大面积种植（图 6-43）。国内浙江、江苏、湖北、河北、陕西、江西、河南等地亦产。

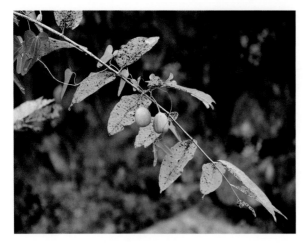

图 6-43 马兜铃（原植物）

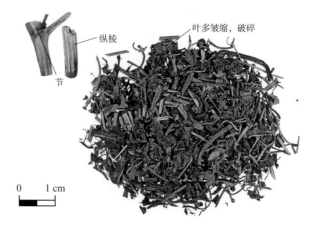

图 6-44 天仙藤（饮片）

【采收加工】10～11月末落叶时割取地上部分，晒干打捆。

【药材性状】茎呈细长圆柱形，略弯曲，直径1～3 mm；表面黄绿色或淡黄褐色，有纵棱及节，节间不等长；质脆，易折断，断面有数个大小不等的维管束。叶互生，多皱缩、破碎，完整叶片展开后呈三角状狭卵形或三角状宽卵形，基部心形，暗绿色或淡黄褐色，基生叶脉明显，叶柄细长。气清香，味淡。

【现代研究】主含木兰碱、马兜铃酸D、β-谷甾醇、轮环藤酚碱以及硝基菲类有机酸衍生物或内酰胺成分等。具有抗炎、止咳和显著的神经节阻断作用。

【炮制与成品质量】取原药材，除去杂质，抢水洗净，润软，切中段，干燥，筛去灰屑。成品为不规则中段，茎略弯曲，表面黄绿色或淡黄褐色，有纵棱及节，节间不等长；质脆，切面有数个大小不等的维管束。叶多皱缩、破碎，暗绿色或淡黄褐色。气清香，味淡（图6-44）。以青绿色、茎细带叶、气香浓者为佳。

【性味归经】味苦，性温。归肝、脾、肾经。

【功能主治】行气活血，通络止痛。用于脘腹刺痛、风湿痹症。

【用法用量】入汤剂3～6 g。亦可入散剂。外用适量，煎水洗或捣烂敷。

【毒副作用与使用注意】①含马兜铃酸，可引起肾脏损害等不良反应。②孕妇、儿童及老年病人慎用。③婴幼儿及肾功能不全者、诸病属虚者不宜用。④不宜超量、久服。

通草

载《本草拾遗》。为五加科植物通脱木 *Tetrapanax papyrifer* (Hook.) K.Koch 的干燥茎髓。湖南是主要产区之一，湘西、湘南等地多有栽培（图6-45）。国内福建、台湾、广西、湖北、云南、贵州、四川等地亦有分布。

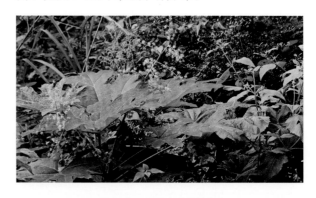

图6-45 通脱木（原植物）

【采收加工】9～11月选择生长3年以上的植株，割取地上茎，切段，捅出髓心，理直，晒干。

【药材性状】呈圆柱形，长20～40 cm，直径1～2.5 cm，表面白色或黄白色，有浅纵沟纹。体轻，质松软，稍有弹性，易折断，断面平坦，显银白色光泽，中部有直径 0.3 ~ 1.5 cm 的空心或半透明的薄膜，纵剖面呈梯状排列，实心者少见。气微，味淡（图 6-46）。

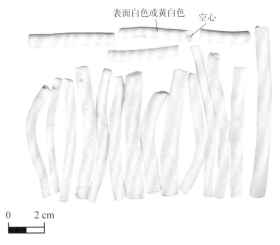

图 6-46　通草（药材）

【现代研究】主含肌醇、多聚戊糖、葡萄糖、半乳糖醛酸及谷氨酸等 15 种氨基酸，尚含钙、镁、铁等 21 种微量元素。具有利尿、解热、抗炎、抗氧化、调节免疫等作用。

【炮制与成品质量】取原药材，除去杂质，切厚片，筛去灰屑。成品为厚片，直径 1 ~ 2.5 cm。表面白色或淡黄色。有浅纵沟纹。体轻，质松软，稍有弹性。易折断，切面显银白色光泽，中部有直径 0.3 ~ 1.5 cm 的空心或半透明的薄膜，纵剖面呈梯状排列，实心者少见。气微，味淡（图 6-47）。以色洁白、空心、有弹性者为佳。

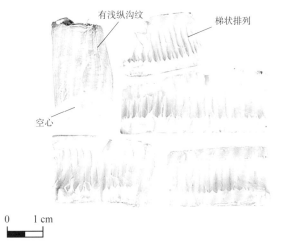

图 6-47　通草（饮片）

【性味归经】味甘、淡，性微寒。归肺、胃经。

【功能主治】清热利尿，通气下乳。用于湿热淋证、水肿尿少、乳汁不下。

【用法用量】入汤剂 3 ~ 5 g。

【毒副作用与使用注意】①长期大剂量使用，易引起低钾血症。②孕妇忌用。③气阴两虚者、体质虚弱者、内无湿热者应慎用。

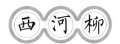

载《开宝本草》。为柽柳科植物柽柳 *Tamarix chinensis* Lour. 的干燥细嫩枝叶。湖南是主要产区之一，张家界、长沙等地有大面积种植（图 6-48）。全国大部分地区均产。

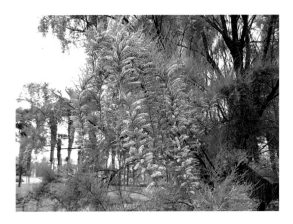

图 6-48　柽柳（原植物）

【采收加工】4 ~ 8 月采收，晒干。

【药材性状】茎枝呈细圆柱形，直径 0.5 ~ 1.5 mm。表面灰绿色，有多数互生的鳞片状小叶。质脆，易折断。稍粗的枝表面红褐色，叶片常脱落而残留突起的叶基，断面黄白色，中心有髓。气微，味淡。

【现代研究】主含挥发油、芸香苷、槲皮苷、有机酸、树脂、胡萝卜苷等成分。具有解热、抗炎、镇痛、止咳等作用。

【炮制与成品质量】取原药材，去老枝及杂质，洗净，稍润，切段，干燥。成品为短段。表面灰绿色或红褐色，小叶鳞片状。质脆，气微，味淡

（图6-49）。以质嫩、色绿、洁净无杂质者为佳。

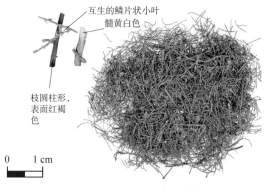

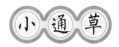

图6-49　西河柳（饮片）

【性味归经】味甘、辛，性平。归心、肺、胃经。

【功能主治】发表透疹，祛风除湿。用于麻疹不透、风湿痹痛。

【用法用量】入汤剂3～6g。外用适量，煎汤擦洗。

【毒副作用与使用注意】①使用过量可引起中毒，表现为呕吐、头晕、皮肤血管扩张、皮肤潮红、汗出、四肢痉挛、血压下降、呼吸困难，甚至中枢神经麻痹，休克昏迷。②麻疹已透者及体虚多汗者禁用。③孕妇慎用。

小通草

载《四川中药志》。为旌节科植物喜马山旌节花 *Stachyurus himalaicus* Hook.f.et Thoms.、中国旌节花 *S. chinensis* Franch. 或山茱萸科植物青荚叶 *Helwingia japonica*(Thunb.) Dietr. 的干燥茎髓。全省山地广布（图6-50），国内分布于西南及陕西、甘肃、湖北、安徽、浙江、江西、福建、广东、广西等地区。

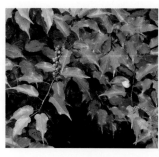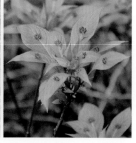

图6-50　左：中国旌节花（原植物），右：青荚叶（原植物）

【采收加工】秋季割取茎，截成段，趁鲜取出髓部，理直，晒干。

【药材性状】旌节花：呈圆柱形，长短不一，直径0.5～1cm，表面白色或淡黄色，无纹理。体轻，质松软，捏之能变形，有弹性，易折断，断面平坦，无空心，显银白色光泽。水浸后有黏滑感。气微，味淡（图6-51）。

青荚叶：表面有浅纵条纹，质较硬，捏之不易变形，易折断，水浸后无黏滑感（图6-51）。

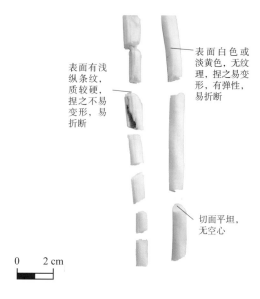

图6-51　小通草饮片（左：青荚叶，右：旌节花）

【现代研究】木髓中含脂肪、蛋白质、粗纤维、戊聚糖及糖醛酸，还含多种氨基酸以及多种微量元素等。

【炮制与成品质量】取原药材，除去杂质，切段，干燥，筛去灰屑。成品为小段，其他同药材性状（图6-51）。

【性味归经】味甘、淡，性寒。归肺、胃经。

【功能主治】清热，利尿，下乳。用于小便不利、乳汁不下、尿路感染。

【用法用量】入汤剂3～6g。

【毒副作用与使用注意】孕妇及小便多者忌用。

【常见易混品】绣球小通草，为虎耳草科植物云南绣球 *Hydrangea davidii* Franch 的干燥茎髓。表面淡黄白色，无纹理。体轻，质柔韧较软，有弹性，捏之易变形（大幅度弯曲）。切面实心，平坦，呈银白色光泽。水浸后无黏滑感。气微，味淡（图6-52）。

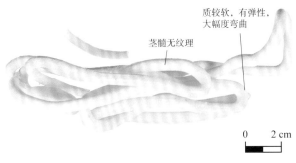

质较软，有弹性，
大幅度弯曲

茎髓无纹理

0   2 cm

图6-52　小通草易混品（绣球小通草）

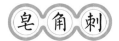

载《本草衍义补遗》。为豆科植物皂荚 *Gleditsia sinensis* Lam. 的干燥棘刺。湖南是主要产区之一，全省各地均有分布（图6-53）。国内江苏、湖北、河北、山西、河南、山东、广东、广西、四川、安徽、浙江、贵州、陕西、江西、甘肃等地亦产。

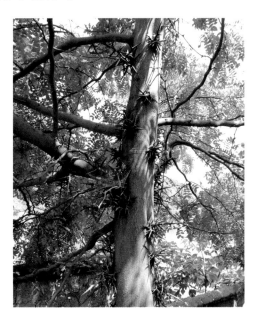

图6-53　皂荚（原植物）

【采收加工】9月至翌年3月间采收，切片晒干。

【药材性状】为主刺和1～2次分枝的棘刺。主刺

长圆锥形，长3～15 cm或更长，直径0.3～1 cm;分枝刺螺旋形排列，长1～6 cm，刺端锐尖。表面紫棕色或棕褐色。体轻，质坚硬，不易折断。断面木部黄白色，髓部疏松，淡红棕色。气微，味淡（图6-54）。

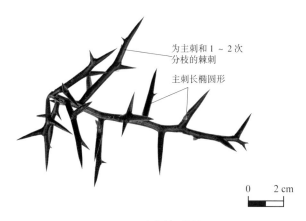

为主刺和1～2次
分枝的棘刺

主刺长椭圆形

0   2 cm

图6-54　皂角刺（药材）

【现代研究】主含黄酮苷、酚类、氨基酸。具有抑菌及抗癌作用。

【炮制与成品质量】取原药材，除去杂质，洗净，润透，切中段或纵薄片，干燥，筛去灰屑。成品为中段或纵薄片，尖端锐尖，粗细不一。表面紫棕色或棕褐色，木部黄白色，髓部疏松，淡红棕色。质脆，易折断。气微，味淡（图6-55）。以主刺粗壮、表面光滑、色棕紫、切面中间棕红色、糠心者为佳。

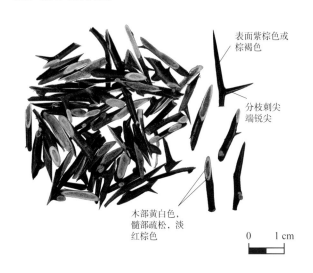

表面紫棕色或
棕褐色

分枝刺尖
端锐尖

木部黄白色，
髓部疏松，淡
红棕色

0   1 cm

图6-55　皂角刺（饮片）

【性味归经】味辛，性温。归肝、胃经。

【功能主治】消肿托毒，排脓，杀虫。用于痈疽初起或脓成不溃；外治疥癣麻风。

【用法用量】入汤剂 3～10 g。外用适量，醋蒸取汁涂患处。

【毒副作用与使用注意】①孕妇忌用。②痈疽已溃者不宜用。

【常见易混品】①日本皂角刺，为豆科植物日本皂角 *Gleditsia japonica* Miq. 的干燥棘刺。药材主刺较长而细小，有的两侧压扁。分枝刺较少，互生至近对生，且大部分着生于主刺的下部；表面红棕色或紫棕色，稍具光泽，有的可见黑色小斑点。体轻，质坚硬，但比正品易折断；断面圆形或扁圆形，皮部薄，棕红色；主刺木质部浅黄棕色，髓部小，红棕色；分枝刺髓部宽广，红棕色，海绵状（图 6-56）。

②野皂角刺，为豆科植物野皂荚 *Gleditsia heterophylla* Bunge 的干燥带枝棘刺。药材主刺长圆锥形，基部直径 0.2～0.5cm，往上渐细；分枝刺多为 1～3 个，常两个对称着生，表面红棕色或棕褐色。质坚硬，横切面木部黄白色，髓部浅棕色（主刺、分枝刺基本一致）。气无，味淡（图 6-56）。

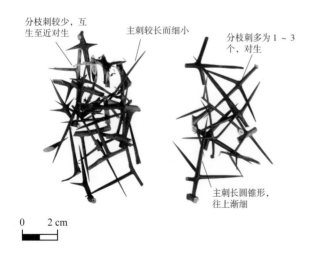

分枝刺较少，互生至近对生　主刺较长而细小　分枝刺多为 1～3 个，对生

主刺长圆锥形，往上渐细

0　2 cm

图 6-56　皂角刺易混品（左：日本皂角刺，右：野皂角刺）

竹茹

载《神农本草经集注》。为禾本科植物青竿竹 *Bambusa tuldoides* Munro、大头典竹 *Sinocalamus beecheyanus* (Munro) Mc Clure var.*pubescens* P.F.Li 或淡竹 *Phyllostachys nigra* (Lodd.) Munro var.*henonis* (Mitf.) Stapf ex Rendle 的茎秆的干燥中间层。本省大部分地区均有栽培（图 6-57）。国内山东、河南、及长江流域以南各地均有分布。

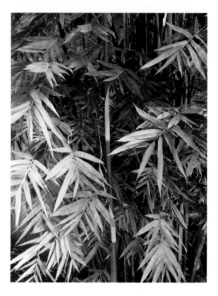

图 6-57　青竿竹（原植物）

【采收加工】冬季砍伐当年生长的新竹，除去枝叶，锯成段，刮去外层青皮，然后将中间层刮成丝状，摊放晾干。

【药材性状】为卷曲成团的不规则丝条或呈长条形薄片状。宽窄厚薄不等，浅绿色、黄绿色或黄白色。纤维性，体轻松，质柔韧，有弹性。气微，味淡。

【现代研究】主含 cAMP 磷酸二酯酶抑制物 2,5-二甲氧基-对-苯醌、β-羟基苯甲醛、丁香酚等。具有祛痰、抗菌及镇静等作用。

【炮制与成品质量】竹茹：取原药材，除去杂质，切断或揉成小团。成品呈疏松卷曲的团状。浅绿色、黄绿色或黄白色。体轻松，质柔韧，有弹性。气微，味淡（图6-58）。以质地柔软、微有清香气、洁净无杂质者为佳。

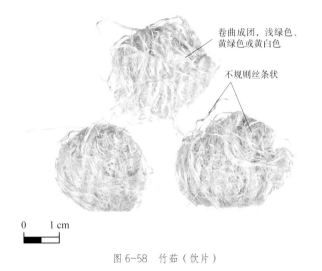

卷曲成团，浅绿色、黄绿色或黄白色

不规则丝条状

0   1 cm

图6-58　竹茹（饮片）

姜竹茹：取净竹茹，加姜汁拌匀（每竹茹100 g用姜汁20 g或干姜6 g），闷润至姜汁被吸尽后，置锅内用文火加热炒至黄色，取出，晾干。形如竹茹，黄绿色或深黄色，有少许焦斑，微有姜香气。

【性味归经】味甘，性微寒。归肺、胃、心、胆经。

【功能主治】清热化痰，除烦，止呕。用于痰热咳嗽、胆火挟痰、惊悸不宁、心烦失眠、中风痰迷、舌强不语、胃热呕吐、妊娠恶阻、胎动不安。

【用法用量】入汤剂 5～10 g。生用清化痰热，姜汁炙用止呕。

【毒副作用与使用注意】①大剂量或长时间用药可引起胃脘不适、消化不良或腹痛、腹泻。②胃寒呕吐、感寒夹湿作吐者或肺寒咳嗽者慎用。

第七章

皮类

载《药性论》。为苦木科植物臭椿 *Ailanthus altissima* (Mill.) Swingle 的干燥根皮或干皮。湖南及全国大部分地区均有分布（图 7-1）。

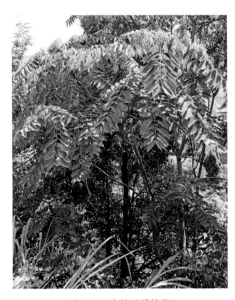

图 7-1 臭椿（原植物）

【采收加工】全年均可剥取，晒干，或刮去栓皮晒干。

【药材性状】根皮：呈不规则的片状或卷片状，大小不一，厚 0.3~1 cm。表面灰黄色或黄褐色，粗糙，有多数纵向皮孔样突起和不规则纵横裂纹，除去栓皮者显黄白色。内表面淡黄色，较平坦，密布梭形小孔或小点。质硬而脆，断面外层颗粒性，内层纤维性。气微，味苦。

干皮：呈不规则板片状，大小不一，厚 0.5~2 cm。表面灰黑色，极粗糙，有深裂（图 7-2）。

【现代研究】树皮含臭椿苦酮、臭椿苦内酯、11- 乙酰臭椿苦内酯、苦木素、新苦木素等。根皮含臭椿苦内酯、11- 乙酰臭椿苦内酯、臭椿双内酯、丁香酸、香草酸、β- 谷甾醇、壬二酸、D- 甘露醇、苦楝素、鞣质、赭红等。具有抗菌、抗病毒、抗肿瘤、杀虫、抗炎等作用。

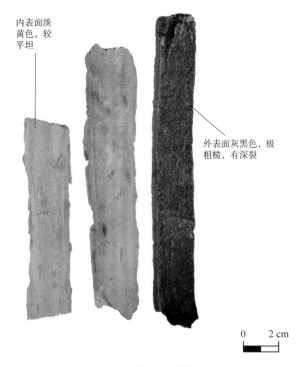

内表面淡黄色，较平坦

外表面灰黑色，极粗糙，有深裂

0   2 cm

图 7-2 椿皮（药材）

【炮制与成品质量】取原药材，去栓皮，洗净，捞出，润透，切成块片，晒干。成品呈微弯曲或较平的不规则块状。内、外表面及切面特征同药材。气微、味苦（图 7-3）。以肉厚、块大、黄白色、不带外皮者为佳。一般习用根皮。

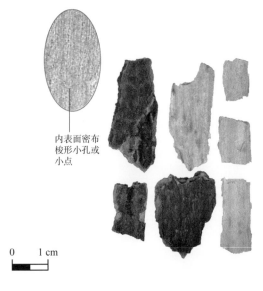

内表面密布梭形小孔或小点

0   1 cm

图 7-3 椿皮（饮片）

【性味归经】味苦、涩，性寒。归大肠、胃、肝经。

【功能主治】清热燥湿，收涩止带，止泻，止血。用于赤白带下、湿热泻痢、久泻久痢、便血、崩漏。

【用法用量】入汤剂6~9g。

【毒副作用与使用注意】脾胃虚寒者慎用。

载《神农本草经》。为杜仲科植物杜仲 *Eucommia ulmoides* Oliv. 的干燥树皮。省内张家界为野生杜仲之乡，慈利、东安等地有大面积栽培（图7-4）。国内四川、安徽、陕西、湖北、河南、贵州、云南、江西、甘肃、广西等地都有种植。

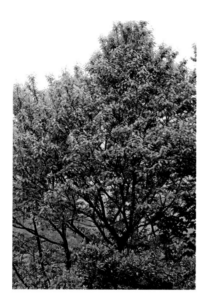

图7-4 杜仲（原植物）

【采收加工】半环剥法：剥取栽培10~20年的树皮。6~7月高温湿润季节，在离地面10cm以上树干，切树干的一半或三分之一，注意割至韧皮部时不伤形成层，然后剥取树皮。

环剥法：用芽接刀在树干分枝处的下方，绕树干环切一刀，再在离地面10cm处再环切一刀，再垂直向下纵切一刀，只切断韧皮部，不伤木质部，然后剥取树皮。剥皮时选多云或阴天，

不宜在雨天及炎热的晴天进行。

产地加工：剥下树皮用开水烫泡，将皮展平，把树皮内面相对叠平，压紧，四周上下用稻草包住，使其发汗，经一星期后，内皮略呈紫褐色，取出，晒干，刮去栓皮，修切整齐，储藏。

【药材性状】呈扁平的板块状、卷筒状，或两边稍向内卷的块片，大小不一，厚2~7mm。表面淡灰棕色或灰褐色，平坦或粗糙，有明显的纵皱纹或不规则的纵裂槽纹，未刮去栓皮者有斜方形、横裂皮孔，有时并可见淡灰色地衣斑。内表面暗紫褐色或红褐色，光滑。质脆，易折断，折断面粗糙，有细密银白色并富弹性的橡胶丝相连。气微，味稍苦，嚼之有胶状残余物（图7-5）。

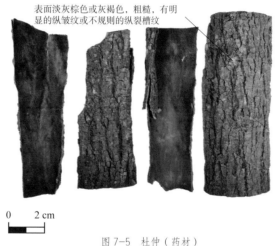

表面淡灰棕色或灰褐色，粗糙，有明显的纵皱纹或不规则的纵裂槽纹

0   2 cm

图7-5 杜仲（药材）

【现代研究】主含多种木脂素及其苷类成分、三萜类成分以及多种微量元素。具有降血压、健骨、抗疲劳、性激素样作用。

【炮制与成品质量】杜仲：取原药材，除去栓皮，洗净，润透，切成方块或丝条，晒干。成品呈扁平的方块状或丝条状。外表面淡棕色或灰褐色，有的树皮较薄，未去粗皮，或见明显的斜方形皮孔。内表面暗紫色，光滑。质脆，易折断，断面有细密、银白色、有弹性的橡胶丝相连。气微，味稍苦（图7-6）。以皮厚而大、无栓皮、内表面色暗紫、断面银白色橡胶丝多者为佳。

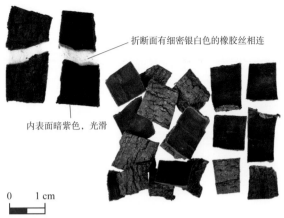

折断面有细密银白色的橡胶丝相连

内表面暗紫色，光滑

0   1 cm

图 7-6　杜仲（饮片）

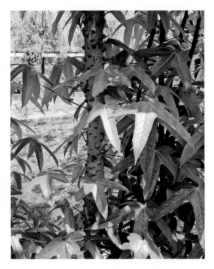

图 7-7　刺楸（原植物）

盐杜仲：先将食盐加适量开水溶化，取杜仲块或丝条，使与盐水充分拌透吸收，然后置锅内，用文火炒至微有焦斑为度，取出晾干。或取净杜仲块，置锅内用中火炒至规定的程度（折断时丝易断）时，喷洒盐水，炒干，取出，晾干。每杜仲 100 kg，用食盐 2 kg。成品表面深灰棕色或深灰褐色，偶见焦斑；折断面粗糙，细密银白色的橡胶丝弹性较生品差；口尝有咸味；有焦香气。

【性味归经】味甘，性温。归肝、肾经。

【功能主治】补肝肾，强筋骨，安胎。用于腰膝酸疼、阳痿、尿频、小便余沥、风湿痹痛、胎动不安、习惯性流产等。盐制后增强补肝肾作用。

【用法用量】入汤剂 6～10g，或浸酒；或入丸、散。

【毒副作用与使用注意】①过量服用，可导致恶心、呕吐、腹痛、腹泻、腹胀等症状。②肾虚火炽者不宜用。③内热、精血燥者禁用。

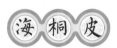

载《开宝本草》。为豆科植物刺桐 Erythrina variegata L. 或五加科植物刺楸 Kalopanax septemlobus (Thunberg)Koidzumi 的干燥树皮。省内主产于怀化等地（图 7-7）。国内广东、广西、云南、贵州、浙江、湖北、福建、台湾等地亦有分布。

【采收加工】初夏剥取有钉刺的树皮，干燥。

【药材性状】刺桐：呈半筒状或筒状，厚 0.25～1.5 cm。表面棕红色，老树皮栓皮极厚，常有较大裂隙，皮孔不明显，偶见钉刺；成年树皮皮孔明显，黄棕色，厚约 2 mm，钉刺较多，黑色，具光泽，基部直径 0.6～1 cm，顶端刺尖或被磨去。内表面黄棕色，具明显细纵纹。质坚硬，不易折断，折断面不整齐，外部棕色，颗粒状，内部黄色，强纤维性。气微香，味淡。

刺楸：呈片状或稍弯曲的不规则片块，厚 0.6～1 cm。表面黑褐色或灰褐色，粗糙，有较深的纵裂纹和菱形横向皮孔，并有分布较密的钉刺，钉刺扁圆锥形，纵向着生，稍扁长，高约 1 cm，基部直径 1～2 cm；有的附有地衣斑块。内表面棕褐色，有斜网状纹理。质脆，易折断，断面略呈片状，层间有白色粉霜。气香，味微辣而麻。

【现代研究】主含刺桐文碱、水苏碱、刺桐特碱等多种生物碱，另含黄酮类、甾醇类以及氨基酸等成分。具有抗肿瘤、抗菌、抗炎、抗类风湿、抗糖尿病等作用。

【炮制与成品质量】取原药材，除去杂质，洗净，润透，切块片，干燥，筛去灰屑。成品为微弯曲或较平的不规则块片，内、外表面及切面特征如药材（图 7-8）。以皮大、钉刺多者为佳。

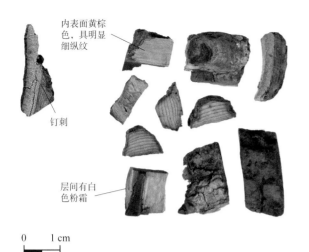

内表面黄棕色，具明显细纵纹

钉刺

层间有白色粉霜

0   1 cm

图 7-8　海桐皮（饮片）

【性味归经】味微苦、辛，性平。有毒。归肝、脾经。

【功能主治】祛风湿，通经络。用于风湿性关节炎、腰膝酸痛。外治皮肤湿疹。

【用法用量】入汤剂 9～15 g。外用适量。

【毒副作用与使用注意】①血虚者不宜服。②非风湿者不宜用。

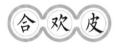
合 欢 皮

载《本草纲目拾遗》。为豆科植物合欢 *Albizia julibrissin* Durazz. 的干燥树皮。省内主产于衡山、衡南、祁东、永州、双牌、道县、凤凰、靖州等地（图 7-9）。国内东北、华东、中南及西南各地亦有分布。

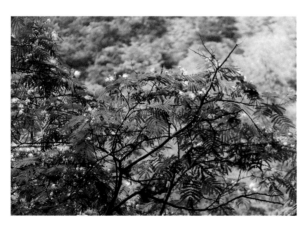

图 7-9　合欢（原植物）

【采收加工】夏、秋两季剥取，晒干。

【药材性状】呈卷曲筒状或半筒状，长 40～80 cm，厚 0.1～0.3 cm。表面灰棕色至灰褐色，稍有纵皱纹，有的成浅裂纹，密生明显的椭圆形横向皮孔，棕色或棕红色，偶有突起的横棱或较大的圆形枝痕，常附有地衣斑；内表面淡黄棕色或黄白色，平滑，有细密纵纹。质硬而脆，易折断，断面呈纤维性片状，淡黄棕色或黄白色。气微香，味淡、微涩、稍刺舌，而后有刺喉的不适感（图 7-10）。

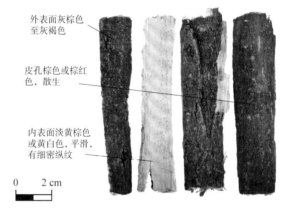

外表面灰棕色至灰褐色

皮孔棕色或棕红色，散生

内表面淡黄棕色或黄白色，平滑，有细密纵纹

0   2 cm

图 7-10　合欢皮（药材）

【现代研究】主含皂苷、鞣质等成分。具有镇静安神、抗抑郁、抗生育、抗肿瘤、增强免疫等作用。

【炮制与成品质量】取原药材，洗净，捞出，润透，先纵切成约 3 cm 等宽的长条，再横切长约 2.5 cm 块；或切宽约 0.5 cm 丝，干燥。成品为卷曲筒状或半筒状块片或粗丝片，内、外表面及切面特征同药材（图 7-11）。以皮薄均匀、嫩而光润、无栓皮者为佳。

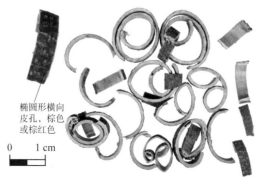

椭圆形横向皮孔，棕色或棕红色

0   1 cm

图 7-11　合欢皮（饮片）

【性味归经】味甘，性平。归心、肝、肺经。

【功能主治】解郁安神，活血消肿。用于忿怒抑郁、心神不安、虚烦失眠、肺痈疮肿、跌扑伤痛等。

【用法用量】入汤剂 6～12 g，或入丸、散。外用适量，研粉调敷。

【毒副作用与使用注意】①孕妇忌用。②儿童不宜用。

【常见易混品】山合欢皮，《四川省中药饮片炮制规范》（2015 年版）有收载。为豆科植物山合欢 *Albizia kalkora* (Roxb.)Prain 的干燥树皮。本品外皮灰褐色至黑褐色，常呈条状纵裂，皮孔亦带棕红色，但排列成行。老皮粗糙无皮孔，木栓层厚，易剥落，剥落处呈棕色。切面纤维状，内表面淡黄白色。气微弱，味淡不涩，无刺喉感（图7-12）。

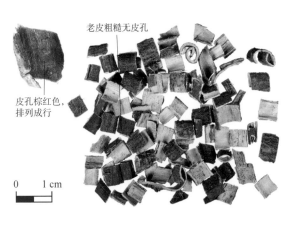

图 7-12　合欢皮易混品（山合欢）

厚朴

载《神农本草经》。为木兰科植物厚朴 *Magnolia officinalis* Rehd. et Wils. 或凹叶厚朴 *Magnolia officinalis* Rehd. et Wils. var. *biloba* Rehd. et Wils. 的干燥干皮、根皮及枝皮。厚朴，省内主产于道县、江永、江华、双牌等地（图3-13），国内四川、广西、江西、湖北、浙江、贵州、云南、陕西、甘肃等地有分布；凹叶厚朴，我省各

地均有栽培，国内浙江、江西、安徽、广西等地有分布。

【采收加工】定植 20 年以上即可砍树剥皮，宜在 4～8 月生长盛期进行。

【药材性状】干皮：呈卷筒状或双卷筒状，长 30～35 cm，厚 0.2～0.7 cm，习称"筒朴"；近根部的干皮一端展开如喇叭口，长 13～25 cm，厚 0.3～0.8 cm，习称"靴筒朴"。表面灰棕色或灰褐色，粗糙，有时呈鳞片状，较易剥落，有明显椭圆形皮孔和纵皱纹，刮去栓皮者显黄棕色。内表面紫棕色或深紫褐色，较平滑，具细密纵纹，划之显油痕。质坚硬，不易折断，断面颗粒性，外层灰棕色，内层紫褐色或棕色，有油性，有的可见多数小亮星。气香，味辛辣、微苦（图7-13）。

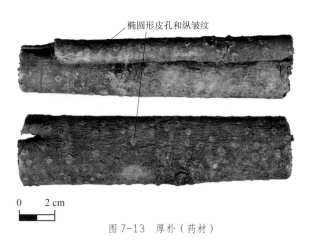

图 7-13　厚朴（药材）

根皮（根朴）：呈单筒状或不规则块片；有的弯曲似鸡肠，习称"鸡肠朴"。质硬，较易折断，断面纤维性。

枝皮（枝朴）：呈单筒状，长 10～20 cm，厚 0.1～0.2 cm。质脆，易折断，断面纤维性。

【现代研究】主含厚朴酚、和厚朴酚等酚性成分；尚含有木脂素类、挥发油及生物碱类成分。具有抗菌、防止应激性胃功能障碍、血小板聚集的抑制、对横纹肌及中枢性肌肉松弛、降血压、抗变态反应、抑制皮肤肿瘤等作用。

【炮制与成品质量】厚朴：取原药材，刮去栓皮，

洗净，润透，切宽丝，干燥。成品为单卷或双卷筒状细丝片或小块片。外表面灰褐色，内表面红棕色或紫褐色，指甲刻划显油痕，切面颗粒性，外层灰棕色，内层紫褐色或棕色，有的可见小亮晶，气香，味辛辣，微苦（图7-14）。以皮粗肉细，内色深紫、油性大、香味浓、味苦辛微甜、咀嚼无残渣者为佳。

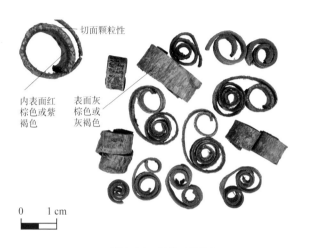

图7-14　厚朴（饮片）

姜厚朴：取生姜切片煎汤，加净厚朴，与姜汤共煮透，待汤吸尽，炒干，取出，及时切片，干燥。每厚朴100 kg，用生姜10 kg。成品表面颜色加深，微有姜辣味。

【性味归经】味苦、辛，性温。归脾、胃、肺、大肠经。

【功能主治】燥湿消痰，下气除满。用于湿滞伤中、脘痞吐泻、食积气滞、腹胀便秘、痰饮喘咳。

【用法用量】入汤剂3～10 g，或入丸、散。

【毒副作用与使用注意】①本品含有木兰箭毒碱，有箭毒样麻痹作用，大剂量可引起中毒，使骨骼肌弛缓性瘫痪，膈肌和肋间肌受累而产生呼吸麻痹。②气虚津亏、虚胀和寒胀者慎用。孕妇慎用。③因耗气伤阴，故一般用量不超过10 g。④本品恶泽泻、寒水石、硝石。⑤服药期间忌食豆类食物。

【常见易混品】①大叶木兰，《卫生部药品标准中

药材》第一册（1992年版）有收载，副名腾冲厚朴。为木兰科植物大叶木兰 *Magnolia rostrata* W.W.Smith. 的干皮或枝皮。干皮呈卷筒状，厚0.4～1.5cm，表面灰黄色，近光滑。具横形及类圆形皮孔；内皮暗褐色，近平滑，具细纵纹，指甲划之略显油性。质坚硬，不易折断。断面纤维性，具多量白色晶状颗粒，对光闪亮星状。气香，味辛辣，微苦涩。枝皮多呈单筒状，较薄质脆（图7-15）。

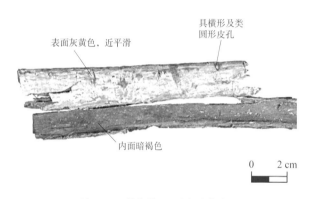

图7-15　厚朴易混品（大叶木兰）

②紫花络石，为夹竹桃科植物紫花络石 *Trachelospermum axillare* Hook.f. 的树皮。呈单筒或双筒状，厚0.2～0.4 cm；外表面灰褐色，有突起的横长或圆形皮孔。内表面黄白色，白色胶丝无弹性，拉之即断。气微，味微苦（图7-16）。

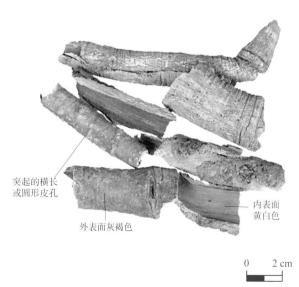

图7-16　厚朴易混品（紫花络石）

载《本草纲目》。为芸香科植物黄皮树 *Phellodendron chinense* Schneid. 的干燥树皮。省内主产于湘西、怀化、郴州、永州等地（图7-17）。国内四川、陕西南部、浙江、江西、湖北、贵州、云南、广西等地有分布。

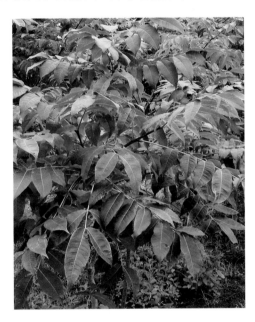

图 7-17　黄皮树（原植物）

【采收加工】3～6月间采收。选10年以上的黄柏，轮流剥取部分树皮。将剥下的树皮晒至半干，压平，刮净栓皮，至显黄色为度，刷净晒干，置干燥通风处，防霉变色。

【药材性状】呈浅槽状或板片状，略弯曲，长宽不一，厚1～6 mm；表面黄褐色或黄棕色，平坦，具纵沟纹，残存栓皮厚约0.2 mm，灰褐色，无弹性，有唇形横生皮孔。内表面暗黄色或淡棕色，具细密的纵棱纹。体轻，质硬，断面纤维状，呈裂片状分层，深黄色。气微，味极苦，嚼之有黏性（图7-18）。

【现代研究】主含生物碱类成分，以盐酸小檗碱、盐酸黄檗碱为主。具有抗菌、抗真菌、镇咳、降压、抗滴虫、抗肝炎、抗溃疡等作用。

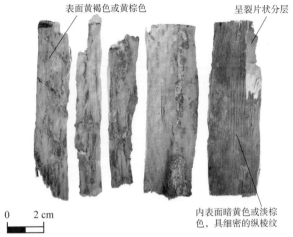

表面黄褐色或黄棕色　　呈裂片状分层

0　2 cm

内表面暗黄色或淡棕色，具细密的纵棱纹

图 7-18　黄柏（药材）

【炮制与成品质量】黄柏片：取原药材，拣去杂质，用水洗净，捞出，润透，切纵丝、宽横丝，晒干。成品呈丝条状。表面黄褐色或黄棕色。内表面暗黄色或淡棕色，具纵棱纹。切面纤维性，呈现裂片状分层，深黄色。味极苦（图7-19）。以皮厚、切面色黄者为佳。

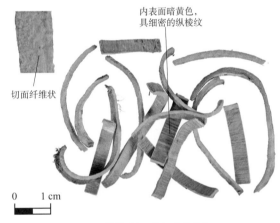

内表面暗黄色，具细密的纵棱纹

切面纤维状

0　1 cm

图 7-19　黄柏（饮片）

盐黄柏：取黄柏片置锅内，喷洒盐水，拌匀，用文火微炒，取出放凉，干燥。每黄柏片100 kg，用食盐2 kg。成品表面色泽加深，偶有焦斑。味极苦，微咸。

酒黄柏：取黄柏片，用黄酒喷洒拌匀，炒法同盐黄柏法。每黄柏片100 kg，用黄酒10 kg。成品表面色泽加深，微有酒香气。

黄柏炭：取黄柏片置锅内，用武火炒至表面焦黑色（存性），喷淋清水，取出放凉，干燥。

成品表面黑褐色，断面焦黄色，微有焦香气。

【性味归经】味苦，性寒。归肾、膀胱经。

【功能主治】清热燥湿，泻火除蒸，解毒疗疮。用于湿热泻痢、黄疸尿赤、带下阴痒、热淋涩痛、脚气痿躄、骨蒸劳热、盗汗、遗精、疮疡肿毒、湿疮。盐黄柏滋阴降火，主治阴虚火旺、盗汗骨蒸。

【用法用量】入汤剂 3 ~ 12 g，或入丸、散。外用适量，研末调敷，或煎水浸洗。

【毒副作用与使用注意】脾虚泄泻、胃弱食少者忌服。

【常见易混品】关黄柏，为芸香科植物黄檗 *Phellodendron amurense* Pupr. 的干燥树皮。外表面黄绿色或淡棕黄色，较平坦，有不规则的纵裂纹，皮孔痕小而少见，有的可见栓皮残留，较厚，软木塞样；内表面黄色或黄棕色，有明显粗纵纹或光滑。体轻，质较硬，断面纤维性，有的呈裂片状分层，鲜黄色或黄绿色，气微，味极苦，嚼之有黏性（图 7-20）。

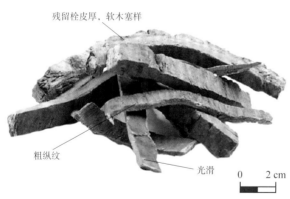

残留栓皮厚，软木塞样

粗纵纹

光滑

0   2 cm

图 7-20 黄柏易混品（关黄柏）

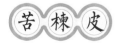

载《本草正》。为楝科植物川楝 *Melia toosendan* Sieb.et Zuec. 或楝 *Melia azedarach* L. 的干燥树皮和根皮。本省各地均有分布（图 5-77）。国内川楝在四川、湖北、安徽、江苏、河南、贵州等地有分布；楝则分布于北至河北，南至广西、云南，西至四川等地的广大地区。

【采收加工】春、秋两季剥取树皮和根皮，除去栓皮，晒干。

【药材性状】干皮：呈槽形的片状或长卷筒状。长短不一，长 30 ~ 100 cm，宽 3 ~ 10 cm，厚 3 ~ 7 mm；表面灰褐色或灰棕色，较平坦，有多数纵向裂纹及横向延长的皮孔。内表面白色或淡黄色。质坚脆，易折断，断面纤维性层片状。

根皮：呈不规则条块、片状或槽状，长短宽窄不一，厚 3 ~ 6 mm。表面灰褐色或灰棕色，皮孔大而明显，有不规则的纵裂深沟纹，木栓层常作鳞片状，衰老的栓皮常剥落，露出砖红色的内皮。内表面淡黄色，有细纵纹。质坚韧，不易折断。断面纤维成层，可层层剥离，剥下的薄片，有极细的网纹。气微弱，味极苦。

【现代研究】主含川楝素、苦楝酮、苦楝萜酮内酯、苦楝萜醇内酯、苦楝萜酸甲酯、苦楝子三醇等成分。具有驱虫、镇静、抗炎、抗血栓、抗肿瘤等作用。

【炮制与成品质量】取原药材，除去杂质、栓皮，洗净，润透，切丝或块，干燥。成品为细丝片或不规则小块片，内、外表面及切面特征同药材（图 7-21）。以干燥、表面皮光滑、不易剥落、皮厚、条大、无槽朽、可见多皮孔的幼嫩树皮、去栓皮者为佳。

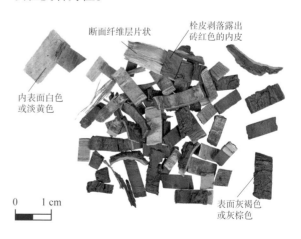

断面纤维层片状

栓皮剥落露出砖红色的内皮

内表面白色或淡黄色

表面灰褐色或灰棕色

0   1 cm

图 7-21 苦楝皮（饮片）

【性味归经】味苦，性寒。有毒。归肝、脾、胃经。

【功能主治】杀虫，疗癣。用于蛔虫病、蛲虫病、血吸虫病、虫积腹痛。外用于疥癣瘙痒。

【用法用量】入汤剂 6 ~ 15 g，鲜品 15 ~ 30 g，或入丸、散。外用适量，煎水洗或研末调敷。

【毒副作用与使用注意】①偶见轻微头晕、头痛、恶心、呕吐、嗜睡、腹痛等症状。服用过量则可致严重呕吐、腹泻、呼吸中枢麻痹、中毒性肝炎、腹腔内脏出血、精神失常，甚至呼吸循环衰竭而死亡。②严重心脏病、活动性肺结核、胃溃疡、贫血、脾胃虚寒者及体弱、肝肾功能不全者均慎服。③孕妇禁用。儿童慎用。④本品有毒，不宜过量和长期服用。

麻口皮子药

载《湖南药物志》。为芸香科植物野花椒 *Zanthoxylum simulans* Hance 的干燥根皮、干皮及枝皮。省内主产于湘西自治州、怀化等地（图 7-22），多以干皮或枝皮入药。国内江西、贵州、江苏、浙江、安徽等地有分布。

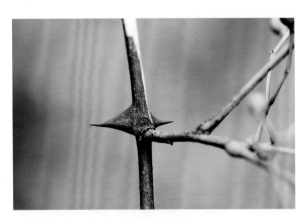

图 7-22　野花椒（原植物）

【采收加工】夏、秋两季采收根皮、干皮及枝皮，鲜用，或新鲜切片，晒干。

【药材性状】根皮：厚 0.2 ~ 0.4 mm。表面黄白色或褐色，粗糙，有点状皮孔。内表面淡棕色。质轻柔韧，不易折断，断面纤维性。

茎皮：表面灰褐色，粗糙，具细纵纹理，有的具皮刺或其脱落的疤痕，并有多数黄白色的点状皮孔。内表面黄白色，较平坦。质轻柔韧，不易折断；断面纤维性。气微香，味辛涩。

【现代研究】主含 α - 山椒素、β - 香树脂醇、左旋细辛素、左旋芝麻素、山萮酸、柄果脂素、β - 谷甾醇等。具有祛风湿、抗菌、镇痛等作用。

【炮制与成品质量】产地未鲜切者，洗净，润透，切段，晒干。形如药材（图 7-23）。

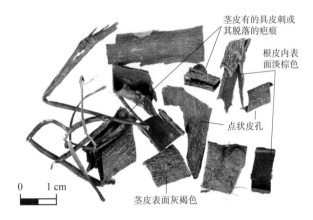

茎皮有的具皮刺或其脱落的疤痕

根皮内表面淡棕色

点状皮孔

茎皮表面灰褐色

0　　1 cm

图 7-23　麻口皮子药（饮片）

【性味归经】味辛、涩，性温。有小毒。归肺、肝、脾经。

【功能主治】祛风散寒，活血止痛，解毒消肿。主治风寒湿痹、腹痛泄泻、咽喉疼痛、牙龈肿痛、无名肿毒、跌打损伤、毒蛇咬伤、吐血、衄血。

【用法用量】入汤剂 3 ~ 9 g，研末，每次 1.5 g，或泡酒服；或鲜品口嚼咽汁。外用适量，捣烂；或研粉，酒调敷。

【毒副作用与使用注意】孕妇慎服。

牡丹皮

载《珍珠囊》。为毛茛科植物牡丹 *Paeonia suffruticosa* Andr. 的干燥根皮。湖南邵东、隆回、新邵等地有栽培（图 7-24）。国内河北、河南、安徽、山东、四川、陕西、甘肃等地栽培量较大。

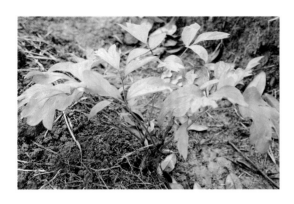

图 7-24 牡丹（原植物）

【采收加工】种子播种生长 4 ~ 6 年、分株繁殖 3 年收获，9 月下旬至 10 月上旬地上部分枯萎挖根，去泥与须根，趁鲜抽出木心，晒干，即为原丹皮。刮去表皮后，去除木心者，称刮丹皮。

【药材性状】原丹皮：呈筒状、半筒状或破碎成片状，有纵剖开的裂隙，两面多向内卷曲；长 5 ~ 20 cm，直径 0.1 ~ 1.5 cm，厚 0.1 ~ 0.4 cm。表面灰褐色或紫褐色，栓皮脱落处显粉红色，有微突起的长圆形横生皮孔及支根除去后的残迹。内表面棕色或淡灰黄色，有细纵纹，常见发亮的银星（牡丹酚结晶）。质硬而脆，易折断，断面较平坦，显粉性，外层灰褐色，内层粉白色或淡粉红色，略有圆形环纹。

刮丹皮：表面有刀刮痕，表面红棕色或粉黄色，有多数浅的横生疤痕及支根残迹，并有极少数灰褐色斑点（系未去净之栓皮）。有特殊浓厚香气，味微苦凉，嚼之发涩，稍有麻舌感（图 7-25）。

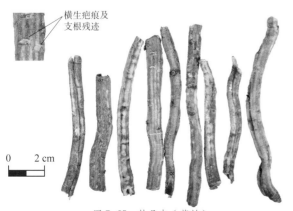

横生疤痕及支根残迹

0   2 cm

图 7-25 牡丹皮（药材）

【现代研究】主含酚类成分，尚含有单萜类以及没食子酸。具有抗炎、镇痛、抗肿瘤、保肝及对心血管系统和免疫系统的作用。

【炮制与成品质量】牡丹皮：取原药材，拣去杂质，除去木心，洗净，润透，切厚片，晾干。成品呈圆形或半圆形筒片，直径 0.5 ~ 1.2 cm，厚 0.1 ~ 0.4 cm。表面灰褐色或黄褐色，栓皮脱落处呈粉红色；内表面淡灰黄色或淡棕色，有明显的细纵纹。常见发亮的结晶。易折断，断面较平坦。切断面呈淡粉红色。质硬而脆，粉性。气芳香，味微苦而涩（图 7-26）。以条粗长、皮厚、无木心、切面粉白色、粉性足、亮银星多、香气浓者为佳。

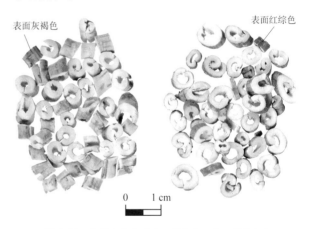

表面灰褐色   表面红综色

0   1 cm

图 7-26 牡丹皮饮片（左：原丹皮，右：刮丹皮）

炒丹皮：将牡丹皮入热锅内，用文火不断翻炒至略有黄色焦斑时，取出，凉透。炒原丹皮表面黄褐色或深紫褐色；炒刮丹皮表面红褐色或深黄色。表面可见焦斑；有焦香气。

丹皮炭：取牡丹皮片入锅内，用武火炒至焦黑色，存性为度，喷淋适量清水，取出，凉透，干燥。原丹皮炭表面黑褐色；刮丹皮炭表面黑棕色。断面黄褐色。有焦香气。

【性味归经】味辛、苦，性微寒。归心、肝、肾经。

【功能主治】清热凉血，活血散瘀。用于温热病热入血分、发斑、吐衄；病程后期热伏阴分发热、阴虚骨蒸潮热。血滞经闭、痛经、痈肿疮毒、跌扑伤痛、风湿热痹。

【用法用量】入汤剂 6~9 g，或入丸、散。

【毒副作用与使用注意】血虚有寒、孕妇及月经过多者慎服。

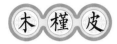

载《本草纲目》。为锦葵科植物木槿 *Hibiscus syriacus* L. 的干燥树皮或根皮。全省及全国各地均有栽培。湖南多以茎皮入药（图7-27）。

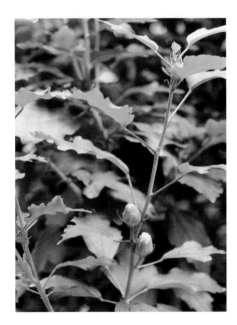

图 7-27　木槿（原植物）

【采收加工】茎皮于 4~5 月剥取，晒干。根皮于秋末挖取根，剥取根皮，晒干。

【药材性状】多内卷成长槽状或单筒状，大小不一，厚 1~2 mm。表面青灰色或灰褐色，有细而略弯曲纵皱纹，皮孔点状散在。内表面类白色至淡黄白色，平滑，具细致的纵纹理。质坚韧，折断面强纤维性，类白色。气微，味淡。

【现代研究】茎皮含辛二酸、1-二十八醇、β-谷甾醇、1，22-二十二碳二醇、白桦脂醇、古柯三醇、壬二酸、脂肪酸（肉豆蔻酸、棕榈酸、月桂酸）等。根皮含鞣质、黏液质等。对金黄色葡萄球菌、枯草杆菌具有抑制作用。

【炮制与成品质量】取原药材，洗净，润透，切

段，晒干。成品为不规则段，多数呈槽状。内、外表面特征同药材，切面光滑，类白色（图7-28）。以身干、条长、宽厚、无霉者为佳。

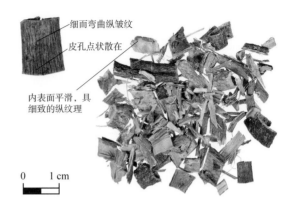

图 7-28　木槿皮（饮片）

【性味归经】味甘、苦，性微寒。归大肠、肝、心、肺、胃、脾经。

【功能主治】清热利湿，杀虫止痒。用于湿热泻痢、肠风泻血、脱肛、痔疮、赤白带下、阴道滴虫、皮肤疥癣、阴囊湿疹等。

【用法用量】入汤剂 3~9 g。外用适量，酒浸搽擦或煎水熏洗。

【毒副作用与使用注意】①本品苦寒，脾胃虚弱者慎用。②无湿热者不宜服。③止肠风泻血、痢后热渴、脱肛、痔疮宜炒用。赤白带下、阴道滴虫、皮肤疥癣、阴囊湿疹宜生用。

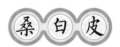

载《药性论》。为桑科植物桑 *Morus alba* L. 的干燥根皮。本省各地均有分布（图4-28）。全国大部分地区均产，以南部育蚕区产量较大。

【采收加工】多在春、秋两季挖取，南方各地冬季也可挖取，去净泥土及须根，趁鲜时刮去黄棕色栓皮，用刀纵向剖开皮部，以木槌轻捶，使皮部与木部分离，除去木心，晒干。

【药材性状】呈扭曲的卷筒状、槽状或板片状，

长短宽窄不一，厚 1 ~ 4 mm。表面白色或淡黄白色，较平坦，有的残留橙黄色或棕黄色鳞片状栓皮。内表面黄白色或灰黄色，有细纵纹。体轻，质韧，纤维性强，难折断，易纵向撕裂，撕裂时有粉尘飞扬。气微，味微甘（图 7-29）。

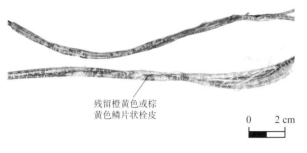

残留橙黄色或棕黄色鳞片状栓皮

0 2 cm

图 7-29　桑白皮（药材）

【现代研究】主含伞形花内酯、东莨菪素和黄酮类成分。具有利尿与导泻、降压、增加胃肠道活动、镇静及安定、抗惊厥、镇痛、降温、抗菌、有轻度镇咳等作用。

【炮制与成品质量】桑白皮：取原药材，洗净，润透后除尽栓皮，切丝，干燥。成品呈不规则丝条状。外表面淡黄白色，较平坦。内表面黄白色或灰黄色，有细纵纹。质韧，纤维性强。易纵向撕裂。气微，味微甘（图 7-30）。以色白、皮厚、柔韧者为佳。

外表面白色或淡黄白色

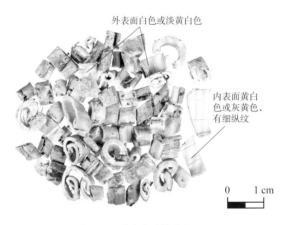

内表面黄白色或灰黄色，有细纵纹

0 1 cm

图 7-30　桑白皮（饮片）

蜜桑白皮：取桑白皮置锅内，加炼蜜与开水少许，拌匀，稍闷，用文火炒至变为黄色、不黏手为度，取出，放凉。每桑白皮丝 100 kg，用炼蜜 30 kg。成品表面黄白色或棕黄色。内表面浅黄白色或深黄色。具有明显的蜜浸色；有蜜香气，味微甜。

【性味归经】味甘，性寒。归肺经。

【功能主治】泻肺平喘，利水消肿。用于肺热喘咳、水肿胀满尿少、面目肌肤水肿。

【用法用量】入汤剂 9 ~ 15 g，或入散剂。外用适量，捣汁涂或煎水洗。

【毒副作用与使用注意】肺虚无火、便多及风寒咳嗽忌服。

楤木

载《本草纲目》。为五加科植物黄毛楤木 *Aralia chinensis* Linnaeus 的干燥根或根皮。湖南多以根皮入药。主产于石门、张家界、永顺、武冈等地（图 7-31），国内湖北、安徽、浙江、江西、福建等地有分布。

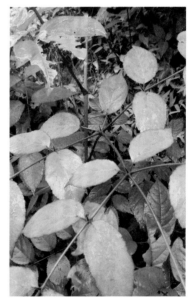

图 7-31　黄毛楤木（原植物）

【采收加工】9 ~ 10 月挖根或剥取根皮，除去泥沙，干燥。

【药材性状】呈圆柱形，弯曲，粗细长短不一；表面淡棕黄色，具不规则纵皱纹，外皮向外翘起，并有横向棱状、一字状或点状皮孔，有的具支根痕。体轻，质坚硬，不易折断，断面稍呈纤维状，皮部较薄，暗棕黄色，木部淡黄色或类白色，具细密放射状纹理；老根木部中央空洞状，有的呈朽木状。根皮呈扭曲的卷筒状，槽状或片状，长短不一，厚 1 ~ 3 mm。表面灰褐色或黄棕色，粗糙，栓皮呈鳞片状，易剥落，剥落处显黄褐色。内表皮呈淡黄色至深褐色，偶可见黄褐色油脂状物。体轻，质脆，易折断，断面略整齐，黄褐色。气微香，味微苦涩。

【现代研究】主含楤木皂苷 A、B，银莲花苷，齐墩果酸等成分。具有抗炎、镇痛等作用。

【炮制与成品质量】取原药材，除去杂质，洗净，润透，切段，干燥。成品呈扭曲的卷筒状、槽状或片状，长 2 ~ 3 cm，厚 1 ~ 3 mm。表面灰褐色或黄棕色，粗糙，栓皮呈鳞片状，易剥落，剥落处显黄褐色。内表皮呈淡黄色至深褐色，偶可见黄褐色油脂状物。体轻，质脆，易折断，断面略整齐，黄褐色。气微香，味微苦涩（图 7-32）。以表面灰褐色或黄褐色，内表面淡黄色，微有香气者为佳。

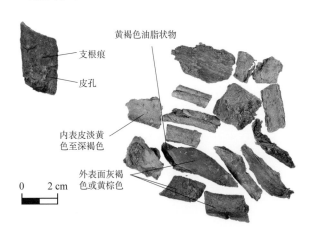

图 7-32　楤木（饮片）

【性味归经】味辛、苦，性平。归肝、胃、肾经。

【功能主治】祛风利湿，活血通经，解毒散结。用于风湿痹痛、腰腿酸痛、淋浊、水肿、臌胀、黄疸、带下、痢疾、胃脘痛、跌打损伤、瘀血经闭、血崩、牙疳、阴疽、瘰疬、痔疮。现代多用于风湿性关节炎、急性肝炎、肾炎水肿、肝硬化腹水、胃溃疡及跌打损伤等。

【用法用量】入汤剂 15 ~ 30 g，亦可浸酒服。外用适量，研粉调敷或煎水洗，或鲜品捣烂敷，或再用酒炒热敷。

【毒副作用与使用注意】①脾胃虚弱者不宜用。无湿热毒邪者慎用。②孕妇忌用。儿童慎用。③楤木叶主要用于利水消肿，楤木花主要用于止血，楤木茎及根茎与楤木作用类似。

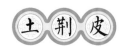

载《药材资料汇编》。为松科植物金钱松 *Pseudolarix amabilis* (Nelson) Rehd. 的干燥根皮或近根树皮。湖南大部分地区有分布（图 7-33）。国内江苏、浙江、安徽、江西、广东等地多有栽培。

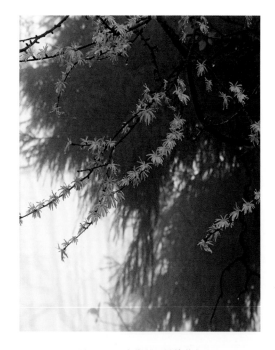

图 7-33　金钱松（原植物）

【采收加工】夏季剥取根皮或树皮，晒干。

【药材性状】根皮：呈不规则的长条块片状，长短大小及宽度不一，扭曲而稍卷成槽状，厚3～6 mm。表面深灰棕色或灰黄色，粗糙，具纵横皱纹及横向灰白色皮孔。木栓灰黄色，常呈鳞片状剥落，显出红棕色皮部。内表面黄棕色至红棕色或黄白色，较平坦，有细致的纵向纹理。质脆，易断，断面红褐色，呈裂片状，可层层剥离，外皮颗粒性，内皮纤维性。气微弱，味苦而涩（图7-34）。

　　树皮：大多呈条状或板片状，外皮甚厚，厚约1 cm；栓皮较厚，表面暗棕色，作龟裂状。内表面较根皮粗糙（图7-34）。

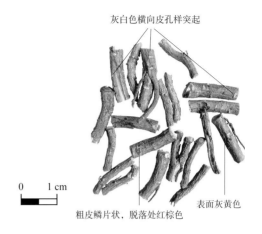

图7-35　土荆皮（根）

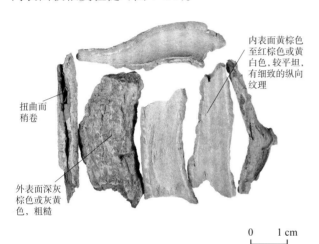

图7-34　土荆皮（药材）

【现代研究】树皮主含土荆皮酸、酚性成分、鞣质及色素；根皮含土荆皮酸。具有抗真菌、抗肝癌、抗早孕作用。

【炮制与成品质量】取原药材，除去木心与粗栓皮等杂质。洗净，润透，切宽丝，晒干。成品根皮呈不规则的长条块、槽状宽丝，断面可见细小白色结晶，可层状分离。树皮呈条状或板片状宽丝。余同药材。气微弱，味苦而涩（图7-35）。以片大而整齐、黄褐色、有纤维质而无栓皮者为佳。

【性味归经】味辛，性温。有毒。归肺、脾经。

【功能主治】祛风除湿，杀虫止痒。用于疥癣瘙痒、湿疹、神经性皮炎。

【用法用量】外用适量，醋或酒浸涂擦，或研末调涂患处。

【毒副作用与使用注意】本品有毒，只供外用，不可内服。

【常见易混品】地枫皮，为木兰科植物地枫皮 *Illicium difengpi* K.I.B.et K.I.M. 的干燥树皮。呈不规则块片或筒片状，厚0.2～0.3 cm。外表面灰棕色至深棕色，粗皮易剥离或脱落，脱落处棕红色。内表面棕色或棕红色，具明显的细纵皱纹。质松脆，易折断，断面颗粒状。气微香，味微涩（图7-36）。

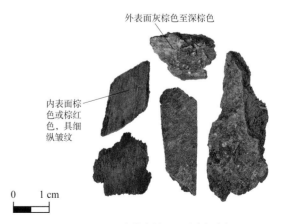

图7-36　土荆皮易混品（地枫皮）

五加皮

载《神农本草经》。为五加科植物细柱五加
Acanthopanax gracilistylus W.W.Smith 的干燥根
皮。省内主产于衡山、浏阳、临武、蓝山等地
（图 7-37）。国内陕西、河南、山东、安徽、江
苏、浙江、江西、湖北、四川、云南、贵州、广
西、广东等地有分布。

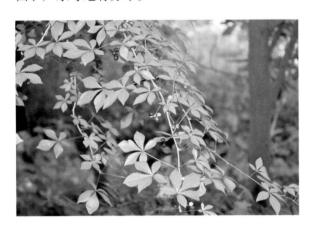

图 7-37 细柱五加（原植物）

【采收加工】栽后 3 ~ 4 年，夏、秋两季采挖，
除掉须根，刮去表皮，洗净，抽去木心，晒干
或炕干。

【药材性状】呈不规则单卷或双卷筒状，有的
呈块片状，长 4 ~ 15 cm，直径 0.5 ~ 1.5 cm，厚
1 ~ 4 mm。表面灰棕色或灰褐色，有不规则裂纹
或纵皱纹及横长皮孔。内表面黄白色或灰黄色，
有细纵纹。体轻，质脆易折断；断面不整齐，灰
白色或灰黄色。气微香，味微辣而苦。

【现代研究】主含苯丙醇苷类成分，如紫丁香苷、
刺五加苷 B、无梗五加苷等；尚含萜类、多糖、
脂肪酸及挥发油等成分。具有抗炎、镇痛、降
压、抗菌消炎作用等。

【炮制与成品质量】取原药材，拣净杂质，洗净，
润透后切短段片，干燥。成品为不规则卷筒状或块
片状段片。内、外表面及切面特征同药材（图 7-38）。
以皮厚、气香、切面灰白色、无木心者为佳。

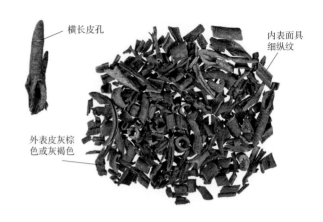

横长皮孔

内表面具
细纵纹

外表皮灰棕
色或灰褐色

0　　1 cm

图 7-38 五加皮（饮片）

【性味归经】味辛、苦、微甘，性温。归肝、
肾经。

【功能主治】祛风湿，补肝肾，强筋骨，利水消
肿。用于风湿痹痛、筋骨痿软、腰痛、阳痿、脚
弱、小儿行迟、体虚乏力、羸弱、水肿、脚气、
疮疽肿毒、跌打损伤、阴下湿痒。

【用法用量】入汤剂 6 ~ 9 g，鲜品加倍；浸酒或
入丸、散。外用适量，煎水熏洗或为末敷。

【毒副作用与使用注意】阴虚火旺者慎服。

【常见易混品】香加皮，《中华人民共和国药典》
2015 年版一部有收载。为萝藦科植物杠柳的干
燥根皮，多呈卷筒状或槽状，表面灰棕色或黄棕
色，有细皱纹，质地疏松而脆，易折断，断面不
整齐。有特异香气，味苦（图 7-39）。

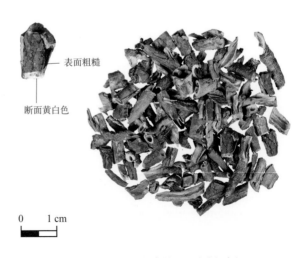

表面粗糙

断面黄白色

0　　1 cm

图 7-39 五加皮易混品（香加皮）

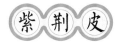

载《日华子本草》。为豆科植物紫荆 *Cercis chinensis* Bunge 的干燥树皮。湖南大部分地区有分布（图7-40）。国内四川、河南、湖北、江西、广东、广西等地亦产。

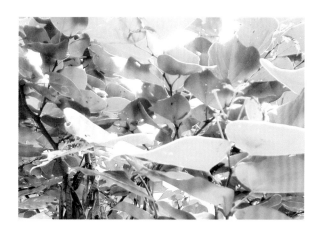

图 7-40　紫荆（原植物）

【采收加工】7~8月剥取树皮，晒干。

【药材性状】呈筒状、槽状或不规则的块片，向内卷曲；长6~25 cm，宽约3 cm，厚0.3~0.6 cm。表面灰棕色，粗糙，有皱纹，常显鳞甲状。内表面紫棕色或红棕色，有细纵纹理。质坚实，不易折断，断面灰红棕色，对光照视可见细小的亮点。气微、味涩。

【现代研究】主含鞣质类成分等。具有抗炎镇痛、对肠道平滑肌有解痉、抗病原微生物等作用。

【炮制与成品质量】取原药材，除去杂质，洗净泥土，切宽丝，干燥，筛去灰屑。成品为弯曲状或较平的宽丝片。外表面棕褐色或灰褐色，有皱纹，内表面紫棕色，有细纵纹，切面灰红色，对光有时可见细小亮星。气微，味涩（图7-41）。以条长、皮厚、坚实者为佳。

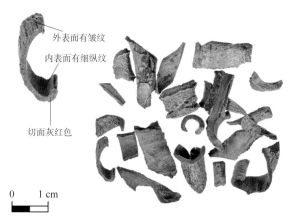

外表面有皱纹
内表面有细纵纹
切面灰红色

0　1 cm

图 7-41　紫荆皮（饮片）

【性味归经】味苦，性平。归肝经。

【功能主治】活血通淋，解毒消肿。用于妇女月经不调、瘀滞腹痛、小便淋痛、痈肿、疥癣、跌打损伤。

【用法用量】入汤剂6~15 g；外用适量，研末调敷。

【毒副作用与使用注意】孕妇禁服。

第八章

动物类

斑蝥

载《神农本草经》。为芫菁科昆虫南方大斑蝥 *Mylabris phalerata* Pallas 或黄黑小斑蝥 *Mylabris cichorii* Linnaeus 的干燥体。湖南各地及全国多地均有分布。

【采收加工】5～10月均可捕捉，以6～8月最盛，多在清晨露水未干、斑蝥翅湿不易飞起时捕捉，捕捉时应戴手套和口罩，以免刺激皮肤和黏膜，引起炎症。日出后可用纱兜捕捉，将捕捉到的斑蝥放入沸水中烫死，取出晒干或烘干。

【药材性状】南方大斑蝥：呈长圆形，长1.5～2.5 cm，宽0.5～1 cm。头及口器向下垂，有较大的复眼及触角1对，触角多已脱落。背部具革质鞘翅1对，黑色，有3条黄色或棕黄色的横纹；鞘翅下面有棕褐色薄膜状透明的内翅2片。胸腹部乌黑色，胸部有足3对。有特殊的臭气。

黄黑小斑蝥：体型较小，长1～1.5 cm。

【现代研究】主含斑蝥素、脂肪、树脂、蚁酸等。具有抗肿瘤、抗病毒等作用。

【炮制与成品质量】生斑蝥：取原药材，除去杂质及灰屑，干燥。形如药材。以个大、有黄色花斑、色鲜明、完整不碎者为佳。含斑蝥素不得少于0.35%。

米斑蝥：取净斑蝥与米拌炒，至米呈黄棕色，取出，去米，除去头、足、翅。每斑蝥100 kg，用米20 kg。米炒后斑蝥微挂火色，色泽加深，略显光泽，质脆易碎。有焦香气（图8-1）。

【性味归经】味辛，性热。有大毒。归肝、胃、肾经。

【功能主治】攻毒蚀疮，逐瘀散结。用于癥瘕肿块、积年顽癣、瘰疬、赘疣、痈疽不溃、恶疮死肌。

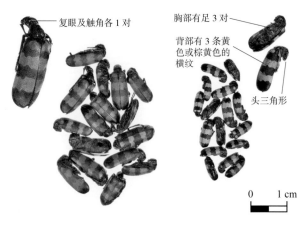

复眼及触角各1对　　胸部有足3对
背部有3条黄色或棕黄色的横纹
头三角形

0　　1 cm

图8-1　米斑蝥（左：南方大斑蝥，右：黄黑小斑蝥）

【用法用量】内服0.03～0.06 g，多炮制后入丸、散用。外用适量，研末或浸酒醋，或制油膏涂敷患处，不宜大面积用。

【毒副作用与使用注意】①本品属剧毒药，可因过量使用、误服或制药时防护不慎，从皮肤及口、鼻黏膜吸收而引起中毒。表现为口、咽部烧灼感，恶心、呕吐或呕出血水样物、血丝、血块，腹部绞痛等剧烈反应，有不同程度的血尿和毒性肾炎症状。皮肤、黏膜吸收中毒，局部常发生水泡或充血、灼痛等，可致人死亡。必须按照毒性中药严格管理。②体质虚弱者禁用。心、肾功能不全，消化道溃疡者禁用。③孕妇、儿童均禁用。

鳖甲

载《神农本草经》。为鳖科动物鳖 *Trionyx sinensis* Wiegmann 的背甲。生活于湖泊、河流、池塘及水库等水域，省内主产常德、岳阳及环洞庭湖区域（图8-2）。全国除西藏、青海、宁夏、新疆等地外均有分布。

【采收加工】主要在春、夏、秋两季捕捉，捕捉后用刀割下头，割取背甲，除净残肉，晒干。亦可将鳖体置沸水中煮、烫20～30分钟，至背甲上的硬皮能剥落时，取出剥取背甲，除净残肉，晒干。

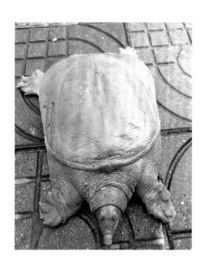

图8-2 鳖（原动物）

【药材性状】呈椭圆形或卵圆形，背面隆起，长10～15 cm，宽9～14 cm。表面黑褐色或墨绿色，略有光泽，具细网状皱纹及灰黄色或灰白色斑点，中间有一条纵棱，两侧各有左右对称的横凹纹8条，外皮脱落后，可见锯齿状嵌接缝。内表面类白色，中部有突起的脊椎骨，颈骨向内卷曲，两侧各有肋骨8条，伸出边缘。质坚硬，气微腥，味淡（图8-3）。

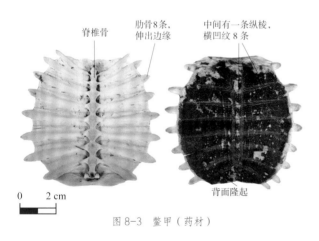

图8-3 鳖甲（药材）

【现代研究】主含动物胶、骨胶原蛋白、角蛋白、多种氨基酸、维生素、碳酸钙、碘及多种矿物质。具抗疲劳、抗肿瘤、免疫促进、增加血浆蛋白等作用。

【炮制与成品质量】鳖甲：取原药材，置蒸锅内，沸水中蒸45分钟，取出，放入热水中，立即用硬刷除去皮肉，洗净，干燥。成品为不规则的块

片，表面黑褐色或墨绿色，具细网状皱纹及灰黄色或灰白色斑点，外皮脱落后，可见锯齿状嵌接缝；内表面类白色，中部有突起的脊椎骨，两侧各有肋骨伸出边缘。质坚硬；气微腥，味淡。以个大、甲厚、无残肉、洁净无腐臭味者为佳。

醋鳖甲：将加工处理过的净鳖甲片大小分档，待油砂炒烫后，分别投入大小分档的鳖甲片，不断翻炒，烫至表面淡黄色，取出，筛去油砂，趁热投入醋液中淬之，捞出，干燥，用时捣碎。每鳖甲100 kg，用醋20 kg。形如鳖甲，表面深黄色，质酥脆，易折断，略具醋气（图8-4）。

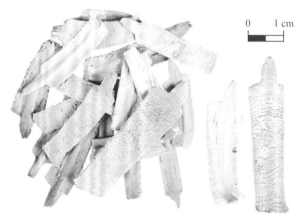

图8-4 醋鳖甲

【性味归经】味咸，性微寒。归肝、肾经。

【功能主治】滋阴潜阳，软坚散结，退热除蒸。用于阴虚发热、骨蒸劳热、虚风内动、经闭、癥瘕、久疟、疟母及疮肿痛痒等病证。现代研究证实，本品能软缩肝脾，常用于肝脾大。尚用于肺结核、颈淋巴结结核、肠瘘、结核性溃疡、夏季热所致低热等。

【用法用量】入汤剂9～24 g，捣碎先煎；亦可熬膏或入丸、散。外用适量，多烧炭存性研末撒或调敷。

【毒副作用与使用注意】①可见过敏反应，症见胸闷不适、烦躁不安、全身皮肤发红、瘙痒起风团块等。过敏体质者应避免使用。②脾胃虚寒、食少便溏及阳痿病人不宜用。③孕妇忌用。④忌

苋菜。

【常见易混品】软鳖甲，为软鳖的背甲 *Frionyx Cartilaginens*（Boddacrt）。表面浅黑褐色或绿褐色，密布黑褐色网纹和蠕虫纹；肋骨粗大，略超出肋板缘（图 8-5）。

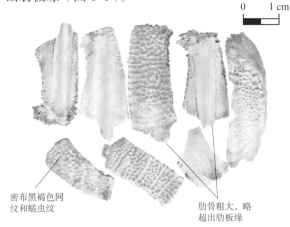

密布黑褐色网纹和蠕虫纹

肋骨粗大，略超出肋板缘

图 8-5 鳖甲易混品（软鳖甲）

载《神农本草经集注》。为蚕蛾科动物家蚕 *Bombyx mori* Linnaeus 的干燥粪便。省内主产常德、岳阳等环洞庭湖区域；国内浙江、江苏、江西、湖北等省区亦产。

【采收加工】夏季收集蚕在二眠至三眠期排出的粪便，除去杂质，晒干。

【药材性状】呈颗粒状圆柱形，长 2～5 mm，直径 1.5～3 mm。表面灰黑色或黑色，粗糙不平，具 6 条明显的纵棱及 3～5 条横向浅纹。两端略平坦，呈六棱形。断面黑色，体轻，质坚脆，易搓碎；具青草气，味淡。

【现代研究】主含叶绿素衍生物、植物醇、β-谷甾醇、胆甾醇、麦角甾醇、蛇麻脂醇、氨基酸、胡萝卜素等成分。具有抗炎、抗光敏、促进生长作用，叶绿素衍生物对体外肝癌细胞有抑制作用。

【炮制与成品质量】取原药材，除去杂质，干燥。形如药材（图 8-6）。以干燥、色黑、均匀、无

杂质、无霉者为佳。

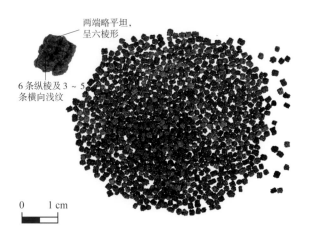

两端略平坦，呈六棱形

6 条纵棱及 3～5 条横向浅纹

图 8-6 蚕沙（饮片）

【性味归经】味甘、辛，性温。归肝、脾、胃经。

【功能主治】祛风湿，舒筋络，和胃化湿，祛风止痒。用于风湿痹痛、半身不遂、肢体拘急、霍乱吐泻转筋、湿疹与风疹瘙痒，以及闭经、崩漏等。有报道可用于荨麻疹、白细胞减少等病症。

【用法用量】入汤剂 5～15 g，纱布包煎；或入丸、散。外用炒热敷、煎水洗或研末调敷。

【毒副作用与使用注意】①据报道，服用蚕沙后出现大便急、腹泻等不良反应。②孕妇、儿童不宜用。③血虚不能荣养经络、无风湿外邪者、肠胃虚弱者禁用。④本品最大量不可超过 15 g，且不宜久服。

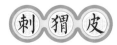

载《神农本草经》。为刺猬科动物刺猬 *Erinaceus europaeus* L. 或达乌尔猬 *Hemichianus dauricus*（Sundevoll）的干燥外皮。栖息于山地森林、平原草地、杂草丛或丘陵地等不同环境，省内张家界、湘西自治州、常德等地有饲养。国内河北、江苏、山东、河南、陕西、甘肃、内蒙古、浙江、安徽、吉林、湖北等地亦产。

【采收加工】多在春、秋两季捕捉，捕后杀死、剥皮，除去油脂、残肉等（撒上一层石灰），用

竹片将皮撑开悬放在通风处，阴干。

【药材性状】呈多角形板刷状或直条状，有的边缘卷曲成筒状或盘状，长 3 ~ 4 cm。表面密生错综交叉的棘刺，刺长 1.5 ~ 2 cm，坚硬如针，灰白色、黄色或灰褐色不一。在腹部的皮上多有灰褐色软毛。皮内面灰白色或棕褐色，留有筋肉残痕。具特殊腥臭气。

【现代研究】上层的刺主要含角蛋白；下层的真皮层主含胶原、弹性硬蛋白及脂肪等。具有止血和促进平滑肌蠕动作用。

【炮制与成品质量】刺猬皮：取原药材，用碱水浸泡，将污垢刷洗干洗，再用清水洗净，润透，剁成方块，干燥。形如药材。以张大、肉脂刮净、刺毛整洁者为佳。

滑石粉炒刺猬皮：取滑石粉置锅内，用文火炒热后，加入净刺猬皮，拌炒至黄色，鼓起，刺尖秃时取出，筛、刷去滑石粉，放凉。每刺猬皮 100 kg，用滑石粉 40 kg。滑石粉炒后质地发泡，刺尖秃，边缘毛皮脱落，呈焦黄色，皮部边缘向内卷曲。微有腥臭味（图 8-7）。

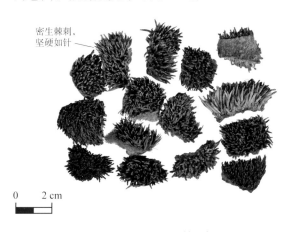

密生棘刺，坚硬如针

0   2 cm

图 8-7 滑石粉炒刺猬皮

砂炒刺猬皮：取砂置锅内，用武火加热炒至灵活状态，投入刺猬皮块，不断翻炒，至刺尖卷曲、焦黄、质地发泡时，取出，筛去砂子，放凉。成品呈类方形的块，向内卷曲。刺尖已枯焦、弯曲，棕黄色至棕褐色；内表面粗糙，黑褐色。质松脆。气微腥，味微苦。

【性味归经】味苦，性平。归胃、大肠、肾经。

【功能主治】散瘀，止痛，止血，涩精。用于胃脘疼痛、反胃吐食、疝气腹痛、肠风、痔漏、遗精、遗尿、脱肛、烧烫伤。

【用法用量】入汤剂 3 ~ 10 g；研末 1.5 ~ 3 g，或入丸剂。外用研末调敷。

【毒副作用与使用注意】①孕妇、儿童慎用。②内有湿热积滞者不宜用。

载《神农本草经》。为胡蜂科昆虫果马蜂 *Polistes olivaceous*(De.Geer)、日本长脚胡蜂 *Polistes japonicus* Saussure 或异腹胡蜂 *Parapolybia varia* Fabricius 的巢。省内多地均产，以浏阳、岳阳等地多产；国内河北、四川、内蒙古、新疆、广西等省区亦产。

【采收加工】一般在 10 ~ 12 月间采收，采摘后将蜂房干燥，除去死蜂死蛹，或略蒸，干燥。除去杂质，剪成块状，生用或炒、煅用。

【药材性状】呈圆盘或不规则的扁块状，有的似莲房状，有的重叠似宝塔，大小不一。表面灰褐色或灰白色，有光泽，腹面平坦，密布六角形蜂孔，孔径 3 ~ 4 mm 或 6 ~ 8 mm，膜质；背面有 1 个或数个黑色短柄。体轻，质韧，略有弹性，捏之不碎，气微，味辛、淡（图 8-8）。

【现代研究】主含挥发油、蜂蜡、树脂及多种糖类、维生素和无机盐等成分。具有抗炎、促进血凝、增强心脏运动、降血压、利尿等作用。

【炮制与成品质量】蜂房：取原药材，刷尽泥灰，除去杂质，略蒸，剪块，干燥，筛去灰屑。形如药材（图 8-8）。以单个、整齐、色灰白、筒长、孔小、体轻、略有弹性、房内无死蛹及杂质者为佳。质酥脆或坚硬者不可供药用。

煅蜂房：取净蜂房块置于耐火容器内，加盖，封口用盐泥封固，用中火煅烧至透，停火。

冷却后取出，用时掰碎或研细入药。蜂房煅制后为不规则的块状，大小不一，黑褐色。质轻，气微，味辛、淡。

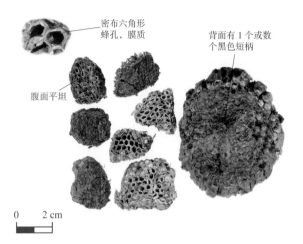

密布六角形蜂孔，膜质

腹面平坦

背面有 1 个或数个黑色短柄

0   2 cm

图 8-8　蜂房（左：饮片，右：药材）

【性味归经】味甘，性平。归胃经。

【功能主治】攻毒杀虫，祛风止痛。用于牙痛、疮疡肿毒、乳痈、瘰疬、皮肤顽癣、鹅掌风、风湿痹痛。

【用法用量】入汤剂 3 ~ 5 g，或研粉吞服，每次 1 ~ 2 g，或入丸、散剂服。外用适量，研粉调敷，或煎水熏洗，或烧灰研粉调敷。

【毒副作用与使用注意】①露蜂房中的挥发油对动物实验可引起急性肾炎等损害，并可致过敏反应。②孕妇、肾功能不全者忌用。③气血虚弱者慎用。

载《神农本草经》。为蜜蜂科昆虫中华蜜蜂 *Apis cerana* Fabricius 或意大利蜂 *Apis mellifera* Linnaeus 所酿的蜜。省内多地均产，以长沙、岳阳、怀化、邵阳、益阳、永州、衡阳等地主产（图 8-9）。全国大部分地区亦产。

【采收加工】蜂蜜采收多在 4 ~ 9 月进行。取蜜时先将蜂巢割下，置于布袋中将蜜挤出。新式取蜜法是将人工蜂巢取出，置于离心机内，把蜜摇出

过滤，除出蜂蜡和碎片及其他杂质即可。

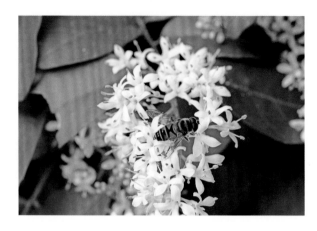

图 8-9　中华蜜蜂（原动物）

【药材性状】本品为稠厚的液体，白色至淡黄色（白蜜），或橘黄色至琥珀色（黄蜜）（图 8-10）。夏季如清油状，半透明，有光泽；冬季则易变成不透明，并有葡萄糖的结晶析出，状如鱼子。气芳香，味极甜。

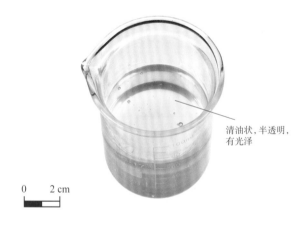

清油状，半透明，有光泽

0   2 cm

图 8-10　蜂蜜（黄蜜）

【现代研究】主含葡萄糖和果糖，尚含蔗糖、糊精及挥发油、有机酸、蜡质、酶类等成分。具抗菌、促进肠运动、抗氧化、解毒等作用。

【炮制与成品质量】取原蜂蜜，置锅内，文火加热至沸，趁热过滤，去泡沫、杂质及死蜂。形如药材。以水分小、有油性、稠如凝脂、用木棒挑起时蜜汁下流如丝状不断、且盘曲如折叠状、味甜不酸、气芳香、洁净无杂质者为佳。

【性味归经】味甘，性平。归脾、肺、大肠经。

【功能主治】补中益气，缓急止痛，润肺止咳，润肠通便，解毒疗疮。用于脾胃虚弱、倦怠乏力、食少、脘腹虚痛、肺虚咳嗽或燥咳痰中带血、肠燥津亏便秘等症。外治疮疡不敛、水火烫伤、目疾等。

【用法用量】入汤剂 15~30 g，用药液冲兑；或入丸、膏剂。外用适量涂敷。

【毒副作用与使用注意】湿阻中满、痰浊内蕴、便溏泄泻者慎用。

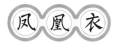

载《医学入门》。为雉科动物鸡 *Gallus gallus domesticus* Brisson 蛋壳内的干燥卵膜。本省及全国各地均有饲养（图 8-11）。

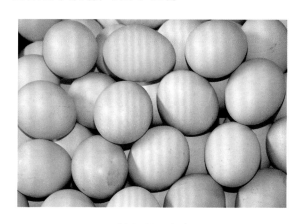

图 8-11　鸡蛋

【采收加工】春、秋两季采收，将孵出小鸡后的蛋壳敲碎，剥取内膜，洗净阴干。

【药材性状】呈卷缩折叠的薄膜状，破碎或边缘不整齐，一面白色，无光泽；另一面淡黄色，微有光泽，并附有棕色线条状条纹。质松，略有韧性，易碎。气微，味淡。

【现代研究】主要成分为角蛋白，其中夹有少量黏蛋白纤维。对伤口愈合有促进作用。现代用于治疗角膜溃疡及鼻黏膜溃疡、陈旧性肉芽创口、骨折迟缓愈合等。

【炮制与成品质量】取原药材，除去残留的蛋壳及杂质，洗净，阴干。形如药材（图 8-12）。以身干、色白、完整、无碎壳及杂质者为佳。

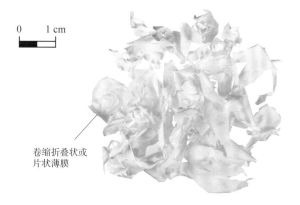

0　　　1 cm

卷缩折叠状或片状薄膜

图 8-12　凤凰衣（饮片）

【性味归经】味甘、淡，性平。归脾、胃、肺经。

【功能主治】润肺止咳，敛疮，消翳，接骨。用于肺虚久咳、气喘、咽痛失音、溃疡不敛、目赤翳障、头眩目晕、创伤骨折等。

【用法用量】入汤剂 3~9 g，或入丸、散剂。外用敷贴或研粉撒。

【毒副作用与使用注意】①风寒咳嗽、肺热咳喘不宜用。②脾胃虚弱，有湿滞者慎用。

载《本经逢原》。为蟾蜍科动物中华大蟾蜍 *Bufo gargarizans* Cantor 或黑眶蟾蜍 *Bufo melanostictus* Schneider 除去内脏的干燥体。省内各地均产（图 8-13）。国内东北地区及宁夏等省区亦有产。

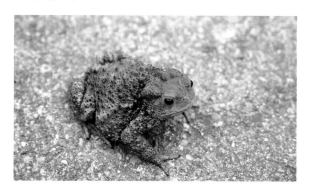

图 8-13　中华大蟾蜍（原动物）

【采收加工】夏、秋两季捕捉，先采取蟾酥，然后除去内脏，将体腔撑开晒干。

【药材性状】呈矩圆形，扁平，长 7~10 cm，宽约 4 cm，头部略呈钝三角形。四肢屈曲向外伸出。表面粗糙，背部灰褐色，布有大小不等的疣状突起，色较深；腹部黄白色，疣点较细小。头部较平滑，耳后腺明显，呈长卵圆形，八字状排列。内表面灰白色，与疣点相对应处有同样大小黑色浅凹点。较完整者四肢展平后，前肢趾间无蹼；后肢长而粗壮，趾间有蹼，质韧，不易折断。气微腥，味微麻（图 8-14）。

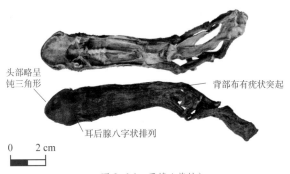

头部略呈钝三角形

背部布有疣状突起

耳后腺八字状排列

0   2 cm

图 8-14 干蟾（药材）

【现代研究】主含蟾蜍硫堇、蟾毒色胺、蟾蜍特尼定、惹斯蟾蜍苷元、华蟾蜍它灵、蟾蜍灵、蟾蜍它里定、远华蟾蜍精、去乙酰华蟾蜍精和一种天青色物质蟾蜍色素等成分。具抗炎、抗肿瘤、镇咳、平喘等作用。

【炮制与成品质量】取原药材，除去杂质及灰屑。形如药材。以完整、干燥、无杂质、无霉及腥臭者为佳。

【性味归经】味辛，性凉。有小毒。归心、肺、脾、大肠经。

【功能主治】清热解毒，利水消肿。用于痈疽疮毒、疳积腹胀、瘰疬肿瘤等证。现代临床主要用于慢性气管炎及恶性肿瘤。

【用法用量】入汤剂 3~9 g，或研末入丸、散剂，每次 0.3~0.9 g。外用适量，可研末调敷患处或以新鲜蟾皮外贴患处。

【毒副作用与使用注意】表热及虚胀者忌用。

载《神农本草经》。为犬科动物犬 *Canis familiars* L.(雄性) 的干燥阴茎和睾丸。湖南及全国各地均有饲养。

【采收加工】全年均可捕杀，但以冬季为优。将雄狗杀死后，割下阴茎及睾丸，去净附着的肉和油脂，拉直，晾干或焙干，或拌以石灰晾干。

【药材性状】呈直棒状，长 12~16 cm，直径约 2 cm，先端稍长，表面较光滑，具 1 条不规则的纵沟，另端有细长的输精管连接睾丸。睾丸扁椭圆形，长 3~4 cm，直径约 2 cm。全体呈淡棕色，表面光滑。阴茎部分质坚硬，不易折断。有显著的腥臭气（图 8-15）。

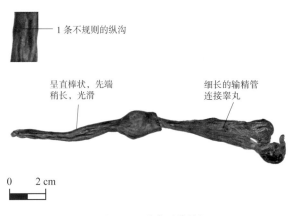

1 条不规则的纵沟

呈直棒状，先端稍长，光滑

细长的输精管连接睾丸

0   2 cm

图 8-15 狗鞭（药材）

【现代研究】主含雄性激素、蛋白质、脂肪及多种氨基酸等。所含氨基酸种类和天然麝香基本相同，游离氨基酸含量高于天然麝香。具促进性腺功能作用，治疗阳痿、不孕症。

【炮制与成品质量】狗鞭：取原药材，除去残皮、毛、脂肪等杂质，洗净，干燥。形如药材。以色淡黄、带红筋、条长大、粗壮、带睾丸者为佳。

酒制狗鞭：取净狗鞭切段片置铁丝筛中，用文火酥制，待狗肾烤热后，离火，喷适量白酒，再置火上酥制，离火又喷适量白酒，反复数次，至酥脆为度，放凉。每狗鞭 100 kg，用白酒

20 kg。酒制后呈棕黄色，质地酥脆，无腥臭，略具酒香气。

【性味归经】味咸，性温。归肾经。

【功能主治】温肾益精，壮阳。用于肾阳衰弱、阳痿、遗精、腰膝酸软无力等症。

【用法用量】酒酥，研粉装胶囊或入丸、散服用，一次1~3g。

【毒副作用与使用注意】①阴虚火旺及阳事易举者禁用。②孕妇忌用。③狗鞭不与蒜同食，食之损人。

龟甲

载《神农本草经》。为龟科动物乌龟 *Chinemys reevesii*（Gray）的背甲及腹甲。全省均有分布，以岳阳、常德、益阳等环洞庭湖区域多产，多为人工饲养。国内江苏、浙江、安徽、湖北等省区亦产。

【采收加工】全年均可捕捉，以秋、冬两季为多，捕捉后杀死，剥取背甲及腹甲，除去残肉，称为"血板"。或用沸水烫死，剥取背甲及腹甲，除去残肉，晒干者，称为"烫板"。

【药材性状】背甲及腹甲由甲桥相连，背甲稍长于腹甲，与腹甲常分离。背甲呈长椭圆形拱状，长7.5~22cm，宽6~18cm；表面棕褐色或黑褐色，脊棱3条；颈盾1块，前窄后宽；椎盾5块，第1椎盾长大于宽或近相等，第2~4椎盾宽大于长；肋盾两侧对称，各4块，缘盾每侧11块，臀盾2块。腹甲呈板片状，近长椭圆形，长6.4~21cm，宽5.5~17cm；表面淡黄棕色至棕黑色，盾片12块，每块常具紫褐色放射状纹理，腹盾、胸盾和股盾中缝均长，喉盾、肛盾次之，肱盾中缝最短；内表面黄白色至灰白色，有的略带血迹或残肉，除净后可见骨板9块，呈锯齿状嵌接；前端钝圆或平截，后端具三角形缺刻，两侧残存呈翼状向斜上方弯曲的甲

桥。质坚硬。气微腥，味微咸（图8-16）。

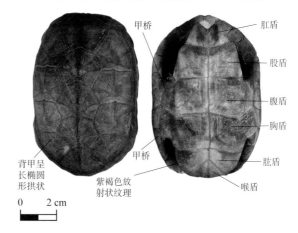

图8-16 龟甲药材（左：背甲，右：腹甲）

【现代研究】主含动物胶、角蛋白、脂肪、骨胶原蛋白、多种氨基酸，及钙、磷、锶、锌等多种常量及微量元素。能增强免疫功能；具有双向调节DNA合成率的效应；对离体和在体子宫均有兴奋作用；有解热、补血、镇静作用；尚有抗凝血、增加冠脉流量和提高耐缺氧能力等作用。

【炮制与成品质量】龟甲：取原药材，用水浸泡，置锅内蒸45分钟，取出，放入热水中，立即用硬刷除净皮肉，洗净，晾干。成品为不规则的小碎块，表面淡黄色或黄白色，有放射状纹理。边缘呈锯齿状，质坚硬。以血板个大、完整、甲厚、洁净无残肉、无腥臭味者为佳。

醋龟甲：取砂子置锅内，武火炒热至灵活状态，加入大小分开的净龟甲片，拌炒至表面黄色酥脆时，取出，筛去砂子，立即投入醋中淬之，捞出，干燥。每龟甲片100kg，用醋20kg。醋制后形如龟甲，表面黄色，质松脆，略有醋气（图8-17）。

【性味归经】味咸、甘，性微寒。归肝、肾、心经。

【功能主治】滋阴潜阳，益肾强骨，养血补心，固经止崩。用于阴虚潮热、骨蒸盗汗、头晕目眩、虚风内动、筋骨痿软、心虚健忘、崩漏经多。

【用法用量】入汤剂9~24g，宜先煎；或浸酒，或熬胶用。

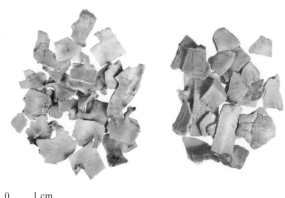

图8-17　龟甲饮片（左：龟甲，右：醋龟甲）

【毒副作用与使用注意】①脾胃虚寒、寒湿者及孕妇忌用。②本品须经油砂炒并醋炙后入药。③恶沙参，畏狗胆，不宜同用。

【常见易混品】①缅甸陆龟甲，为龟科动物缅甸陆龟的干燥腹甲。比龟板稍大。前端截形，后端深凹陷，甲桥翘起或残缺。外表面棕褐色，每块角板上具偏心类方形环纹和大小不等的灰黑色斑块。肛角板较胸角板小，腹角板较其他角板宽而长，股角板较胸、肛角板长，副角板较鼠蹊角板小（图8-18）。

②黄喉拟水龟，为龟科动物黄喉拟水龟的干燥腹甲。主要区别：外表面黄色或黄棕色，可见大小不等的黑色斑块或黑色放射状纹理（图8-18）。

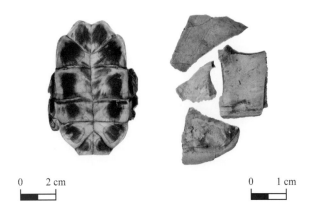

0　　2 cm　　　　　　　　　　0　　1 cm

图8-18　龟甲易混品（左：黄喉拟水龟，右：缅甸陆龟）

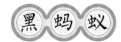

黑蚂蚁

载《四川中药志》。为蚁科昆虫双齿多刺蚁 *Polyrhachis dives* Smith 的成虫干燥体。省内及全国各地均有分布。

【采收加工】将采集到的活蚂蚁用60℃的温度烘10~15分钟，再烘至干燥为度。

【药材性状】体长约6mm，黑色，有时带褐色。胸、腹部凸起，密被金黄色柔毛，头部近圆形。气特异，味微酸、微咸。

【现代研究】主含蚁酸、游离氨基酸等成分。具有增强免疫力、抗病毒、镇静、镇痛、抗炎、抗痉挛、平喘、调节免疫等作用。

【炮制与成品质量】取原药材，除去杂质。形如药材（图8-19）。以个大、色黑、无杂质者为佳。

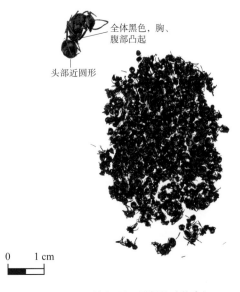

全体黑色，胸、腹部凸起

头部近圆形

0　　1 cm

图8-19　黑蚂蚁（饮片）

【性味归经】味咸，性平。归肝、肾经。

【功能主治】补肾驱寒，养肝营筋，祛瘀通络，益气强身，活血通络，消肿解毒，祛风湿。用于风湿、类风湿关节炎、肩周炎、强直性脊柱炎、半身不遂、颈椎病、神经衰弱、慢性肝炎以及毒蛇咬伤和疔毒肿痛。

【用法用量】入汤剂10~20g，或入丸、散、泡酒。

【毒副作用与使用注意】①对异性蛋白过敏者或有严重胃病者、胃溃疡病人、过敏性哮喘病人等慎用。②有口服导致过敏反应的报道，表现为皮肤过敏（身痒）、湿（火）热、大便稀、腹胀、鼻干、口干、面部浮肿等现象，一般停用后可自然恢复。

【常见易混品】红蚂蚁，同科动物。橙红色至暗红色。腹部、触角柄节、各足腿节褐色。体上直立毛简单，不形成三叉。头部（不包括上颚）长稍大于宽，近四方形，头顶及两侧具纵条纹，其间有短横纹（图8-20）。

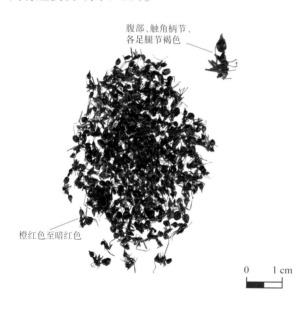

图 8-20　黑蚂蚁易混品（红蚂蚁）

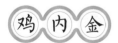

载《本草蒙筌》。为雉科动物家鸡 *Gallus gallus domesticus* Brisson 的干燥砂囊内膜。湖南及全国各地均产。

【采收加工】将鸡杀死后，取出砂囊，剖开，趁热立即剥下内壁，洗净，晾干（如剖开后先入水洗，则内膜不易剥离，多致撕裂）。

【药材性状】为不规则卷片，厚约2 mm。表面黄色、黄绿色或黄褐色，薄而半透明，具明显的条状皱纹。质脆，易碎，断面角质样，有光泽。气微腥，味微苦（图8-21）。

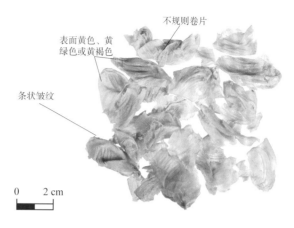

图 8-21　鸡内金（药材）

【现代研究】主含胃激素、角蛋白、微量胃蛋白酶、淀粉酶、多种维生素与矿物质，以及18种氨基酸等。具有增加胃液分泌、增强胃运动、抗肿瘤、加速放射性锶的排泄等作用。

【炮制与成品质量】鸡内金：取原药材，拣去杂质，洗净，干燥。形如药材。以干燥、完整、个大、色黄、无破碎者为佳。

砂炒鸡内金：先将砂子放入锅内，用中火加热至灵活状态，投入大小一致的净鸡内金不断翻动，炒至鼓起卷曲、酥脆、呈棕黄色或焦黄色时取出，筛去砂子，放凉。砂炒后呈黄色或焦黄色，鼓起或微鼓起，略有焦斑，质松脆，易碎（图8-22）。

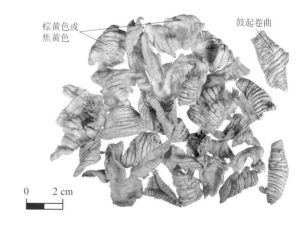

图 8-22　砂炒鸡内金

【性味归经】味甘，性平。归脾、胃、小肠、膀胱经。

【功能主治】健胃消食，涩精止遗，通淋化石。用于食积不消、呕吐泻痢、小儿疳积、遗尿、遗精、石淋涩痛、腹胀胁痛。

【用法用量】入汤剂 3～10 g，或入丸、散。

【毒副作用与使用注意】①少数病人用药后可见恶心、呕吐，并伴有全身汗出、脸色苍白或潮红，且以小儿较多见，但停药后可恢复正常。②脾虚无积滞者慎用。孕妇慎用。

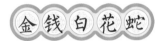

载《成品新参》。为眼镜蛇科动物银环蛇 *Bungarus multicinctus* Blyth 幼蛇除去内脏的干燥体。省内永州、郴州等地有分布或饲养，国内浙江、安徽、福建、湖北、广东、广西、贵州、四川、云南等省区亦有分布。

【采收加工】7～10 月捕捉，剖腹去内脏，抹净血，用乙醇浸泡处理后，以头为中心，盘成盘形，用竹签固定后干燥。

【药材性状】呈圆盘状，盘径 3～6 cm，蛇体直径 0.2～0.4 cm。头盘在中间，尾细，常纳口内。口腔上颌骨前端有毒沟牙 1 对，鼻间鳞 2 片，无颊鳞，上下唇鳞通常各为 7 片。背部黑色或灰黑色，微有光泽，有 45～58 个宽 1～2 鳞的白色环纹，黑白相间，背正中有 1 条明显突起的脊棱。脊鳞片扩大呈六角形；脊鳞细密，通身 15 行；腹部黄白色鳞片稍大；尾下鳞单行。气微腥，味微咸，有毒。

【现代研究】主含蛋白质、脂肪及鸟嘌呤核苷等。具有神经肌肉阻断、神经节阻断与呼吸抑制作用。

【炮制与成品质量】金钱白花蛇：除去灰屑，原品入药。形如药材（图 8-23）。以头尾齐全、有白花粗纹、出壳 7 天之内、盘径 3 cm 左右为佳。

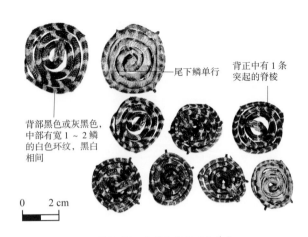

背部黑色或灰黑色，中部有宽 1～2 鳞的白色环纹，黑白相间

尾下鳞单行

背正中有 1 条突起的脊棱

0   2 cm

图 8-23 金钱白花蛇（饮片）

酒金钱白花蛇：取净金钱白花蛇，去头，置铁丝筛上，用文火烤酥，离火喷洒适量白酒，反复数次，至有酥脆香味为度，取出，放凉。每金钱白花蛇 100 kg，用白酒 20 kg。形如药材，色稍深，略具酒气。

【性味归经】味甘、咸，性温。有毒。归肝经。

【功能主治】祛风通络，定惊止痉。用于风湿痹痛、筋脉拘急、中风口眼㖞斜、半身不遂、小儿惊风、破伤风、麻风、疥癣、梅毒、恶疮。

【用法用量】入汤剂 3～4.5 g，或研末 0.5～1 g，或浸酒 3～9 g。但幼蛇计量多以条计，可用 1～3 条。

【毒副作用与使用注意】①个别病例可见皮肤瘙痒等过敏反应。②阴虚内热及血虚生风者禁用。③孕妇、儿童忌用。④不宜超量使用。

【常见易混品】① 黑背白花蛇，为游蛇科动物黑背白环蛇 *L.ruhstrati*(Fischer) 的干燥体，外观与金钱白花蛇极相似。主要区别：尾下鳞为双行。

② 赤链蛇，为游蛇科动物赤链蛇 *Dinodon rufozonatum*(Cantor) 除去内脏的干燥体。呈圆盘状，盘径大小不一。头部及躯体黑褐色，背脊稍高而不呈脊状，体背部有数条红色窄横纹，体侧有红黑相间的斑点状纹，黑褐色斑。颈部鳞片 19 行，中部 17 行，肛前 15 行，鳞片多平滑，边缘红色。剥去蛇皮处肉呈黄白色，尾部留皮处显棕红色斑点（图 8-24）。

③为游蛇科动物其它蛇除去内脏的干燥体（图8-24）。

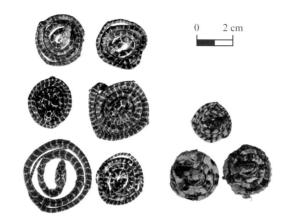

图8-24 金钱白花蛇易混品（左：游蛇科动物其他蛇，右：赤链蛇）

载《神农本草经》。为蝼蛄科昆虫非洲蝼蛄 *Gryllotalpa africana* Palisot et Beauvois 或华北蝼蛄 *Gumnispina unispina* Saussure 的干燥全虫。栖息于庭院、田园及潮湿处，尤其是在大量施用过有机肥料的地方，多而密集。本省各地均有分布。国内江苏、浙江、安徽、山东、河北、辽宁等地亦有分布。

【采收加工】夏、秋两季捕捉，在夜晚用灯光诱捕或耕地翻土时捕捉。捕后用沸水烫死，晒干或烘干。

【药材性状】非洲蝼蛄：虫体多断碎，完整者长2～3.3 cm，宽4～10 mm。头部呈茶棕色杂有黑棕色；复眼黑色有光泽；翅膜质多破碎，足多碎落，后足胫节背侧内缘有刺3～4根。腹部近纺锤形，有节，皱缩，呈浅黄色。质软易碎。有特异的腥臭气。

华北蝼蛄：体型稍大，长3.9～4.5 cm，体色稍浅，腹部圆筒形，后足胫节背侧内缘有刺1根。气味同非洲蝼蛄。

【现代研究】主含蛋白质和多种氨基酸等成分。

具有消炎、利尿作用。

【炮制与成品质量】蝼蛄：取原药材，除去杂质，筛去灰屑。成品呈不规则碎粒状，头胸部呈茶棕色，复眼黑色而有光泽，腹部皱缩，浅黄色。疏生短绒毛（图8-25）。以身干、完整、无杂质及泥土者为佳。

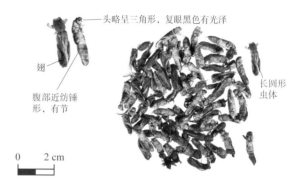

头略呈三角形，复眼黑色有光泽
翅
腹部近纺锤形，有节
长圆形虫体

图8-25 蝼蛄（饮片）

焙蝼蛄：取净蝼蛄置容器内，用文火加热，焙至老黄色，有香气逸出为度，取出摊晾。性状如蝼蛄，表面老黄色，稍有焦香气。

【性味归经】味咸，性寒。有小毒。归膀胱、小肠、大肠经。

【功能主治】利水通淋，消肿解毒。用于小便不利、水肿、石淋、瘰疬、恶疮。

【用法用量】入汤剂3～4.5 g；研末1～2 g。外用研末调敷或嗅鼻。

【毒副作用与使用注意】①本品下行、通利之力较强，体虚气弱者忌服。②孕妇禁用。儿童忌用。

载《雷公炮炙论》。为蝰科动物五步蛇 *Agkistrodon acutus* (Guenther) 除去内脏的干燥体。省内多地有野生或饲养，以永州、郴州等地主产；国内安徽、浙江、福建、江西、湖北等省区亦产。

【采收加工】夏、秋两季捕捉，除去内脏洗净，多用竹片撑开腹部，盘成圆形，用文火烘干或晒干。

【药材性状】呈圆盘状，盘径17～34 cm，体长可达 2 m。头在中间稍向上，三角形而扁平，吻端向上，习称"翘鼻头"。口较宽大，犹如"龙头虎口"，上腭有管状毒牙，中空尖锐。背部两侧各有黑褐色与浅棕色组成的"V"形斑纹17～25个，其"V"形的两上端在背中线上相接，习称"方胜纹"，有的左右不相接，呈交错排列。腹部撑开或不撑开，灰白色，鳞片较大，有黑色类圆形的斑点，习称"连珠斑"；腹内壁黄白色，脊椎骨的棘突较高，呈刀片状上突，前后椎体下突基本同形，多为弯刀状，向后倾斜，尖端明显超过椎体后隆面。尾部骤细，末端有三角形深灰色的角质鳞片1枚，形如佛指甲。气腥，味微咸（图8-26）。

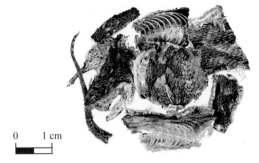

图 8-27　酒蕲蛇

【性味归经】味甘、咸，性温。有毒。归肝经。

【功能主治】祛风通络止痉。用于风湿顽痹、筋脉拘挛、中风半身不遂、小儿惊风、破伤风、杨梅疮、麻风、疥癣。

【用法用量】入汤剂 3～9 g；研末每次 1～1.5 g；浸酒，熬膏或入丸、散。

【毒副作用与使用注意】①蕲蛇头部毒腺中含有蛇毒，超量使用可引起中毒反应，出现头痛、头晕、血压升高、心慌、心悸，或致血压下降、呼吸困难、昏迷，最后因呼吸麻痹而死亡。对出现中毒反应者，应进行解毒、对症治疗。②阴虚内热及血虚生风者禁用。

【常见易混品】蕲蛇物稀价昂，以前常见以百花锦蛇、玉斑锦蛇、金环蛇、银环蛇、眼镜蛇等冒充，但这些均无"翘鼻头""方胜纹""连珠斑"等特征，较易鉴别，因此现已少见。常见的伪制品，系用蕲蛇的头、皮及骨架，填充其他蛇类的肉，混充蕲蛇出售。鉴别方法，可取药材或成品用 75% 乙醇浸泡，皮、肉易分离者即为伪制品（图8-28）。

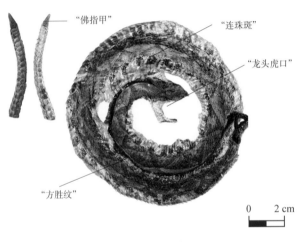

"佛指甲"　　　"连珠斑"

"龙头虎口"

"方胜纹"

图 8-26　蕲蛇（药材）

【现代研究】含有 3 种毒蛋白、多种氨基酸、多种酶类、骨胶原、脂肪等。具有抗凝血、促凝血作用。

【炮制与成品质量】蕲蛇：取原药材，除去头、鳞，切成寸段。成品呈类方形小块片。背部脊骨突出成棱线，表面有黑褐色或浅棕色的方块斑纹。有鳞片痕，近腹部呈灰白色，内腹壁黄白色，可见脊椎骨及肋骨，气腥，味微咸。

酒蕲蛇：取蕲蛇段，加黄酒拌匀闷透，置锅内，用文火加热炒至黄色，取出，干燥。每蕲蛇100 kg，用黄酒 20 kg。酒蕲蛇形如蕲蛇段，表面色泽加深，棕黑色或黑色，略有酒气（图8-27）。

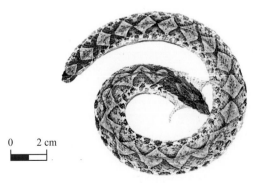

图 8-28　蕲蛇易混品（伪制）

载《神农本草经》。为金龟科昆虫神农蜣螂 *Catharsius molossus* Linnaeus. 的干燥体。湖南主产于长沙、湘潭、浏阳、宁乡、双峰等地。全省及全国各地均有分布。

【采收加工】一般 6~8 月间捕捉，捉回后置沸水中烫死，烘干。

【药材性状】干燥虫体呈黑褐色，长 3~4 cm，宽 1.8~3 cm，雄虫较雌虫稍大。雄虫头部前方呈扇形，易脱落，中央具角突 1 支，长约 6 mm。前胸背板呈宽半月形，顶部有攒形隆脊，两侧各有角突 1 枝。后胸约占体长 1/2，为翅覆盖。雌虫头部中央及前胸背板横形隆脊的两侧无角状突。前翅革质，黑褐色，有 7 条纵向平行的纹理；后翅膜质，黄色或黄棕色。足 3 对。质坚，有臭气。

【现代研究】主含蜣螂毒素。对肠管及子宫平滑肌、神经肌肉、心脏具有抑制作用。

【炮制与成品质量】蜣螂：取原药材，除去杂质，洗净，干燥。形如药材（图 8-29）。以体黑、干燥、完整者为佳。

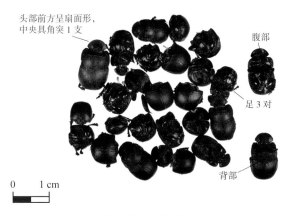

头部前方呈扇面形，中央具角突 1 支

腹部

足 3 对

背部

0   1 cm

图 8-29 蜣螂（饮片）

米炒蜣螂：取净蜣螂，照米炒法炒至表面呈黄色时取出，筛去米粒，放凉。形如净蜣螂，表面黄褐色，头、足多已脱落，有香气。

【性味归经】味咸，性寒。有毒。归大肠经。

【功能主治】定惊，破瘀，通便，攻毒。用于惊痫、癫狂、癥瘕、噎膈反胃、腹胀便结、淋病、疳积、血痢、痔漏、疔肿、恶疮。

【用法用量】入汤剂 3~5 g；研末，1~2 g。外用，研末撒、调敷或捣烂敷。

【毒副作用与使用注意】脾胃虚寒者及孕妇禁服。

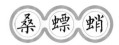

载《神农本草经》。为螳螂科昆虫大刀螂 *Tenodera sinensis* Saussure、小刀螂 *Statilia maculata*（Thunberg）或巨斧螳螂 *Hierodula patellifera*（Serville）的干燥卵鞘。以上三种分别习称"团螵蛸""长螵蛸"及"黑螵蛸"。省内主产团螵蛸，以古丈、花垣、保靖、凤凰、麻阳、新晃等地多产，国内广西、云南、湖北、河北、辽宁、河南、山东、江苏、内蒙古、四川等地亦产；长螵蛸主产于浙江、江苏、安徽、山东、湖北等地；黑螵蛸主产于河北、山东、河南、山西等地。

【采收加工】每年秋季至次春在树上采集卵鞘，蒸 30~40 分钟，以杀死其虫卵，晒干或烘干。

【药材性状】略呈圆柱形或半圆形，由多层膜状薄片叠成，长 2.5~4 cm，宽 2~3 cm，表面浅黄褐色，上面带状隆起不明显，底面平坦或有附着在植物茎上而形成的凹沟。体轻，质松而韧。横断面可见外层为海绵状，内层为许多放射状排列的小室，室内各有一细小椭圆形卵，深黄棕色，有光泽。气微腥，味微咸。

【现代研究】主含磷脂，如溶血磷脂酰胆碱、磷脂酰胆碱、磷脂酰乙醇胺等；尚含游离氨基酸、蛋白质、脂肪、粗纤维、枸橼酸钙、铁、钙、胡萝卜样色素、糖蛋白、脂蛋白等。具有收敛、提高机体免疫力作用。

【炮制与成品质量】桑螵蛸：取原药材，除去杂质。形如药材。以干燥、完整、幼虫未出，色黄、体轻而带韧性，无树枝草梗等杂质者为佳。

盐桑螵蛸：取净桑螵蛸，加入盐水拌匀，闷润后置锅内，用文火加热，炒至有香气逸出时，取出放凉。每桑螵蛸 100 kg，用食盐 2.5 kg。形如桑螵蛸，色略深，口尝稍有咸味。

酒桑螵蛸：取蒸过的净桑螵蛸，用酒喷洒均匀，微润，置锅内用文火加热，炒至微干，取出放凉。每桑螵蛸 100 kg，用黄酒 10 kg。性状同桑螵蛸，略有酒香气（图 8-30）。

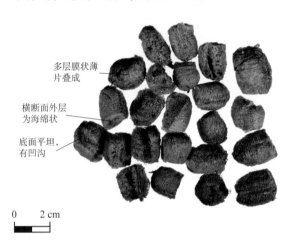

多层膜状薄片叠成

横断面外层为海绵状

底面平坦，有凹沟

0　2 cm

图 8-30　酒桑螵蛸

【性味归经】味甘、咸，性平。归肝、肾、膀胱经。

【功能主治】固精缩尿，补肾助阳。用于肾虚不能固涩之遗精、滑精、遗尿、尿频、白浊、带下及肾虚阳痿等。盐桑螵蛸可增强益肾固精作用。

【用法用量】入汤剂 5 ~ 10 g，或入丸、散。须蒸制后用。

【毒副作用与使用注意】①可引起过敏反应。②阴虚火旺或膀胱有热而小便短赤者忌用。③孕妇慎用。

蛇　蜕

载《神农本草经》。为游蛇科动物黑眉锦蛇 *Elaphe taeniura* Cope、王锦蛇 *Elaphe*

carinata（Guenther）或乌梢蛇 *Zaocys dhumnades*（Cantor）等蜕下的干燥表皮膜。湖南大部分地区有产，国内浙江、广西、四川、江苏、福建、安徽、陕西、云南等地亦产。

【采收加工】全年均可采集，以 4 ~ 10 月间为最多，拾得后抖尽泥沙，晾干即可。

【药材性状】为圆筒形的半透明皮膜，常压扁或稍皱缩，或有碎断。完整者有渐细的头、尾。背侧银灰色或淡灰棕色，有光泽，具菱形或椭圆形鳞迹，鳞迹衔接处显白色，略抽皱或凹下；腹部乳白色或略显黄色，鳞迹长方形；内表面光滑而富有光泽。质轻柔，易破碎，手捏之有滑溜感和弹性，轻轻搓揉，沙沙作响。气微腥，味淡或微咸。

【现代研究】主含骨胶原等成分。具抗炎、消肿、抑制溶血等作用。

【炮制与成品质量】蛇蜕：取原药材，除去杂质，切段。成品为不规则段状，其他特征如药材（图8-31）。以色白、皮细、粗大整齐不碎、无泥沙杂质者为佳。

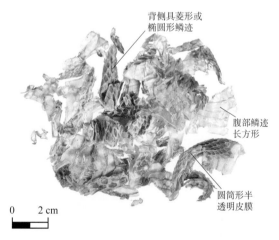

背侧具菱形或椭圆形鳞迹

腹部鳞迹长方形

圆筒形半透明皮膜

0　2 cm

图 8-31　蛇蜕（饮片）

酒蛇蜕：取净蛇蜕，切段，用酒喷洒均匀，微润，置锅内用文火加热炒至微干取出放凉。每蛇蜕 100 kg，用黄酒 10 kg。形如蛇蜕，略具酒味。

【性味归经】味咸、甘，性平。归肝经。

【功能主治】祛风，定惊，退翳，止痒，解毒消肿。用于惊痫抽搐、角膜生翳、风疹瘙痒、喉痹、口疮、痈疽、疔毒、瘰疬、恶疮、烧烫伤等。临床更多用于疥癣、疮癣。

【用法用量】入汤剂 1.5 ~ 3 g；研粉吞服 0.3 ~ 0.6 g。外用适量，煎水洗，研粉撒或调敷。

【毒副作用与使用注意】①心肝血虚者、儿童慎用。②孕妇、产妇禁用。③本品畏磁石及酒，不宜同用。

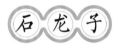

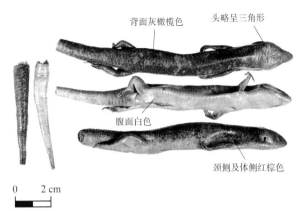

图 8-32　石龙子（药材）

载《神农本草经》。为石龙子科动物石龙子 *Eumeces chinensis* (Gray) 或蓝尾石龙子 *Eumeces elegans* Boulenger 除去内脏的干燥全体。多生活在山区、平原耕作区、开阔地、住宅、路旁杂草乱石堆中，本省各地均有分布。国内江苏、安徽、浙江、江西、福建、台湾、湖北、广东、海南、广西、四川、贵州、云南亦有分布。

【采收加工】7 ~ 10 月捕捉，除去内脏，洗净，置通风处干燥。

【药材性状】石龙子：头体长 103 ~ 125 mm，尾长 144 ~ 189 mm。眶上鳞第 2 枚显著大于第 1 枚；额顶鳞发达，彼此相切，有上鼻鳞；无后鼻鳞；第 2 列下颔鳞楔形，后颏鳞前、后 2 枚。耳孔前缘有 2 ~ 3 个瓣突，鼓膜深陷。体较粗壮，环体中段鳞 22 ~ 24 行；肛前具 1 对大鳞；尾下正中行鳞扩大。前、后肢贴体相向时不相遇，指、趾侧扁掌足冰粒鳞大、小不一。背面灰橄榄色；头部棕色；颈侧及体侧红棕色，雄性更为显著，体侧有分散的黑斑点；腹面白色。幼体背面黑灰色，有 3 条浅黄色纵纹向后直达尾部，随个体成长而消失或隐约可见。雄性颏部显著隆肿（图 8-32）。

蓝尾石龙子：头体长 70 ~ 90 mm，尾长 130 ~ 160 mm，吻端钝圆；上鼻鳞 1 对，左右相切，无后鼻鳞，前额鳞 1 对，不相切；额鼻鳞与额鳞相接，左右顶鳞为间顶鳞所隔开，颊鳞 2，眶上鳞 4，耳孔前缘有 2 ~ 3 枚锥状鳞，上唇鳞 7，后颏鳞 1 枚，体鳞平滑，环体中段鳞 26 ~ 28；肛前鳞 2，股后缘有 1 簇大鳞，雄性肛侧各有 1 棱鳞。背面深黑色，有 5 条黄色纵纹，正中条在顶鳞分叉向前达吻部，其余分别在眼上方和眼下方向后沿体侧达尾部，在尾后端浅纵纹消失。尾部为蓝色，腹面色浅。

【现代研究】主含蛋白质、肽类、氨基酸、脂肪等。具有利尿、抗肿瘤等作用。

【炮制与成品质量】取原药材，洗净，切段，干燥。成品为不规则段状，气略腥。均以身干、条粗壮、内脏去除干净者为佳。

【性味归经】味咸，性寒。有毒。归肾、脾经。

【功能主治】行水，破结，解毒。用于癃闭、石淋、小便不利、恶疮、臁疮、瘰疬、蛇头疔、乳癌、肺痈、风湿痛、皮肤瘙痒等。

【用法用量】炒炭存性研粉 1.5 ~ 3 g，或入丸、散用。外用适量，熬膏外涂或研粉调敷。

【毒副作用与使用注意】①脾胃虚弱者慎用。②孕妇禁用，儿童忌用。③本品恶硫黄、斑蝥，不宜同用。

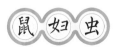

载《神农本草经》。为平甲虫科动物平甲虫

Armadillidium vulgare（Latreille）的干燥体。湖南主产于长沙、湘阴、岳阳、石门、凤凰等地。国内分布于河北、山东、江苏、浙江。

【采收加工】春、夏、秋三季捕捉，用铁锅炒干，或开水烫死，晒干或焙干。

【药材性状】多卷曲成球形或半圆形，长约7 mm，宽约5 mm。背隆起，平滑，腹向内陷。体灰白色，有光泽。由多数近于平行的环节构成，胸部7节，每节有同形的足1对，向前、向后逐渐变长。腹部较短，宽圆形分5节。质脆易碎。气腥臭（图8-33）。

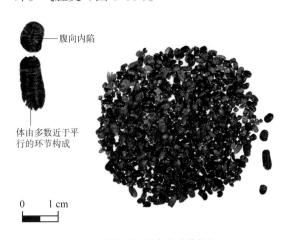

腹向内陷

体由多数近于平行的环节构成

0　1 cm

图 8-33　鼠妇虫（药材）

【现代研究】主含蛋白质、脂肪等成分。具有抗炎、镇痛、利尿、镇咳、平喘、抗麻风等作用。

【炮制与成品质量】取原药材，拣净杂质，微火焙黄。形如药材。表面灰黄色至黄褐色，有香气。以干燥、完整、灰白色、无霉蛀者为佳。

【性味归经】味酸、咸，性凉。归肝、肾经。

【功能主治】破瘀消癥，通经，利水，解毒，止痛。用于癥瘕、疟母、血瘀经闭、小便不通、惊风撮口、牙齿疼痛、鹅口诸疮。

【用法用量】入汤剂 3~6 g，或入丸、散。外用适量，研末调敷。

【毒副作用与使用注意】孕妇及体虚无瘀者禁服。

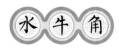

载《名医别录》。为牛科动物水牛 *Bubalus bubalis* Linnaeus 的角。湖南多地均有饲养，特别是水稻田地区为多；全国有稻田地区亦有产。

【采收加工】取角后，水煮，除去角塞，干燥。

【药材性状】呈稍扁平而弯曲的锥形，长短不一。表面棕黑色或灰黑色，一侧有数条横向的沟槽，另一侧有密集的横向凹纹。上部渐尖，有纵纹；基部略呈三角形，中空。角质，坚硬。气微腥，味淡。

【现代研究】主含甾醇类、氨基酸、肽类、胍基衍生物、蛋白质等。具有强心、升压、促凝血、镇静与抗惊厥、促性腺样等作用。

【炮制与成品质量】取原药材，劈开，用热水浸泡，捞出，镑片，晒干。成品呈片状，色黑褐，挫断面现梭形纹理平行排列，并弧状弯曲似波峰样。质坚硬，气微腥（图8-34）。以质嫩、坚实、无裂纹者为佳。

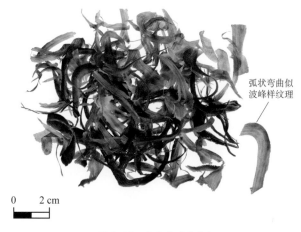

弧状弯曲似波峰样纹理

0　2 cm

图 8-34　水牛角（饮片）

【性味归经】味苦、咸，性寒。归心、肝经。

【功能主治】清热凉血，解毒定惊。用于热病头痛、壮热神昏、斑疹、吐衄、小儿惊风、喉痹咽肿。

【用法用量】入汤剂 15~30 g，大剂量 60~120 g，

先煎 3 小时以上；研末每次 3～9 g；水牛角浓缩粉每次 1.5～3 g。外用适量，研末掺或调敷。

【毒副作用与使用注意】①非实热证不宜用。②孕妇、儿童慎用。

【常见易混品】为同科其他动物的角加工而成，切面无弧状弯曲波峰样纹理（图 8-35）。

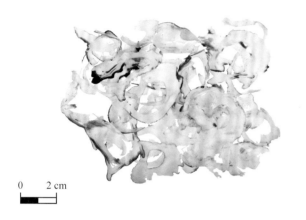

图 8-35　水牛角易混品（其他动物角）

载《神农本草经》。为水蛭科动物蚂蟥 *Whitmania pigra* Whitman、水蛭 *Hirudo nipponica* Whitman 或柳叶蚂蟥 *Whitmania acranulata* Whitman 的干燥全体。湖南及全国大部分地区均有分布。

【采收加工】夏、秋两季捕捉，用沸水烫死，晒干或低温干燥。

【药材性状】蚂蟥：呈扁平纺锤形，有多数环节，长 4～10 cm，宽 0.5～2 cm。背部黑褐色或黑棕色，稍隆起，用水浸后，可见黑色斑点排成 5 条纵纹；腹面平坦，棕黄色。两侧棕黄色，前端略尖，后端钝圆，两端各具 1 吸盘。前吸盘不显著，后吸盘较大。质脆，易折断，断面胶质状。气微腥（图 8-36）。

水蛭：扁长圆柱形，体多弯曲扭转，长 2～5 cm，宽 0.2～0.3 cm（图 8-36）。

柳叶蚂蟥：狭长而扁，长 5～12 cm，宽

0.1～0.5 cm（图 8-36）。

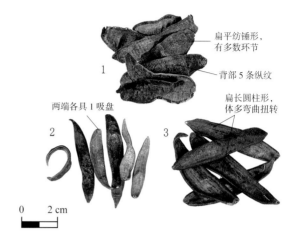

图中标注：
扁平纺锤形，有多数环节
背部 5 条纵纹
两端各具 1 吸盘
扁长圆柱形，体多弯曲扭转

图 8-36　水蛭药材（1.蚂蟥　2.水蛭　3.柳叶蚂蟥）

【现代研究】主含多种氨基酸，另含蛋白质、肝素、抗凝血酶及多种常量元素和微量元素等。具有抗凝血、抗血栓形成、降血脂、抗早孕、增加心肌血流量、镇痛等作用。

【炮制与成品质量】水蛭：洗净，切段，干燥。为扁平短段，表面形如药材，切面光滑，胶质状。均以整齐、黑棕色、无杂质者为佳。

烫水蛭：取净水蛭段，照烫法用滑石粉烫至微鼓起。成品呈不规则扁块状或扁圆柱形，略鼓起，表面棕黄色至黑褐色，附有少量白色滑石粉。断面松泡，灰白色至焦黄色。气微腥。

【性味归经】味咸、苦，性平。有小毒。归肝经。

【功能主治】破血通经，逐瘀消癥。用于血瘀经闭、癥瘕痞块、中风偏瘫、跌扑损伤。

【用法用量】入汤剂 1～3 g，或入丸、散。

【毒副作用与使用注意】体弱血虚、孕妇、妇女月经期及有出血倾向者禁服。

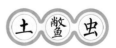

载《神农本草经》。为鳖蠊科昆虫地鳖 *Eupolyphaga sinersis* Walker 或冀地鳖 *Steleophaga plancyi*(Boleny) 的雌虫干燥体。全省各地均产，国内河北、河南、山东等地有分布，野生或人工

饲养。

【采收加工】野生土鳖虫一般5~9月，于夜间定期翻捕；饲养土鳖虫一般于10~11月捕收产卵2年的雌虫。捕捉后，置沸水中烫死，晒干或烘干。

【药材性状】地鳖：呈扁平卵形，长1.3~3 cm，宽1.2~2.4 cm。前端较窄，后端较宽，背部紫褐色，具有光泽，无翅。前胸背部较发达，盖住头部；腹背板9节，呈覆瓦状排列。腹面红棕色，头部较小，有丝状触角1对，常脱落，胸部有足3对，具细毛和刺，腹部有横环节。质松脆，易碎。气腥臭，味微咸。

冀地鳖：呈椭圆形，长2.2~3.7 cm，宽1.4~2.5 cm。背部黑棕色，通常在边缘带有淡黄褐色斑块及黑色小点。

【现代研究】主含多种活性蛋白酶、17种氨基酸、12种不饱和脂肪酸、微量元素、生物碱和脂溶性维生素等活性成分。具有调节脂质代谢、抗氧化、抗凝血、溶栓、保护血管内皮细胞、抗肿瘤的作用，还能促进骨质愈合。现代临床用于胎盘滞留、闭经及流产、冠心病、高血压、乙型慢性活动性肝炎、早期肝硬化、宫外孕、子宫肌瘤等。

【炮制与成品质量】土鳖虫：取原药材，除去杂质，洗净，或筛去灰屑，干燥。形如药材（图8-37）。以虫体完整、个头均匀、体肥、色紫褐、腹中未消化食物少者为佳。

【性味归经】味咸，性寒。有小毒。归肝经。

【功能主治】破血逐瘀，续筋接骨。用于跌打损伤、筋伤骨折、血瘀闭经、产后瘀阻腹痛、癥瘕痞块等。现代临床用于胎盘滞留、闭经及流产、冠心病、高血压、乙型慢性活动性肝炎、早期肝硬化、异位妊娠、子宫肌瘤等。

【用法用量】入汤剂3~10 g；研粉1~1.5 g，黄酒送服。外用适量，研粉调敷。

【毒副作用与使用注意】①外敷可见皮肤红疹、瘙痒、糜烂等过敏反应；内服过量，可致恶心、呕吐、胃脘不适等症。②过敏体质者慎用，儿童忌用，孕妇及月经过多者禁用。③不宜超量、久服，以免引起出血。④本品畏皂荚、菖蒲。

【常见易混品】①龙虱，又称水鳖虫，为龙凤科动物东方龙虱 *Cybister tripunctatus orientalis* Gschwendtn. 的干燥体。虫体扁平长卵形，中央微隆起，前窄后宽，长不超过3 cm。背面黑绿色，有的较黑，腹面黑色或黑红色，有时部分棕黄色。头前端、前胸及鞘翅两侧有黄色或橘色条斑、足胫端两侧生刺，刺长短不等，其外侧十分膨阔（图8-38）。

②金边土鳖虫，为姬蠊科昆虫赤边水䗪 *Opisthoplatia orientalis* (Burm.) 的雌虫体。背面紫黑色，有光泽，背部下半圈有红边，上半圈有黄色金边（图8-38）。

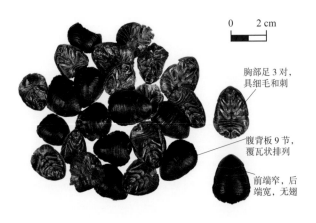

图8-37 土鳖虫（饮片）

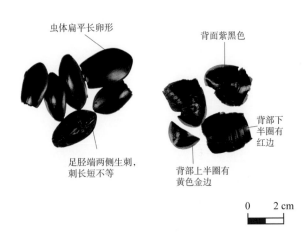

图8-38 土鳖虫易混品（左：东方龙虱，右：赤边水䗪）

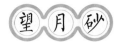

载《本经逢原》。为兔科动物华南兔 *Lepus sinensis* Gray 等野兔的干燥粪便。湖南主产于城步、新宁、桑植、龙山、泸溪等地。国内分布于安徽、江苏、浙江、福建、台湾、广东、广西、江西、贵州。

【采收加工】全年均可收集，但多在秋、冬两季收集，收集后去净杂草，泥沙，晒干。

【药材性状】呈圆球形，略扁，长 0.6～1.5 cm，高 0.5～1 cm，表面粗糙，有草质纤维，内外均呈浅棕色或灰黄色。体轻质松，易破碎，手搓即碎成草渣状。气微，味微苦而辛。

【现代研究】含尿素、尿酸、甾类、维生素 A 类物质。

【炮制与成品质量】取原药材，除去杂质、残留草屑及砂石，筛去灰屑。形如药材（图 8-39）。以完整不破碎、色黄者为佳。

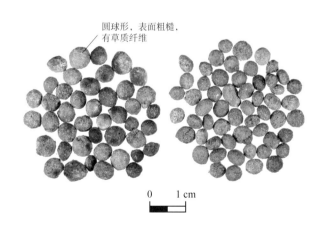

圆球形、表面粗糙、有草质纤维

0   1 cm

图 8-39　望月砂（饮片）

【性味归经】味辛，性平。归肺、肝经。

【功能主治】明目，杀虫解毒。用于目障生翳、疳疮、痔瘘。

【用法用量】布包入煎汤 5～10 g，或入丸、散。外用：适量，烧灰调敷。

【毒副作用与使用注意】①偶见恶心、胃部不适、呕吐、头痛、烦躁等不良反应。②孕妇慎服。

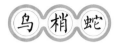

载《开宝本草》。为游蛇科动物乌梢蛇 *Zaocys dhumnades*(Cantor) 除去内脏的干燥体。全省各地均有野生或饲养。国内浙江、江苏、湖北、安徽、四川等地亦产。野生乌梢蛇在夏秋间活动频繁时捕捉，饲养蛇可定时捕杀。

【采收加工】多于夏、秋两季捕捉，剖开蛇腹或先剥去蛇皮留头尾，除去内脏，盘成圆盘状，干燥。

【药材性状】呈圆盘状，盘径 13～16 cm。表面黑褐色或绿黑色，密被菱形鳞片；背菱行数成双，背中央 2～4 行鳞片强烈起棱，形成两条纵贯全体的黑线。头盘在中间，扁圆形，眼大而下陷，有光泽。上唇鳞 8 枚，第 4、第 5 枚入眶，颊鳞 1 枚，眼前下鳞 1 枚，较小，眼后鳞 2 枚。脊部高耸呈屋脊状，习称"剑脊"。腹部剖开边缘向内卷曲，脊肌肉厚，黄白色或淡棕色，可见排列整齐的肋骨。尾部呈灰褐色或暗黄色，细而长，如铁线，习称"铁线尾"。尾下鳞双行。剥皮者仅留头尾之皮鳞，中段较光滑。气腥，味淡（图 8-40）。以身干条粗、皮黑褐色、肉黄白色、无内脏残留、质坚实者为佳。

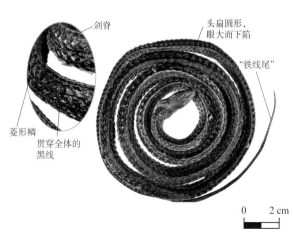

剑脊　　　头扁圆形，眼大而下陷

菱形鳞　　　"铁线尾"

贯穿全体的黑线

0   2 cm

图 8-40　乌梢蛇（药材）

【现代研究】主含蛋白质及脂肪类成分。具有抗炎、镇静、镇痛作用。其血清有对抗五步蛇毒作用。

【炮制与成品质量】酒（炙）乌梢蛇：取净乌梢蛇，切段，用酒喷洒均匀，微润，置锅内用文火加热炒至微干，取出放凉。每乌梢蛇 100 kg，用黄酒 20 kg。酒炙的乌梢蛇为段状，棕褐色或黑色，略具酒气（图 8-41）。

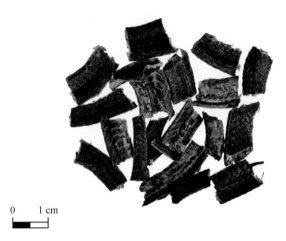

图 8-41　酒乌梢蛇

【性味归经】味甘，性平。归肝经。

【功能主治】祛风，通络，止痉。用于风湿顽痹、肌肤麻木、筋脉拘挛、肢体瘫痪、破伤风、麻风、风疹疥癣、瘰疬、恶疮等。

【用法用量】入汤剂 6～12 g；研粉服每次 1.5～3g，或入丸、散、酒剂服。外用适量，研粉调敷。

【毒副作用与使用注意】①个别病人服药后有胃部不适、恶心、呕吐等反应。②阴虚血燥及血虚生风者慎用。③孕妇、儿童不宜用。

【常见易混品】①黑线乌梢蛇，为游蛇科动物黑线乌梢蛇 Zaocys nigromar Ginatus 去除内脏的干燥体，商品俗称"黄金头"，主产于尼泊尔、锡金、印度、缅甸、泰国、越南、马来西亚等东南亚国家，我国四川、云南、西藏、贵州亦有分布。本种与乌梢蛇十分相似，切制成成品后不易区别。主要鉴别点：黑线乌梢蛇体较圆润，背部较宽，背脊顶部突起呈线状，但不如乌梢蛇般高耸；背部黄棕色至黄褐色，肋部淡棕黄色，腹部

黄白色（图 8-42）。

②黑眉锦蛇，为游蛇科动物黑眉锦蛇 Elaphe taeniurus（Cope）去除内脏的干燥全体。全长可达 2 m 左右。头和体背黄绿色或棕灰色；眼后有一条明显的黑纹；体背的前、中段有黑色梯形或蝶状斑纹，略似秤星；由体背中段往后斑纹渐趋隐失，但有 4 条清晰的黑色纵带直达尾端，中央数行背鳞具弱棱（图 8-42）。

③水蛇，为游蛇科动物中华水蛇、铅色水蛇 Natrix annularis Hallowell 去除内脏的干燥全体（图 8-42）。

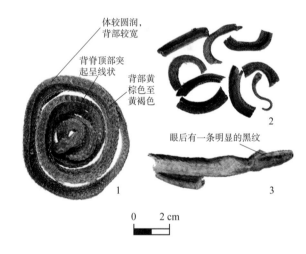

图 8-42　乌梢蛇易混品（1.黄金头，2.水蛇，3.黑眉锦蛇）

载《神农本草经》。为蜈蚣科动物少棘巨蜈蚣 Scolopendra subspinipes mutilans L. Koch 的干燥体。省内大部分地区均有分布，主产于临澧、桑植、慈利、石门、安化、新宁等地，株洲有人工养殖。国内分布于江苏、浙江、湖北、安徽、河南、陕西。

【采收加工】春、夏两季捕捉，用竹片插入头尾，绷直，干燥。

【药材性状】呈扁平长条形，长 9～15 cm，宽 0.5～1 cm。由头部和躯干部组成，全体共 22 个环节。头部暗红色或红褐色，略有光泽，有头

板覆盖，头板近圆形，前端稍突出，两侧贴有颚肢一对，前端两侧有触角一对。躯干部第一背板与头板同色，其余20个背板为棕绿色或墨绿色，具光泽，自第4背板至第20背板上常有两条纵沟线；腹部淡黄色或棕黄色，皱缩；自第2节起，每节两侧有步足一对；步足黄色或红褐色，偶有黄白色，呈弯钩形，最末一对步足尾状，故又称尾足，易脱落。质脆，断面有裂隙。气微腥，有特殊刺鼻的臭气，味辛、微咸（图8-43）。

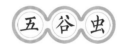
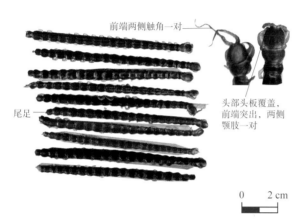

前端两侧触角一对

尾足

头部头板覆盖，前端突出，两侧颚肢一对

0   2 cm

图 8-43　蜈蚣（药材）

【现代研究】含二种类似蜂毒的有毒成分，即组胺样物质及溶血性蛋白质；尚含脂肪油、胆甾醇、蚁酸等。具有止痉、抗肿瘤、抗真菌、抗结核、抗炎、镇痛等作用。

【炮制与成品质量】取原药材，除去竹片，洗净，微火焙黄或酒炙。形如药材，带有焙黄色，偶有焦斑，略具酒气。具焦香气，味辛、微咸。以身干、条长、头红、足红棕色、身黑绿、头足完整者为佳。

【性味归经】味辛，性温。有毒。归肝经。

【功能主治】熄风镇痉，通络止痛，攻毒散结。用于肝风内动、痉挛抽搐、小儿惊风、中风口㖞、半身不遂、破伤风、风湿顽痹、偏正头痛、疮疡、瘰疬、蛇虫咬伤。

【用法用量】入汤剂 3～5 g，或入丸、散。外用适量，研末调敷。

【毒副作用与使用注意】血虚生风者及孕妇禁用。

【常见易混品】多棘蜈蚣，为蜈蚣科动物多棘蜈蚣 Scolopndra subspinipes multidens (Newport) 的干燥全体。个体大，尾足的前肢节背面内侧及腹面内外两侧棘数比少棘蜈蚣多。头部暗红色，背黑棕色，腹部黄棕色。

五 谷 虫

载《滇南本草》。为丽蝇科昆虫大头金蝇 Chrysomyia megacephala(Fabricius) 或其他近缘昆虫的干燥幼虫。省内及全国各地均有分布。

【采收加工】7～9月间收集，装入布袋，在流水中反复漂洗，使虫体内容物排尽，然后晒干。

【药材性状】呈扁圆柱形，头部较尖，长 1～1.5 cm，宽 2～3 mm。黄白色，有的略透明。全体共有14 个环节，无足。质松脆易碎，断面多空泡。气微腥，味淡。

【现代研究】含生物碱、油脂、蛋白质及氨基酸。具有平喘、解痉等作用。

【炮制与成品质量】取原药材，拣净杂质、簸净泥土，用文火炒至微黄色。形如药材，表面焦黄色，有香气（图8-44）。以体轻、干净、淡黄白色、无臭味者为佳。

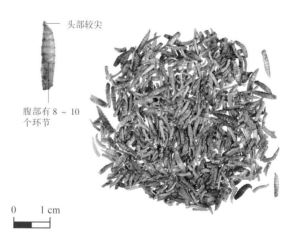

头部较尖

腹部有 8～10 个环节

0   1 cm

图 8-44　炒五谷虫

【性味归经】味咸，性寒。归脾、胃经。

【功能主治】健脾消积，清热除疳。用于疳积发热、食积泻痢、疳疮、疳眼、走马牙疳。

【用法用量】入汤剂3~9g，或入丸、散。外用适量，研末搽敷。

【毒副作用与使用注意】脾胃虚寒无积滞者忌用。

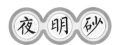

载《日华子本草》。为蝙蝠科动物蝙蝠 *Vespertilio superans* Thomas 等多种蝙蝠的干燥粪便。省内主产于张家界、桑植、慈利、石门、临澧、江华、嘉禾等地。国内分布于东北、华北及甘肃、福建、湖北、四川等地。

【采收加工】全年可采，以夏季为宜。到山洞中铲取，除去泥土，拣净杂质，晒干。

【药材性状】呈长椭圆形颗粒状，两头微尖，长5~7mm，直径约2mm。表面粗糙，棕褐色或灰棕色。破碎者，呈小颗粒状或粉末状，在放大镜下观察，可见棕色或黄棕色有光泽的昆虫头、眼及小翅。气微，味微苦而辛。

【现代研究】含尿素、尿酸、胆甾醇及少量维生素A等。具有镇痛等作用。

【炮制与成品质量】取原药材，拣净杂质，簸去泥砂，或漂洗后晒干。形如药材（图8-45）。以身干无砂土、色棕褐、质轻、嚼之无砂感、并有小壳点者为佳。

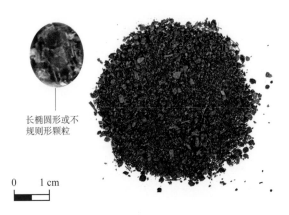

长椭圆形或不规则形颗粒

0   1cm

图 8-45　夜明砂（饮片）

【性味归经】味辛，性寒。归肝经。

【功能主治】清热明目，散血消积。用于青盲雀目、内外障翳、瘰疬、疳积、疟疾。

【用法用量】布包入汤剂3~10g；或入丸、散。外用适量，研末撒或调敷。

【毒副作用与使用注意】目疾无瘀滞者及孕妇慎服。

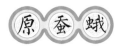

载《名医别录》。为蚕蛾科动物家蚕 *Bombyx mori* L. 的雄性成虫。湖南常德、岳阳地区多有饲养，全国大部分省区有饲养。

【采收加工】夏季取雄性蚕蛾，以沸水烫死，晒干。

【药材性状】全体呈污白色，密被白色鳞片。体长约2cm，翅展约4cm。头部小，复眼1对，黑色，半圆形。口器退化，下唇须细小。触角1对，黑色。胸部有翅2对，前翅较大，近三角形，后翅较小，近圆形。腹较狭窄，末端稍尖。触角、翅等多已残缺。质脆，易碎。气微腥。

【现代研究】主含蛋白质、游离氨基酸、脂肪油及细胞色素C等成分。具有抗疲劳、促进免疫及雄激素样作用。

【炮制与成品性状】取原药材，去净杂质及足、翅，阴干。形如药材（图8-46）。以全体污白色、鳞片及翅完整、无破碎者为佳。

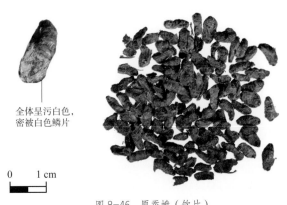

全体呈污白色，密被白色鳞片

0   1cm

图 8-46　原蚕蛾（饮片）

【性味归经】味咸，性温。归肝、肾经。

【功能主治】补肾助阳，固精止遗，止血生肌。用于阳痿、遗精、不孕不育及白浊、血淋、金疮出血、咽喉肿痛、口舌生疮、痈疽肿毒、冻疮、蛇伤。

【用法用量】入丸、散剂 1.5 ~ 5 g。外用适量，研粉外敷。

【毒副作用与使用注意】①阴虚火旺者忌用。②孕妇慎用。

第九章

矿物及加工类

载《雷公炮炙论》。为硫酸盐类矿物明矾石经加工提炼制成。省内主产于衡阳、耒阳、资兴、嘉禾、临武、桂阳等地。国内分布于甘肃、安徽、山西、湖北、浙江等地。

【采收加工】采得后，打碎，用水溶解，收集溶液，蒸发浓缩，放冷后即析出结晶。

【药材性状】呈不规则的块状或粒状。无色或淡黄白色，透明或半透明。表面略平滑或凹凸不平，具细密纵棱，有玻璃样光泽。质硬而脆。气微，味酸、微甘而极涩。

【现代研究】主含含水硫酸铝钾[$KAl(SO_4)_2 \cdot 12H_2O$]。具有抗菌、抗阴道滴虫、收敛、消炎、防腐、利胆、止血等作用。

【炮制与成品质量】白矾：取原药材，除去杂质。用时捣碎。形如药材（图9-1）。以色白、透明、质硬而脆、无杂质者为佳。

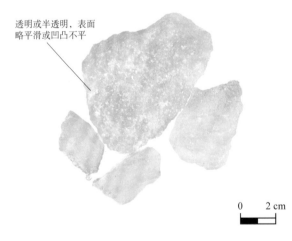

透明或半透明，表面略平滑或凹凸不平

图9-1 白矾（饮片）

枯矾：取净白矾，照明煅法煅至松脆。呈蜂窝块状或细粉，表面白色，有光泽。质轻松（图9-2）。

【性味归经】味酸、涩，性寒。归肺、脾、肝、大肠经。

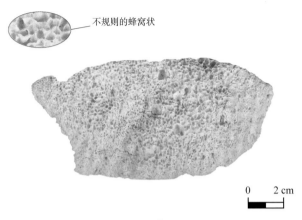

不规则的蜂窝状

0   2 cm

图9-2 枯矾

【功能主治】外用解毒杀虫，燥湿止痒；内服止血止泻，祛除风痰。外治用于湿疹、疥癣、脱肛、痔疮、聤耳流脓；内服用于久泻不止、便血、崩漏、癫痫发狂。枯矾收湿敛疮、止血化腐。用于湿疹湿疮、脱肛、痔疮、聤耳流脓、阴痒带下、鼻衄齿衄、鼻瘜肉。

【用法用量】内服0.6~1.5 g，多入丸散。外用适量，研末敷或化水洗患处。

【毒副作用与使用注意】阴虚胃弱，无湿热者忌服。

鹅管石（滴乳石）

载《本草纲目》。为枇杷珊瑚科糙盔形珊瑚 *Galacea aspera* Quelch 等多种盔形珊瑚离散的石灰质骨骼，或为碳酸盐类矿物钟乳石的细长尖端部分。湖南以后者为主，主产于郴州地区及永州的零陵、东安。国内湖北、广东、广西、四川等地亦产。

【采收加工】全年可采集，敲取尖端空心如鹅管状部分即成。

【药材性状】呈笔管状或圆柱状，一端渐细，长3~5 cm，直径1~1.5 cm，表面浅灰白色或灰黄色，多半透明，粗糙或稍光滑，断面具玻璃样光泽，近中心有一圆孔，有的可见环形层纹。气微，味微咸（图9-3）。

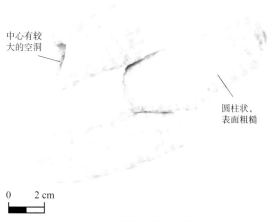

图 9-3　鹅管石药材（滴乳石）

【现代研究】主含碳酸钙；尚含少量镁、锶、钡等。具有镇咳、平喘等作用。

【炮制与成品质量】鹅管石：取原药材，除去不成条的石块状基部等杂质，洗净。形如药材。以完整、色白、洁净无杂质者为佳。

煅鹅管石：取净鹅管石，照煅淬法煅至松脆，取出，摊凉。成品呈不规则碎块或粉末。表面青灰色，质松脆，气微，味微咸（图 9-4）。

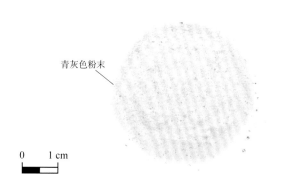

图 9-4　煅鹅管石

【性味归经】味甘、咸，性温。无毒。归肺、肾、胃经。

【功能主治】温肺，壮阳，通乳。用于肺痨咳喘、胸闷、阳痿、腰膝无力、乳汁不通。

【用法用量】入汤剂 15～30 g，打碎先煎、久煎。

【毒副作用与使用注意】①实热及阴虚火旺者禁服。②孕妇、儿童忌用。

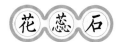

载《嘉祐本草》。为变质岩类岩石蛇纹大理石的石块。湖南常宁、桂阳、江永、冷水滩等地有分布。国内河北、山西、陕西、江苏、浙江、河南、四川等地亦有分布。

【采收加工】全年均可采挖，采挖后，除去杂石及泥沙，选取中间夹有淡黄色或黄绿色彩晕的小块。

【药材性状】为粒状和致密块状的集合体。呈不规则的块状。具棱角，而不锋利。白色或浅灰白色，其中夹有点状或条状的蛇纹石，呈浅绿色或淡黄色，习称"彩晕"，对光观察有闪星状光泽。体重，质硬，不易破碎。气微，味淡（图 9-5）。

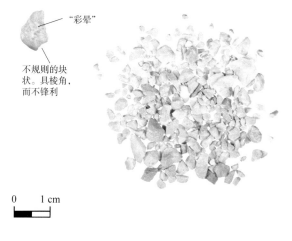

图 9-5　花蕊石（药材）

【现代研究】主含钙、镁的碳酸盐，并混有少量铁盐、铅盐及锌、铜、钴等元素以及少量的酸不溶物。内服能增加血中钙离子浓度，有防止血浆渗出和促进血液凝固作用。

【炮制与成品质量】花蕊石：取原药材，洗净，干燥，砸成碎块。形如药材（图 9-6）。以块整齐、夹有黄绿色斑纹者为佳。

煅花蕊石：取净花蕊石，照煅淬法煅至红透，取出，放凉，研粉。形如花蕊石，表面呈黄褐色，质酥。

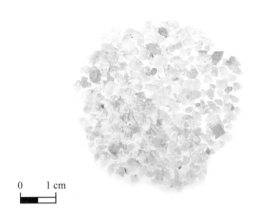

0   1 cm

图 9-6 花蕊石（饮片）

【性味归经】味酸、涩，性平。归肝经。

【功能主治】化瘀止血。用于咯血、吐血、外伤出血、跌扑伤痛。

【用法用量】入汤剂 4.5～9 g，多研末服。外用适量。

【毒副作用与使用注意】①粉末吞服时偶有胃脘不适感。②孕妇忌用。儿童慎用。③脾胃虚弱或有消化系统疾病者慎用。

 硫 黄

载《神农本草经》。为自然元素类矿物硫族自然硫。湖南常宁、石门、张家界等地有分布。国内山西、陕西、河南、山东、湖北、江苏、四川、广东、台湾等地亦产。

【采收加工】采挖后，加热熔化，除去杂质；或用含硫矿物经加工制得。

【药材性状】呈不规则块状。黄色或略呈绿黄色。表面不平坦，有脂肪光泽，常有多数小孔。用手握紧置于耳旁，可闻轻微的爆裂声。体轻，质松，易碎，断面常呈针状结晶形。有特异的臭气，味淡。

【现代研究】主含硫（S），尚含砷（As）、硒（Se）、碲（Te）等杂质。具有溶解角质、杀疥虫、杀菌、缓泻、消炎、镇咳、祛痰作用，并能明显增强氯丙嗪及硫喷妥钠的中枢抑制作用。

【炮制与成品质量】硫黄：取原药材，除去杂质，敲成碎块。形如药材。以块整齐、色黄、有光泽、质松脆、无杂质者为佳。

制硫黄：取净硫黄与豆腐加水同煮，至豆腐显黑绿色时，取出，漂净，阴干。形如硫黄，黄褐色或绿黄色，臭气淡或无（图 9-7）。

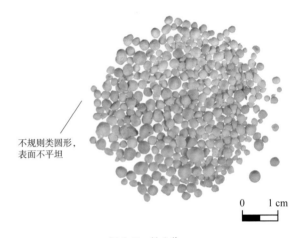

不规则类圆形，表面不平坦

0   1 cm

图 9-7 制硫黄

【性味归经】味酸，性温，有毒。归肾、大肠经。

【功能主治】外用解毒杀虫疗疮，用于疥癣、秃疮、阴疽恶疮；内服补火助阳通便，用于阳痿足冷、虚喘冷哮、虚寒便秘。

【用法用量】外用适量，研末油调涂敷患处。内服 1.5～3 g，炮制后入丸散服。

【毒副作用与使用注意】①置干燥处，防火。②本品有毒，内服宜用制品，不宜多服、久服。③阴虚火旺者及孕妇禁用。儿童忌用。④服用过量，易在肠内生成大量硫化氢及硫化物，被吸收入血液后，能使血红蛋白转变为硫化血红蛋白，引起组织缺氧，中枢神经对缺氧最敏感，可致中枢麻痹而死亡。

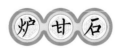 炉 甘 石

载《本草品汇精要》。为碳酸盐类矿物方解石族菱锌矿，主含碳酸锌（$ZnCO_3$）。省内主产于常宁、桂阳、冷水江、江永等地。国内广西、

云南、四川有分布。

【采收加工】从矿中挖出后，拣去杂石，去净泥土。

【药材性状】为块状集合体，呈不规则的块状，灰白色或淡红色。表面粉性，无光泽，凹凸不平，多孔，似蜂窝状。体轻，易碎。气微，味微涩（图9-8）。

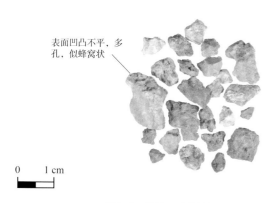

表面凹凸不平，多孔，似蜂窝状

0 1 cm

图9-8 炉甘石（药材）

【现代研究】主含碳酸锌，尚含少量氧化钙、氧化镁、氧化铁、氧化锰及少量钴、铜、镉、铅和痕量的锗与铟。具有防腐、收敛、保护、抑菌作用。

【炮制与成品质量】炉甘石：取原药材，除去杂质，打碎。形如药材。以块大致密、浅绿白色、半透明、质轻者为佳。

煅炉甘石：取净炉甘石，照明煅法煅至红透，再用水飞法水飞，干燥，研粉。成品为灰白色、白色或淡红色细粉，质轻松而细腻光滑，气微，味淡（图9-9）。

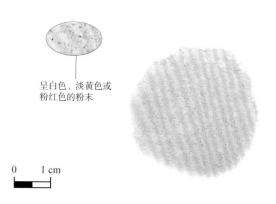

呈白色、淡黄色或粉红色的粉末

0 1 cm

图9-9 煅炉甘石

【性味归经】味甘，性平。归肝、脾经。

【功能主治】解毒明目退翳，收湿止痒敛疮。用于目赤肿痛、眼缘赤烂、翳膜胬肉、溃疡不敛、脓水淋漓、湿疮、皮肤瘙痒。

【用法用量】外用适量，水飞点眼，或研粉撒敷。

【毒副作用与使用注意】①忌内服。②孕妇、儿童慎用。

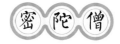

密陀僧

载《本草纲目》。为铅矿石冶炼而成的粗制氧化铅（PbO）。省内主产于湘西、张家界、株洲、怀化、郴州、长沙等地。国内广东、湖北、福建等地亦产。

【采收加工】将铅熔融，用长形铁棍在熔铅中旋转几次，部分熔铅附贴在铁棍上，然后取出放入冷水中，熔铅冷却后，变成氧化铅固体，即密陀僧。再放入熔铅中转几次，然后再取出浸入冷水中，如此反复多次，至密陀僧积聚约重几千克时，将其打下。

【药材性状】呈不规则的块状，大小不一。橙红色，镶嵌具金属光泽的小块，对光照之闪闪发光。表面粗糙，有时一面呈橙黄色而略平滑。质硬体重，易砸碎。断面红褐色，气微臭（图9-10）。粉末黄色，略溶于水，易溶于硝酸。露置空气中则徐徐吸收二氧化碳，变成碱式碳酸铅（铅粉）。

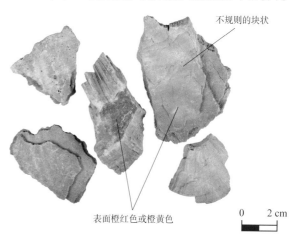

不规则的块状

表面橙红色或橙黄色

0 2 cm

图9-10 密陀僧（药材）

【现代研究】主含氧化铅；尚含砂石、金属铅及二氧化铅等少量夹杂物。具有抑菌消炎作用。

【炮制与成品质量】取原药材，除去杂质，研成细粉。成品为黄色、棕黄色或褐黄色粉末。体重，质脆，曝光下可见白色金属样闪光。气微，味淡。以色黄有光泽、内外一致、体坚重者为佳。

【性味归经】味咸、辛，性平。有毒。归肝、脾经。

【功能主治】燥湿，杀虫，解毒，收敛，防腐。用于肿毒、溃疡久不收口、湿疹、疥癣、狐臭、汗斑、酒渣鼻。

【用法用量】主供外用。多研细粉撒，或调敷，或作膏药使用。如确需内服，应入丸、散用，用量为 0.3～1 g。

【毒副作用与使用注意】①不良反应见铅丹。②体虚者及孕妇忌用。儿童禁用。③内服切不可过量，且不能超过一周。④畏狼毒。

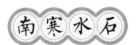

载《名医别录》。为碳酸盐类矿物方解石族方解石，主含碳酸钙。湖南大部分地区有分布。国内内蒙古、甘肃、新疆、山东、安徽、湖北、广东、广西、四川、云南、西藏等地亦产。

【采收加工】方解石采出后多选无色、透明或白色解理状块体药用，称南寒水石。

【药材性状】多呈菱面体或不规则块状、柱状，有棱。白色，少数显浅红、浅黄及浅棕褐色，菱面体者表面光滑，其他形状者粗糙。具玻璃样光泽，半透明，用小刀可刻划成痕。质脆，易打碎，碎块多为斜长方形。气微，味淡（图9-11）。

【现代研究】主含碳酸钙（$CaCO_3$）。具有平喘、化痰、下乳等药理作用。

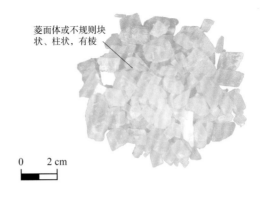

图 9-11　南寒水石（药材）

【炮制与成品质量】取原药材，拣去杂质，洗净，晾干，捣碎，研粉。成品呈白色或淡黄白色粉末，可见星点样光泽，质重，气微，味淡（图9-12）。以色白透明、有光泽者为佳。

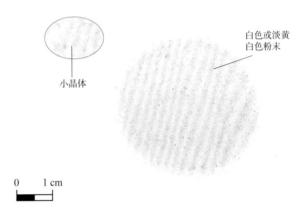

图 9-12　南寒水石（饮片）

【性味归经】味辛、甘，性寒。归胃经。

【功能主治】清热泻火，解毒消肿，除烦止渴。用于时行热病、高热烦渴、水肿、小便不利、牙痛、咽喉肿痛、口舌生疮、痈疽、丹毒、湿疮湿疹、水火烫伤等。夏季急性热性传染病见有高热、烦渴、苔黄等症状者可用之。

【用法用量】入汤剂 6～15 g，宜打碎先煎；亦可入丸、散。外用适量，研粉撒或调敷。

【毒副作用与使用注意】①有类似石膏的不良反应。②阴虚火旺、咳嗽吐血、多痰、潮热骨蒸者忌用。③脾胃虚寒、大便溏泻者慎用。孕妇、儿童慎用。④不宜超量、久服。

载《开宝本草》。为氧化物类矿物砷华，或硫化物类矿物毒砂、雄黄、雌黄等含砷矿石的加工制成品。天然砷华分布于湖南石门、新化、衡东、桂阳等地。国内甘肃、湖北、四川、贵州、云南等地亦有分布。

【采收加工】少数选取天然砷华矿石，除去杂质即可。多数是用毒砂、雄黄或雌黄加工制成。取毒砂、雄黄或雌黄，砸成小块，燃之，燃烧时产生气态的三氧化二砷及二氧化硫，冷却后，三氧化二砷即凝固而得。二氧化硫另从烟道排出。

【药材性状】有红、白之分，药用以红砒为主。

红砒：呈不规则的块状，大小不一。粉红色，有黄色和红色彩晕，略透明或不透明，具玻璃样光泽、质脆，易砸碎。烧之，有蒜样臭气。本品极毒，不可口尝（图9-13）。

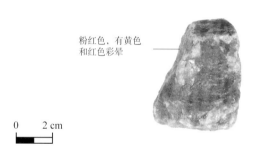

粉红色，有黄色
和红色彩晕

0   2 cm

图9-13 砒石药材（红砒）

白砒：呈不规则块状，大小不一。无色或白色，透明或不透明，具玻璃样光泽或绢丝样光泽。质脆，易砸碎。气无。毒性更剧，不可口尝。

【现代研究】主含三氧化二砷（As_2O_3）。具有砷剂的基本药理和毒理作用，且能麻痹毛细血管，抑制含巯基酶的活性，并使肝脏脂变、肝小叶中心坏死，心、肝、肾、肠充血，上皮细胞坏死，毛细血管扩张。一般认为砷与含巯基酶结合，影响酶的活性，从而严重干扰组织代谢，出现中毒，所以临床急救时均用二巯基丙醇解毒。

【炮制与成品质量】砒石：取原药材，除去杂质，碾细。成品为不规则的碎粒或碎末，白色或粉红色。红砒以块状、色红润、有晶莹直纹、无渣滓者为佳。白砒以块状、色白、有晶莹直纹、无渣滓者为佳。

制砒石：①豆腐制。取净砒石捣碎，加入豆腐和水，使水浸过料面，煮8小时，至豆腐变黑变硬，除去豆腐。②煨制。取原药材，砸成小块，用白面包裹，置热锅内，不断翻动，用文火炒至微黄色，剥掉白面。③矾制。载《医宗粹言》："每将砒石一两打碎，用明矾一两为末，盖砒上贮罐中，入明火一煅，以枯矾为度，砒之悍气随烟而去，驻形于矾中者，庶几无大毒，用之不伤也，用砒霜即用矾霜是也。"

【性味归经】味辛、酸，性热，有大毒。归肺、脾、胃、大肠经。

【功能主治】蚀疮，杀虫，祛痰，截疟。用于痔疮、瘰疬、溃疡腐肉不脱、走马牙疳、顽癣、寒痰哮喘、疟疾。

【用法用量】入丸、散2~4 mg。外用研粉撒、调敷或入膏药中贴之，或入膏药、药捻、药饼中用。

【毒副作用与使用注意】①有大毒，中毒反应同砒霜。②体虚者禁用。肝、肾、心功能不正常者忌用。眼、耳内忌用。③孕妇、儿童禁用。④内服宜慎，切不可超量、久用。外用涂敷面积不宜过大。⑤服用时不宜饮酒，因酒可加速As_2O_3吸收。

载《神农本草经》。为用铅加工制成的四氧化三铅（Pb_3O_4）。省内主产于湘西、张家界、株洲、怀化、郴州、长沙等地。国内广东、湖北、福建等地亦产。

【采收加工】用铅加工制成的粉末。

【药材性状】为橙红色或橙黄色粉末。不透明，土状光泽。体重，质细腻，易吸湿结块，手触之染指。气微，味淡（图9-14）。

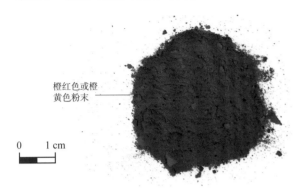

橙红色或橙黄色粉末

0 1 cm

图9-14 铅丹（药材）

【现代研究】主含四氧化三铅（Pb_3O_4）。具有直接杀灭细菌、寄生虫及制止黏液分泌的作用。

【炮制与成品质量】形如药材。以色橙红、细腻润滑、遇水不结块者为佳。

【性味归经】味辛，性微寒，有毒。归心、肝经。

【功能主治】解毒祛腐，收湿敛疮，坠痰镇惊。用于痈疽疮疡、外痔、湿疹、烧烫伤。

【用法用量】本品多用于熬制膏药，很少内服，如需内服，则需入丸、散，或研粉冲服，每次0.15～0.3 g。外用除膏贴外，尚可研粉撒，调敷或作药捻用。

【毒副作用与使用注意】①可致中毒，急性中毒可见消化系统、循环系统、神经系统、泌尿系统等多系统症状。慢性中毒可出现一系列神经衰弱证候，重度可致铅中毒性脑病。②虚寒吐逆禁用。孕妇禁用。③儿童只能配伍滑石粉外用。

石膏

载《神农本草经》。为硫酸盐类矿物硬石膏族石膏，主含含水硫酸钙（$CaSO_4 \cdot 2H_2O$）。省内主产于澧县、平江、祁阳、邵东、浏阳、攸县、湘潭、衡东等地。国内湖北、安徽、河南、山东、四川、广西、广东、云南、新疆等地亦有分布。

【采收加工】全年均可采，挖出后，去净泥土及杂石。

【药材性状】为纤维状的集合体，呈长块状、板块状或不规则块状。白色、灰白色或淡黄色，有的半透明。体重，质软，纵断面具绢丝样光泽。气微，味淡（图9-15）。

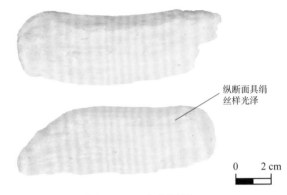

纵断面具绢丝样光泽

0 2 cm

图9-15 石膏（药材）

【现代研究】主含含水硫酸钙及微量的铁与镁。具有解热、降血糖、改善口渴状态等作用。

【炮制与成品质量】生石膏：取原药材，洗净泥沙，晾干，砸成小块，碾成粗粉。呈白色的粉末，其余形如药材（图9-16）。以无杂质、色白、块大、半透明、纵断面如丝者为佳。

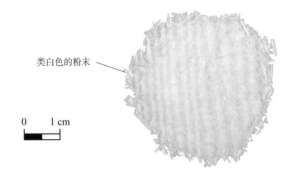

类白色的粉末

0 1 cm

图9-16 生石膏

煅石膏：取净石膏，照明煅法煅至酥松。成品呈白色的粉末或疏松块状物，表面透出微红色的光泽，不透明。体较轻，质软，易碎，捏之成粉。气微，味淡（图9-17）。

【性味归经】味甘、辛，性大寒。归肺、胃经。

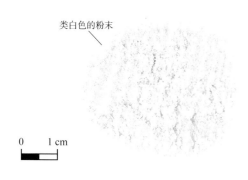

类白色的粉末

0   1 cm

图 9-17　煅石膏

【功能主治】生石膏：清热泻火，除烦止渴。用于外感热病、高热烦渴、肺热喘咳、胃火亢盛、头痛、牙痛。

煅石膏：收湿，生肌，敛疮，止血。外治溃疡不敛、湿疹瘙痒、水火烫伤、外伤出血。

【用法用量】入汤剂 15～60 g，应打碎先煎，或入丸、散。内服用生石膏。外用生肌或收湿敛疮，需经火煅研粉撒，或调敷。

【毒副作用与使用注意】①用量过大，可致疲倦乏力、精神不振、食欲不佳、恶心、胃部不适，甚至神呆不语。若服用含砷量高的石膏，则可引起中毒，出现腹痛、腹泻、吐泻频作，甚至死亡。个别病例用石膏绷带固定后出现接触性皮疹、皮肤瘙痒及灼热，并见弥漫性红斑及粟粒状皮疹。②非肺胃实热或外感引发的高热病症不宜用。心脏病病人慎用。孕妇慎用。③本品用量应依病情变化，个体差异确定，禁止超量用药，最大剂量不超过 60 g。

雄　黄

载《神农本草经》。为硫化物类矿物雄黄族雄黄，主含二硫化二砷（As_2S_2）。主要为低温热液、火山热液矿床中的典型矿物，与雌黄紧密共生。还见于温床沉积和硫黄喷气孔的沉积物以及煤层和褐铁矿层中。省内主产于石门、新化、衡东、桂阳、郴县等地。国内湖北、贵州、云南、

四川等地亦有分布。

【采收加工】用竹刀剔取其熟透部分，除去杂质泥土。

【药材性状】为块状或粒状集合体，呈不规则块状。深红色或橙红色，条痕淡橘红色，晶面有金刚石样光泽。质脆，易碎，断面具树脂样光泽。微有特异的臭气，味淡。精矿粉为粉末状或粉末集合体，质松脆，手捏即成粉，橙黄色，无光泽（图 9-18）。

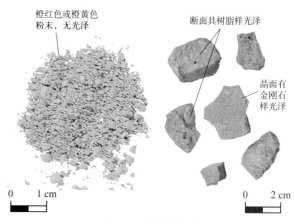

橙红色或橙黄色粉末，无光泽　　　断面具树脂样光泽

晶面有金刚石样光泽

0 1 cm　　　　　0 2 cm

图 9-18　雄黄（药材）

【现代研究】主含二硫化二砷，并含硅、铅、铁、钙、镁等杂质。具有抗菌、抗血吸虫作用。

【炮制与成品质量】取原药材，除去杂质，干研法制得极细粉后，用水飞法制得。成品为呈橙红色或橙黄色粉末，质细腻，无光泽，微有特异的臭气，味淡。以色红、块大、质松脆、有光泽者为佳。

【性味归经】味辛，性温，有毒。归肝、大肠经。

【功能主治】解毒杀虫，燥湿祛痰，截疟。用于痈肿疔疮、蛇虫咬伤、虫积腹痛、惊痫、疟疾。

【用法用量】0.05～0.1 g，入丸、散用。外用适量，熏涂患处。

【毒副作用与使用注意】①可致中毒，出现恶心、呕吐、腹痛、腹泻等急性胃肠症状，重则尿血、血水便、发热、烦躁，甚至呼吸循环衰竭而死亡。②阴血虚亏者及孕妇禁用。儿童慎用。③内服宜慎，更不宜超量、久用。外用时，亦不宜大

面积涂搽或长时间持续使用。

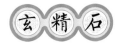

载《开宝本草》。为硫酸盐类石膏族矿物年久所结的小形片状透明石膏。主含含水硫酸钙（$CaSO_4 \cdot 2H_2O$）。省内主产于汉寿、石门、沅江、湘阴、安乡、临澧等地。国内湖北、安徽、河南、山东、四川、广西、广东、云南、新疆等地有分布。

【采收加工】全年可采，挖取后，除去泥土、杂石即可。

【药材性状】呈六边状椭圆形或长椭圆形，边薄中厚，形似"龟背状"。长0.5～2.5 cm，宽0.5～1.5 cm，厚0.2～0.5 cm，边缘为灰白色，中心为青灰色，形似龟背，对光观察半透明，通常中间包裹着青黑色或土黄色沙粒。光泽暗淡，质较硬而脆，易纵向裂开，呈条状，裂开面具玻璃样光泽。气微，味微咸。火烧之能解体，层层剥落为片状，呈瓷白色，有的杂有黑白小点（图9-19）。

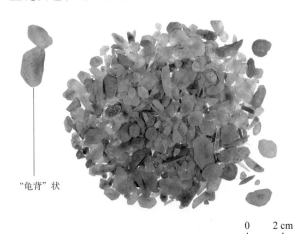

"龟背"状

0　　2 cm

图9-19　玄精石（药材）

【现代研究】主含含水硫酸钙，尚含少量铁、钠离子及硅酸盐。具有解热、镇静等作用。

【炮制与成品质量】取原药材，除去杂质，洗净，干燥，砸成碎块或碾成粉末。为不规则的碎块或粉末，表面灰白色，有的中间显黑色。半透明，

374

质较硬而脆，易砸碎，裂开而具有玻璃样光泽。微带土腥气，味微咸。以龟甲片、色青白、无杂质者为佳。

【性味归经】味咸，性寒。归肾经。

【功能主治】滋阴降火，软坚消痰。用于阳盛阴虚之头痛、壮热、烦渴、目赤涩痛、口舌生疮等。

【用法用量】入汤剂9～15 g，或入丸、散。外用适量研粉或调敷。

【毒副作用与使用注意】①脾胃虚寒及阴证、寒证忌用。②孕妇、儿童不宜用。

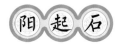

载《神农本草经》。为硅酸盐类矿物角闪石族透闪石或透闪石石棉。湖南湘西、湘北地区有分布。国内山西、河北、山东、河南、湖北等地亦产。

【采收加工】全年可采，挖出后，去净泥土及杂石即可。

【药材性状】为长柱状、针状、纤维状的集合体，呈不规则块状、扁长条状或短柱状。大小不一。灰白色至青灰色，或形成乳白色与青灰色相间的条纹，有时带黄棕色，条痕白色。具绢丝样光泽。体较重，质松脆，断面不整齐，易纵向裂开或呈针束状。置火焰中烧之变红色而不熔，离火后，烧过的部分略变黄，不导热。气微，味淡（图9-20）。

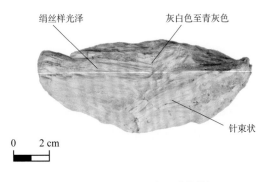

绢丝样光泽　　　　灰白色至青灰色

针束状

0　　2 cm

图9-20　阳起石（药材）

【现代研究】主含钙、镁、铁的羟硅酸盐；并含少量锰、铝、钛、铬、镍等。具有补充矿物质、改善性功能等作用。

【炮制与成品质量】阳起石：取原药材，除去杂质，洗净，干燥，打碎。形如药材。以针束状、色白、有光泽、易捻碎、无杂质者为佳。

煅阳起石：取净阳起石小块，置无烟炉火上或适宜容器内煅至透红，酒淬至黄色；取出，晾干，研粉。成品为灰黄色或灰白色粉末，质松，无光泽，略有酒气（图9-21）。

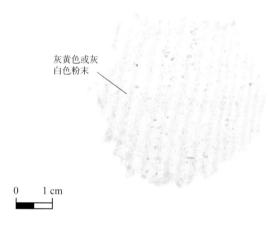

图 9-21 煅阳起石

【性味归经】味咸，性温。归肾经。

【功能主治】温肾补阳。用于下焦虚寒之阳痿遗精早泄、子宫寒冷不孕、腰膝酸软、崩漏等症。

【用法用量】入丸、散服 3～6 g。不入汤剂。外用研粉调敷。

【毒副作用与使用注意】①阴虚火旺者忌用。孕妇忌用。②本品含致癌物质，不宜超量、久服。③本品恶泽泻、肉桂、雷丸、蛇蜕，畏菟丝子，不宜同用。

【常见易混品】阴起石，为滑石片岩，是一种短纤维的石棉类矿石，呈致密的细鳞片状到粗鳞片状，常与阳起石伴生。药材呈不规则的块状，大小不一，全体银白色而微绿，有的绿色或由灰色到白色。具光泽，表面光滑而不平坦，触之有滑感。断面显层状纹。质软而疏松，易碎，用手可

捻成薄鳞片状或短纤维状。粉末附于手上有光滑感，且不易掉落。以火烧之不变红，而易传热。气微，味淡（图9-22、图9-23）。

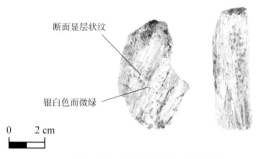
断面显层状纹
银白色而微绿

图 9-22 阳起石易混品（阴起石）

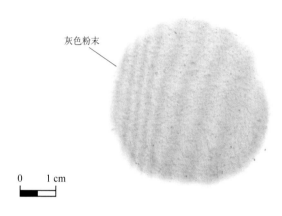
灰色粉末

图 9-23 阳起石易混品（煅阴起石）

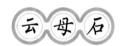

载《神农本草经》。为硅酸盐类矿物白云母矿石。主含硅酸铝钾 $[KAl_2(AlSi_3O_{10})(OH)_2]$。形成于中、酸性岩浆和云英岩中，也广泛见于变质岩中。强烈的化学分化作用可使之水化成水云母（水白云母、伊利石），再转化成蒙脱石、高岭石。省内主产于郴州、怀化、湘西、永州等地区。国内内蒙古、西藏、辽宁、吉林、云南、山东、山西、江苏、浙江、湖北、安徽、江西等地亦有分布。

【采收加工】全年均可采，挖出后洗净泥土，除去杂质。

【药材性状】为叶片状集合体，呈板状或板块状，沿基侧面边缘易层层剥离成很薄的叶片。无色透明或微带浅绿色、灰色。表面光滑，具玻璃样光泽或珍珠样光泽。用指甲可刻划成痕。薄片体轻，质韧，有弹性，弯曲后能自行挺直，不易折断。气微，味淡（图9-24）。

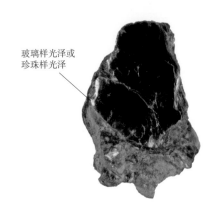

玻璃样光泽或珍珠样光泽

0   2 cm

图9-24　云母石（药材）

【现代研究】主含铝、钾的硅酸盐，尚含有钠、镁、铁、锂等及微量的氟、钛、钡、锰、铬等成分。具有镇静、安眠等作用。

【炮制与成品质量】云母石：取原药材，洗净泥土，拣净杂质，捣碎。形如药材。以薄片状、无色透明、片大、洁净无杂质者为佳。

煅云母：取净云母石，照明煅法煅至透红，取出，冷却，研粉。成品为灰白色或灰棕色细粉，无光泽，微有焦土气，味淡。

【性味归经】味甘，性温。归心、肝、肺经。

【功能主治】安神镇惊，下气，补中，止血，敛疮。用于虚损气弱、心悸、失眠、眩晕、癫痫、久泻、带下、外伤出血、湿疹及痈疽、疮毒等。

【用法用量】入汤剂9~15g，或入丸、散。外用适量，研细粉撒，或涂敷患处。

【毒副作用与使用注意】①阴虚火旺及大便秘结者禁用。②孕妇忌用。儿童不宜用。

载《新修本草》。为硫酸铁盐类矿物水绿矾（Melanterite）的矿石或化学合成品。主含含水硫酸亚铁（$FeSO_4 \cdot 7H_2O$）。省内主产于石门、慈利、沅江、湘阴、安乡、临澧等地。国内山东、甘肃、新疆、陕西、安徽、浙江、河南等地有分布。

【采收加工】常产于氧化带以下富含黄铁矿半分解矿石的裂隙中。采得后，除去杂质。宜密闭储藏，防止变色或受潮。

【药材性状】皂矾：单斜晶系。晶体短柱状，但不多见。通常为毛发状、纤维状、钟乳状、雪花状及土状等。颜色为各种不同之绿色。条痕白色。光泽呈玻璃状。透明至微透明，断口呈贝壳状。硬度2。相对密度1.8~1.9。性脆。

绛矾：为细粒集合体，呈不规则块状。表面不平坦，有的一面较平整，一面具大小不一的小孔洞。绛红色、褐红色或砖红色；条痕绛红色或黄红色。不透明；具土样光泽。体较轻，质硬脆，但用指甲或小刀可以划出痕。砸碎后，断面有时可见白色小斑点。气微，味极涩后微甜。

【现代研究】天然绿矾主含硫酸亚铁，尚含铜、钙、镁、铝、锌、锰、钼等。绛矾主含氧化铁，尚含硫酸铁。具有抗贫血、局部收敛等作用。

【炮制与成品质量】绿矾：取原药材，除去杂质，打碎。形如药材（图9-25）。皂矾以色绿、质脆、无杂质者为佳。

煅绿矾：取净绿矾和醋同放铁锅内，照明煅法置炉火上烧煅，待绿矾熔化时，用竹片搅拌均匀，使矾、醋充分混合，再煅至全部呈绛色为度，取出放冷，研粉。成品为绛色粉末，入水易溶，味涩。绛矾以体轻、色绛红者为佳。

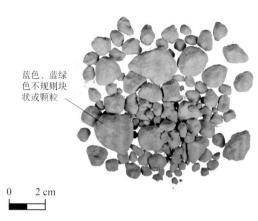

图 9-25　皂矾（绿矾）

（图中标注）蓝色、蓝绿色不规则块状或颗粒

【性味归经】味酸、涩，性凉。归肝、脾经。

【功能主治】燥湿化痰，消积杀虫，止血补血，解毒蚀疮止痒、催吐。外用治疮毒溃烂、疥癣瘙痒、喉痹、口疮、烂弦风眼、狐臭、湿疹；内服用于黄肿胀满、疳积久痢、肠风便血、血虚萎黄、赤白带下等症。

【用法用量】内服多煅用，入丸、散，0.2～0.6 g，不入汤剂。外用适量，研粉撒或调敷，或作 2% 溶液涂洗。

【毒副作用与使用注意】①内服可引起呕吐，腹痛，泄泻，头晕或便秘等不良反应，大剂量可致酸中毒，出现衄血、便血、心悸、心前区不适、四肢疼痛、呼吸困难、血压下降，甚至休克。②胃病及有呕血史者不宜服用。③孕妇禁用，儿童忌用。④服药期间忌饮茶水。

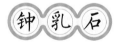

钟 乳 石

载《神农本草经》。为碳酸盐类矿物方解石族方解石的钟乳状集合体下端较细的圆柱状、管状部分。主产于郴州地区及零陵、东安。国内湖北、广东、广西、四川等地亦产。

【采收加工】从石灰岩山洞中采集，除去杂石，洗净，晒干。

【药材性状】为钟乳状集合体，略呈圆锥形、扁圆锥形或圆柱形。表面白色、灰白色或棕黄色，粗糙，凹凸不平。体重，质硬，断面较平整，白色至浅灰白色，对光观察具闪星状的亮光，近中心常有一圆孔，圆孔周围有多数浅橙黄色同心环层。气微，味微咸（图 9-26）。

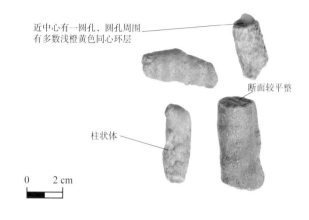

（图中标注）近中心有一圆孔，圆孔周围有多数浅橙黄色同心环层
断面较平整
柱状体

图 9-26　钟乳石（药材）

【现代研究】主含碳酸钙。具有止咳、平喘、制酸等作用。

【炮制与成品质量】钟乳石：取原药材，除去杂质，打碎。形如药材。以色白、有光泽者为佳。

　　煅钟乳石：取原药材，拣去杂质，洗净，晒干，照明煅法煅透，取出放凉，研粉。成品为灰白色或灰黄色粉末，质酥松。气微，味微咸（图9-27）。

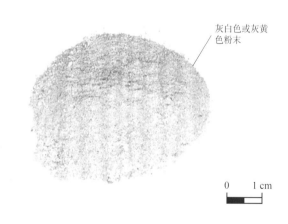

（图中标注）灰白色或灰黄色粉末

图 9-27　煅钟乳石

【性味归经】味甘，性温。归肺、肾、胃经。

【功能主治】温肺，助阳，平喘，制酸，通乳。用于寒哮痰喘、肺痨喘息、阳虚冷喘、腰膝冷痛、胃痛泛酸、乳汁不通等症。

【用法用量】入汤剂 3～9 g，先煎，或入丸、散。

【毒副作用与使用注意】①超量、久服易引起胃石。②阴虚火旺、肺热咳嗽者及高热、急性喘咳见咯血者忌服。孕妇、儿童慎用。

载《神农本草经》。为硫化物类矿物辰砂族辰砂，主含硫化汞（HgS）。常呈矿脉产于石灰岩、板岩、砂岩中。省内主产于沅陵、辰溪、新晃、凤凰、保靖等地。国内贵州、四川、广西、云南等地亦产。

【采收加工】劈开辰砂矿石，取出岩石中夹杂的少数朱砂，可采用浮选法，将凿碎的碎石放在直径约 30 cm 的淘洗盘内，左右旋转之。因其相对密度不同，故砂沉于底，石浮于上。除去石质后，再将朱砂劈成片块状。

【药材性状】为粒状或块状集合体，呈颗粒状或块片状。鲜红色或暗红色，条痕红色至褐红色，具光泽。体重，质脆，片状者易破碎，粉末状者有闪烁的光泽。气微，味淡（图 9-28）。

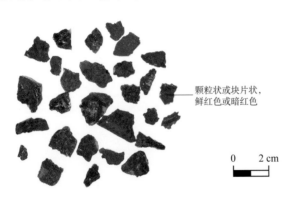

颗粒状或块片状，
鲜红色或暗红色

图 9-28 朱砂（药材）

【现代研究】主含硫化汞。具有镇静、催眠、抗菌等作用。

【炮制与成品质量】取原药材，除去杂质，用磁铁吸去铁屑，照水飞法水飞；静置后分取沉淀，

晾干，研散。成品为朱红色极细粉末。以手撮之无粒状物，以磁铁吸之，无铁末。气微，味淡（图 9-29）。以色红鲜艳、有光泽、微透明、无杂质者为佳。

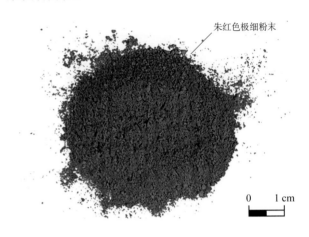

朱红色极细粉末

图 9-29 水飞朱砂

【性味归经】味甘，性微寒，有毒。归心经。

【功能主治】清心镇惊，安神解毒。用于心悸易惊、失眠多梦、癫痫发狂、小儿惊风、视物昏花、口疮、喉痹、疮疡肿毒。

【用法用量】0.1～0.5 g，多入丸、散服，不宜入煎剂。外用适量。

【毒副作用与使用注意】①过量可致汞中毒，其急性症状为腹痛、呕吐血性黏液、排脓血便等，以及尿少、水肿、血压下降、震颤抽搐，甚至昏迷等急性肾衰竭和外周循环衰竭等。口服朱砂制剂多表现为慢性汞中毒。②肝肾功能不全者慎用。孕妇、儿童慎用。③本品有毒，不宜过量，也不可持续服用，以免引起蓄积性汞中毒。④入药只宜生用，忌用火煅，见火易析出汞，更易中毒。⑤朱砂反铝、碘，研磨及服用器具严禁使用铝匙、铝碗，也不能与昆布等含碘药物配伍。⑥灵砂，即以水银、硫黄为原料的合成品。药材通常呈盆状、不规则块状或不规则柱体，一面或两面光滑，纵断面呈栅栏状。粉末与朱砂粉相似，唯色泽较深，呈暗红棕色。本品可以替代朱砂入药，但应以"灵砂"名之（图 9-30）。

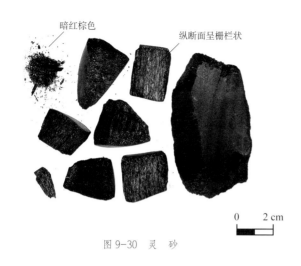

暗红棕色

纵断面呈栅栏状

0　2 cm

图 9-30　灵 砂

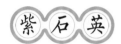

载《神农本草经》。为氟化物类矿物萤石族萤石，主含氟化钙（CaF_2）。省内主产于衡南、衡东、郴州、桂阳、临武、炎陵、桑植、临湘等地。国内浙江、江苏、辽宁、黑龙江、河北、湖北、甘肃等地有分布。

【采收加工】采挖后，拣选紫色者入药。洗净外附的沙砾及黏土。

【药材性状】为块状或粒状集合体，呈不规则块状，具棱角。紫色或绿色，深浅不匀，条痕白色。半透明至透明，有玻璃样光泽。表面常有裂纹。质坚脆，易击碎。气微，味淡（图 9-31）。

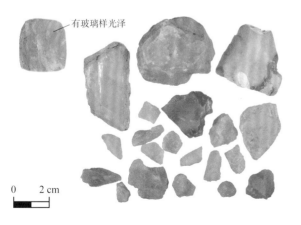

有玻璃样光泽

0　2 cm

图 9-31　紫石英（药材）

【现代研究】主含氟化钙。具有镇静、安神、镇咳等作用。

【炮制与成品质量】紫石英：取原药材，拣去杂质，砸成碎块（图 9-32）。形如药材。以色紫、质坚、具玻璃样光泽、无杂石者为佳。

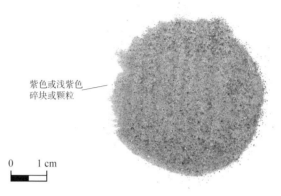

紫色或浅紫色
碎块或颗粒

0　1 cm

图 9-32　紫石英（饮片）

煅紫石英：取原药材，拣去杂质，洗净，晒干，捣碎，照煅淬法煅透，醋淬，晾干，研粉。成品为灰黄色或灰棕色粉末，质重。可见星点样光泽，有醋酸味（图 9-33）。

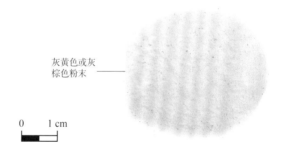

灰黄色或灰
棕色粉末

0　1 cm

图 9-33　煅紫石英

【性味归经】味甘，性温。归肾、心、肺经。

【功能主治】温肾暖宫，镇心安神，温肺平喘。用于肾阳亏虚、宫冷不孕、惊悸不安、失眠多梦、虚寒咳喘。

【用法用量】入汤剂 6～12 g，应打碎先煎；或入丸、散。

【毒副作用与使用注意】①阴虚火旺及血分有热者慎用。肺热咳喘者慎用。②因阴虚火旺而不摄精所致的不孕症忌用。③孕妇、儿童忌用。④只可暂用，不可久服。

【常见易混品】方解石，系三方晶系天然碳酸钙结晶。呈规则斜方形或板块状菱面体，大小不一，表面平滑，白色或乳白色，具玻璃样光泽，透明或不透明。质坚硬而脆，敲击多呈小块斜方形碎裂，解理面平坦，显玻璃样或珍珠样光泽。气微、味淡。

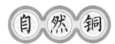

载《雷公炮炙论》。为硫化物类矿物黄铁矿族黄铁矿。主含二硫化铁（FeS_2）。省内主产于郴州、怀化、永州等地。国内辽宁、河北、江苏、安徽、湖北、广东、四川、云南等地有分布。

【采收加工】采挖后，除去杂质。

【药材性状】本品晶形多为立方体，集合体呈致密块状。表面亮淡黄色，有金属光泽；有的黄棕色或棕褐色，无金属光泽。具条纹，条痕绿黑色或棕红色。体重，质坚硬或稍脆，易砸碎，断面黄白色，有金属光泽；或断面棕褐色，可见银白色亮星（图9-34）。

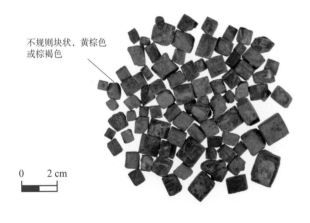

不规则块状，黄棕色或棕褐色

图9-34 自然铜（药材）

【现代研究】主含二硫化铁。具有促进骨折愈合的作用。

【炮制与成品质量】自然铜：取原药材，除去杂质，大者捣碎，洗净，干燥。形如药材。以色黄亮、质重、表面光滑、断面白亮者为佳。

煅自然铜：取净自然铜，砸成小块，照煅淬法煅至暗红色，醋淬至黑褐色，表面光泽消失并酥脆，取出，放凉，捣碎，研粉。为不规则的碎粒或粉末，灰黑色或黑褐色，质酥脆，无金属光泽，带醋气（图9-35）。

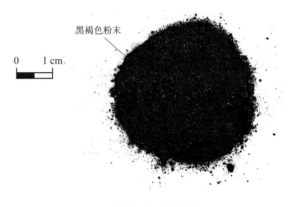

黑褐色粉末

图9-35 煅自然铜

【性味归经】味辛，性平。归肝经。

【功能主治】散瘀，接骨，止痛。用于跌扑肿痛、筋骨折伤。

【用法用量】3～9 g，多入丸、散服，若入煎剂宜先煎。外用适量。

【毒副作用与使用注意】①自然铜煅炙时可致呼吸困难。②阴虚有热及血虚无瘀者忌用。孕妇慎用。③不宜单用久服。

第十章

菌藻及其他类

载《神农本草经》。为多孔菌科真菌茯苓 *Poria cocos*（Schw.）Wolf 的干燥菌核。生于松树根上，多为栽培。省内主产于怀化、靖州。国内河北、河南、山东、安徽、浙江、福建、广东、广西、湖北、四川、贵州、云南、山西等地亦产。

【采收加工】多于 7～9 月采挖，挖出后除去泥沙，堆置"发汗"后，摊开晾至表面干燥，再"发汗"，反复数次至现皱纹、内部水分大部分散失后，阴干，称为"茯苓个"；或将鲜茯苓按不同部位切制，阴干，分别称为"茯苓块"及"茯苓片"。

【药材性状】茯苓个：呈类球形、椭圆形、扁圆形或不规则团块，大小不一。外皮薄而粗糙，棕褐色至黑褐色，有明显的皱缩纹理。体重，质坚实，断面颗粒性，有的具裂隙，外层淡棕色，内部白色，少数淡红色，有的中间抱有松根。气微，味淡，嚼之黏牙（图 10-1）。以体重坚实、外皮呈褐色而略带光泽、皱纹深、断面白色细腻、黏牙力强者为佳。

外皮粗糙，具皱缩纹理

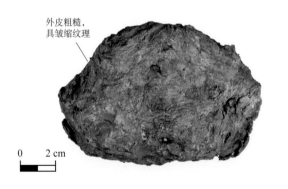

图 10-1 茯苓（药材）

【现代研究】主含多糖类、三萜类、甾醇类及蛋白质、脂肪、卵磷脂、腺嘌呤等成分。具有调节免疫、延缓衰老、利尿、抗肿瘤及预防肝、胃损伤等作用。

【炮制与成品质量】取原药材，浸泡，洗净，润后稍蒸，趁热切厚片、块或丁，同时切取茯苓皮，分别干燥。成品性状呈块状或丁状，大小不一，白色，淡红色或淡棕色。气微，味淡，嚼之黏牙（图 10-2）。

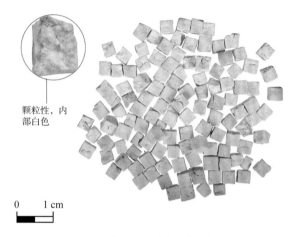

颗粒性，内部白色

图 10-2 茯苓（饮片）

【性味归经】味甘、淡，性平。归心、肺、脾、肾经。

【功能主治】利水渗湿，健脾宁心。用于水肿尿少、痰饮眩悸、脾虚食少、便溏泄泻、心神不安、惊悸失眠。

【用法用量】10～15 g；如湿重有显著水肿者可用 30～45 g，但不宜长期大量服用。

【毒副作用与使用注意】①偶见过敏反应，表现为皮肤红肿、血疹、风团，有时可见腹痛；尚有支气管哮喘病人，因接触茯苓粉而出现鼻咽部奇痒难忍、流清鼻涕、胸闷、呼吸急促、出冷汗、口唇发绀等反应。②阴虚而无湿热、虚寒滑精、气虚下陷者慎用。③本品恶白敛，畏牡蒙、地榆、雄黄、秦艽、鳖甲，忌米醋。

附注：①茯苓皮，为多孔菌科真菌茯苓菌核的干燥外皮。呈长条形或不规则块片，大小不一。外表面棕褐色至黑褐色，有疣状突起，内面淡棕色并常带有白色或淡红色的皮下部分。质较松软，略具弹性。气微、味淡（图 10-3）。

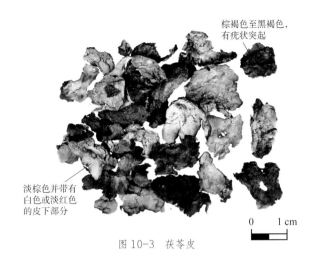

棕褐色至黑褐色，有疣状突起

淡棕色并带有白色或淡红色的皮下部分

0 1 cm

图 10-3 茯苓皮

②茯神，为多孔菌科真菌茯苓的干燥白色菌核中间抱有松枝或松根的部分。呈方形或长方形的薄片，多为白色，少为淡棕色。质坚实，颗粒性，切断的松枝或松根棕黄色，直径 0.5～2.5 cm，有圈状纹理（年轮）。味淡，嚼之黏牙（图 10-4）。

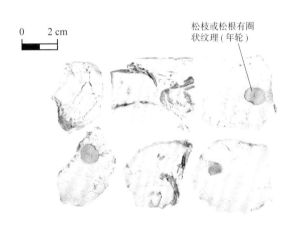

0 2 cm

松枝或松根有圈状纹理（年轮）

图 10-4 茯 神

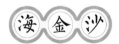

载《嘉祐本草》。为海金沙科植物海金沙 *Lygodium japonicum*（Thunb.）Sw. 的干燥成熟孢子。生于阴湿山坡灌木丛中或路边林缘。本省及全国各地均有分布（图 10-5）。

【采收加工】秋季孢子未脱落时采割藤叶，晒干，搓揉或打下孢子，除去藤叶。

【药材性状】呈粉末状，棕黄色或浅棕黄色。体

轻，手捻有光滑感，置手中易由指缝滑落。气微，味淡。

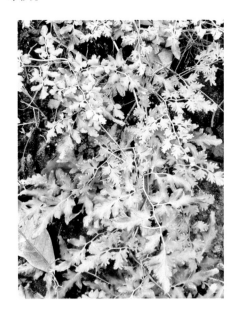

图 10-5 海金沙（原植物）

【现代研究】主含脂肪油、海金沙素、棕榈酸、硬脂酸、油酸、亚油酸等成分。具有抑菌、利尿等作用。

【炮制与成品质量】取原药材，除去杂质。形如药材（图 10-6）。以干燥、黄棕色、质轻光滑、能浮于水、无泥沙杂质、引燃时爆响者为佳。

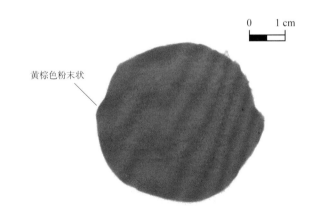

0 1 cm

黄棕色粉末状

图 10-6 海金沙（饮片）

【性味归经】味甘、咸，性寒。归膀胱、小肠经。

【功能主治】清利湿热，通淋止痛。用于热淋、砂淋、石淋、血淋、膏淋、尿道涩痛、女子带下、水肿胀满、湿热泻痢、湿热黄疸、吐血、衄

血、外伤出血。

【用法用量】6~15 g，入煎剂宜包煎。入散剂2~3 g。

【毒副作用与使用注意】①过量使用可引起舌麻、恶心、头晕、畏寒、尿频等反应。②肾阴亏虚者忌用。孕妇忌用。儿童慎用。③不宜超量使用。

灵芝

载《神农本草经》。为多孔菌科真菌赤芝 *Ganoderma lucidum*（Leyss.ex Fr.）Karst. 或紫芝 *Ganoderma sinense* Zhao, Xuet Zhang 的干燥子实体。本省均有分布。全国大部分地区有分布，但以长江以南为多。

【采收加工】全年采收，除去杂质，剪除附有朽木、泥沙或培养基质的下端菌柄，阴干或在40~50℃烘干。

【药材性状】赤芝：外形呈伞状，菌盖肾形、半圆形或近圆形，直径 10~18 cm，厚 1~2 cm。皮壳坚硬，黄褐色至红褐色，有光泽，具环状棱纹和辐射状皱纹，边缘薄而平截，常稍内卷。菌肉白色至淡棕色。菌柄圆柱形，侧生，少偏生，长 7~15 cm，直径 1~3.5 cm，红褐色至紫褐色，光亮。孢子细小，黄褐色。气微香，味苦涩（图10-7）。

0   2 cm

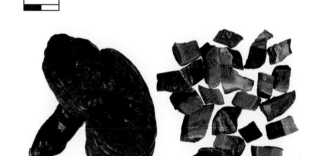

菌柄圆柱形，侧生，少偏生

菌盖有光泽，具环状棱纹和辐射状皱纹

图 10-7　灵芝（左：赤芝药材，右：赤芝饮片）

384

紫芝：皮壳紫黑色，有漆样光泽。菌肉锈褐色。菌柄长 17~23 cm（图10-8）。

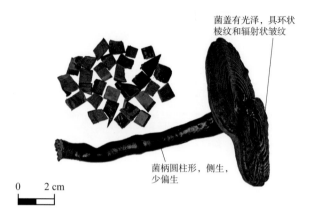

菌盖有光泽，具环状棱纹和辐射状皱纹

菌柄圆柱形，侧生，少偏生

0   2 cm

图 10-8　灵芝（上：紫芝饮片，下：紫芝药材）

栽培灵芝：子实体较粗壮、肥厚，直径 12~22 cm，厚 1.5~4 cm。皮壳外常被有大量粉尘样的黄褐色孢子。

【现代研究】主含氨基酸、多肽、蛋白质、真菌溶菌酶，以及糖类、麦角甾醇、三萜类、香豆精苷、挥发油、硬脂酸、苯甲酸、生物碱、维生素 B_2 及维生素 C 等。具有抗惊厥、镇静、镇痛、强心、降压、抗肿瘤、护肝、增强免疫力等作用。

【炮制与成品质量】取原药材，除去杂质，洗净，润软，切薄片或立方块，干燥。成品为条状薄片或立方块状，表面黄褐色、红黄色或紫黑色，切面锈褐色。以子实体完整、色紫红、有光泽者为佳。

【性味归经】味甘，性平。归心、肺、肝、肾经。

【功能主治】补气安神，止咳平喘。用于心神不宁、失眠心悸、肺虚咳喘、虚劳短气、不思饮食。

【用法用量】入汤剂 6~12 g。

【毒副作用与使用注意】①实证病人慎用。②孕妇、儿童忌用。

树舌

载《中国药用真菌》。为多孔菌科真菌平盖灵芝 *Gandenaa pplanatum*(Pers ex Wallr.)Pat. 的干

燥子实体。生于多种阔叶树的树干上。湖南大部分地区有分布，但以蓝山、新田、双牌、临武、桂阳、宜章等湘南地区多见（图10-9）。全国大部分地区有分布。

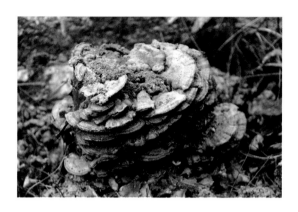

图10-9　平盖灵芝（子实体）

【采收加工】夏季采成熟子实体，除去杂质，切片，晒干。

【药材性状】子实体无柄。菌盖半圆形，剖面扁半球形或扁平，长径10~50 cm，短径5~35 cm，厚薄不一，厚者可达15 cm。表面灰色或褐色，有同心性环带及大小不等的瘤状突起，皮壳脆，边缘薄，钝圆。管口面污黄色或暗褐色，管口圆形，每1 mm间4~6个。纵切面可见菌管一层至多层。木质或木栓质。气微，味微苦（图10-10）。

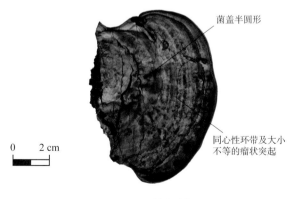

菌盖半圆形

同心性环带及大小不等的瘤状突起

0　2 cm

图10-10　树舌（药材）

【现代研究】主含麦角甾醇、麦角甾醇过氧化物、树舌环氧酸、赤杨烯酮、多糖及棕榈酸、亚油酸等脂肪酸。具有对免疫功能的影响和抗肿瘤作用。

【炮制与成品质量】取原药材，除去杂质，洗净，润软，切成2 cm宽条状，再切2 cm片，干燥。成品为块片。上表面呈灰褐色、褐色或灰色，无漆样光泽，有棱纹，高低不平或具大小不等的瘤突，皮壳脆，角质，厚1~2 cm。菌肉浅栗色，近皮壳处有时显白色，软木栓质厚0.5~1.5 cm。菌管显著，多层，浅褐色，有的上部菌管呈白色，层间易脱落，每层厚约1 cm，有的层间夹栗色薄层菌肉。质硬而韧，气微，味微苦（图10-11）。以菌盖半圆形、剖面半球形、色灰褐、同心环带明显、菌管层多、木栓质者为佳。

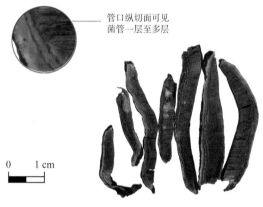

管口纵切面可见菌管一层至多层

0　1 cm

图10-11　树舌（饮片）

【性味归经】味微苦，性平。归脾、胃经。

【功能主治】消炎抗癌。用于咽喉炎、食管癌、鼻咽癌。

【用法用量】入汤剂10~30 g。

【毒副作用与使用注意】①本品主要用于抗癌，其他病症不宜随意使用。②孕妇忌用。儿童不宜用。

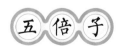

五倍子

载《本草拾遗》。为漆树科植物盐肤木 *Rhus chinensis* Mill.、青麸杨 *Rhus potaninii* Maxim. 或红麸杨 *Rhus punjabensis* Stew.var.*sinica*（Diels）

Rehd.et Wils. 叶上的虫瘿，主要由五倍子蚜 *Melaphis chinensis*（Bell）Baker 寄生而形成。按外形不同，分为"肚倍"和"角倍"。生于疏林、灌木丛或人工放养。本省均有分布。国内四川、贵州、云南、陕西、湖北、广西、河南、甘肃、广东、安徽、浙江、江西、福建、山西等地亦有分布。

【采收加工】立秋至白露前由青转黄褐色时采摘。摘下后，置沸水中略煮或蒸至表面呈灰色，杀死蚜虫，取出，干燥。

【药材性状】肚倍：呈长圆形或纺锤形囊状，长 2.5～9 cm，直径 1.5～4 cm。表面灰褐色或灰棕色，微有柔毛。质硬而脆，易破碎，断面角质样，有光泽，壁厚 0.2～0.3 cm，内壁平滑，有黑褐色死蚜虫及灰色粉状排泄物。气特异，味涩。

角倍：呈菱形，具不规则的角状分枝，柔毛较明显，壁较薄。

【现代研究】主含没食子鞣质、没食子鞣酸及树脂、脂肪、蜡质、淀粉等。对蛋白质具有沉淀作用，具有收敛、抗菌、解毒、抗肿瘤、止泻、杀精等作用。

【炮制与成品质量】取原药材，除去梗屑，敲开，剔去里面蚜虫屎等杂质，筛去灰屑。形如药材（图 10-12）。以个大、完整、壁厚、色灰褐、纯净者为佳。经验认为内壁布满蚜虫者为优。

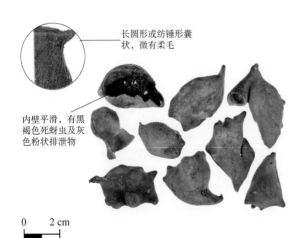

长圆形或纺锤形囊状，微有柔毛

内壁平滑，有黑褐色死蚜虫及灰色粉状排泄物

0　　2 cm

图 10-12　五倍子（饮片）

【性味归经】味酸、涩，性寒。归肺、大肠、肾经。

【功能主治】敛肺降火，涩肠止泻，敛汗止血，收湿敛疮。用于肺虚久咳、肺热痰嗽、久泻久痢、盗汗、消渴、便血痔血、外伤出血、痈肿疮毒、皮肤湿烂。

【用法用量】入汤剂 3～6 g。研粉 1.5～3 g，入丸、散。外用适量，煎汤熏洗，或研粉撒、调敷。

【毒副作用与使用注意】①大剂量用药可刺激口腔黏膜，引起肿痛、糜烂、溃疡，并刺激胃肠道，腐蚀胃肠黏膜，可导致疼痛、呕吐、泄泻或便秘。极大剂量可引起灶性肝细胞坏死。②外感风寒或肺热咳嗽，以及积滞未清之泻痢者均忌用。③孕妇、儿童慎用。

载《神农本草经》。为多孔菌科真菌彩绒革盖菌 *Coriolus versicolor*(L.ex Fr.)Quel 的干燥子实体。湖南及全国各地均有分布。

【采收加工】全年均可采收，除去杂质，晒干。

【药材性状】子实体无柄。菌盖扇形、半圆形或贝壳形。常数个叠生成覆瓦状或莲座状，直径 1～10 cm，厚 1～4 mm，表面密生灰、褐、蓝、紫、黑等颜色的茸毛，并构成多色的狭窄同心性环带，边缘薄，全缘或波状，管口面灰褐色、黄棕色或浅黄色，管口类圆形或多角形，部分管口齿裂，每 1 mm 间 3～5 个。革质，不易折断。气微，味淡（图 10-13）。

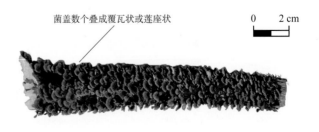

菌盖数个叠成覆瓦状或莲座状

0　　2 cm

图 10-13　云芝（药材）

【现代研究】彩绒革盖菌培养物的菌丝中分得糖蛋白。具有提高机体免疫力、抗肿瘤、抗动脉粥样硬化、抗氧化、抗肝炎、降血糖、抑制中枢神经镇痛、镇静作用。

【炮制与成品质量】取原药材，除去杂质，洗净，干燥。形如药材（图10-14）。以朵大、厚实、洁净无杂质者为佳。

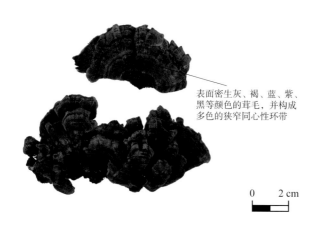

表面密生灰、褐、蓝、紫、黑等颜色的茸毛，并构成多色的狭窄同心性环带

图10-14　云芝（饮片）

【性味归经】味甘，性平。归心、脾、肝、肾经。

【功能主治】健脾利湿，清热解毒，补精益气，调节免疫。用于湿热黄疸、胁痛、纳差、倦怠乏力。

【用法用量】入汤剂 9～27 g。

【毒副作用与使用注意】①湿热积滞证不宜用。孕妇、儿童慎用。②宜制成片剂、冲剂或注射剂使用。

载《神农本草经》。为多孔菌科真菌猪苓 *Polyporus umbellatus*(Pers.)Fries 的干燥菌核。省内主产于新宁、洞口、绥宁、洪江、通道等地。国内分布于河北、河南、安徽、浙江、福建、湖北、四川、贵州、云南、山西、陕西、甘肃、青海、内蒙古及东北等地。

【采收加工】春、秋两季采挖，除去泥沙，干燥。

【药材性状】呈条形、类圆形或扁块状，有的有分枝，长 5～25 cm，直径 2～6 cm。表面黑色、灰黑色或棕黑色，皱缩或有瘤状突起。体轻，质硬，断面类白色或黄白色，略呈颗粒状。气微，味淡（图10-15）。

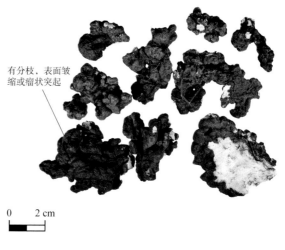

有分枝，表面皱缩或瘤状突起

图10-15　猪苓（药材）

【现代研究】主含麦角甾醇、生物素、糖类、蛋白质。具有抗菌、利尿、增强免疫力、抗肿瘤、抗辐射等作用。

【炮制与成品质量】取原药材，除去杂质，浸泡，洗净，润透，切厚片，干燥。成品呈类圆形或不规则的厚片。表面黑色或棕黑色，不易剥落。切面类白色或黄白色，略呈颗粒状，习称"铁结白肉"。气微，味淡（图10-16）。以个大、外皮黑褐色光亮、肉色粉白、体较重者为佳。

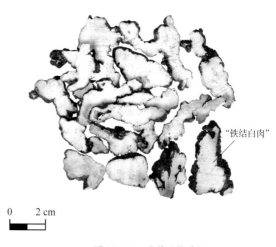

"铁结白肉"

图10-16　猪苓（饮片）

【性味归经】味甘、淡，性平。归肾、膀胱经。

【功能主治】利水渗湿。用于小便不利，水肿，泄泻，淋浊，带下。

【用法用量】入汤剂 6 ~ 12 g，或入丸、散。

【毒副作用与使用注意】无水湿者忌服。

【常见易混品】市场中可见用香菇或香菇菌柄切片做假者，应注意鉴别（图 10-17）。

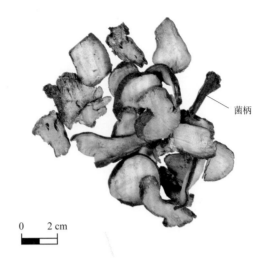

菌柄

0   2 cm

图 10-17 猪苓易混品（香菇）

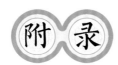

传统经验鉴别术语

三画

三枝九叶：专指淫羊藿三出复叶。

子裙：指鳖甲上所附的硬皮，其边缘厚而软，形成肉鳍，又称"裙边"。

四画

开眼：指车前子稍凸的一面中部有一灰白色小圆点，为种脐。

云锦花纹：指何首乌的块根横切面皮部有由多个异型维管束组成的云朵状花纹，又称"云纹"。

车轮纹：指药材断面木质部射线呈均匀放射状排列的纹理，古文亦称之为"车辐"。

毛笔头：指辛夷药材呈长卵形，外被长茸毛，形似毛笔之笔头。

长嘴：指老鹳草药材（果实）上带有宿存花柱，形似鹳之长喙。

化渣：指药材经口嚼而无渣。

乌药珠：指乌药纺锤状块根，有的中部收缩成连珠状。

乌鸦头：指川乌、草乌的根形似乌鸦的头部。

凤眼前仁：指大粒车前子因其籽粒为较大的长椭圆形，形似"凤眼"而得名。

方胜纹：指在蕲蛇背部两侧各有黑褐色与浅棕色组成的"V"形大斑纹 17～24 个，其斑纹顶端在背中线上相接，形似古代书生的方胜帽形状。

五画

玉带束腰：指山慈菇药材中部有 2～3 条微突起的环节，如腰带状，又称"玉带缠腰""腰带"或"腰箍"。

龙头虎口：指蕲蛇头部呈三角形而扁平，鼻尖端向上，口较宽大，犹如龙头虎口，又称"翘鼻头"。明代以前蕲蛇又有"反鼻"之别称，现日本仍以汉字沿用此名。

凹窝：指①部分根及根茎类药材顶端的凹陷根茎痕，为地上茎脱落后留下的痕迹。②药材与凸起面相对应的另一面有同样大小的凹窝，如赭石。

白眉：指白扁豆药材一端呈隆起的白色种阜。

皮松肉紧：指部分根类药材的横断面皮部疏松，而木部较为结实。

六画

扫帚头：指防风根头顶部多有棕色或棕褐色毛状残存叶基，形如扫帚。

尖子银花：指金银花药材花小而尖端不开口者，质佳。

吐丝：指菟丝子经水煮后，种皮裂开时，伸出黄白色卷旋状的胚，形似春蚕吐丝状。

同心环：指根类药材横切面有数轮同心排列的异型构造，较大者形似罗盘，又称"罗盘纹"。

年节间：指根茎表面具有的环节之间的距离。为黄精药材的鉴别特征之一。

朱砂点：指药材平整横切面上可见散在的色如朱砂的麻点，主要是油室及其分泌物。

冰糖渣：专指黄精块大、色黄、质润泽的透明断面。

如意头：指白术的全体多有瘤状突起，根

茎下部两侧膨大的部分，形似如意之头，又称"云头"。

纤维性：指药材折断面不整齐，呈纤维状或裂片状。

七画

龟背状：指玄精石呈六边状椭圆形或长椭圆形，边薄中厚，形似乌龟背状。

赤茯苓：指茯苓个近外皮部的淡红色部分。

芦头：指根类药材顶端残留的根状茎，常作为药材的鉴别特征。

芦碗：指芦头上的数个圆形或半圆形凹窝状已枯茎痕，形如小碗。

豆瓣砂：指朱砂块状较大，方圆形或多角形，色暗红色或呈灰褐色，质重而坚，不易碎者。

谷粒：专指紫花地丁蒴果椭圆形，似稻穗谷粒。

连三朵：专指款冬花的头状花序常 2～3 个基部连生。

钉角：一般是指附子、川乌、草乌周围瘤状突起的支根。

佛指甲：指蕲蛇尾部渐细，末端呈扁三角形，角质而硬，形如佛之指甲。

条痕：指矿物在白色无釉瓷板划刻时所留下的痕迹。

沙眼：指根及根茎类药材表面具有的多数圆形孔状凹陷的须根痕点，又称"砂眼"。

灵砂：指以水银、硫黄为原料加热升华而成的人工合成朱砂，又称"平口砂"。

鸡眼：指根及根茎类药材其地上茎脱落以后的圆形凹陷痕迹。

鸡肠朴：指厚朴根皮呈单筒状，常弯曲，形如鸡肠。

鸡骨常山：常山质坚硬，枯瘦光滑，状如鸡骨。

八画

顶手：为密银花之鉴别特点。其花苞肉质较厚，干燥后变硬，握之有顶手的感觉。

板片状：是指皮类药材从粗大树干剥下后，经干燥不易收缩卷曲，呈宽大板状或厚片状，如杜仲、黄柏。

松泡：指药材质地轻而松者。

罗盘纹：指根类药材横切面有数轮同心排列环纹的异型构造，形似罗盘，又称"同心环"。

金井玉栏：指根及根茎类药材断面，中心木部呈淡黄色（金井），皮部黄白色（玉栏），恰似金玉相映，又称"金心玉栏"。

金星点：指蕨类植物叶背被有的金黄色孢子囊。

念珠斑：专指蕲蛇白色腹部上杂有多数黑色类圆形斑点，又称"连珠斑"。

油头：指川木香的根头处常有黑色发黏的胶状物，又称"糊头"。

九画

剑脊：指乌梢蛇的脊部高耸呈尾脊状，谷称剑脊。

亮银星：指①某些药材的一些成分在表面常常析出结晶，在光照下可见点状闪光。牡丹皮内表面析出的为丹皮酚结晶。②矿物类药材青礞石断面也可见闪闪发光的星点。

十画

柴性：一般指质地坚硬而易折的根或根茎类药材，木化程度高，折断呈干柴状。

铁杆木香：指质坚硬且呈圆柱形，如铁杆状的川木香。

铁线尾：指乌梢蛇的蛇尾呈灰褐色或暗黄色，细而长，如铁线（铁丝）。

铁结白肉：专指皮黑、内白的猪苓药材。

秤星：专指岗梅茎表面灰棕色或棕褐色，散

有多数灰白色的类圆形点状皮孔，似秤星。

粉尘：泛指药材折断或破碎后飞扬出的粉状物质。

粉性（粉质、粉状）：是对药材内部或断面质地的一种描述，主要指药材细胞中含较多的淀粉，干燥后呈细粒状或细砂状，折断后有粉尘飞出。如土茯苓。

十一画

黄龙脱壳：专指穿破石皮外皮橙黄色或橙红色，栓皮菲薄，多成层状，极易脱落，脱落处显灰黄色或棕褐色。

菊花心：指药材横断面的放射状纹理，形如开放的菊花，又称"菊花纹"。

蚯蚓头：指药材根头部具明显密集的环纹，如蚯蚓的头部，如防风、前胡。

猪大肠：指防己药材屈曲不直，有深陷横沟而成结节状瘤块样，形如猪大肠。

粗皮：指植物学上的木栓形成层以外的落皮层，如杜仲的外皮。

绿衣红嘴："绿衣"指款冬花（棒状）头状花序下的总苞呈紫红色带绿色。"红嘴"指款冬花顶端没有开放的舌状和管状花，呈淡红色，开后变黄色。

十二画

斑纹：不同颜色相间的花斑纹（亦称大理石样纹理）。如蓖麻种子的表面具有灰白色与黑褐色、红棕色相间的花斑纹。

椒目：指花椒的种子，呈卵形，表面黑色，有光泽。

棕毛：指香附药材节上的棕色毛须。

棕眼：一般是指根茎类药材在其凹陷的茎基痕周围有很多麻点状须根痕，又称"麻点"。

裂隙：指药材干燥后断面上形成的裂开部分，由射线细胞、薄壁细胞干枯皱缩而成。

黑眉：指刀豆灰黑色眉状种脐。

鹅眼枳实：指枳实药材中圆球形而个小者，切面囊瓣棕褐色，中果皮黄白色而微凸起，形如鹅眼。其最小的四川品种又称"枪子枳实"。

鹅管白前：指白前药材细长圆柱形，中空如鹅翎管。

筒朴：指厚朴的干皮呈筒状或双卷筒状。

筋脉：指药材组织内的纤维束或维管束。药材折断后其纤维束或维管束呈参差不齐的丝状，犹如人体的筋脉，又称"筋"。其在整齐的药材切面上所表现出的点状痕迹称为"筋脉点"。较大的维管束痕又称"筋脉纹"。

十三画

靴筒朴：指厚朴的近根部干皮一端展开如喇叭口，形似靴口状。

十四画

颗粒性：指药材断面呈细小的颗粒状，是由较大的石细胞群所组成。

蜘蛛丝：指款冬花苞片内表面的绵毛状物折断后成白色细丝。

蜘蛛网纹：指防己（粉防己）药材横断面的特殊网纹，木质部维管束呈稀疏的放射状排列，导管旁有纤维及薄壁细胞均木化，形如蜘蛛网。

十五画

槽子木香：指有纵槽的半圆柱形，如槽子状的川木香。

橡胶丝：指杜仲体内特有的白色胶质丝体，又称"胶丝"。

蝴蝶片：川芎为不规则结节状拳形团块，加工纵切成饮片后，由于边缘不整齐，片形似蝴蝶。

鹤颈：指白术根茎形似仙鹤，有时还带有地上残茎，如仙鹤脖颈。亦因其木质状茎如腿形，故又称"白术腿子"。

十六画

镜面砂：指不规则板片状、斜方形或长条形的朱砂大小厚薄不一，色红而鲜艳，光亮如镜面，微透明，质较脆。

十七画

霜：一般指药材内部干燥后，在表面析出的白色物质，如苍术饮片析出的毛絮状结晶（茅术醇），习称"起霜"；牡丹皮、厚朴等所起的霜亦多系结晶性物质。

螺纹：指根及根茎类药材表面上螺旋形的环纹。

黏性：指某些含有黏液汁的药材所表现的特性，一般用嘴咬、手捏、口含、水润化等方法查验。如青葙子、黄精、天冬、玉竹等。

十八画

鬃眼：指果实类药材果皮表面的油室，为紧密排列的小圆点，对光照射清晰透明，如陈皮。

二十画

鳝鱼筒：指木香根呈圆柱形、半圆柱形或枯骨形，形如烹调好的鳝鱼段。

二十二画

鹳喙：专指老鹳草果实长圆形，长 0.5~1 cm。宿存花柱长 2.5~4 cm，形似鹳喙。

瓤：指柑橘类果实内果皮和着生在内果皮上的囊状毛，如枳壳、香橼的瓤呈车轮状，枳实瓤小。

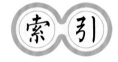